腹腔开放疗法

任建安　赵允召　主编

科　学　出　版　社
北　京

内 容 简 介

本书共19章,系统介绍了腹腔开放疗法的手术适应证、各期治疗方法、预后、合并症及并发症的治疗等相关内容,并通过具体的病例介绍临床经验。本书由富有腹腔开放治疗经验的医师和护师编写,旨在供相关医护人员在临床上进行借鉴和参考,以使腹腔开放疗法得以正确地应用于临床。

本书可供外科医师和护师参考使用,也可作为相关手术教学的培训用书。

图书在版编目(CIP)数据

腹腔开放疗法 / 任建安,赵允召主编 . —北京:科学出版社,2017.4
ISBN 978-7-03-052383-9

Ⅰ.腹… Ⅱ.①任…②赵… Ⅲ.腹腔-创伤外科学 Ⅳ.R656

中国版本图书馆 CIP 数据核字 (2017) 第 054934 号

责任编辑:董 林 刘丽英 / 责任校对:张小霞
责任印制:肖 兴 / 封面设计:陈 敬

科学出版社 出版
北京东黄城根北街16号
邮政编码:100717
http://www.sciencep.com

北京利丰雅高长城印刷有限公司 印刷
科学出版社发行 各地新华书店经销

*

2017年4月第 一 版 开本:787×1092 1/16
2018年1月第二次印刷 印张:21 1/2
字数:479 000

定价:149.00元
(如有印装质量问题,我社负责调换)

《腹腔开放疗法》编写人员

主　　编　任建安　赵允召

副 主 编　王革非　顾国胜　吴秀文

编　　委　（按姓氏汉语拼音排序）

陈　军　陈国璞　邓友铭　顾国胜　郭　坤
韩　刚　洪之武　胡　冬　胡琼源　李冠炜
李冉冉　任华建　任建安　王革非　吴　磊
吴　骎　吴　吟　吴莉莉　吴秀文　赵允召
郑　涛

编写秘书　吴　骎　李　原

序

  胸腔、颅腔为人体主要的体腔，其内含有重要的器官。因此，在日常的状况下，应尽力维护它的完整性，避免腔内器官受到外来因素的损害。但在某些情况下，可由某些因素导致这些体腔开放，如外伤。又如腔内压过高，腔内器官组织的生理状况受到损害，如颅内压过高，可以进行颅骨开窗减压；腹腔内压过高，出现腹膜间隙综合征（abdominal compartment syndrome）并伴有呼吸、循环、肾功能等障碍时，需紧急敞开腹腔减压，或行抽吸去除引起腹腔高压的腹水等。

  至 20 世纪 70 年代末，因重症急性胰腺炎、严重腹腔感染等常需多次剖腹引流，且效果不满意，Meilland 等采用一次剖腹引流后暂不关闭腹腔，而等待感染控制后再关闭腹腔，并将这一措施命名为腹腔造口术（laparostomy）。其后，逐渐推广应用于腹腔严重广泛感染的患者。至 20 世纪 90 年代，Rotondo（1993）在比较两组腹腔大出血的治疗效果时，发现先采用填塞止血待情况稳定后，再做确定性手术的一组患者，较之另一组立即行确定性手术者的成活率为高，后来，这一理念在 20 世纪 90 年代中东战争时应用到创伤并加以发展，称之为"损伤控制性外科"（damage control surgery），其中心理念是"危重创伤患者的最终结局，决定于患者的生理极限"，后来，这一理念被推广应用到日常医疗处理中，一些腹部严重感染或器官损伤患者，因病情严重不能在初次手术中完成确定性手术，而采取暂时控制病变器官的病损处，使之不继续污染腹腔，并将腹腔敞开，或简单地关闭，待病人的情况允许后，再做确定性手术。

  经过近半个世纪的临床实践，"腹腔开放治疗"主要应用于"腹腔高压"、"腹腔严重感染"与"损伤控制性外科"三个方面，并取得了效果，挽救了不少患者。

  事物都有"正"与"反"的两方面，腹腔开放疗法也是如此。除了上述的正面效应外，它有不符合生理之处。腹腔敞开后，可引起体液丢失，招致继发感染，以及腹腔器官暴露在外易有损伤，最常见的是肠管受损发生"肠空气瘘"（enteroatmospheric fistula，EAF）、肠内营养应用困难等，甚至导致整个治疗的失败。这些也正是当前文献中对"腹腔开放治疗"的"优"与"劣"发生争论的焦点。这就要求使用这一治疗方法的医护人员全面了解这一疗法的利弊，严格掌握其适应证，正确地应用、精心地护理，以取得应有的治疗效果，避免产生并发症。

  《腹腔开放疗法》一书是由富有处理腹腔开放治疗经验的医师、护师编写，介绍了相关的理论知识、处理的经验及治疗实例，是一本有助于应用这项技术的医护人员参考的书籍。希望通过这本书的介绍，使腹腔开放疗法得以正确地应用于临床，有益于患者的康复。

黎介寿

2016 年 10 月

前　　言

腹腔开放疗法（open abdomen）自倡用以来，在外科界迅速开展应用，已成为治疗腹部严重创伤与严重腹腔感染的有力措施。

该疗法最初始于被动开放。严重腹腔感染的患者，因为腹腔压力的增高，最终导致腹部切口的裂开，肠腔内容物外溢。传统上，针对这种情况，总是要设法通过强力的减张缝合再次缝闭切口。但再次关闭切口后，患者的死亡风险明显增加。缝合切口后的另一种可能是患者的切口再次裂开，而且还会出现反复裂开再反复强行缝合，直至切口无法缝合或患者死亡。对于这类切口反复裂开或裂开后无法再次全层强行缝合的患者，可任由裂开的切口开放，让腹腔处于开放状态（leaving the abdomen open），这类开放可称为被动开放。结果发现，这类腹腔开放患者的生存率反而提高。

患者生存率的明显改善促进医师对腹腔的开放由被动转为主动。在腹部创伤与感染、腹腔内压升高、腹腔灌注压降低、腹部脏器灌流不足时，外科医师主动将腹腔敞开不缝闭切口，即为腹腔开放疗法。腹腔开放后，腹内压迅速下降，腹腔灌注压迅速上升，胃肠道、肝肾等有效灌注恢复，腹腔内脏器血供与氧供改善，脏器功能也随之改善。

过去 10 年，腹腔开放疗法已成为欧美国家外科医师处理严重腹腔感染与腹部创伤的"流行手法"，但其侧重点有所不同。欧洲国家外科医师主要用腹腔开放疗法处理严重腹腔感染，而美国外科医师则更多地将腹腔开放疗法推广应用于腹部严重创伤或腹腔间隙综合征的患者，我国则是两种适应证兼而有之。

20 多年前，南京总医院普通外科腹腔感染治疗中心在国内率先倡导了腹腔开放疗法，并结合中国的国情与自身丰富的临床实践，提出了阶段性处理的原则。这在理论上更为广大外科医师所接受，可在临床上更为有效地推广应用。在将腹腔开放应用于国内的临床实践后，我科成功地救治了大量严重创伤和严重腹腔感染患者，采用腹腔开放疗法治疗的患者数量与救治水平均居世界前列，严重创伤与严重腹腔感染的病死率已由 20 世纪的 40% 降低至现在的 20%。本书是对我中心 20 余年治疗经验的总结，希望借此促进腹腔开放疗法为更多的外科医师所接受与采纳，造福更多的病患。

任建安

2017 年 1 月

目　　录

第一章 腹腔开放疗法的历史历程

第一节 历史回顾

腹腔开放（open abdomen），即外科手术后将腹腔敞开，是现代重症和创伤外科的一种重要治疗手段，给现代重症和创伤外科带来了巨大的冲击。但人们对腹腔开放的认识经历了一个漫长的过程，其伴随着人们对腹腔内压力（腹内压，intra-abdominal pressure，IAP）、腹腔高压（intra-abdominal hypertension，IAH）和腹腔间隙综合征（abdominal compartment syndrome，ACS）认识的逐渐加深而渐渐被外科医生认识并迅速推广。

一、腹腔压力认识的过程

人们对 ACS 的认识来源于对间室综合征（compartment syndrome）的认识，早在1667 年 Niels Stensen 就发现并确认了间室综合征的基本病理生理学原则，即在缺血基础上引起的组织缺氧。但初期及其之后的两百多年里，人们一直认为可能是神经系统引起的。直到 19 世纪中叶，人们对其发生机制才有了新的认识。1850 年 Hamilton 报道了间室综合征引起的组织缺氧来源于血管因素，后来 Richard von Volkmann 于 1872 年报道可能是内外的压力差引起了血管改变，从而引起了肢端的缺血和挛缩。

1863 年，法国人 Etienne-Jules Marey 报道了呼吸可以影响胸腔压力，从而引起腹腔压力的变化；同一时期的另外一名法国人 Paul Bert 于 1870 年通过气道及直肠内的置管研究发现，吸气时膈肌下降可以增加腹腔压力；Christian Wilhelm Braune 也报道了经直肠测腹腔压力的类似的研究成果。人们逐渐开始关注腹腔压力的测量及其与脏器功能相关性的问题。1872 年，Friedrich Schatz 报道了经子宫测量 IAP，1875 年 Ernst Odebrecht、1882 年 Mosso & Pellacani 分别报道了经膀胱测压测量 IAP 的研究结果，Wendt 于 1876 年首先将腹腔压力与脏器功能相联系，其报道了 IAP 导致患者尿量明显减少。1877 年，Wegner 报道了 IAP 变化与腹腔内液体吸收之间的关系。随后 Quincke 于 1878 年，Senator 于 1883 年，Schroeder 于 1886 年分别评述了 IAP 升高后的危害。Heinricius 于 1890 年报道，当腹腔压力在 205 ～ 350mmHg 时可显著限制膈肌运动，升高胸腔压力，诱发呼吸衰竭而导致患者死亡。1911 年，Haven Emerson 通过一系列实验证实了患者心衰时，IAP 会显著升高，而心功能恢复时，腹水明显减少。

早在中世纪时，Guy de Chauliac 就认识到腹水引起的腹腔肿胀需要穿刺抽液治疗，Johann Schultheiss 于 1657 年、Paul Barbette 于 1672 年分别报道了置管引流腹水的经验。同时人们对引流腹水的并发症也有了一定的认识，Nicolas Tulp 在 1650 年就提醒人们过快放腹水可引起患者迅速死亡。

虽然人们有穿刺抽液的经验，但外科减压一直到 20 世纪才被逐渐认识。1906 年，

Bernhard Bardenheuer 报道了肢端肌间隙综合征的手术处理，随后 Murphy 于 1914 年报道，当筋膜压力升高时，也可以通过切开筋膜来减压。1940 年，英国医生 Heneage Ogilvie 在写给 *Lancet* 杂志的一封信中提到，在处理一名大面积腹部战伤患者时，使用凡士林纱布覆盖伤口并缝合于伤口边缘可避免强行关腹引起的 IAH，其后他在伤口表面植皮，并在几个月后修补了因腹腔开放引起的腹疝。Gross 于 1948 年首先报道先天性脐疝儿童疝修补后可出现 IAH 的症状，而采用阶段性关闭的手术方式可减少 IAH 引起的风险，显著提高疝修补的治愈率。1951 年，爱尔兰麻醉师 Baggot 发现腹部伤口裂开后，将扩张的肠管强行回纳入腹腔后会引起呼吸衰竭从而导致患者死亡，同时创造了一个新词"急性紧张性气腹（acute tension pneumoperitoneum）"，他建议敞开腹腔。尽管所有的这些都说明在有张力的情况下强行关闭腹腔是有害的，但人们一直到 20 世纪的后期才逐渐摒弃这一做法。

从 20 世纪 50 年代开始，IAH 越来越被人们重视，大量研究发现 IAH 时患者全身多个器官及脏器系统发生障碍，包括心血管系统、呼吸系统、肝脏、肾脏，甚至中枢神经系统都会受到影响。20 世纪 60 年代，儿外科医生 Ravitch 等再次证实 IAH 在外科儿童中的危害，特别是在膈疝修补和脐疝修补术后的儿童。从那以后的一段时间里，人们对 IAH，以及后面发生的 ACS 的研究处于一个低谷，即研究、忽略、再研究、再忽略的一个动态过程。进入 20 世纪 70 年代后，随着腹腔镜技术的普及，在腹腔镜使用过程中出现 IAH 损害。大量高质量的实验室研究关注 IAP 的病理生理学改变，20 世纪 80 年代涌现出关于 IAH 病理生理学改变的大量临床研究，同时出现了关于腹部减压的临床和实验研究。1989 年 Fietsam 等提出 ACS 的概念。从此以后，大量的研究和论文开始探讨其在临床上繁杂和多变的病理生理学改变，并对其进行规范和定义。

二、损伤控制的发展

损伤控制（damage control，DC）起初是一个海军术语，首先在第二次世界大战海军中用于损伤战舰的管理和控制，即战舰在执行任务中受到损伤时，在快速评估后，将战舰的功能区域进行规划区分，在战时最小限度的修补受损区域，最终放弃损伤区域而达到保存整体的效果。

1993 年，Rotondo 和 Schwab 首先描述了损伤控制在医学中的应用，并逐渐被人们广泛接受，成为急性创伤患者特别是严重开放性腹腔损伤处理的原则，即第一次手术时采用简单的手术方式处理最危急及威胁生命的创伤，而不是最终的确定性手术方案。后来人们把这个概念几乎推广到整个创伤手术，包括胸部手术、外周血管手术及整形手术。同时损伤控制的概念也被急诊腹部手术广泛接受，包括腹腔感染，以及大量复苏后引起的 ACS 状态。

因此，I 级医疗中心为了提高严重创伤患者的生存率，开始大量输注晶体液（虽然这种做法不受欢迎，但是经常使用），非创伤性的 ACS 患者增多，腹腔开放的患者亦逐渐增多，随之而来的胃肠道瘘、感染、腹腔脓肿和多器官功能衰竭的发生率逐渐增加，人们逐渐对损伤控制进行反思和研究。随着人们对复苏知识的增加，对纠正凝血功能障碍、酸中毒和低体温在提高患者预后中的作用了解的增多，损伤控制的发展得到了有力的推动。当患者经判断需要损伤控制手术时，应尽早进行，避免出现其他的病理生理损害。损伤控制是一个多阶段的过程，目前大概分为五个阶段，五个阶段之间相互交叉关联。

第一阶段：院前和术前阶段。在到达医院和专科创伤处理中心前，应采用损伤控制性复苏的概念，适量输入晶体液，可以按1∶1∶1的比例输入红细胞、新鲜血浆和血小板，同时要改善患者低体温状态，同时通知医院做好手术和继续复苏的准备。

第二阶段：初步手术阶段。该阶段主要处理出血和胃肠道穿孔肠液外渗问题，如大血管出血给予修补、小血管结扎、肝破裂填塞、脾肾破裂切除、胃肠破裂的修补或闭合等。在这一阶段，一般不做胃肠道确定性吻合，而且一般行腹腔开放，腹腔临时关闭。

第三阶段：ICU复苏阶段。这一阶段主要恢复患者生理状态，纠正患者死亡三联（酸中毒、低血压、凝血功能障碍），避免过度复苏和复苏不足。有人静脉使用高渗盐溶液或腹腔内使用高渗糖溶液（direct peritoneal resuscitation，DPR）来减少复苏液体量，减少患者水肿，纠正患者微循环。

第四阶段：再次手术阶段。当患者生理状态恢复时，考虑再次手术，探查有无合并其他脏器损伤，并争取行确定性手术，如血管修补、肠道切除吻合、肠造口等。在这一阶段，尽可能初步关闭敞开腹腔，并定期监测腹腔压力。

第五阶段：确定性腹腔关闭阶段。这一阶段的主要目的是达到腹腔开放患者的筋膜关闭。筋膜关闭可显著减少肠空气瘘的发生。如果筋膜无法关闭，腹疝形成是不可避免的，可以使用生物或合成补片加强，肉芽组织形成后可以使用皮瓣移植。

损伤控制技术和预防措施可以减少患者ACS的发生，我们要提高早期筋膜关闭，从而减少其并发症发生。

正是这些研究进展得到了外科专家和ICU专家的广泛认同，2004年在澳大利亚的努萨（Noosa，Australia）成立了世界腹腔间隙综合征协会（World Society of Abdominal Compartment Syndrome，WSACS，*www.wsacs.org*，现更名为WSACS—the Abdominal Compartment Society）。为了促进ACS研究的发展，2006和2007年WSACS分别推出了关于IAH/ACS的专家建议和指南，对其进行了严格的定义，并介绍IAH和ACS的诊断和治疗方法，为今后的进一步研究奠定基础。

第二节　临时关腹技术

剖腹减压是治疗ACS的标准治疗方式。损伤控制性手术或计划性再次剖腹、腹腔感染、腹部切口裂开等是腹腔开放的重要指征。腹腔开放后会出现液体大量丢失，引起水电解质平衡紊乱、全身炎症反应、肠空气瘘形成、肠粘连、腹腔感染、腹腔脓肿、代谢异常等一系列并发症。因此，尽快关闭腹腔开放患者敞开的腹腔是我们需要解决的问题。随着技术的发展，临时关闭腹腔的技术得到飞速发展，理想的临时关腹应该保护腹腔脏器，避免损伤和感染；而且要方便引流腹腔内液体，减少组织水肿；预防肠道粘连，避免小肠、筋膜及皮肤因暴露而损伤；方便再次进腹观察腹腔内情况，避免肠瘘发生，或容易使肠瘘局限；预防腹壁挛缩，避免ACS再次形成。临时关腹的方法根据手术医生的个人喜好、机构的不同及患者人群的不同而有所区别。临时关腹技术主要包括：①负压辅助关腹技术，包括商业化的伤口负压辅助关闭（VAC®，Kinetic Concepts，San Antonio，TX）和1995年Barker等报道的非商业化的负压袋（"Vac Pack"）技术；②"zipper"拉链关闭技术，Leguit等首先于1982年报道，内含有补片，如Wittmann人工补片（StarSurgical，Burlington，WI）及其他补片，和拉链关闭装置；③局部放置临时可吸收或不可吸收补片；④塑料袋临时关腹技术（Bogotá bag）；⑤使用巾钳或缝线缝合的临时皮肤关闭技术。临床工作中选择哪一种临时关腹技术或材料要根据地区、种族，以及临床操作医生的判断。但我们必须清醒地认识到，无论哪一种临时关腹技术，ACS仍然可能会出现，因此在临时关腹后的复苏过程中，有必要继续检测患者腹腔压力。第二次手术的时间要根据第一次手术后患者的反应及生理学改变而定。

临时腹腔关闭技术从最初的损伤控制手术中使用纱布简单覆盖，到巾钳、缝线关闭皮肤，到使用Bogotá bag防止腹腔内容物外溢，再到VAC®系统使用特殊的装置和设备改善腹腔内生理状态，经历了一系列的发展，而改善腹腔内生理状态可提高腹腔开放患者早期关腹的比例，同时减少腹腔开放患者的并发症。

一、敷料开放包扎法

腹腔开放早期，即在19世纪70年代末或80年代初，敷料开放包扎是最常用的方法。这种方法将腹腔彻底敞开，便于复杂腹腔感染和脓肿的引流，最后使用纱布和吸水敷料直接覆盖在腹腔脏器表面，每天换药和腹腔冲洗（图1-1）。相比于传统的反复清创和皮肤缝合而言，腹腔开放可减少死亡率。Davidson和Bradley等报道，胰腺炎腹腔脓肿腹腔开放后死亡率为0，而传统引流管腹腔引流死亡率高达55%。Duff和Moffat等报道在18名腹腔感染患者中彻底敞开腹腔后，死亡率为39%。这些研究表明彻底敞开腹腔有利于腹腔引流，便于腹壁清创。正是这些研究成果，使得外科医生认识到腹腔开放疗法在严重腹腔感染中的重要性。当然敷料开放包扎并不是理想的临时关腹方法，虽然在后期人们可以使用不可吸收缝线逐渐收紧切口直至最后关闭，但液体和蛋白丢失、肠瘘等并发症亦有报道。

二、巾钳关闭和仅皮肤缝合

这是一种最简单、经济、便捷的临时关腹措施，它使用单股缝线或巾钳连续缝合皮肤，从而达到皮肤关闭的目的，可减少腹腔内液体和热量的丢失，维持一定的腹壁稳定性和防止腹腔内脏器的过度膨出。Feliciano和Burch等在1991年报道了一例伊拉克战争中负伤的美军士兵在野战医疗所内仅使用大量巾钳每隔1cm夹闭皮肤临时关闭腹腔迅速后送的病例。巾钳夹闭（图1-2）可能是目前最快捷的临时关腹措施，但患者耐受性较差。使用不可吸收的单股缝线缝合皮肤也是早期便宜迅速的临时关腹方法（图1-3）。在皮肤关闭后，

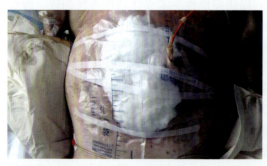

图1-1 敷料开放包扎法

使用含碘的塑料片或敷料覆盖在手术切口表面，减少感染发生。

现在西方国家几乎已经废弃了仅皮肤关闭的临时关腹措施，因为临时关腹后腹腔引流都会受到影响，而且可能会引起 ACS。但笔者认为仅皮肤关闭还是有着极其重要的意义的，特别是在存在肠空气瘘或其他消化道瘘的患者，因为这些患者短期内无法实施确定性手术治疗，肠道组织水肿，筋膜关闭困难，因此，皮肤关闭可以使得腹腔内脏得到保护，可减少脏器切除的风险，同时减少肠空气瘘的再次发生。

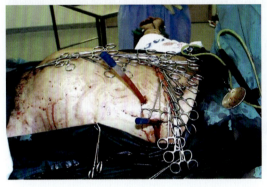
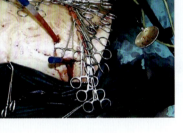

图 1-2 巾钳夹闭皮肤

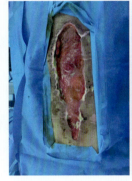
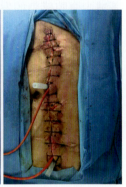

图 1-3 仅皮肤缝合

三、Esmarch 绷带临时关腹

1995 年，Cohn 等报道了 14 名腹腔开放的创伤患者，因为血流动力学不稳定及大量小肠水肿无法达到无张力筋膜关闭，而使用一种 Esmarch 绷带（含乳胶或不含乳胶的）横跨腹壁来临时关闭皮肤。两片与切口长度相当的绷带分别与两侧皮肤钉合，然后再在切口中间汇合翻转，形成一个 U 形结构，从而达到无张力的临时关腹（图 1-4）。最后用含碘的塑料片放置在腹壁上。这种方法方便、经济，研究表明，最长 8 天后，患者再次手术时，绷带不

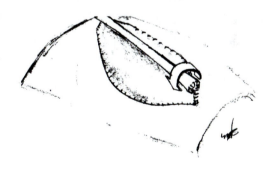

图 1-4 Esmarch 绷带临时关腹

与小肠粘连。当然，这种临时关腹措施腹腔引流效果也不好。

四、Bogotá 袋技术

如果腹腔压力过大、组织水肿严重、腹腔脏器膨出，皮肤缝合或巾钳夹闭亦不可行。Borraez 来自哥伦比亚波哥大（Bogotá），1987 年发明使用塑料袋/硅胶袋保护腹腔内容物的临时关腹措施。他使用一个 3L 静脉输液袋作为临时关腹材料，将输液袋剪成一个椭圆形，将边与皮肤钉合或丝线缝合，无菌的抗生素浸润敷料或碘伏敷料覆盖于输液袋表面，以后每 24 小时更换一次敷料和输液袋。当肠管水肿消退，腹腔内脏器逐渐缩回到腹腔后，可将塑料袋剪小，然后重新缝合来逐渐缩小切口。输液袋材料容

易且可以迅速得到，它有一定的强度，可以缝合或用订皮机钉合，它能保持腹腔内脏器的温度，减少液体丢失，同时可以显著减少 IAP，从而降低呼吸、肾脏并发症发生。Bogotá 袋技术（Bogotá bag，sterile X-ray cassette cover）价格便宜，可以床旁实施，避免危重患者搬运过程中的风险。在条件比较简陋的乡村医院，Bogotá 袋技术也可以实施，特别是处理危及生命的出血或临时转运过程中保护患者腹腔脏器等。这是一个经时间证明非常有效的方法，相对于使用巾钳和缝线关闭皮肤的临时关腹措施，它能显著减少腹腔感染的发生率，而且它还可以让医生床旁观察患者腹腔内情况，尤其是患者存在出血或缺血情况时更为重要。

但是，Bogotá 袋技术不能避免腹壁回缩，同时腹腔内不能充分有效的引流，最后还需要行确定性手术解决腹疝问题。

五、补片临时关腹

现在有很多种人工合成补片可用于腹腔开放后的临时关腹。使用补片临时关腹可以将补片缝合于筋膜边缘，可以预防筋膜回缩，同时避免腹壁多次手术引起的医源性创伤，但补片周围挛缩、感染、肠瘘形成、补片取出、腹疝等仍然是比较棘手的问题。现在有多种材料、孔径的补片可供选择。

不可吸收补片如聚丙烯补片（Davol Inc，Providence，RI）是一种多孔的临时关腹材料（图 1-5），这种材料可以让腹腔内液体引流出。但肠瘘是其可能出现的一个严重并发症，国外研究报道的发生率可高达 35% ～ 75%；而且聚丙烯补片在确定性手术时较难去除。使用补片时，外科医生还要考虑到患者肉芽组织与补片之间的反应问题。使用聚丙烯补片后，患者局部成纤维细胞增生，而聚丙烯网片的网眼能通过药物，因此可局部使用表皮生长因子来促进这一过程，从而减少肠瘘的发生。聚丙烯补片是国内临床常用的一种补片，其柔顺性差，但抗张强度大，笔者在腹腔开放患者使用聚丙烯补片临时关腹后，待患者组织水肿逐渐消退后，可将聚丙烯补片中间逐步局部对折缝合或从中间剖开，剪去多余部分，重新缝合，可达到逐步缩小皮肤或筋膜切口的目的，从而逐步达到皮肤闭合或筋膜闭合的效果。Goretex（W. L. Gore & Associates，Elkton，MD）聚四氟乙烯补片是一种柔软、可塑性和顺从性好的一种临时关腹材料，

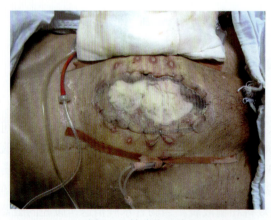

图 1-5 补片临时关腹

在压力的作用下其不向腹腔内延展，同时有抗粘连作用，但其是微孔材料，有利于细菌定植而不利于宿主免疫细胞清除，因此感染是一个主要的并发症，在污染或感染条件下使用不合适；同时通过长期临床观察发现，腹壁疝仍是一个需要解决的问题。

可吸收补片也可以用于临时关腹，其具有抗感染能力强、柔软、裁剪后不会散开、可以反复打开等优点。常用的合成补片 Dexon 聚羟基乙酸编织补片（Davis and Geck，Inc.，Danbury，

CT）是一种可吸收的多孔编织补片，大小约 17.78cm×22.86cm，它间隙较大，便于液体流出，可用于腹腔感染后的腹腔开放患者，但 Dexon 补片在压力下可伸展，可减少腹腔内容积，长期临床观察发现使用 Dexon 补片可导致巨大的腹壁疝。羟基乳酸聚合物（Vicryl; polyglactin 910, Ethicon, Somerville, NJ）是一种大尺寸（30.48cm×30.48cm）、小间隙的补片，因此引流不畅是其一个重要的缺点。可吸收补片肠瘘发生率为 5%～15%。

Sutton 等报道了另外一种 Gore Bio-A 补片，这是一种高分子合成的生物相容性良好的补片，在 6 个月内逐渐降解，它与其他不可吸收补片不同的是，其可促进肉芽组织在伤口表面生长。但再次手术是个巨大的挑战，因此使用这类补片的患者常常先植皮，1 年后再次行腹疝修补手术。

六、拉链关腹

Bose 和 Hedderich 等于 1986 年分别采用了聚丙烯补片上缝合了高压蒸汽消毒的尼龙拉链用于腹腔开放患者的临时关腹措施。在严重腹腔感染腹腔开放手术后，他们将聚丙烯补片修剪成合适切口长宽度的两条，然后将高压蒸汽消毒的尼龙拉链缝在两条聚丙烯补片边缘，补片缝于尼龙拉链下方，避免尼龙拉链接触腹腔内脏器，聚丙烯补片另一边缘缝合于组织切口，再在拉链补片上覆盖生理盐水纱布或碘伏纱布。随后不久，医疗器械厂家开始生产医用的尼龙拉链。Ethizip（Ethicon，Somerville，NJ）就是一种商用的腹部尼龙拉链临时关腹器材。尼龙拉链临时关腹设备可以让医生在避免更换补片的情况下快速地再次进腹观察或冲洗，从而减少多次缝合带来的组织损伤。但其无固定引流装置，随着 Wittmann 补片和负压辅助临时关腹技术的发展，拉链关腹技术逐渐被人们放弃。

七、Wittmann 补片

Wittmann 补片是 Star Surgical Inc 的产品，是一种由聚酰胺和聚丙烯组成的复合材料，使用时将两片材料分别缝合于筋膜边缘，当两片上下重叠接触时，可以紧密粘连在一起，随着脏器水肿的逐渐减退，可以剪掉多余的补片，在重叠搭在一起后继续密闭腹腔。Wittmann 和 Aprahamian 等于 1993 年首先报道将这种材料缝合于筋膜边缘来保护肠管，再在上面用纱布等敷料覆盖。24～48 小时后患者再次入手术室行再次剖腹术。Wittmann 等对这种装置再次剖腹术后的张力强度做了检测，发现在第五次术后才出现改变。对于需要多次剖腹的患者来说，常规多次缝合可导致筋膜周边的坏死，而使用 Wittmann 补片可避免这种损伤。而且其筋膜闭合率与其他材料相当，可以达到 78%～100%，并发症亦较低，为 0～4.2%。Wittmann 补片较为经济，但这种材料腹腔内引流效果较差，亦未在国内上市。

八、负压辅助关腹（Barker Vac Pack）

前面的临时关腹方法常常需要长时间且繁琐的换药，而且没有固定引流装置来引流腹腔内液体。1995 年，Brock 和 Barker 等报道了一种快速、简单、经济的临时关腹方法，他们称之为"vacuum pack"。此法共分为 4 层，第一层为多孔的多聚乙烯薄层材料，清创清洗腹腔后，一有孔的多聚乙烯材料修剪成合适大小及形状覆盖腹腔脏器，将其放置在腹部切口下方，这种材料为肠管提供保护，其天然的不粘连性使其与肠管及腹壁无粘连，腹腔内液体可以通过多孔材料经负压引流出。第二层包括负压引流管和可压缩的材料，如外科垫或医用泡沫海绵材料。在腹腔开放腹膜边缘与补片之间垫一湿的外科垫或泡沫海绵，外科垫或泡沫海绵边缘置于腹膜下，防止肠管从腹壁伸出，外科垫上放置两根多孔引流管，贯穿并粘合于整个开放腹壁。引流管接通负压产生持

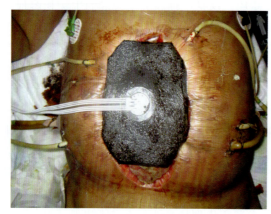

图 1-6　负压辅助关腹

续压力时，这层材料稍变硬，产生向切口中间的压力，避免筋膜回缩来引流腹腔。第三层为硅胶引流装置，放置在外科垫或医用海绵上方，提供持续负压和引流液体的出口。第四层为一贴膜，覆盖整个负压装置及周围皮肤。1998 年，这种方法得到了改进，使用了含碘的外科手术垫，同时在引流管周围增加了滴水装置，以便更好引流。现国内外有多家公司提供商品化的产品（图 1-6）。国外最常用的两种成品装置为 V.A.C. Abdominal Dressing System 和 ABThera System from KCI。

　　这种方法保护了腹腔脏器，避免水分和热量流失；局部负压状态可以增加局部血液灌注，促进局部细胞增殖，促进伤口愈合；生物膜封闭减少细菌感染；持续负压可减轻肠道水肿和炎症，减少 ACS 的发生率，有利于开放创面缩小达到筋膜愈合。它可以在几分钟内完成而不需要缝合，方便再次换药和进腹，同时比较经济。当然，黏合的力量要小于缝合的力量，当腹腔压力升高时，腹腔脏器仍可以膨出。

九、改良三明治法

　　在 20 世纪和 21 世纪初期，国内很难买得到医用海绵及医用多孔聚乙烯材料，因此笔者团队在黎介寿院士的指导下，根据真空辅助负压的原则，创造使用了改良三明治法用于腹腔开放创面的治疗。首先在开放创面下方使用生理盐水外科垫保护暴露腹腔脏器，在外科垫上方放置带滴水管的负压引流管，即黎介寿院士设计的黎氏双套管并加滴水管，在双套管上方再放置一生理盐水外科垫，外用手术贴膜覆盖整个切口，黎氏双套管接负压引流瓶，可以边滴水（<4 滴 / 分）边进行负压吸引，我们称之为改良三明治法（图 1-7），这样既能通过双套管引流腹腔内肠液或者脓液，又可以通过滴入 0.5% 的碘伏或者等渗盐水有效地引流与控制腹腔感染，还可以通过持续负压来缩小切口，促进切口愈合。

十、补片改良的负压辅助关腹技术

　　负压辅助关腹技术显著提高了早期筋膜关闭的成功率，但是当患者出现腹腔脏器严重水肿膨出时，腹腔长期敞开、筋膜回缩不可避免，提高这类患者的筋膜关闭率有

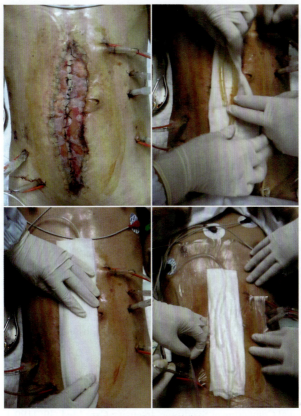

图 1-7　改良三明治法

待研究。Fantus 等于 2006 年报道，联合负压关腹技术和 Wittmann 补片可提高这类患者的筋膜关闭率。Petersson 等随后使用不可吸收补片替代 Wittmann 补片，并命名为补片改良的负压辅助关腹技术（vacuum-assisted wound closure and mesh-mediated fascial traction，VAWCM）。大致步骤如下，首先使用多孔聚乙烯材料覆盖在腹腔脏器表面，然后将一层薄的聚氨基海绵置于腹膜下，防止肠管或网膜脱出，裁剪合适的不可吸收补片分成两半缝合于筋膜边缘，中间用线缝合，补片外放置一厚的聚氨基海绵，外敷贴膜，接负压引流。每 2 ～ 3 天评估一次腹腔开放创面闭合情况，如有缩小，剪去多余的不可吸收补片，直至切口完全筋膜关闭。

第三节　总　结

在危重患者的处理中，腹腔开放的方法越来越普遍，这使得腹腔开放的研究亦逐渐增加，人们对腹腔开放的理解也越来越深刻。目前，临床上使用腹腔开放较多的患者包括大量腹腔实质脏器损伤、小肠缺血性疾病、腹壁缺损和多次计划性再次剖腹等。

现在国际上没有腹腔开放疗法的金标准，但腹腔开放的比例在创伤及内外科 ICU 中越来越高，这就要求我们努力建立腹腔开放的指导原则。最佳的临时关腹方法应能够保护腹腔内容物，减少腹腔脏器的切除，保护筋膜，减少小肠因水分丢失而干燥损伤，减少第三间隙液体丢失，允许选择性的填塞，尽量减少腹腔容积的丢失，减小感染的发生率，维持患者伤口的清洁干燥直到确定性关腹。

对于不能关闭或不应该关闭腹腔的患者来说，现在有很多选择。腹腔开放的方法被证实是有效的，它的很多缺点在现代技术和理念的指导下正逐渐得到解决。对于需要腹腔开放的患者来说，临床医生应积极使用腹腔开放，并根据自己的情况选择合适的临时关腹技术或技术组合，争取早期达到筋膜关闭的目的。

（陈　军）

参 考 文 献

Acosta S, Bjarnason T, Petersson U, et al. 2011. Multicentre prospective study of fascial closure rate after open abdomen with vacuum and mesh-mediated fascial traction. Br J Surg, 98: 735-743.

Fantus R J, Mellett MM, Kirby JP. 2006. Use of controlled fascial tension and an adhesion preventing barrier to achieve delayed primary fascial closure in patients managed with an open abdomen. Am J Surg, 192: 243-247.

Huang Q, Li J, Lau WY. 2016. Techniques for Abdominal Wall Closure after Damage Control Laparotomy: From Temporary Abdominal Closure to Early/Delayed Fascial Closure-A Review. Gastroenterol Res Pract, 2016: 1-15.

Kirkpatrick AW, Roberts DJ, De Waele J, et al. 2013. Intra-abdominal hypertension and the abdominal compartment syndrome: updated consensus definitions and clinical practice guidelines from the World Society of the Abdominal Compartment Syndrome. Intensive Care Med, 39: 1190-1206.

Madbak FG, Lawless RA. 2015. Historical Perspective. In: Madbak FG, Dangleben DA eds. Options in the management of the open abdomen. Berlin: Springer, 1-8.

Mouës CM, Heule F, Hovius SE. 2011. A review of topical negative pressure therapy in wound healing: sufficient evidence? Am J Surg, 201: 544-556.

Petersson U, Acosta S, Björck M. 2007. Vacuum-assisted wound closure and mesh-mediated fascial traction—a novel technique for late closure of the open abdomen. World J Surg, 31: 2133-2137.

Quyn AJ, Johnston C, Hall D, et al. 2012. The open abdomen and temporary abdominal closure systems—historical evolution and systematic review. Colorectal Dis, 14: e442-438.

Van Hee R. 2007. Historical highlights in concept and treatment of abdominal compartment syndrome. Acta Clin Belg, 62(Suppl): 9-15.

Yuan Y, Ren J, Zhang W, et al. 2011. The effect of different temporary abdominal closure materials on the growth of granulation tissue after the open abdomen. J Trauma, 71: 961-965.

第二章　腹腔压力监测及其意义

第一节　腹腔压力的概念及影响因素

一、腹腔压力的基本概念

腹腔压力（intra-abdominal pressure，IAP）指存在于腹腔内凹陷空腔内的稳态气压，是临床诊断和治疗疾病的重要生理学参数之一。正常人 IAP 存在一定的波动范围，它可以随腹腔内容物的状态和腹肌的收缩和舒张等改变。例如，当腹壁肌肉收缩的时候，如排便、分娩时，IAP 就会增大。正常人的 IAP 一般为 0～5mmHg，重症患者 IAP 一般为 5～7mmHg，但在一些患者当中，由于各种影响因素的作用会使得 IAP 增高，如在肥胖患者中可以达到 9～14mmHg。在某些病理或生理状态下，IAP 会升高，压力升高到一定程度后对人体各器官功能会产生不良影响，此时称之为腹腔高压症（intra-abdominal hypertension，IAH）。现在国际上统一认定 IAP 持续维持在 12mmHg 以上即可被定义为 IAH。在临床上可表现为严重腹胀、通气障碍、难治性高碳酸血症、肾功能障碍等。IAH 持续一定时间，可导致多个器官功能不全，甚至衰竭，称之为腹腔间隙综合征（abdominal compartment syndrome，ACS），如果得不到及时处理，患者很快就会死亡，病死率高达 63%～75%。IAH 和 ACS 已经逐渐被认识到是重症患者死亡率升高的一个重要因素。在 2006 年之前，由于缺乏对 IAP、IAH、ACS 的统一定义，使得很多之前的一些临床研究文章缺乏指导意义。国际腹腔间隙综合征协会建立了基于证据的一致定义，包括 IAP 监测的标准大纲和 IAH 及 ACS 的诊断标准。这些定义现在已经成为世界的标准，在科研及学术界被广泛接受。具体定义有以下几点。

（一）APP=MAP-IAP

腹腔灌注压（APP）相对于动脉 pH、乳酸和每小时尿量等指标已经被认为是内脏灌注更为准确的监测指标。APP 同时考虑到平均动脉压（MAP）和 IAP，相比于任何一个单独的指标都能更加准确地预测 AIH 和 ACS 患者的生存率。Cheatham 等应用多变量 Logistic 回归和 ROC（receiver operating characteristic）曲线分析显示，在 IAH 和 ACS 治疗过程中，APP 是一个预示中止复苏和患者存活的指标。APP 不能维持 60mmHg 以上被认为与患者致死率的升高有关联。

（二）FG=GFP-PTP=MAP-2×IAP

过滤梯度力（FG）是一种通过肾小球的机械力，是由肾小球滤过压（GFP）和近端小管压（PTP）的差异形成的。当存在腹腔高压时，PTP 被假定为等于 IAP，而 GFP 等 MAP 与 IAP 的差值。因此相对于 MAP，IAP 的改变对肾脏功能和尿量产生的影响更为明显。这也是少尿作为 IAH 首要临床表现，以及解除高压以后肾脏首先恢复正常功能的原因。

（三）体位与 IAP 测量

患者取仰卧位，保证患者腹壁肌肉处于松弛状态，传感器归零并且置于患者腋中线水平，测量呼吸末的膀胱内压即可作为 IAP。IAP 的监测是诊断 IAH 和 ACS 的基础。IAP 的具体监测方法详见本章第二节。体位的改变、腹壁肌肉和膀胱逼尿肌的收缩都会影响 IAP 的监测。

（四）正常 IAP

成年人正常的 IAP 为 5 ～ 7mmHg。在重症患者中 IAP 甚至能达到 10 ～ 40mmHg。在病态肥胖患者和分娩孕妇中，IAP 会上升到 15mmHg，但其在可接受范围之内。近期腹部手术、脓毒症、机械通气、器官衰竭等都会导致 IAP 上升。儿童的 IAP 相对较低。

（五）病理性 IAP 升高

IAH 是指持续 IAP 病理性升高超过 12mmHg。病理性的 IAP 是一个持续性压力变化，从轻微的无症状的压力升高逐渐发展为显著升高，最终对各器官系统造成严重影响。大量研究证实当 IAP 达到 10 ～ 15mmHg 的时候，腹腔内脏血流灌注就会逐渐减少。随着 IAP 的进一步增高，可引起 ACS。ACS 是指持续的 IAP 大于 20mmHg 或腹腔灌注压小于 60mmHg 并伴有脏器功能障碍。儿童的 IAP 持续或反复病理性升高超过 10mmHg 即为 IAH。如果同时伴有器官功能障碍，可诊断为 ACS。

（六）2013 年的指南中的新概念

1. 多间隙综合征　腹腔内有两个以上间隙存在压力升高。

2. 腹壁顺应性　指的是腹壁的膨胀程度。它是由腹壁的弹性及隔膜决定的。它可以用腹腔容积与腹腔压力的改变值的比值来描述。很多生理或病理的因素都能使腹壁顺应性发生改变，相反，腹壁顺应性的改变也能明显地影响 IAP。

3. 腹壁的偏侧性　是指随着时间的推移腹壁的肌肉及筋膜尤其是腹直肌及其筋膜偏离其正中线，向腹壁两侧偏移。

二、IAP 的影响因素

腹部就像一个关闭着的盒子，由坚硬的脊柱、骨盆、肋弓等和柔软的腹壁、内脏、筋膜等组成。腹腔如同一个流体隔间，因此 IAP 变化遵循流体力学的规律。IAP 会因为不同人的腹部解剖结构的特点、体型、肌肉强度等不同而不同。体位、肌肉松弛、腹水、体重指数、病情严重程度、镇静、PEEP 水平、液体潴留等因素对患者 IAP 和腹腔灌注压都有一定影响。一些腹部病理改变如腹水、腹膜炎、肿瘤、创伤、出血等也将影响到 IAP。腹腔内压力升高主要受腹壁顺应性的下降、肠腔内容物的增加、腹腔内容物的增加和毛细血管渗漏，以及液体复苏这四方面因素的影响。

（一）腹壁顺应性的下降

IAP 的高低取决于腹壁的僵硬程度。腹腔容积／腹腔压力曲线是非线性的，当 IAP 增高时，腹壁的僵硬性也随之增加，逐渐小容量增长就足以进一步提高 IAP；反之，部分疏松腹壁肌肉，降低腹壁的僵硬性就可以缓解腹腔内高压。另一方面，在血循环灌注稳定的情况下，由于 IAP 升高的直接压迫导致腹壁血流减少，并出现局部缺血及水肿，使腹壁的顺应性降低，并加剧 IAH 的发展。能够影响到腹壁顺应性的因素有很多，具体的影响因素如下：

1. 呼气末正压（PEEP） 对于原发性 IAH 并机械通气患者，其膀胱压与 PEEP 有显著相关关系，PEEP 增高时 IAP 相应升高。有研究显示当 PEEP 值 ≥ 76mmHg 后，IAP 会显著增高，这可能干扰对患者 IAH 的评估。有研究发现，应用高呼气末正压治疗 ARDS 时，会明显升高患者的 IAP。因此对机械通气的患者应该常规进行 IAP 监测，避免持续的 IAH 引起 ACS，导致多器官功能衰竭，危及患者生命。急性肺功能不全导致的肺顺应性降低（需要极高的正压通气及呼气末正压）时，随着不断增加的胸腔内压被传递至腹腔，会使已经存在的 IAH 进一步升高。因此在监测 IAP 时，因充分考虑到这些干扰因素，准确地评估。

2. 高体重指数 体重指数（即身体质量指数，简称体重指数又称体质指数，body mass index，BMI）。它的定义如下：体重指数（BMI）= 体重（kg）／身高 ^{2}（m^2）。BMI 指数一般用来评价人体的胖瘦程度，高 BMI 指数对患者的疾病发生、发展及预后都有影响。高 BMI 指数同时也将影响到 IAP。多项研究发现患者的 BMI 指数和 IAP 存在着关系，高 BMI 会导致 IAP 的升高。高 BMI 指数者相较于正常 BMI 指数者有着较高的 IAP。高 BMI 指数的患者一般腹围较大，腹腔内脏器脂肪较多，这将导致其 IAP 的升高。因此对于肥胖的患者，正常的腹腔压力值一般为 7 ～ 14mmHg。

3. 体位 有研究表明重力因素对 IAP 的影响不容忽视，30° 半卧位能明显增加 IAP。使用呼吸机的患者需行 30° 半卧位来防止呼吸机相关性肺炎，ARDS 的患者需行俯卧位通气。这些因素都将增加 IAP，甚至造成 IAH。IAP 的增高将会导致腹腔灌注压的明显下降。许多临床医师和学者都一致认为俯卧位通气将会增加 IAP。ALI 的患者，在俯卧位机械通气时，测得的 IAP 明显升高。有研究发现，在脓毒症的患者中，有一半以上患者 IAP 会增加 3mmHg 以上。也有研究发现在伴有 IAH 或肥胖的 ALI 或 ARDS 患者中，俯卧位通气不增加 IAP 或将降低 IAP。在 ICU 患者中，床头抬高的角度与腹腔内压力有着密切的关系。随着床头角度的逐渐抬高，如抬高 10°、30°、45°，IAP 也会随之增加。当患者处于 45° 半卧位的时候相比于完全平卧位，测得的 IAP 值会明显偏高，可达到 16.7mmHg。如果患者同时具有 BMI 指数，在 45° 仰卧位时，其 IAP 值升高会更加显著。床头角度的抬高，会增加患者的膀胱内压力，从而影响到腹腔内压力的监测。即便床头角度轻微抬高，相对于平卧位而言也会升高 IAP，尽管这些改变很微弱，但有时却能影响到 IAP 的分级，从而影响到进一步的治疗决策。在 ICU 患者中，为了防止压疮或在心脏等相关疾病的影响下，必须行侧卧位，这时所测得的 IAP 会增高。床头抬高角度为 30° 或 45° 时，侧卧位患者的平均 IAP 可达到 4 ～ 9mmHg。有研究提示，不同的床垫也会影响到 AIP 的测量值，如床垫限制腹壁运动，就将增加 IAP。具体如何影响，需要进一步实验证实。腹腔被认为是均一同质的，但是体位的改变却能打破这种状态。其主要受到以下因素的影响：重力、内脏的切向形变、内脏的压缩。当患者处于平卧位时，主要受到内脏压缩的影响。当床头抬高时，重力及液压对于膀胱的压缩会影响到 IAP 的监测。

4. 气腹 来源主要有两方面，一是由于患者本身疾病所致，如消化性溃疡致胃肠道穿孔；二是在临床上为方便手术，人为向腹腔打入气体，形成气腹。当腹腔内存在气体时，表现为腹部叩诊肝浊音区消失，患者站立做 X 线检查时，可见膈下有游离气体。消化性溃疡或伤寒等并发急性胃或肠穿孔时，IAP 会增加，并且还会导致腹腔内容物增加，使 IAP 进一步升高。在临床上，由于诊断和治疗上的需要，要将气体注入腹腔形成人工气腹，游离腹腔脏器，方便手术等操作。当气体进入腹腔后，打破了原有腹腔内压稳态，使得 IAP 暂时性升高。

5. 腹部创伤及手术 最常见的病因是腹部的钝性或锐性的损伤，通常伴有肝、脾和血管的损伤。腹部和骨盆同时损伤时更易发生。另外也多见于腹主动脉瘤破裂、卵巢肿瘤、肝移植及重症胰腺炎等。腹部损伤以后，腹壁肌肉受损，顺应性下降。腹壁绷带过紧或腹部手术后在腹壁张力较大的情况下强行关腹，都会导致腹腔压力增高。腹部手术切口疝是腹部手术后常见并发症，并且腹部手术后并发感染等都将导致 IAP 的增高。

6. 腹壁出血或腹直肌鞘血肿 腹直肌后的血管在某种因素（外力或腹压等）的作用下发生破裂出血时，腱鞘内极易形成血肿。当咳嗽、呕吐或腹肌强力收缩后出现下腹疼痛，伴有恶心、呕吐，继而出现腹部包块。血肿、包块都将导致腹壁顺应性的下降，使得 IAP 升高。

7. 腹壁疝的修补 正常人腹壁上有一些薄弱的区域，如腹股沟管、股环。腹壁某一部位发育有缺陷，如脐环闭锁不全、腹白线缺损等，以及手术切口、外伤造成的腹壁损伤，老年肌肉萎缩造成腹壁肌肉薄弱等都可能导致腹壁疝的发生。特别是对于行腹部手术的患者，后期可能并发腹壁切口疝。这时候就需要施行腹壁切口疝修补术。手术后疝囊还纳，腹壁缺损处缝上补片，一方面，降低腹壁的顺应性，另一方面，相当于增加腹腔内容物，这将会使 IAP 进一步升高。

除了这些因素以外，腹部的外来挤压也可导致 IAP 增加，包括由烧伤焦痂、气囊抗休克服的挤压、加压关闭腹腔或腹壁缺损修补术后所造成的腹外挤压，这些因素都能使得 IAP 进一步增高。

（二）管腔内容物的增加

胃肠道内液体、气体的累积都会使得消化道内压力增高，增高的压力会向腹腔空隙内挤压最终导致 IAP 升高。导致胃肠道内压力升高的因素有很多，具体如下：

1. 胃轻瘫综合征 是指以胃排空延缓为特征的临床综合征。胃轻瘫可由许多不同原因引起，常见于胃手术后，还可见于其他的腹部手术。胃轻瘫者胃排空延迟或有胃内容物潴留，同时胃轻瘫患者还存在食管下括约肌及食管下段肌肉轻瘫，使食管下括约肌抗反流功能降低，食管清除率下降，造成胃食管反流。胃内容物的增加会挤压腹腔，造成 IAP 的升高。

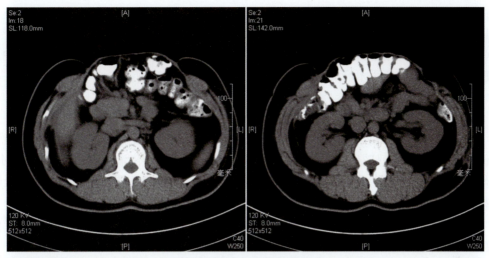

图 2-1　腹壁疝的影像学表现

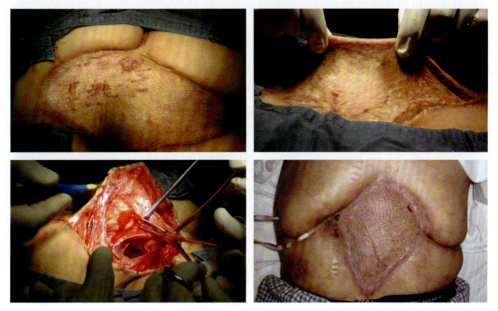

图 2-2　腹壁疝的手术处理

2. 胃胀气　当胃、十二指肠存在炎症、反流、肿瘤时，就会使胃的排空延缓，食物不断对胃壁产生压力；同时，食物在胃内过度发酵后产生大量气体，使胃内压力进一步增高，因而就会出现上腹部的饱胀、压迫感。胃内压力的增高向下传导会使得 IAP 相应增高。

3. 肠梗阻　任何原因引起的肠内容物通过障碍统称肠梗阻。肠道梗阻后，肠内容物蓄积，IAP 随之升高。

4. 肠扭转　肠腔受压而变窄，引起梗阻、扭转与压迫，影响肠管的血液供应。肠管会水肿，肠腔内容物会蓄积，从而压迫腹腔，升高 IAP。

5. 腹膜后、腹壁肿瘤　肿瘤生长到一定阶段会压迫周围组织器官。胃肠道受压时，可有恶心、呕吐及饱胀感，胃肠道排空受限，内容物增加；直肠受压时可有大便次数增多及肛门部胀感，甚至大便变形及排便困难；泌尿系受压常见症状为：尿频、尿急、排尿困难或血尿，输尿管受压可致肾盂积水。这些因素都会导致 IAP 的升高。

除此之外，还有肠道喂养如给予肠内营养、损伤性剖腹手术等都会影响到 IAP。剖腹术后，肠道经历手术麻醉，其排空障碍将增加管腔内容物。

（三）腹腔内容物的增加

1. 肝性腹水　肝硬化腹水俗称肝腹水。正常人腹腔内有少量的游离腹水，一般为50ml 左右，起着维持脏器间润滑的作用，当腹腔内出现过多游离液体时，就被称为腹水。肝硬化腹水是一种慢性肝病。肝硬化肝功能减退引起门静脉高压，导致脾大，不吸收蛋白质和维生素而渗漏出的蛋白液，形成了腹水症。有研究证实腹水能明显增加患者的 IAP，过高的 IAP 会影响呼吸、循环、肾脏的功能，因此在 B 超引导下行腹水穿刺引流能显著降低 IAP。

2. 腹腔感染　能引起腹腔感染的疾病包括急性胆囊炎及胆道感染、细菌性肝脓肿、急性腹膜炎，以及急性胰腺炎继发细菌感染等。腹腔的感染会导致肠道水肿、腹腔炎性渗出和肠道的粘连。尤其在肠瘘患者中，肠液的渗出会使得腹腔内容物明显增加。尤其当发生十二指肠瘘的时候，渗出的胰液腐蚀周围组织，使得腹腔内弥漫充血水肿，继发感染。这些因素都将导致原来稳定的 IAP 变得不稳定。

3. 腹腔积血　腹腔内血供丰富，有肠系膜血管、门静脉、肝动脉和腹主动脉。血管的损伤和破裂都会导致腹腔积血。肝脏血供极为丰富，其位于右上腹的深部，有下胸壁和膈肌的保护。但由于肝脏体积大，质地脆，一旦遭受暴力容易损伤，发生腹腔内出血或胆汁泄漏。除此之外，外伤也会造成腹腔内其他血管的损伤破裂。腹腔内积累血液以后，会相应地挤压腹腔内间隙，升高 IAP。

4. 腹膜透析　是利用人体自身的腹膜作为透析膜的一种透析方式。其本身就是一项有创的操作，会影响到腹壁的顺应性。通过灌入腹腔的透析液与腹膜另一侧的毛细血管内的血浆成分进行溶质和水分的交换，清除体内潴留的代谢产物和过多的水分，同时，通过透析液补充机体所必需的物质。通过不断更新腹透液，达到肾脏替代或支持治疗的目的。腹膜透析治疗的时候，通过腹膜透析导管将腹膜透析液灌进腹腔。持续性可动式腹膜透析（continuous ambulatory peritoneal dialysis，CAPD）患者随着腹膜透析液的缓慢注入会引起 IAP 增高，这也是导致腹壁疝发生的一个重要原因。

（四）毛细血管渗漏和液体复苏

患者在大面积烧伤、严重胰腺炎、出血性休克等情况下的大量补液可导致 IAP 增高，特别在手术后期或脓毒症患者中更是如此。这是由于毛细血管漏和休克时的缺血—再灌注损伤，血管活性物质和氧自由基的释放，同时合并有细胞外液总容量大量增加的结果。这些同时也增加了腹膜后、腹腔内脏及血管的容量，从而导致 IAP 增加。IAP升高的循环效应加之大量补液引起的细胞外液容量过多，可导致腹壁水肿及缺血，腹壁顺应性降低并进一步促进 IAP 的升高。下列各点是其相关的因素：

（1）酸中毒（pH<7.2）。

（2）低体温（体温低于33℃）。

（3）凝血障碍［血小板计数 <5000/ml 或者活化部分凝血活酶时间（APTT）超过正常两倍以上或者凝血酶原时间（PT）小于正常的一半以上或国际标准化比值（INR）超过 1.5］。

（4）累积输液量超过 10 单位的红细胞。

（5）脓毒症、脓毒性休克。

（6）大量液体复苏（24 小时内输注晶体超过 5L 或胶体超过 10L 并且伴随着毛细血管渗漏和液体正平衡）。

液体复苏过程中出现的液体正平衡对于 IAP 的增高起到了关键的作用。其机制如下：机体在大手术、重症外伤、烧伤、大出血、重症感染及中毒等强烈有害刺激下，释放多种炎性介质和细胞因子，可使局部病变或损伤发展成全身性炎症反应综合征（the systemic inflammatory response syndrome，SIRS），其实质是各种炎性介质和细胞因子引起的全身毛细血管内皮细胞损害和毛细血管通透性增加，即毛细血管渗漏综合征（the capillary leak syndrome，CLS）。McDonald 等研究发现，CLS 时血浆渗漏的通路是毛细血管内皮细胞间隙，其根本原因是全身炎症反应产生的炎性介质和细胞因子直接损伤毛细血管内皮细胞，导致毛细血管内皮细胞间隙扩大、通透性增加。此时，除了局部的水肿和渗出以外，血管内液体和血浆蛋白渗漏至组织间隙，结果表现为低血容量、低白蛋白血症、全身水肿及体重增加。1961 年，Shires 等提出手术时细胞外液量减少是体内液体重新分布所致，并称之为"第三间隙效应（the third space effect）"或"细胞外液扣押（sequestration）"，必须用晶体液补充。随后，Carrico 等发现，手术、创伤等所致细胞外液丢失远远超过失血量，"失多少输多少"并不能纠正。此时，由于 SIRS 及 CLS，输入的液体部分隔离在血管外，成为"无功能的细胞外液"，表现为入量大于各种途径排出液体量（包括非显性失水、各种引流及尿量）的总和，即液体正平衡（positive fluid balance）。因此，"第三间隙效应"是导致液体正平衡的主要原因。由于"第三间隙效应"的存在，患者出现液体正平衡，腹腔内容物增加，IAP 会随之增加。

除去这四类因素外，还有很多其他因素会影响到 IAP。例如，无意识的咳嗽或喉反射，咽喉部不明原因引起的咳嗽或喉反射常会触发胸、腹、骨盆肌肉的协同反应，从而增加 IAP。喉反射是对上呼吸道的神经生理性的保护。反射性的咳嗽会引起膈膜的上抬。这种膈膜的上抬是外腹部肌肉、肋间肌、呼吸肌的共同收缩产生的。这些肌肉的收缩会压缩腹腔内脏器，从而提高 IAP。无意识的咳嗽相对于喉反射来说，程度轻微。它主要用来在人们说话的时候清理声带。这种咳嗽是脑干引导的，在呼气时产生。在有些患者中，会用到镇静剂或肌松剂，它们同样会影响到 IAP。

三、腹腔内压力的分级

腹腔内压力 IAP 的正常值随患者情况而不同，很多生理或病理因素如体位、手术、急腹症、脓毒症都会影响到 IAP。在不同的患者中，对于可以接受的正常 IAP 也有差别。有多中心前瞻性流行病学研究报告，ICU 收住患者的平均 IAP 为（10±4.8）mmHg，67.9% 的患者的 IAP 在正常范围内，32.1% 患者有腹内高压（>12mmHg），4.2% 的患者有急性腹腔间隙综合征。腹内高压的患者中急性腹腔间隙综合征的发生率为 12.9%。与非腹内高压组相比，腹内高压组的死亡率明显升高。

国际腹腔间隙综合征协会根据膀胱内导尿管所测得的 IAP 值将腹内压分为 4 级 I 级：12 ~ 15mmHg；Ⅱ级，16 ~ 20mmHg；Ⅲ级，21 ~ 25mmHg；Ⅳ级，>25mmHg。患者 IAP 持续升高如果不及时纠正会导致腹腔脏器低灌注和随之而来的器官衰竭。评分越高，说明解除 IAP 的持续升高就越迫切。当评分为 I 级时，腹内脏器血流灌注就会减少，Ⅱ级时，腹腔脏器血流灌注进一步下降，Ⅲ级时，腹腔压力超过 20mmHg，按国际腹腔间隙综合征协会的定义，已经被认定为 ACS，并且各器官系统出现功能障碍，甚至出现器官衰竭，Ⅳ级时，器官系统功能出现明显障碍和衰竭，患者死亡率大大增加。这个评分系统也方便交流与临床研究。

第二节 腹腔压力的监测

在重症患者中，IAP 的监测和腹腔压力指导下的液体复苏的重要性已经逐渐被大家认识到了。IAP 与患者的患病率和死亡率都息息相关，当患者存在着 IAH 甚至 ACS 的危险因素时，IAP 的监测就是必要的。IAP 是一个诊断性指标，同时也是一种治疗的措施。IAP 能准确地提示出患者的 IAP 水平，根据 IAP 的分级，确定患者 IAP 的程度。IAP 同时能够指导液体复苏。大量的液体复苏会导致 IAP 的进一步升高，因此有必要在 IAP 的指导下进行液体复苏。IAP 的检测有几个关键的问题，曾经引起了许多专家学者的争议。例如，进行膀胱压测定时向囊内缓慢注入的生理盐水的量；传感器调零的位置应该置于何处（耻骨联合、腋正中线、心脏的体表标志点）；患者测量腹腔内压力时的体位选择。随着人们的进一步研究，现在已经基本达成共识。

一、IAP 测量的标准

患者收治入院时，要对其 IAP 的风险因素进行评估。当其风险因素超过两个以上时，一个基础的 IAP 测量就是必需的，这将影响到后续的治疗与监测。如果患者入院之前就存在着 IAH，那么持续的 IAP 监测就是必要的，每隔一段时间就要进行测量，它也是监测患者病情、提示预后的一个重要指标。根据国际腹腔间隙综合征协会给出的标准，IAP 检测的要求如下：

（1）IAP 值的单位为 mmHg（1mmHg=1.36cmH$_2$O）。

（2）IAP 需在呼气末测量。

（3）患者取仰卧位。

（4）测量时传感器要置于患者腋中线水平。

（5）在用膀胱压测量时，需要缓慢输注不超过 25ml 的生理盐水（儿童每千克体重 1ml，体重不超过 20kg）。

（6）输注以后要测量 30 ~ 60 秒，保证膀胱逼尿肌放松。

（7）测量时要使得腹壁肌肉松弛。

IAP 升高作为 ACS 的早期诊断和是否进行剖腹减压术的标准之一，对治疗和预后起着决定性作用，因此监测 IAP 至关重要。测量 IAP 受多种因素的影响，腹壁肌肉收缩或腹外压力都会使 IAP 增高，从而影响到患者病情的判断，所以在测量 IAP 之前要充分评估有无使 IAP 增高的因素。在不同的 IAP 测量方法中，都以腋中线为调零点。

体位改变（仰卧位、俯卧位、抬高床头等）对 IAP 都有影响，当床头抬高超过 20°时 IAP 有明显增高。仰卧位测量 IAP 时，可能会忽略患者床头抬高，测量的不是真实的 IAP，所以在非仰卧位时测量的 IAP 不能有力地解释所测 IAP 值的临床意义，尤其在 BMI 指数偏高的患者中，保证绝对的仰卧位，能更好地测量出其真实的 IAP 值。测量 IAP 一定要说明患者的体位，以便于更好地解释所测的 IAP 的临床意义。

关于测量膀胱压时注入无菌等渗盐水的量也存在着不同的观点。由于直接腹腔测压的局限性，取耻骨联合为零点，经膀胱注入无菌生理盐水 50～100ml 测量膀胱压已成为 IAP 监测的金标准。但近年来其准确性受到质疑，尤其是生理盐水灌注量和零点位置对结果的影响引起广泛关注。Fusco 等首次在人体进行 IAP 与膀胱压相关性的研究，认为膀胱容量小于 100 ml 时，膀胱仅为一被动储存库，可以传递 IAP 而不附加任何一点来自膀胱肌肉的压力；当膀胱容积为 50 ml 时，膀胱压与 IAP 的偏差最小，注入膀胱 50 ml 无菌生理盐水后，膀胱压更能准确反映 IAP。DeWaele 等认为，注入 50～100 ml 无菌生理盐水使 IAP 出现假性升高，故注入无菌生理盐水的量应减少。Malbrain 等和 Cheatham 等认为，向膀胱注入 25 ml 无菌生理盐水，足以使导管前端游离于膀胱内，可避免测压导管粘贴于膀胱壁，过多液体注入膀胱内，本身产生一定的阻力，影响测量的准确性。也有研究显示，测量膀胱压时，膀胱灌注量越大，测得的膀胱压数值与实际 IAP 的差值越大；膀胱灌注量为 10ml 时，测得的膀胱压数值与 IAP 数值最为接近。Cheatham 等认为，连续测量 IAP 时，膀胱残余量影响测量压力；测量 IAP 管道有气泡、连接处渗漏、连接管折曲等因素均对测压结果有干扰。

IAP 测量可能受性别和 BMI 指数影响，存在明显的个体差异，怀孕也可影响 IAP。患者烦躁不安、频繁咳嗽咳痰、呼吸困难、屏气等因素都会不同程度影响 IAP 的测量值。因此在测量 IAP 之前，需要首先排除这些相关的干扰因素。直接测量 IAP 时，当患者存在腹腔感染、腹壁的顺应性下降等因素时，上腹高压不能完全下传至下腹部，导致上腹部压力升高大于下腹部；当发生肠粘连、腹膜粘连时会把腹腔分隔，形成若干小的间隙，每个间隙内压力都可能不同，会引起腹腔内局限性高压，此时腹腔内的局部压力不能完全反映整个腹腔内的压力。间接测量 IAP 的方法中，监测膀胱压时，膀胱本身因素会影响 IAP 的测量，如既往有膀胱手术史、膀胱肿瘤、膀胱炎、神经性膀胱等。原有腹部手术史，膀胱外伤是膀胱压测量的绝对禁忌证。

二、IAP 监测的方法

重症患者中 IAH 的发病率会大大增高，但常规的 IAP 监测却很少。监测 IAP 是临床诊断和治疗的可靠依据，ICU 对危重患者常规进行 IAP 检测，监测患者病情变化，早发现早处理 IAH，是防止 ACS 的发生、降低危重患者的死亡率的重要措施。在 ICU 患者中，造成急性心肺、肾脏，肝脏 - 内脏或神经系统的损伤和功能障碍的原因有很多，但我们逐渐认识到 IAP 的升高是造成器官功能障碍的重要危险因素。国际腹腔间隙综合征协会给出了 IAP 的危险因素，前一节所述。当患者有其中超过两个以上的危险因素的时候，那么常规的 IAP 监测就是有必要的。患者在受到首次打击如烧伤、创伤、失血性休克等以后，大量的液体复苏是导致 IAP 升高的重要原因。随后第二次打击来源于毛细血管的渗漏、缺血再灌注损伤、炎性因子的释放，以及细胞外容量的增加。

常规测量一般每间隔 4～6 小时测量一次，但如果患者伴有器官的功能障碍，就需要每小时测量一次。当患者的 IAH 危险因素去除或者患者没有任何器官功能障碍征象，同时 IAP 值在 24～48 小时内都维持在 10～12mmHg 以下时，可以停止 IAP 的监测。但是需要时刻注意患者器官功能的情况，如果一旦发现存在器官功能障碍，那么就需要再次进行 IAP 的监测。IAP 的监测在儿童中有所差别。经膀胱的测量方法在儿童中同样适用，但是输注量却有差别。有研究发现 1ml/kg 的输注量在儿童中能得到更为可靠的 IAP 值。在体重不超过 40kg 的儿童中，正常的 IAP 值也相对较低，一般为 3～5mmHg。儿童中 IAH 的定义阈值为 9mmHg，ACS 的定义阈值为 16mmHg，相比于成人都偏低。IAP 的测量一般是在服用过镇静剂的患者，他们的肌肉都是处于松弛状态的。在清醒的患者中测量 IAP 需要保证其腹壁肌肉和膀胱逼尿肌处于松弛状态。尤其在手术后患者中，止疼药的使用是有必要的。因为腹部手术的患者在处于仰卧位的时候，由于腹部的疼痛会使肌肉处于收缩状态，这会使得 IAP 的测量值偏高。

测量腹腔压力的方法有很多种，其中包括直接测压法和间接测压法。其具体检测方法如下：

（一）直接测压法

直接测压法是在腹腔内放置一导管或粗针头，利用水压计或压力传感器来测定 IAP；用腹腔镜气腹机或自动电子充气装置持续测量 IAP；采用充气气囊置入腹腔测定压力变化直接测压法是通过腹腔引流管或穿刺针连接压力计或传感器直接测定 IAP，或通过腹腔镜检查术中的气腹机对 IAP 进行自动连续监测。因该方法为有创性操作，加之临床上患者腹部情况复杂如肠管高度膨胀、内脏重度水肿等，故一般慎用。

（二）间接测压法

间接测压法是通过测膀胱压力、胃内压力、直肠内压力或静脉内压力等，从侧面反映腹腔内压力。过去几年来，膀胱内压测量已经成为间接法测量 IAP 的金标准。膀胱内压的测量简便且花费少。具体的间接测量方法如下：

1. 胃内压 IAP 可通过测量胃内压来进行估计，由鼻胃管或胃造口管向胃内缓慢注射 50～100ml 盐水或应用胃内气囊，通过连接的水压计或压力传感器进行测压，以腋中线为零点。尽管动物模型显示胃内压与 IAP 之间的相关性不好，但人体研究表明，当 IAP 低于 20mmHg 时胃内压与膀胱压有一定的相关性；当 IAP 突然升高超过 20mmHg 时，胃内压与膀胱压就明显不一致。

2. 下腔静脉压 可以用股静脉导管来测量下腔静脉的压力，其结果与在各种动物模型中直接测得的 IAP 及膀胱压有良好的相关性。然而，由于是有创性检查且存在明显的危险性，如静脉血栓形成，目前尚未能进行人体研究以证实其有效性。

3. 膀胱压 在临床上，IAH 和 ACS 的诊断和处理措施都与准确的 IAP 测量值密切相关。床边连续的直接法 IAP 监测存在很大困难。现在临床上用得最多的测量 IAP 的方法就是间接测量法中的膀胱压。最初，人们发现单纯依靠临床的检查等手段不能有效准确地检测腹腔内压力。随后有人发现，IAP 的迅速增加能够传递到膀胱。而后，Kron 等在犬的模型上发现膀胱压力能够准确的反应 IAP。一开始用膀胱压来代替 IAP，它的准确性在之前的一些研究中有所验证。但是其都是基于犬或猪的模型。在人身上，由于种属的不同解剖结构有差异，IAP 传导到膀胱会有所差别。随后的相关性研究排除了疑虑，证实在人身上膀胱内压也是近似等于 IAP 的。当 IAP 在 0～25mmHg 范围内的时候，膀胱内压力能够很好地反应 IAP，其差异只有 0.79mmHg。当 IAP 增高或者需要在膀胱压的指导下进行腹腔减压处理的时候，准确地测量 IAP 显得尤为重要。

测量方法：插入 Foley 尿管，每次测量膀胱压前确定尿管通畅，排空膀胱后向膀胱内注入生理盐水 50ml，保证尿管与压力测量管相通。儿童 IAP 测量注射的生理盐水的量按 1ml/kg 体重算，一般在 3～25ml 之间。患者取平卧位，传感器要置于患者腋中线水平，于呼气末读取压力数值。进行监测时应注意注入生理盐水，温度为 37～40℃，温度低引起膀胱挛缩；注意无菌操作，防止尿路感染；反复进行腹压监测时，向膀胱内注入生理盐水量要一致；测压前一定要取平卧位并排空膀胱，每次测定 IAP 都要重新调标尺零点。具体测量方法可见图 2-3。

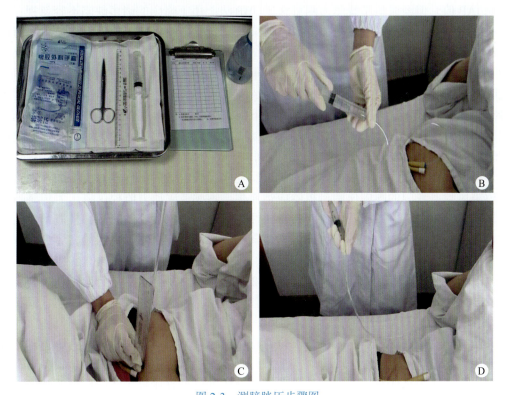

图 2-3　测膀胱压步骤图

A. 第一步：排空膀胱，患者取平卧位；B. 第二步：缓慢注射生理盐水；C. 第三步：传感器置于腋中线水平；
D. 第四步：于呼气末读数

测量原理：当膀胱容量小于 100 ml 时，膀胱仅为一被动储存库，具有较高的顺应性，类似一个被动的膈肌，可以传递 IAP 而不附加任何一点来自其自己肌肉的压力。此技术由 Kron 等于 1984 年首次报道，患者仰卧位下，将测压管与 Foley 导尿管相连接，向膀胱内注入 50～100ml 等渗盐水，然后通过三通管连接压力计，以耻骨联合为零平面，水柱高度即为膀胱压。在 0～70 mmHg 的 IAP 范围内，膀胱压与 IAP 直接测量值有很高的相关性，再加上此技术应用简便、创伤小，因此被认为是临床间接测量 IAP 的"金标准"，但在小膀胱、神经源性膀胱或腹腔粘连等情况下，用膀胱压来估计 IAP 就不可靠了。膀胱压联合 pH 测定是诊断早期 IAH 或 ACS 的一个敏感指标，膀胱压升高伴酸性 pH 提示应早期进行腹腔减压术。Balogh 等采用三通导尿管连续测定 IAP，可以随时检测患者 IAP 变化，有望取代现有的常规测压法。

膀胱壁作为将压力从腹腔传导至膀胱的介质，其顺应性可由于年龄、BMI 指数、充盈状况等因素的影响而不同。IAP 反映腹腔内容积与腹壁顺应性的关系。因为腹壁有一定的扩展性，较小容积的增加不会导致 IAP 显著升高。但如果某种原因引起腹腔内容物体积急剧增大，腹壁顺应性可能会降低。此时膀胱灌注量的增加有可能导致医源性 IAP 增高。此外，生理盐水注入的温度、速度、膀胱适应其容积变化的时间也会影响 IAP 值。但经尿道膀胱压力测量法（UBP 法）用于临床的诸多缺陷不容忽视：患者必须留置导尿管，这可能增加了尿路感染及全身感染的机会，另外一部分患者可能拒绝留置导尿或难以留置导尿；部分患者结肠上曲水肿、渗出严重，上腹部张力高，而下腹部张力基本正常，或者胰腺炎病变局限，腹膜后水肿，游离腹腔内压升高不明显，此时膀胱内压测定可能正常，但不能排除 IAH 或 ACS 的存在；患者膀胱本身顺应性下降、膀胱肿瘤、骨盆血肿压迫膀胱等情况下，UBP 法失去准确性；操作较繁琐，国际腹腔间隔室综合征协会（WSACS）建议重症患者一旦存在发生 IAH 或 ACS 的高危因素时就应监测 IAP 并推荐持续监测或至少每 4～6 小时测量一次。

传统的腹内压测量方法操作繁琐，需反复向膀胱内注射生理盐水，增加了尿路逆行感染风险，专门的腹内压测量机器应运而生。零感®尿动力监控仪将压力传感器嵌入尿液引流管中，保持尿液引流管的密闭性，通过人体尿液自然充盈和排泄产生的压力可获得膀胱内压力的准确数值，极大地降低了导尿管相关感染的风险。零感®尿动力监控仪由主机、一次性使用压力传感器、一次性使用压力传感器（直肠压力）、手持放尿开关、锂电池、电源供应器组成（图 2-4），同时，在产品设计上，外观小巧精致，可置于床边进行，无需搬动患者。可实现腹内压监测不受时间和场所的限制，真正实现动态监测。

除了动态监测腹内压，零感®尿动力监控仪还可监测尿流率、膀胱内压力等常规尿流动力学参数，精准测量尿量，进行仿生尿液引流控制等（图 2-5）。该设备可存储患者所测的各项临床数据，绘制趋势图。通过数据口可直接接入医院信息系统，方便临床医生追溯查找；或接入监护室监护显示系统，通过报警及提示功能方便临床实时监控，及时发现腹腔内压力、尿量异常等情况。

零感®尿动力监控仪的上述设计，符合危重症救治对尿动力学相关参数和 IAP 数字化连续动态监测的要求，可使临床医生能够实时掌握患者的病情，动态评估疾病严重程度，连续评价器官功能状态，早期发现高危因素，指导疾病诊断和鉴别诊断，从而实现危重症的早期预警，实现目标导向性的治疗，有望解决危重症救治对尿动力学相关参数和 IAP 数字化连续动态测量的难题。

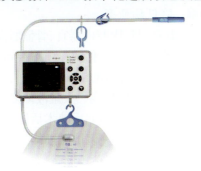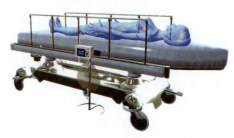

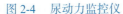

图 2-4　尿动力监控仪　　　　　　　图 2-5　尿动力监控仪使用示意图

该设备在临床使用后，测量腹内压整体在密闭环路进行，无需注入生理盐水，可降低感染；实时监测腹内压，减少测量误差，降低工作量；设置安全腹内压，保护膀胱功能；准确记录每小时尿量，利于观察危重患者病情；实现 24 小时尿量监测，记录 24 小时出入量；保证信息的直接输出；可锻炼膀胱功能，免去临床定时夹管的繁琐。

临床上准确的 IAP 测量是诊断 IAH 的前提。尽管床边膀胱内压的测量不能精准地代替 IAP 的值，但是它对于临床上的一些决策能够提供有价值的参考。并且，对于快要满足 IAH 诊断标准的高风险因素患者，膀胱压力的监测就显得尤为重要。膀胱内压测量代替 IAP 的方法是无创、简便、可重复的操作，它能很好地评价 IAH 的存在并且预测 ACS 的发生。用膀胱内压来辅助决策能够很好地提高患者的预后。

4. 腹壁张力　有研究报道通过测量腹壁张力（abdominal wall tension，AWT）无创监测 IAP 的方法。AWT 表示腹部触诊时腹部肌肉的紧张度，当 IAP 增加时，腹壁紧张或腹部膨胀，AWT 随之增加，这是 AWT 法可行的生理基础，前期的动物研究和尸体研究已初步发现 AWT 和 IAP 的线性相关关系。

三、IAP 监测的意义

IAP 可因腹壁顺应性、肠腔内容物、腹腔内容物和毛细血管渗漏，以及液体复苏影响而发生变化。准确的 IAP 监测对于 IAH 的患者行腹腔减压的时机选择具有重要意义。在 ICU 患者当中，连续常规的 IAP 监测，随时关注 IAP 的变化情况，预测下一步 IAP 的可能变化，提前做好行腹腔减压的准备是有必要的。IAP>25mmHg 时应考虑立即行开腹减压术。IAP>35mmHg 而保守治疗者，病死率达 100%，即使行手术治疗，患者病死率也高达 90%。因此准确监测 IAP，及早采取降压措施，对预防 ACS 的发生，阻止多器官功能障碍的进展，降低危重患者死亡率具有重要意义。

IAH 会导致机体一系列病理生理的改变，对呼吸、循环等系统器官都会产生损害，甚至会导致 ACS 发生，进展为多器官功能障碍综合征（multiple organ dysfunction syndrome，MODS）。持续未解除的高 IAP 可导致心肺功能下降，肾功能不全，中枢神经系统功能失常，休克，甚至死亡。其机制为：IAP 升高导致胸内压增加，从而使肺顺应性下降，通气不足，通气血流比例失调，从而导致低氧血症和高碳酸血症；胸腹压增加导致静脉回流下降，直接压迫心脏，增加心脏（尤其是右室）后负荷；腹腔内脏灌注急剧下降，导致肝、肾功能障碍，肠道菌群易位；导致颅内压升高。而对患者及时进行 IAP 的测量，早发现、早处理 IAH，可有效避免因 IAH 进一步对器官功能的损害，避免形成 ACS，有效提高患者的救治成功率，降低病死率。

IAP 的变化对机体生理影响范围很广泛，包括肺、心血管、肾、腹腔内器官、骨骼肌肉、皮肤黏膜及中枢神经系统。IAP 测量可成为临床救治中判断病情变化的一项重要可靠的指标。胃肠道是对 IAH 最敏感的器官，现在认为胃肠道不仅是 MODS 的靶器官，更是 MODS 的启动者。各种腹腔器官的器质性病变、胃肠内容物的增高、大量液体复苏、手术创伤等因素均可影响肠道功能恢复使 IAP 升高，IAP 变化是早期反映术后肠道功能恢复状况的一项客观的评定指标，对指导腹部手术后肠道功能恢复的判断、腹部并发症的观察和护理具有积极作用。

IAP 测量对危重患者早期空肠营养实施有指导作用。因此，测量 IAP 对诊断 IAH、ACS 具有重要的临床指导意义。IAP 测量除应用于腹部疾病外，还用于严重烧伤、创伤和全身感染等。IAH 会导致组织低灌注（特别是腹腔器官）和器官功能障碍。若不予控制，当腹腔内压力达到 25 mmHg 后会引起 ACS，这是一种潜在致命性并发症，以心脏、呼吸或肾衰竭、肠道细菌和毒素易位，以及颅内高压为主要特征。对高风险患者应定期监测 IAP，便于早期诊断和治疗干预。通过测膀胱压来监测 IAP 是 ICU 标准监治方案的一部分。

（邓友铭）

参 考 文 献

Addington WR, Stephens RE, Phelipa MM, et al. 2008. Intra-abdominal pressures during voluntary and reflex cough. Cough, 4(1): 1.

Cheatham ML, De Waele JJ, De Laet I, et al. 2009. The impact of body position on intra-abdominal pressure measurement: a multicenter analysis. Critical care medicine, 37(7): 2187-2190.

De Keulenaer BL, De Waele JJ, Powell B, et al. 2009. What is normal intra-abdominal pressure and how is it affected by positioning, body mass and positive end-expiratory pressure? Intensive care medicine, 35(6): 969-976.

De Waele JJ, Cheatham ML, Malbrain M, et al. 2009. Recommendations for research from the international conference of experts on intra-abdominal hypertension and abdominal compartment syndrome. Acta Clinica Belgica, 64(3): 203-209.

Fusco MA, Martin RS, Chang MC. 2001. Estimation of intra-abdominal pressure by bladder pressure measurement: validity and methodology. Journal of Trauma and Acute Care Surgery, 50(2): 297-302.

Kirkpatrick AW, Pelosi P, De Waele JJ, et al. 2010. Clinical review: Intra-abdominal hypertension: does it influence the physiology of prone ventilation? Critical Care, 14(4): 1.

Kirkpatrick AW, Roberts DJ, De Waele J, et al. 2013. Intra-abdominal hypertension and the abdominal compartment syndrome: updated consensus definitions and clinical practice guidelines from the World Society of the Abdominal Compartment Syndrome. Intensive Care Medicine, 39(7): 1190-1206.

第三章 腹腔压力对脏器功能的影响

第一节 腹腔压力对肾脏功能的影响

腹腔内压力（intra-abdominal pressure，IAP）生理状态下的正常值为 $0 \sim 5mmHg$，与体形、腹部特征、肌肉张力有关。当患者出现反复或持续的 $IAP \geqslant 12\ mmHg$ 时即称为腹腔高压（intra-abdominal high pressure，IAH）；当 IAP 持续 $\geqslant 20mmHg$ 并同时伴有一个以上器官功能不全的表现时称为腹腔间隔综合征（abdominal compartment syndrome，ACS）。IAH 对机体各个器官功能均有影响，而肾脏是最早受损的器官之一。

一、IAH 与肾功能关系的历史背景

早在 1876 年的时候，Wendt 就提出了 IAH 和肾功能障碍之间可能存在的关系。他注意到，随着 IAP 的升高，肾脏产生的尿液逐渐减少至无尿。在 1923 年，Thoringthon 和 Schmit 建立了腹水的动物模型，进一步探讨了 IAP 的升高对血压及肾脏血流量的影响。在那之后，围绕 IAH 对肾功能的影响的研究寥寥无几。直到 1947 年，Bradley 在一篇里程碑式的文章中提出，IAH 能够显著降低肾小球滤过率并减少肾脏血浆流量。Bradley 发现，在 IAP 升高 20mmHg 的情况下，肾小球滤过率和肾脏血浆流量可以下降将近 25%。1970 年 Shenasky 通过体外加压模拟 IAP 的疾病过程，初步探索了 IAH 对肾脏的血流动力学及功能的影响。而到了 20 世纪 80 年代，针对 IAH 对肾功能的影响的研究逐渐深入。Harman 指出，IAP 的升高导致的肾功能损害只是一种局部的现象，与心排血量无关，随着 IAP 的减轻，肾脏的功能能够完全恢复。Le Roith 还对 IAH 时肾脏内分泌功能的改变进行了初步的研究，探讨了抗利尿激素分泌的变化。在 1984 年的另外一篇被很多人认为是里程碑的文章中，Kron 首次报道了以 IAH 作为开腹探查指征的一批术后少尿的患者，结果显示，接受开腹减压手术的患者，少尿症状迅速消失；而未行手术的患者最终发展为肾衰竭。在那之后，关于腹腔减压能够改善肾功能的相关报道不断。在肝硬化合并 IAH 的患者中，Savino 发现腹腔穿刺后 IAP 的降低可以使外周血管阻力及血肌酐、血尿素氮的水平明显下降，而心室每搏功、心排血量及肌酐清除率则显著升高。到了 20 世纪 80 年代末期，Fietsam 首先使用 ACS 这个概念来描述主动脉瘤手术后 IAH 的病理生理改变。腹主动脉瘤破裂修补术后的患者出现 IAP 增高，随后出现通气压力及中心静脉压（central venous pressure，CVP）升高，尿量减少，而开腹减压后病理生理改变明显改善。由此给出了 ACS 的初步定义，即机体因 IAP 增高而出现通气压力和 CVP 升高、尿量减少的病理生理改变。

二、IAH 对肾自身调节的影响

（一）肾脏的自身调节

人体的很多器官在动脉灌注压波动在一定范围之内的时候能够维持相对稳定的血液流量。这种自我调节能力几乎存在于所有器官中，但以肾脏和脑部的自我调节能力最为显著。动脉血压波动在 80 ～ 180mmHg 范围内时，肾脏血流量能保持相对恒定，而且能够使肾小球滤过率（glomerular filtration rate，GFR）保持相对恒定，从而使得肾脏的水钠排泄不会因血压的波动而出现大幅波动。在肾动脉灌注压超出 80 ～ 180mmHg 的范围时，肾血流量将随灌注压的改变而发生相应的变化。肾血流量主要取决于肾血管阻力，包括入球小动脉、出球小动脉和叶间小动脉的阻力，其中入球小动脉的阻力最为重要。关于肾血流量的自身调节机制主要有肌源性学说和管球反馈调节两种。

1. 肌源性学说　当肾血管的灌注压升高时，肾入球小动脉血管平滑肌因压力升高而受到的牵张刺激加大，使平滑肌的紧张性加强，导致阻力加大；反之，当肾入球小动脉血管平滑肌因压力降低而受到的牵张刺激减小时，平滑肌的紧张性将减弱，导致阻力减小。当肾动脉灌注压低于 80mmHg 时，平滑肌舒张达到极限，肾血流量将随动脉灌注压的降低而减少；当灌注压高于 180mmHg 时，平滑肌收缩达到极限，肾血流量将随灌注压升高而增加。

2. 管球反馈　调节是肾血流量自身调节的另一种机制。当肾血流量和 GFR 增加时，到达远曲小管致密斑的小管液流量增加，离子的转运速率也就增加。致密斑将信息反馈至肾小球，使入球小动脉和出球小动脉收缩，使肾血流量和 GFR 恢复至正常水平。当肾血流量和 GFR 降低时，致密斑的信息反馈作用使肾血管舒张，从而增加肾血流量及 GFR。管球反馈的具体机制，可能与肾脏局部的肾素 - 血管紧张素系统有关。肾脏局部产生的腺苷和前列腺素等也可能参与管球反馈的调节过程。

（二）IAH 的影响

在 IAH 时，肾脏的自我调节能力受到损害，导致肾脏血流量明显下降。一方面原因可能和 IAH 直接导致心排血量和肾动脉血流量降低有关。IAH 导致膈肌向头侧移位，20%～ 80% 的 IAP 转移到胸腔，导致胸腔内压增高，增加的胸腔内压直接压迫心脏，降低了左、右心室的舒张末期容积；IAH 时来自腹部或下肢的静脉回流量下降，导致右室前负荷降低；增加的腹腔和胸腔内压直接压迫血管床导致左室后负荷增加；上述综合效应显著降低了 IAH 患者的心排血量和肾动脉血流量。IAH 还使肾静脉压力升高，减少了肾静脉的血流量，导致肾动脉灌流量和肾皮质灌注减少，从而降低肾小球滤过率，诱发急性肾损伤。心血管功能恶化不是肾损害的唯一原因，因为在正性肌力药物及静脉补液作用下，可纠正心排血量不足，但少尿及肾损害仍可持续存在。另外一方面，IAH 通过降低腹腔灌注压（abdominal perfusion pressure，APP）诱发急性肾损伤。APP 为平均动脉压（mean arterial pressure，MAP）与 IAP 之差，近似于肾脏灌注压，是维持肾动脉血流的有效压力。Ulyatt 建议以肾小球滤过梯度（filtration gradient，FG）作为解释 IAH 合并肾脏损伤的一个更重要的评价指标。FG 定义为肾小球滤过压（glomerular filtration pressure，GFP）与肾小球近端小管内压之差。一般情况下，GFP 接近于 APP 或肾脏灌注压。FG 是肾小球的净滤过压和产生原尿的有效压力，反映肾小球毛细血管静水压（促进滤过液进入肾小球囊）和胶体渗透压（促进肾小球囊内滤过液进入肾小球毛细血管）之间的平衡。在 IAH 的情况下，肾小球近端小管内压接近于 IAP。在假定肾小球血流灌注的自动调节机制不存在的情况下，$FG=MAP-2 \times IAP$。从公式中可以看出，随着 IAP 的增高，FG 的下降更为显著。这解释了在 IAH 时肾脏相比周围器官更容易受到损害的原因。当 IAP 处于 8～12mmHg 的范围内时，肾脏开始出现低灌注现象；当 IAP 超过 15mm Hg 时，机体出现少尿；当 IAP 超过 25～30mmHg 时则可出现无尿。在危重患者中，IAP ≥ 18mmHg 时急性肾损伤的发生率为 33%，而 IAP<18mmHg 时急性肾损伤的发生率仅为 14%，表明急性肾损伤的发生率与 IAP 的高低有关。肾静脉压力作为肾脏的后负荷，是影响肾脏灌注压的另一个重要因素。当 IAP 增高时，中心静脉压和肾静脉压均会增高，导致肾脏灌注压的下降。

三、IAH 对肾脏体液调节的影响

目前研究认为，有数种激素参与了 IAH 致肾功能损害的过程。

（一）抗利尿激素

抗利尿激素（又称血管升压素）是由下丘脑的视上核和室旁核的神经细胞分泌的 9 肽激素，经下丘脑 - 垂体束到达神经垂体后叶后释放出来的。其主要作用是提高远曲小管和集合管对水的通透性，促进水的吸收，是尿液浓缩和稀释的关键性调节激素。此外，该激素还能增强内髓部集合管对尿素的通透性。Le Roith 首先在 IAH 的动物模型中发现了抗利尿激素水平的升高。Hazebroek 对比了接受开腹肾切除术的患者后发现，接受腹腔镜肾切除术患者的抗利尿激素分泌明显增多，在腹腔放气 30 分钟后抗利尿激素仍然保持高水平。而两组患者术中的泌尿功能及移植肾的功能均无明显差异。在 IAH 中抗利尿激素分泌增加的机制目前尚不清楚，可能和 IAH 导致有效循环血量减少有关。抗利尿激素的分泌可以促进肾脏对尿液中水分的重吸收并增加血容量。但这些效应在 IAH 中所起的具体作用还未明确。

（二）肾素 - 血管紧张素 - 醛固酮系统

肾素是由肾球旁细胞分泌的一种蛋白水解酶，释放入血液后，将血浆内的血管紧张素原转变成血管紧张素 I，后者再经其他酶作用形成血管紧张素 II 和血管紧张素 III。肾脏是血液中肾素的主要来源。而血管紧张素原主要由肝脏合成。近来发现，球旁细胞也能合成该物质，并且在细胞内转变成血管紧张素，随肾素一起释放。血管紧张素在维持机体血压及血容量平衡方面起了重要作用，其中尤以血管紧张素 II 活性最强，它是目前已知的最有效的升压物质。血管紧张素 II 通过促使全身小动脉平滑肌收缩、刺激肾上腺皮质分泌醛固酮、促进肾小管重吸收水、钠，以及兴奋交感神经等多种方式使机体血压升高。IAH 时降低的心排血量及肾血流量可以激活肾素 - 血管紧张素 - 醛固酮系统。肾血管及肾脏实质压力的升高，可以导致肾小球滤过减少，使到达位于肾小管曲部邻近肾小球血管极面的致密斑的钠离子量减少，从而刺激肾素的分泌，最

终生成的醛固酮能够增强水钠的重吸收。而血管紧张素 Ⅱ 是一种强力的血管收缩剂，它能够导致肾血流量及肾小球滤过率的进一步降低。有学者认为，肾静脉压的升高或许在这个过程中也起到了重要作用。

（三）其他激素

有相关研究报道，在 IAH 时心房钠尿肽和儿茶酚胺的水平也出现增高的趋势。但也有研究发现，IAP 增高反而会导致心房钠尿肽水平的降低。Hirvonen 认为 IAH 可使回心血量降低，导致心房充盈的压力降低，从而导致心房钠尿肽的分泌减少。还有一些研究发现，在 IAH 中内毒素或许可以通过自分泌 / 旁分泌的机制来调节肾脏血流量。上述所有激素的水平的变化都可能会影响肾脏自身的调节能力，从而加重 IAH 引起的肾功能损害。但这其中的确切机制仍然需要深入研究。

四、IAH 和肝肾综合征的关系

（一）肝肾综合征

肝肾综合征（hepatorenal syndrome，HRS）是指在严重肝病时发生的功能性急性肾衰竭（acute renal failure，ARF），临床上病情呈进行性发展。HRS 是一种严重肝病伴有的特异性 ARF，其最大的特点是 ARF 为功能性，在病理学方面无急性肾小管坏死或其他明显的形态学异常。失代偿期肝硬化或重症肝炎出现大量腹水时，由于有效循环血容量不足及肾内血流分布、内毒素血症、前列腺素减少等因素，可发生 HRS，又称功能性肾衰竭。其特征为自发性少尿或无尿、氮质血症、稀释性低钠血症和低尿钠，但肾脏却没有严重的病理改变，是重症肝病的严重并发症，其发生率占失代偿期肝硬化的 50% ～ 70%，一旦发生，治疗困难，存活率很低。

（二）IAH 与 HRS

失代偿期肝硬化或重症肝炎出现大量腹水时，可以出现 IAP 的明显升高。目前关于 IAH 在 HRS 中的作用机制仍然尚未明确。但 IAH 使肾脏血流灌注减少及静脉系统淤血，导致 GFR 进一步降低，可能是促进 HRS 发展的其中一个原因。Cade 对严重肝硬化致大量腹水的患者进行了穿刺引流术，使 IAP 从 22mmHg 降到了 10mmHg，可观察到肾脏原尿流速及肌酐清除率的明显升高。Umgelter 对 HRS 患者进行研究发现，随着 IAP 的降低，GFR 及尿量均有明显上升，使用多普勒超声检测还能发现肾小球叶间动脉的血管阻力明显下降。

五、IAH 和心肾综合征的关系

（一）心肾综合征

2005 年初，荷兰学者 Bongartz 等针对心力衰竭合并慢性肾功能不全发病率显著增加、两种疾病共存时预后显著恶化的临床及病理生理学改变的特点，首次提出了"严重心肾综合征(severe cardiorenal syndrome，SCRS)"的概念，也称心肾综合征(cardiorenal syndrome，CRS）。最初对于 CRS 的定义仅为由于严重慢性心力衰竭导致的慢性肾功能不全。但由于 CRS 包括不同的临床急慢性心脏或肾衰竭，无论心脏还是肾脏作为原发性受损器官均可通过不同的机制影响另一器官的功能，2008 年欧洲多国学者对 CRS 的定义做了进一步细化，共分为 5 个亚型：Ⅰ型 CRS 的特点是心功能急剧恶化引起的急性肾损伤。急性心力衰竭或急剧恶化的慢性心功能衰竭使心脏排血量急剧降低，导致肾脏血流灌注不足，静脉系统压力增加，GFR 降低，导致急性肾损伤。Ⅱ型 CRS 的特点是慢性心功能不全使慢性肾脏疾病进行性恶化，导致患者预后变差及住院时间延长。Ⅲ型 CRS 是由于肾脏功能急性恶化导致的急性心力衰竭。Ⅳ型 CRS 是慢性原发性肾脏疾病造成心脏功能减退、左心室肥厚、舒张功能减退和（或）不良心血管事件增加。Ⅴ型 CRS 为急性或慢性全身性疾病所致的心肾功能不全。诱发疾病包括败血症、糖尿病、淀粉样变、系统性红斑狼疮和类癌样变等。

（二）IAH 与 CRS

Mullens 对 145 个急性失代偿性心力衰竭的患者进行研究后发现，出现 CRS 的患者的中心静脉压较没有出现 CRS 的患者明显升高，而且相比心功能指数而言，静脉淤血这一因素更能预测心衰患者中肾功能的损害。而另外一个研究发现，急性失代偿性心力衰竭的患者的 IAP 的轻度升高即可以导致肾功能损害明显加重。这可能是由于在心衰患者，平均动脉压水平明显降低，使得 IAP 的稍微升高就可以导致 APP 的明显下降，从而导致肾脏灌注不足。综上所述，IAH 能够导致 APP 降低及静脉淤血，可以解释急性心衰患者在疾病较早期所出现的尿量显著减少的 CRS 的表现。因此，IAH 或许是理解 CRS 病理生理机制的一个新的方向。

第二节 腹腔压力对肝脏功能的影响

肝脏是人体中最大的腺体，它在解毒、胆汁生成、凝血、免疫、热量产生及水和电解质平衡的调节中均起着非常重要的作用。腹腔间隔室综合征（abdominal compartment syndrome，ACS）导致的腹内压（IAP）升高可造成不同程度的肝细胞损伤和肝功能障碍，主要表现在对肝脏血供、胆汁分泌和能量代谢的影响；此外，大量炎症介质的释放、细菌移位、细菌产生的内毒素及缺血再灌注均会造成肝损伤；ACS 导致的呼吸功能障碍也间接地对肝功能产生影响。

一、ACS 对肝脏血供的影响

ACS 时可导致包括肝脏在内的腹腔脏器血流减少。由于门静脉系统较为特殊，两端均为毛细血管网，因此受 IAP 的影响较大。有研究显示，心排血量和平均动脉压即使在 IAP 达到 40mmHg 时仍可维持正常范围，而当 IAP 仅为 10mmHg 时，门静脉血流就可出现明显减少。当 IAP 超过 20mmHg 时，肝动脉、肝微循环和门静脉的血流分别仅为正常状态时的 45%、71% 和 65%，并且随着 IAP 的继续升高，血流下降更为显著。ACS 造成肝脏血供减少的可能原因有：①对肝脏产生挤压作用导致肝脏血流减少；②肠系膜血管阻力增加，导致门静脉血流减少；③入肝血管受到机械压迫；④ ACS 时大量缩血管活性物质的释放（儿茶酚胺、血管紧张素）导致内脏血管收缩；⑤IAP的升高引起右心房压和肝窦内压力升高，肝窦内胶体渗透压降低，静水压升高，促进腹水的形成，进一步增加IAP，加重肝损伤。

二、ACS对肝细胞和胆汁分泌的影响

肝脏为腹腔内最大的实质性器官，IAP升高时，肝脏难以被压缩，发生形变的比例极为有限，IAP直接沿肝脏表面向内传导，造成肝细胞的挤压，引起肝实质细胞的损伤。腹压增高对胆道造成影响，升高的腹腔压力沿胆道逆向传导，造成胆道压力增高，胆汁分泌能力的下降导致胆汁淤积，继发肝细胞的损害，肝细胞肿胀、变性，血清ALT、AST、AKP等发生异常升高。

三、ACS对肝脏能量代谢的影响

正常状态下肝脏的能量产生和消耗处于动态平衡状态。当肝脏的能量消耗增加时，线粒体产生能量也提高，以维持肝脏正常代谢所需要的能量。肝线粒体氧化磷酸化和呼吸链的状态决定了肝脏的能量代谢水平。如果线粒体功能异常，能量生成减少，能荷（energy charge，EC）就会下降，造成肝损伤。在ACS中，随着IAP的增加，流经肝脏的血流量减少，肝线粒体及细胞色素P450还原酶功能障碍，能量物质生成减少，乳酸清除率也下降。当IAP为25mmHg时，吲哚氰绿清除率（indocyanine green disappearance rate，ICG-K）显著下降，但EC没有改变；当IAP升高到30mmHg并维持30分钟后，ICG-K继续下降，EC、血酮体比（arterial ketone body ratio，AKBR）、肝腺苷酸转换水平均出现明显降低，此时维持血糖和氧供正常都不能得到保证。当肝能量水平降到0.64时，肝细胞胆红素排泄到胆管的过程受到影响，进一步加重肝脏损伤。

四、炎症介质造成的肝损伤

在ACS的早期就可以观察到循环血中的中性粒细胞在肝血窦聚集、黏附，同时伴有肝组织内髓过氧化物酶（myeloperoxidase，MPO）水平增加。中性粒细胞释放大量炎症介质参与炎症反应。有研究表明，IAP在20mmHg维持90分钟，外周血和门静脉血中即可发现IL-1β、IL-6显著升高。ACS还引起肝窦内皮细胞活化，黏附分子表达增加。同时，肝细胞自分泌的血栓素、前列腺素等炎性介质可引起血管内皮细胞损伤，使微循环灌注进一步恶化，从而导致肝细胞功能障碍，甚至出现肝细胞死亡。

五、细菌及内毒素造成的肝损伤

胃肠道是机体炎症反应的中心器官，为MODS的发动机。随着IAP的升高，肠道黏膜的正常结构逐渐遭到破坏，肠绒毛完整性丧失，广泛糜烂、脱落，中性粒细胞浸润；电镜下可见肠上皮细胞线粒体破坏，细胞间连接受损，肠道通透性增加，导致屏障功能减弱。这时大量的细菌及内毒素经门静脉系统进入肝脏。研究表明，当IAP为25mmHg时，门静脉血中的内毒素水平较对照组明显升高，此时肝脏标本培养发现其细菌数为（40±6）CFU/g。IAP升高时最常见的移位细菌为革兰阴性菌，当IAP为15mmHg和25mmHg时，细菌移位分别可达60%和80%。

除了肠黏膜屏障外，肝脏本身也是防止内毒素移位的重要屏障。经门静脉进入肝脏的少量内毒素能被肝细胞及库普弗细胞清除。IAP 升高时，由于肝细胞受损，对内毒素的解毒功能降低，导致内毒素直接进入体循环，形成恶性循环，进一步加重肝脏和肠黏膜的损伤。内毒素还可以刺激肝窦内皮细胞，使一氧化氮（NO）生成量增加，大量 NO 会通过抑制细胞代谢，诱导免疫损伤加重肝损伤。此外，内毒素与 Toll 样受体 4（TLR4）相互作用，激活 NF-κB 信号通路及下游的促炎因子可进一步导致肝功能损伤。

六、缺血再灌注造成的肝损伤

ASC 造成的肝脏缺血缺氧及腹腔减压后的再灌注可生成大量氧自由基。当 IAP 为 15mmHg 时肝脏的氧自由基即可显著增加。氧自由基可触发细胞膜发生脂质过氧化反应，并破坏线粒体、内质网、溶酶体等膜结构。正常生理条件下，自由基可被细胞内抗氧化物质清除，而 ASC 状态下机体清除氧自由基的能力下降，从而加重线粒体功能受损，导致肝细胞出现不可逆的损害。在失血性休克合并 ACS 的研究中发现，缺血 - 再灌注损伤和 IAP 升高具有协同作用，使中性粒细胞产生细胞因子的能力下降和吞噬细胞功能障碍，使机体免疫功能紊乱，加重肝脏损伤。

肝脏中谷胱甘肽（GSH）含量的减少可以作为衡量肝抗氧化损伤的一个重要指标。维持大鼠 IAP 228mmH$_2$O 90 分钟，实验组鼠肝细胞中的 GSH 储存较对照组显著减少，离体肝细胞 GSH 的储存量较对照组降低更明显。这些结果反映了 IAP 升高造成腹腔内脏缺血、手术减压之后的再灌注损伤，并因此导致内脏器官释放大量氧自由基，消耗了肝细胞中的 GSH，从而导致肝细胞死亡和肝功能障碍。

七、ACS 引发呼吸功能障碍对肝脏功能的影响

ACS 时 IAP 增高，膈肌抬高，降低了胸壁的顺应性，造成肺顺应性下降，导致高碳酸血症和呼吸衰竭，可能引起严重的组织缺氧。肝脏作为机体的高氧耗器官，肝细胞的代谢十分旺盛，对缺氧十分敏感。研究表明，在氧浓度为 2% 时，体外培养的肝细胞 24 小时的存活率仅为 10%，72 小时可全部死亡。缺氧可还导致肝细胞膜上 Na$^+$，K$^+$-ATP 酶功能抑制，最终导致肝细胞受损，血清 ALT、AST 显著升高。

第三节　腹腔压力对其他器官功能的影响

一、腹腔高压对中枢神经系统的影响

（一）颅内压的定义

颅内压（intracranial pressure，ICP）是指颅腔内容物对颅内壁所产生的压力，又称脑压。由于蛛网膜下腔和脑池内的脑脊液位于颅内壁和脑组织之间，并与脑室及脊髓腔、蛛网膜下腔相通，所以脑脊液的静水压值可代表 ICP。通常以侧卧位时脑脊液的压力为 ICP 测量值。穿刺小脑延髓池或侧脑室以测压管或压力表测出的压力值，与侧卧位腰椎

穿刺所测得的脑脊液压力接近，故临床上使用脑脊液压力值来代表 ICP。在侧卧位时，成人正常的 ICP 为 5 ～ 15mmHg（0.7 ～ 2.0kPa），儿童为 3.5 ～ 7.5mmHg（0.5 ～ 1.0kPa）。ICP 与单纯的脑脊液静水压是不同的。ICP 对静脉压的变动非常敏感，卧位时如果压迫颈静脉，ICP 可立即升高。咳嗽、喷嚏、憋气、用力等也引起 ICP 出现明显波动。早在 1936 年，Pallock 和 Boshes 就认为，ICP 的形成主要是大气压作用于颅外大静脉的结果。这种解释至今仍被公认是较合理的。脑组织内含有组织间液，它与脑脊液压力应该是平衡的，组织间液的压力与毛细血管远端的压力也应是平衡的。因此，ICP 应与毛细血管远端压力相等，或稍高于颈静脉压力。

（二）腹腔高压对 ICP 的影响

关于腹腔高压（IAH）时中枢神经系统功能变化的相关研究目前仍然较少。有报道称，胸腹多发创伤的患者，在针对 IAH 进行开腹减压手术后，颅内高压能得到明显缓解。在手术室打开腹腔后，即可观察到 ICP 的明显下降。回顾性研究及病例报告中均得出了类似的结论。在 Joseph 的一篇文章中，17 个 IAP 在 21 ～ 35mmHg 之间的创伤患者在接受开腹减压术后，ICP 迅速下降，最低者也减少了近 10mmHg。其中 11 个 ICP 持续下降的患者均存活并好转，另外 6 个 ICP 短暂下降的患者均死亡，提示 ICP 的降低对患者是否存活可能具有某种影响。现在普遍认为，IAH 使横膈上抬，增大胸腔内压力，导致脑静脉回流受阻，从而导致 ICP 增高，进而产生一系列中枢病理生理改变。除了脑静脉回流的受阻，IAH 时心排血量的减少，都将导致脑灌注压的明显下降。尽管有研究发现，IAP 的升高可以导致脑脊液中炎性因子水平升高，同时出现血 - 脑屏障的受损。但目前关于 IAH 对中枢神经系统的具体影响及导致的神经病理生理改变，仍然知之甚少。在临床工作中，对于头部创伤合并腹部创伤的外伤患者，在监测 ICP 的同时，也应该及时了解 IAP 的变化。对于没有颅脑外伤和脑血管疾病的腹部外伤者，一旦出现 ICP 升高的临床表现，应考虑到 IAH 这一颅外的致病因素，并结合患者的全身条件来评价开腹减压手术的适应证。而对于接受腹腔镜手术的患者来说，近期有颅脑外伤或许应该成为一个临床禁忌证。

二、腹腔高压对心功能的影响

（一）影响心排血量的因素

1. 前负荷　心脏前负荷是指心肌收缩之前所遇到的阻力或负荷，也就是在心脏舒张末期心室所承受的容量负荷或压力。在临床上，直接测定心室容量比较困难，因此通常使用左室舒张末压（left ventricular end-diastolic pressure，LVEDP）作为反映左心室前负荷的指标。在没有二尖瓣病变及肺血管病变的情况下，LVEDP 与左心房压、肺静脉压及肺动脉楔压（pulmonary artery wedge pressure，PAWP）相一致。右心室的前负荷常用右心室舒张末压（right ventricular end-diastolic pressure，RVEDP）或右心房压来表示。前负荷与静脉回流量有关，在一定范围内，静脉回流量增加，则前负荷增加。

2. 后负荷　是指心肌收缩之后所遇到的阻力或负荷，又称为压力负荷。主动脉压和肺动脉压就是左、右心室的后负荷。对左心室来说，在无主动脉瓣狭窄或主动脉瓣缩窄时，其后负荷主要取决于：①主动脉的顺应性，即主动脉内血容量随动脉压力升高，其管壁的扩张能力，如血管壁增厚，则顺应性降低；②外周血管阻力，其取决于小动脉血管床的横断面积及血管紧张度，后者受血管和体液因素的影响；③血液黏度，黏度越高，心肌收缩后负荷越大；有效循环血容量。其中以外周血管阻力为最重要，临床上常以此作为左心室后负荷的指标。

3. 心肌收缩能力　是心肌不依赖于前后负荷而能改变其力学活动的一种内在特性。心肌收缩能力受兴奋 - 收缩耦联过程中的各个环节影响。其中活化横桥数和肌凝蛋白的ATP 酶活性是控制收缩能力的主要因素。活化横桥数与最大横桥数的比例，取决于兴奋后胞质 Ca^{2+} 浓度的升高程度和肌钙蛋白对 Ca^{2+} 的亲和力；凡能增加兴奋后胞质 Ca^{2+} 浓度（或）肌钙蛋白 Ca^{2+} 亲和力的因素，均可增加活化横桥的比例，导致收缩能力的增强。甲状腺激素和体育锻炼能提高肌凝蛋白 ATP 酶活性，促进心肌收缩能力增强；相反，老年人的心脏和甲状腺功能减退，心肌肌凝蛋白分子结构发生改变，其 ATP 酶的活性降低，收缩能力减弱。

4. 心率　心排血量是搏出量与心率的乘积，心率增快，心排血量增加；但这有一定的限度，如果心率增加过快，超过每分钟 170 ～ 180 次，心室充盈时间明显缩短，充盈量减少，搏出量可减少到正常时的一半左右，心排血量亦开始下降。当心率增快但尚未超过此限度时，尽管此时心室充盈时间有所缩短，但由于回心血量中的绝大部分是在快速充盈期内进入心室的，因此，心室充盈量及搏出量不至于减少或过分减少，而由于心率增加，每分钟的输出量也增加。

（二）IAH 对心排血量的影响

IAH 对心排血量的影响主要表现在血流动力学的改变。在心脏前负荷方面，IAH使横膈上抬，胸腔内压升高，首先可压迫心脏而限制心室舒张，导致心脏泵血功能减弱，血液回流减少。其次，IAP 的升高可直接导致腹腔的静脉血回流入心脏受阻，最终导致心脏前负荷降低。据报道，IAP 大于 15mmHg 就可以出现腹腔血液回流的减少。IAP大于 20mmHg 时肠系膜静脉及肾静脉明显萎陷，经下腔静脉回流入心脏的血量可明显下降。但由于 IAP 对腔静脉的挤压作用及胸内压的存在，此时检测中心静脉压的值却往往处于正常范围。在临床工作中容易误导临床医师，使其以为患者的循环血容量充足，而事实上静脉系统的血液淤滞已经导致组织间隙渗出增多，患者血管内循环血量逐渐耗竭。此时行快速补液治疗可以明显改善患者的血流动力学表现，进一步证实了这一点。IAH 还能够增加心脏后负荷从而降低心排血量。后负荷的增加主要是由于全身血管阻力的增大。一方面 IAH 直接压迫肠系膜及腹腔器官的动脉血管，另外一方面 IAH 经横膈传递至胸腔，增大的胸腔压力可以挤压纵隔动脉，增加心脏射血压力。综上所述，IAH 能够显著减少心排血量，因此适当的液体复苏对恢复心排血量是非常必要的。但中心静脉压和尿量不能作为指导液体复苏的合适指标。有研究报道，右心室舒张末期容积指数（right ventricular end-diastolic volume index，RVEDVI）在指导液体复苏方面，可能要比 PAWP 或其他血流动力学指标更有价值。

三、腹腔高压对肺功能的影响

（一）腹腔胸腔压力传导的解剖基础

膈肌为向上膨隆呈穹隆形的扁薄阔肌，位于胸腹腔之间，成为胸腔的底和腹腔的顶。膈的肌束起自胸廓下口周缘和腰椎的前面，可分为三部分：胸骨部起自剑突后面；肋部起自下 6 对肋骨和软肋骨；腰部以左右两个膈脚起自第 2 至 3 节腰椎。各部肌束均止于中央的中心腱。所以，膈的外周部属肌性部，而中央部分是腱膜。膈上有三个裂孔：主动脉裂孔位于第 12 胸椎前方，在左右两个膈脚与脊柱之间，有降主动脉及胸导管在此通过；主动脉裂孔的左前上方约于第 10 胸椎水平为食管裂孔，食管和迷走神经前后干在此通过；在食管裂孔的右前上方的中心腱内有腔静脉孔，约为第 9 胸椎水平，内有下腔静脉、右膈神经通过。吸气时，膈肌收缩，膈顶下降，胸腔增大；呼气时，膈肌舒张，膈顶上升，胸腔缩小。

（二）腹腔高压对呼吸功能的影响

膈肌分隔了胸腔与腹腔，成为两者压力传导的主要方式。研究证实，腹腔压力的 25%～80% 能够转化为胸腔内压。IAH 时膈肌上抬，限制了肺部的扩张，使肺总量（total lung capacity，TLC）、肺静态顺应性及功能残气量（functional residual capacity，FRC）均显著下降，同时还增大了气道阻力、肺泡动脉血氧梯度和呼吸无效腔。膈肌的上抬还可以导致肺低位的小叶的压缩性不张，不止影响了血液的氧合，还导致肺内分流增加，增加了无效腔样通气。IAP 通过膈肌的传递，使得胸腔内压也明显升高，一方面导致肺内小气道的气道压明显升高，另一方面还导致肺内血管阻力增大，进一步阻碍了血液的氧合。胸腔内高压还可降低胸壁顺应性，使吸气后的弹性回缩减弱，导致通气不足和高碳酸血症。在动物模型研究中发现，IAH 能够加重急性肺损伤所导致的肺水肿。IAP 在 20～30mmHg 的范围内达数小时即可使细胞外肺水增加将近 30%。这可能和胸腔内压增加肺血管阻力及阻碍肺静脉血回流有关。这同时也提示我们，在临床工作中有必要对 IAH 患者的细胞外肺水进行监测。

目前认为，给予 IAH 患者呼吸末正压通气（positive end expiratory pressure，PEEP）有助防止肺压缩，从而改善通气功能。有研究发现，IAP 低于 13mmHg 时，给予相同压力的 PEEP 可以对抗 IAH 的作用，从而维持肺部正常的氧合作用和血流动力学，防止肺不张和肺活量降低。而当 IAP 持续上升时，给予的 PEEP 范围达到 18～22mmHg 时，心排血量非但没有升高，反而降低了 26%，同时还伴有呼吸总顺应性及胸壁顺应性降低。动脉血的氧合作用也没有得到改善，甚至还可能导致肺部气压伤。而且 PEEP 一旦超过 12mmHg，就有可能进一步增加 IAP，所以并不能盲目地追求 PEEP 与 IAP 的一致。

四、腹腔高压对胃肠功能的影响

在机体所有器官中，肠道似乎是对 IAP 最敏感的器官之一。在 IAH 导致肾脏、肺脏及心血管出现典型症状前，肠道就能表现出明显的功能损害。IAP 仅为 10mmHg 时就可以观察到肠系膜血流减少，IAP 达 20mmHg 时就能观察到肠道黏膜层的灌注不足。除了肾上腺之外，几乎所有腹腔脏器及腹膜后器官在 IAP 升高时都会出现血流减少的现象。在 IAP 达到 40mmHg 时，腹腔动脉血流可减少达 43%，而肠系膜上动脉血流可以减少高达 69%。在循环血量不足或合并出血的情况下，IAH 对肠系膜灌注的负面效应将进一步放大。除了减少肠道的动脉血流灌注，IAH 还能够直接压迫薄壁的肠系膜静脉，导致静脉回流受阻、肠道水肿。肿胀的肠管可使 IAP 进一步升高而出现恶性循环，使得肠道灌注不足、组织缺血水肿、全身代谢性酸中毒的情况进一步加重，显著增加了患者的死亡率。肠道低灌注时可以促进细胞因子的释放和氧自由基的生成，同时还导致细胞内腺苷三磷酸的合成减少。在 IAH 的情况下，肠黏膜通透性增加，出现肠道细菌的易位。IAP 大于 14mmHg 时就可以观察到肠道细菌的易位。随着 IAP 进一步升高，至 20mmHg 以上时，这种现象将变得更为显著。肠道来源的多种细菌能够迁移到腹腔，或通过血液、淋巴液迁移至淋巴结、肝脏、脾脏等器官。这也是 IAH 时继发脓毒症和多器官功能衰竭的一个可能的机制。

（李冠炜　吴　吟　郑　涛）

参 考 文 献

王宏业，尉继伟 . 2016. 腹腔高压动物模型肝脏的继发改变 . 世界华人消化杂志 , (09): 1393-1397.

朱大年 . 2008. 生理学 . 第 7 版 . 上海：上海科学技术出版社 .

Carr JA. 2013. Abdominal Compartment Syndrome: A Decade of Progress. Journal of the American College of Surgeons, 216(1): 135-146.

Chen J, Ren J, Zhang W, et al. 2011. Open versus closed abdomen treatment on liver function in rats with sepsis and abdominal compartment syndrome. J Trauma, 71: 1319-1325.

De laet I, Malbrain MLNG, Jadoul JL, et al. 2007. Renal implications of increased intra-abdominal pressure: are the kidneys the canary for abdominal hypertension? Acta clinica Belgica Supplementum, 1: 119-130.

Diebel LN, Wilson RF, Dulchavsky SA, et al. Effect of increased intra-abdominal pressure on hepatic arterial, portal venous, and hepatic microcirculatory blood flow. J Trauma, 1992, 33(2): 279-282; discussion, 282-283.

Gines P, Guevara M, Arroyo V, et al. 2003. Hepatorenal syndrome. Lancet, 362(9398): 1819-1827.

Hsu YP, Chen RJ, Fang JF, et al. 2004.Increased susceptibility to oxidant injury in hepatocytes from rats with intra-abdominal hypertension. J Trauma, 57(3): 569-575.

Nakatani T, Sakamoto Y, Kaneko I, et al. 1998. Effects of intra-abdominal hypertension on hepatic energy metabolism in a rabbit model. J Trauma, 44(3): 446-453.

Ronco C, Haapio M, House AA, et al. 2008. Cardiorenal syndrome. J Am Coll Cardiol, 52: 1527-1539.

第四章　腹腔开放适应证

自 19 世纪 90 年代以来，文献及临床应用中腹腔开放（OA）概念的引入和应用影响着外科学界。事实证明腹腔开放在减少死亡率和术后直接并发症等方面具有效果，但同时可能伴随后期并发症的发生及进一步手术的需要。如今腹腔开放的适应证已扩大至损伤控制手术、腹腔间隔室综合征（abdominal compartment syndrome，ACS）和腹腔胀毒症，且腹腔开放的技术也日益多样化及精密化。腹腔开放主要包括 4 个适应证，腹腔间隙综合征、严重腹腔感染、腹部创伤后，以及急性重症胰腺炎。

第一节　腹腔间隙综合征

一、腹腔间隙综合征的定义

腹腔间室综合征（ACS）是由各种原因引起的腹内压（intra-abdominal pressure，IAP）增高到一定程度导致的心、肺、肾、消化系统等多个器官功能障碍，具有高发生率和高死亡率的凶险性。正常 IAP 为 $5 \sim 7$ mmHg（1 mmHg =0.133 kPa），当腹内压 >20 mmHg 且伴有脏器功能损害时即为急性 ACS。当腹腔灌注压（平均动脉压 - 腹内压）<60 mmHg 时，腹腔内脏器有效的血液灌注将会停止，胃肠道血液灌注明显减少，胃肠道缺血、缺氧，肾脏有效滤过下降，患者出现少尿或无尿，将会发生运动与消化功能障碍，继之肠道屏障功能也会发生障碍。

IAH 时，患者早期最突出的表现是胃肠道功能障碍。胃肠道功能障碍的程度与 IAP 成正比，按欧洲危重病学会（ESICM）制订的《急性胃肠损伤（acute gastrointestinal injury，AGI）指南》：当腹内压 $\geqslant$ 12 mmHg 且 $\leqslant$ 15 mmHg 时，AGI 为 II 级；腹内压 >15 mmHg 且 $\leqslant$ 20 mmHg 时，AGI 为 III 级。一旦伴有肾或肺等脏器功能损害时，即可定义为 ACS，此时胃肠道多为完全的急性衰竭。

二、腹腔间隙综合征的诊断

IAP 测量是诊断和处理 IAH/ACS 的基础，动态 IAP 监测是高危患者的标准监测项目之一。IAP 指导下的 IAH/ACS 处理策略显著提高了患者的生存率。IAP 指导下的损害控制性复苏，有助于降低严重创伤后失血性休克过度复苏所致的继发性 ACS 发生率。IAP 测量技术有：

（1）直接测量法，如经腹膜透析管或腹腔镜等方法测量。

（2）间接测量法，如经膀胱、胃、结肠或子宫等放置导管测量。入住 ICU、出现新发或进行性脏器功能衰竭时应评估 IAH/ACS 的危险性（1-B）。存在 IAH 时，应动态测量 IAP（1-C）。存在两个以上危险因素时应测量 IAP（1-B），包括：①腹壁顺应性下降或消失，包括 ARDS、胸腔内压升高时；腹部手术后；严重创伤或腹部烧伤；

头高 30° 以上体位或肥胖患者；②胃肠道内容物增加时，如胃无力、肠麻痹和假性结肠梗阻等；③腹腔内容物增加时，包括腹腔内积血、积气，或腹水等；④毛细血管渗漏综合征时，包括无尿、大量液体复苏、大量输血、低血压、酸中毒、低体温、凝血功能障碍、脓毒症及损害控制性剖腹术后等（1-B）。推荐 1 次 /4 小时的间断测量；出现脏器损害后，应 1 次 / 小时。

三、腹腔开放治疗 IAH/ACS

传统上治疗 IAH/ACS 的非手术疗法包括：①增加腹壁顺应性；②排空胃肠道内容物；③经皮穿刺置管腹腔引流；④液体复苏；⑤利尿剂及血液滤过。而腹腔开放疗法则是针对 IAH/ACS 较为有效的一种外科手段，将 IAH 的患者腹腔暂时打开，通过不同材料将腹腔内脏器保护起来，易于对脏器功能的管理与维护，在疾病生理进程缓和后，再寻求关闭腹腔的方法。目前，腹腔开放后临时关闭腹腔的方法归纳如下：

（一）腹腔扩空术

腹腔扩容术（intra-abdominal volume increment，IAVI）指腹部手术完成腹腔内手术操作后，腹壁各层不采用常规的分层缝合关闭方法，而是用皮肤或人工材料实施暂时性腹腔关闭（temporary abdominal closure，TAC）的一种有计划的外科手术方式。ACS 患者经其他方法治疗无效时应行手术减压（1-B）。有多个 IAH/ACS 危险因素存在的患者行剖腹手术时应预防性减压造口（1-C）。手术方式主要包括以下几种。

（二）皮肤关闭技术

使用皮肤或其他材料保持腹壁的完整性。主要包括单纯皮肤连续缝合（skin-only）、连续巾钳夹闭、筒仓技术、3L 袋和硅胶膜片等，这些方法迅速、廉价、容易实施，但可能增加皮肤坏死、腹腔污染、腹水渗漏和脏器脱出的发生率，不能完全阻止腹壁筋膜层回缩。

（三）筋膜关闭技术

筋膜关闭技术（fascial closure techniques，FCTs）是在切口中间置人工材料，将其与筋膜层缝合，材料包括各种可吸收网片、不可吸收网片等，达到可逆性无张力 TAC，便于再次探查；但使用不可吸收网片后肠瘘发生率达 6% ～ 26%，不能预防脏器与腹前壁的粘连。目前以 Wittmann 补片（补片类型）使用较多。

（四）负压封闭引流技术

将聚乙烯醇—明胶海绵复合材料（Vacuseal 材料）修剪成与切口相适的大小及形状，贴于切口创面下方，其边缘可间断缝合固定于筋膜层，将 2 根硅胶管从 Vacuseal 材料中穿入，戳孔引出，用生物透性膜粘贴封闭整个创面（其边缘超过切口皮肤 3 ～ 4 cm）；硅胶管连接负压（-125 ～ -60 mmHg）。应尽量先用大网膜包裹肠道再覆盖泡沫材料。如果必须行结肠或回肠造口，应注意远离伤口 5 cm 以上，便于密封膜和造口袋粘贴。该法能显著扩大腹腔容积，降低 IAP，并重建腹壁屏障，减少术后护理工作量，目前应用最多。腹腔开放的时间越长，潜在并发症发生机会越大，可能的并发症包括出血、感染、复发性 ACS、再灌注综合征、肠瘘、筋膜回缩和计划性腹疝等。术后应监测 IAP，争取在 7～10 天内达到以下条件后则可实施Ⅰ期确定性腹壁重建：① IAP<15mmHg；②不用减张缝合关闭伤口；③无局部感染现象；④不需要进一步外科手术。

综上所述，IAH 是腹腔开放疗法的一种重要适应证，而腹腔开放疗法也是 IAH/ACS 的一种有效外科治疗手段。

第二节 严重腹腔感染

腹腔感染是腹部外科疾病、创伤与手术后的常见并发症。20 世纪 50～60 年代，随着感染源控制外科措施的应用、抗生素的合理使用，腹腔感染的总体病死率已降至 40% 以下。

近 30 年来，随着脏器功能支持水平的提高，腹腔开放疗法的逐渐普及，腹腔感染的总体病死率进一步降至 20% 以下。损伤控制外科理论的发展验证了腹腔开放疗法的合理性。要想进一步提高腹腔感染患者的生存率，还需要大力推广有效的外科感染源控制措施，特别是腹腔开放疗法。

一、腹腔感染治疗的困境与突破

20 世纪初，通过阑尾切除术治疗阑尾炎，外科医师认识到感染源的处理是降低腹腔感染病死率的关键措施。感染源的处理包括切除感染源、清除坏死组织和引流感染灶。单纯的感染源处理可以将病死率降至 40% 以下。

抗菌药物可以有效清除腹腔残余感染，提高腹腔感染的治疗效果。但是耐药细菌不断出现，这包括产超广谱 β-酰胺酶的大肠杆菌和肺炎克雷伯菌。多种细菌出现泛耐药或全耐药，如铜绿假单胞菌和鲍曼不动杆菌。而可供选择的治疗腹腔感染的抗菌药物越来越有限，新型抗生素研发的速度越来越慢。

外科医师更多地依赖腹腔感染源的清创引流，这就有了抗生素不能代替引流的论断。但对感染源不能彻底清除或不能一次清除的患者，对合并有脓毒症或脓毒症休克的严重腹腔感染患者，腹腔感染的治疗水平停滞不前。单纯依赖简单的感染源处理很难治愈严重的腹腔感染。

国际上近 30 年的研究结果表明：有效的液体复苏、血管活性药物的使用、机械通气和持续的肾脏替代疗法可以使一部分严重腹腔感染患者得以生存。针对感染源的进一步手术处理也是突破腹腔感染治疗困境的关键措施之一。

二、腹腔开放疗法治疗严重腹腔感染

腹腔开放疗法始于严重腹腔感染患者腹部切口的裂开与脏器的外露，奇怪的是，这类患者大部分得以生存，其生存率反而高于切口重新强行缝合的患者。目前已经无法判断国际上是谁第一个采用腹腔开放疗法。可以肯定的是，自从 1981 年 Duff 和 Moffat 报道了采用腹腔开放策略处理严重腹腔感染患者的惊人结果后，历经 20 年的争论、探索和总结，腹腔开放疗法逐渐为外科医师所接受与采纳。

针对腹部创伤与感染时，IAP 升高、腹腔灌注压降低、腹部脏器灌流不足的情况，外科医师主动将腹腔敞开，此即为腹腔开放疗法。腹腔开放后，IAP 迅速下降，腹腔灌注压迅速上升，胃肠道、肝肾等有效灌注恢复，腹腔内脏器血供与氧供改善，脏器功能也随之改善。

腹腔开放疗法自开创以来，在欧美外科界，应用迅速普及，已成为治疗腹部严重创伤与严重腹腔感染的有力措施。过去 10 年，欧美国家外科医师将腹腔开放疗法作为处理严重腹腔感染与腹部创伤的"流行手法"，但其侧重点有所不同。欧洲国家外科医师主要用腹腔开放疗法处理严重腹腔感染。而美国外科医师则更多地将腹腔开放疗法推广应用于腹部严重创伤或 ACS 的患者。在我国，则是两种适应证兼而有之。

腹腔开放疗法在 20 多年前由黎介寿院士率先倡导引进国内，结合中国的国情与自身丰富的临床实践，提出分阶段处理腹腔开放患者。这在理论上更为广大外科医师接受，在临床上更为有效地推广应用。根据腹腔开放的时间，患者一般需要经过早期开放与临时性腹腔关闭，中期创面植皮与维持阶段和后期消化道重建与腹壁重建阶段。

针对这 3 个阶段的不同特点采取相应的治疗措施。在经过改进的腹腔开放疗法应用于国内的临床实践后，成功救治了大量严重创伤和严重腹腔感染患者，腹腔开放疗法治疗的数量与水平均居世界前列，其病死率已由 20 世纪的 40% 降低至现在的 20%。

三、结语

无论是国外还是国内的腹腔感染治疗中心，腹腔感染治疗的综合水平已有明显提高。腹腔开放疗法和脏器功能支持成为治疗严重腹腔感染的有力措施。放眼世界，这些措施还有待推广普及。

目前国内已有完整的腹腔开放疗法的理论与技术。相信通过努力，在未来，外科医师将在多重压力下打开越来越多的严重腹腔感染患者的腹腔，严重腹腔感染患者总体生存率也一定能够提高。

第三节　腹部创伤

一、腹部创伤的分类

腹部伤可分为开放伤和闭合伤两大类。开放伤以战时最多见，主要是火器伤引起，亦可见于利器伤所致。开放伤又可分为穿透伤和非穿透伤两类，前者是指腹膜已经穿通，多数伴有腹腔内脏器损伤，后者是腹膜仍然完整，腹腔未与外界交通，但也有可能损伤腹腔内脏器。

闭合伤系由挤压、碰撞和爆震等钝性暴力等原因引起，也可分为腹壁伤和腹腔内脏伤两类。与开放伤比较，闭合性损伤具有更为重要的临床意义。因为，开放性损伤即使涉及内脏，其诊断常较明确。闭合性损伤体表无伤口，要确定有无内脏损伤，有时是很困难的。如果不能在早期确定内脏是否受损，很可能贻误手术时机而导致严重后果。

单纯腹壁损伤的症状和体征一般较轻，常见为局限性腹壁肿、痛和压痛，有时可见皮下瘀斑。它们的程度和范围并不随时间的推移而加重或扩大。单纯腹壁损伤通常不会出现恶心，呕吐或休克等表现。伴有腹腔内脏器损伤时，其临床表现取决于受损脏器的性质和受损程度。大体上说，腹内实质性脏器（肝、脾、肠系膜等）破裂的主要临床表现是内出血，临床表现以休克为主，腹内空腔脏器损伤（肠胃、胆囊、膀胱等）破裂的主要临床表现是腹膜炎等。

二、腹腔开放疗法在腹部创伤救治中的应用

传统治疗一般首选外科手术治疗，但术后病死率相当高。随着医疗技术的提高，损伤控制性手术发展起来，它改变了传统手术的必须在第一次手术执行确定性手术的观点，更多关注的是如何在第一时间挽救患者生命和维持机体功能。而腹腔开放就是损伤控制性外科中重要的一项内容。对严重腹部创伤患者，一期关闭腹腔往往会对后续治疗带来许多不确定因素，而将腹腔敞开，或使用一些手段临时闭合腹腔，在有需要的时候将腹腔重新打开，是近年来对腹部创伤的一种新的治疗手段。

严重腹部创伤在普外科的急诊手术中所占的比例越来越大，传统手术方式一般在患者入院后立即给予脏器修复和功能重建，但是临床观察发现，患者术后并发症和死亡率都很高。经过研究发现，并发症和死亡率高并非是由于手术不成功导致的，而是手术中造成的继发性损伤及术后出现的体温低、代谢性酸中毒、凝血功能障碍引起的。只有彻底改善这种严重的机体功能紊乱，才能挽救患者的生命。

目前认为符合以下两项或两项以上的外伤患者可以实施腹腔开放手术，具体分为以下四项：①Ⅲ～Ⅵ级严重肝破裂合并失血性休克的患者，短时间经大量输血，血压上升不明显者；②腹腔内主要血管损伤或术中大出血难控制，手术视野显露差或循环不稳定者；③合并代谢性酸中毒、低体温及凝血功能障碍者；④合并严重多发伤，对复杂手术耐受性较差者。

在腹部创伤的治疗中，腹腔开放属于损伤控制性外科的一个部分。损伤控制性外科的具体实施内容包括术前处理、早期手术、重症监护中心复苏、确定性手术几个阶段。术前处理主要是对患者进行心电监测，并密切观察患者生命体征变化；同时通过面罩吸氧、建立静脉通道、给予血管活性药物等来保持患者呼吸通畅，纠正患者血容量不足及控制血压。早期手术较为简单，主要是止血并清除腹腔内污染物，然后及时封闭腹腔切口。重症监护中心复苏主要是指纠正患者酸碱失衡、凝血功能异常、低体温及呼吸困难等症状。确定性手术是在患者机体功能基本恢复稳定后，通过采取确定性手术来修复患者损伤的脏器。损伤控制外科手术的主要目的就是避免因低体温、凝血功能障碍、酸碱失衡这三项致死联征相互作用导致患者生理损害程度加剧，降低死亡率。

三、腹腔开放治疗创伤合并的腹腔高压

严重创伤失血性休克、烧伤、腹部创伤等在救治过程中常出现 IAH，甚至发生 ACS，出现多脏器功能障碍。在 ICU 中，IAH 和 ACS 的发生率分别为 35% 和 5%，ACS 死亡率为 38%～72%。当出现腹部严重创伤时，特别是多发性腹部脏器损伤时，患者伤情往往复杂而凶险，为稳定病情常常需要行多次手术，单纯的一起确定性手术

难以解决问题，如强制性关腹极易造成 IAP 升高，加大产生 ACS 的危险，采用腹腔开放技术，可以及时缓解 IAP。

<h1 style="text-align:center">第四节 重症胰腺炎</h1>

重症急性胰腺炎（severe acute pancreatitis，SAP）是一种病情凶险、并发症多的严重疾病。腹内高压（intra-abdominal hypertension，IAH）是胰腺炎患者的一种特殊并发症。SAP 常合并脏器功能障碍，出现 IAP 升高或腹腔间隔室综合征（abdominal compartment syndrome，ACS）则更加重胰腺炎造成的组织缺氧，脏器功能损害，致使多脏器功能障碍综合征（MODS）难以逆转。据 Leppaniemi 等统计，SAP 患者中 IAH 的发病率约为 40%，出现 ACS 约为 10%。SAP 如伴有 ACS，病情凶险，病死率高达 60%～70%。而腹腔开放疗法则是治疗合并 IAH 的 SAP 的有效方法。

一、SAP 并发 ACS 的生理机制

SAP 早期，全身炎症反应综合征导致毛细血管通透性增加，胰腺、胰周、腹膜后组织水肿，大量坏死组织形成，腹腔内血性渗液增多，从而导致 IAP 升高。随着病程发展，大量蛋白质丢失，加剧腹壁水肿，腹壁顺应性下降，器官病理性肿胀，空腔器官麻痹扩张，使得 IAP 急剧升高。抢救治疗过程中大量输液使细胞外液体增加，以及手术患者的抢救过程均可以升高 IAP。而 IAH 本身也是引起心/肺肾肠肝和中枢神经系统病理与生理变化的独立因素。SAP 时，多因素叠加效应与 IAP 升高导致的胰腺再次打击更形成"恶性循环"。发生 ACS，最终导致 MODS。

二、SAP 并发 IAH/ACS 的临床表现与诊断

SAP 并发 IAH/ACS 的临床表现：①有 SAP 的临床表现；腹胀、腹壁高度紧张、弥漫性腹膜炎。② APACHE Ⅱ 积分 >14 分。③有严重的进行性腹胀、腹痛及弥漫性腹膜炎体征。④心动过速和（或）血压下降，但 CVP 和 PCWP 与 IAP 成比例增高；呼吸频率加快，难治性低氧血症。⑤ IAP>2.45kPa，膀胱压 >20mmHg；肠功能紊乱。⑥进行性少尿或无尿，对多巴胺和袢利尿剂不敏感；部分患者出现精神异常，甚至昏迷等。⑦ B 超示腹腔内、肠腔内大量积液。⑧ CT 示后腹膜张力性浸润，CT 显示腹腔前后径/横径 ≥ 0.8，呈球腹征。⑨部分患者出现下腔静脉受压，肾受压或移位，肠壁增厚，肠腔扩张等影像学表现。

三、SAP 并发 IAH/ACS 的传统疗法及腹腔开放疗法在其中的应用

SAP 患者的治疗除了禁食、应用胰酶抑制剂等抑制胰腺外分泌、营养支持治疗及预防性使用抗生素方法外，在 SAP 合并 ACS 患者的治疗过程中还应着重注意液体复苏阶段的治疗决策选择。

SAP 发作后数小时内，由于大量的活化酶和酶分解产物的释放，致使胰腺周围（小网膜腔内）、腹膜后间隙和腹腔内大量的炎性物质渗出，体液的丢失量很大，导致低血容量。重型者可使循环量丧失 40%，早期即出现低血容量休克，抗休克不力，将发

生多器官衰竭，是早期死亡原因。因此在 SAP 的早期，处理的首要问题是积极的液体复苏，及时补足血容量，纠正循环功能衰竭，防止胰腺进一步缺血和坏死。迅速恰当的扩容至关重要，通过积极有效的液体复苏降低液体正平衡程度、缩短正平衡时间。

传统复苏是强调早期、快速、足量输入液体。在 24 小时内要相应的输入 5～6L 液体，以及大量的电解质。若输入速度过快，可在短时间内造成稀释性低蛋白血症，降低血浆胶体渗透压及晶体渗透压。与此同时由于毛细血管渗漏综合征的存在，大量输入的液体常可渗出到组织间隙引起间质水肿，出现间质性肺水肿和间质性脑水肿，病情急转直下。出现 ARDS，甚至发展成为 MODS。

目前国内外学者注意到在需要大量液体复苏的患者，由于其血管通透性的增加，以及内脏器官的严重水肿，亦可引起 IAP 的升高，最终发展成 ACS。大多学者认为主要与血管渗漏、缺血再灌注损伤、血管活性物质的释放及氧自由基等综合因素共同作用，从而导致内脏器官的水肿、细胞外液大量增加有关。在急性反应期制订液体治疗方案时，应充分估计循环血容量和间质水肿的状况，既要积极补充循环血容量，又要消除间质水肿。为了尽可能避免严重间质水肿和 ACS 的发生，输液成分要提高胶体比例，胶体液（包括血浆代用品）应占总入量的 1/3 左右，胶体溶液可选用血浆或白蛋白、6%～10% 羟乙基淀粉等。白蛋白是天然的血浆蛋白，白蛋白可产生人体约 70% 的胶体渗透压。胶体渗透压是血管内和组织间液体交换的重要因素，对维持血容量极为重要。提高胶体渗透压可以减少渗出，促进液体回吸收，起到防治毛细血管渗漏综合征的作用。

近年来，腹腔开放疗法治疗 SAP 合并 ACS 逐渐为大家所接受。但是对 SAP 并发 ACS 而言，开放时机不能单纯以某一限定的 IAP 阈值来决定，器官功能受损程度也应作为重要的参考指标。因此，腹内压 >25mmHg 而且机械通气困难，经皮穿刺引流腹腔积液后 SAP 症状无明显改善，可作为行腹腔开放术的指征。有研究表明，腹腔开放术使得 SAP 合并 ACS 患者的生存率明显提高，但如果操作和护理技术不当，导致发生严重并发症，则腹腔开放的优势便无法体现。

（胡 冬）

参 考 文 献

Beckman M, Paul J, Neideen, T et al. 2016. Role of the open abdomen in critically Ⅲ patients. Crit Care Clin, 32: 255-264.

Bjorck M, Wanhainen A. 2014. Management of abdominal compartment syndrome and the open abdomen. Eur J Vasc Endovasc Surg, 47: 279-287.

Bograd B, Rodriguez C, Amdur R, et al. 2013. Use of damage control and the open abdomen in combat. Am Surg, 79: 747-753.

Friese RS. 2012. The open abdomen: definitions, management principles, and nutrition support considerations. Nutr Clin Pract, 27: 492-498.

Hougaard HT, Ellebaek M, Holst UT, et al. 2013. The open abdomen: temporary closure with a modified negative pressure therapy technique. Int Wound J, Suppl 1, 11: 13-16.

Huang YH, Li YS. 2016. Open abdomen in trauma patients: a double-edged sword. Mil Med Res, 3: 10.

Kreis BE, de Mol van Otterloo AJ, Kreis RW. 2013. Open abdomen management: a review of its history and a proposed management algorithm. Med Sci Monit, 19: 524-533.

Rezende-Neto J, Rice T, Abreu ES, et al. 2016. Anatomical, physiological, and logistical indications for the open abdomen: a proposal for a new classification system. World J Emerg Surg, 11: 28.

Sharrock AE, Barker T, Yuen HM, et al. 2016. Management and closure of the open abdomen after damage control laparotomy for trauma. A systematic review and meta-analysis. Injury, 47: 296-306.

第五章　腹腔开放早期处理

第一节　开　放

需要进行腹腔开放的患者，从大体上可以分为两类：一类为严重腹部创伤、脓毒症患者，因患者生理潜能已临近或达到极限，难以耐受传统手术方式的打击，需行损伤控制性手术（damage control surgery，DCS）。为便于术后对于腹腔内出血、肠管活力等的动态观察，便于再次探查及确定性手术进腹，部分患者在首次手术后需要行腹腔开放；另一类患者为，腹部大手术后由于严重腹腔感染、大量液体复苏、肠功能障碍及腹膜后出血等原因导致的腹腔间室综合征（abdominal compartment syndrome，ACS），为防止这类患者的脏器功能进一步恶化，亦需要行腹腔开放。对于这两类患者，在腹腔开放早期处理上是不同的。

一、损伤控制性手术的腹腔开放

（一）损伤控制性手术的概念

"Damage Control（DC，损伤控制）"一词，原意为航海船舶遇到意外损伤时，要求对损伤部位做临时性处理，达到能返回泊地做确定性修理的目的。在处理人体损伤时，更要考虑到"严重创伤患者的最终结局决定于机体生理功能的极限，而不是对损伤器官、组织外科手术修复的完整性"。因此，在整个损伤的处理过程中，应将维护生理功能置于首位。"损伤控制性外科"的理念近年来已有了很大的发展，从仅适用于严重创伤患者的外科技术，拓展到外科各个专业，甚至也适用于内科各种侵入性治疗。这一理念在腹部外科尤为重要，因为消化器官（特别是胃肠道）容积大、代偿功能强，部分切除对患者生存的影响相对较小，手术操作相对简单，重建技术的难度相对较低，从而容易导致手术的随意性。过度操作，甚至不可思议的操作时有发生。

（二）损伤控制性手术的历史

1993 年，Rotondo 等对过去 20 年来采用"损伤控制"原则治疗肝损伤的文献进行了回顾，所统计的 495 例患者中病死率为 44%，并发症发生率为 39%；合并肝外创伤的患者病死率增加到 60%，并发症发生率增加到 43%；两者相加，总病死率为 52%，并发症发生率为 40%。由于既往的临床实践中，这类极危重患者的存活率几乎为 0。所以，尽管"损伤控制性手术"的并发症发生率和病死率较高，其原则仍逐渐获得认可。近年来，这一理念在严重创伤处理中得到了广泛的应用，并取得满意效果。"damage control surgery"可译为"损伤控制性手术"，亦可译为"损伤控制性外科"。前者是严重创伤者的一种救治手术方案，后者可理解为严重外科疾病的一种治疗理念，即根据患者全身情况、病损范围、术者的技术、后续治疗条件等，为患者设计包括手术在内最佳的一系列治疗方案。对于这一理念是否也可应用在非创伤的严重外科疾病，Finlay 等在 2004 年提出了"损伤控制性剖腹术（damage control laparotomy）"。Freeman 等于 2005 年报道急性肠系膜缺血的处理也应该运用"损伤控制性外科"这一理念。表明在非创伤性疾病中，这一理念也应得到认识和应用。实际上，以往所采用的分期手术、计划手术等都含有这一理念。目前，"损伤控制性外科"理念从最初仅适用于濒死损伤患者的外科技术，已经拓展到外科各个专业，甚至也成为了内科各种侵入性治疗的一种新理念。

（三）损伤控制性手术的病理生理学基础

"损伤控制性外科"理念是基于对严重损伤后机体病理生理改变的认识而发展起来的，即患者的生理状态呈螺旋式恶化。这一恶性循环的特征是"低体温、凝血障碍和代谢性酸中毒"三联征，最终导致机体生理耗竭，难以耐受传统手术方式的打击。

1. 低体温　是指机体中心体温 <35℃。引起创伤患者低体温的原因有：①低血流状态；②低血容量；③开腹后大量热能散逸；④麻醉使代偿性周围血管收缩反应丧失；⑤机体产能减少；⑥大量低温液体的灌入；⑦手术室温度较低。体温过低将导致：①全身细胞代谢障碍；②心律失常；③心排血量减少；④促使氧离曲线左移而降低组织间氧的释放；⑤影响凝血功能等。

2. 凝血障碍　多种因素均可影响患者的凝血功能，特别是体温过低的患者。机体凝血过程的各个环节都受到不良影响，37℃时进行的标准凝血功能测定，不能反映低体温患者的实际凝血状态。体温每下降 1℃，患者的血浆凝血酶原时间（PT）和活化部分凝血活酶时间（APTT）均显著延长。研究发现，低体温时血浆中血栓素水平降低，对温度敏感的丝氨酸酯酶活性降低，血小板功能障碍及内皮功能异常，由此影响凝血功能。低体温对纤溶过程亦有一定的影响。此外，对于术中出血量大的患者，大量输血、输液后的稀释反应引起血小板及第 V、VII 和第 VIII 因子减少，与低体温呈协同作用，加剧凝血障碍。

3. 代谢性酸中毒　患者术前或手术中大量出血、腹腔高压及严重感染等，均可导致全身组织发生严重且持续的低灌注和继发性"氧债"。细胞代谢从有氧状态向无氧状态过渡，产生大量酸性代谢产物，导致代谢性酸中毒。目前，常用乳酸水平或其清除率作为判断危重患者预后的指标。研究证明，对于外科危重患者血乳酸清除率可作为氧输送、病死率及并发症发生率的预测指标。

（四）损伤控制性手术的实施

治疗方案分为四个阶段进行，即初始简化手术、复苏治疗、确定性修复重建手术，以及贯穿于以上三阶段的损伤控制性液体复苏。有时可能需增加"计划外再手术"。本节重点探讨初始简化手术的实施。

初始简化手术主要为止血和阻止空腔脏器内容物泄露。可使用填塞、结扎、钳闭、气囊止血、大血管破裂处分流等方法。还可配合介入治疗，如血管造影栓塞或在破裂大血管腔内放置支架来达到控制致命性大出血的目的。以腹部创伤为例，在严重肝伤时填塞止血是一个传统的方法。肝动脉结扎也是快速有效的止血手段。制止肠液、胆汁和尿液等空腔脏器内容物的外溢，针对破裂或断裂肠管可结扎、钳闭两端而不做修补、吻合或造口；针对胆道、膀胱和输尿管等的损伤则可置管引流而不做修补或吻合。较大或多支肠系膜血管损伤结扎止血后，即使有大段或多段肠管显现血供障碍或可疑，也暂不做切除术而留待 24 ～ 48 小时后再手术时处理。

1. 血管损伤的损伤控制外科技术　很明显，损伤控制外科最重要的原则是探查并控制进行性的出血，然而在实际操作中，血管损伤控制往往仅限于血管结扎。然而近年来，气囊导管填塞和临时血管内分流（TIVS）已被接受。球囊导管用于不可控制大出血的填塞治疗历史悠久，可以追溯到 50 年以前。最初球囊导管用于食管静脉曲张出血的压迫止血，之后被迅速推广到创伤患者的血管损伤和实质器官损伤。在 1960 年，球囊导管首次被应用于一例髂静脉损伤的治疗，之后也被用于心脏、主动脉、盆腔、颈（颈动脉、脊椎和颈静脉）、腹部血管、肝脏、锁骨下血管、椎动脉及颌面部创伤。最初该技术是手术中置入血管腔内的工具，目前已成为急诊室和 ICU 的常用工具，将球囊置于受损血管腔外来压迫止血。

这种新的损伤控制技术通常受到限制，因为常规用于控制出血的方法，如压迫止血或止血带止血通常都有效。因此，气囊导管填塞的适应证包括：无法或难以探及的大血管损伤，心脏的较大创伤，深部实质脏器的大出血（如肝、肺）。而对于气球导管的种类，以及留置的持续时间，根据创伤的不同部位而差异较大。

TIVS 是应用一种腔内的人工合成管道，提供非永久性的动脉流入或静脉流出通道。通过这种技术，通常可以挽救一些患者生命或者保全患者的肢体。通过在受损血管的近远端进行桥接来维持血流通畅，既可以控制急性出血，也可以防止远端器官和肢体的热缺血。这种技术最初是由 Carrel 等在动物实验中采用的，而 Eger 和他的同事则率先在现代血管创伤中使用 TIVS。人类记载中，首次使用是在 1915 年，Tuffier 采用石蜡涂银管桥接受伤的动脉；在第二次世界大战中该项技术从玻璃管发展到塑料导管。至今损伤控制性外科医生所使用的导管不管在结构还是材料上都发生了很大的变化。

肠系膜上血管损伤时，可导致全小肠襻缺血坏死，有条件进行修复或吻合时，应作为首选的处理方式。当由于血管条件或技术等原因不能及时修复时，可以应用 TIVS 暂时桥接，并在 6 小时内行确定手术，如吻合，恢复血循环，较结扎为佳。

腹腔填塞止血，是在出血量大、出血部位不明的紧急情况下，很难实施准确的控制方法时，用大块纱垫手压的方法暂时控制出血，不可在血中盲目钳夹。待出血暂时得到控制，并快速补充血容量后，再在手术野暴露良好的情况下做确定性止血。如出血点隐匿，解剖位置不清楚或弥漫性广泛出血，无法进行确切性止血，或者患者情况不稳定，不允许较长时间寻找出血点时，可用大纱垫直接填塞，压迫止血。填塞是一种传统的应急止血方法，由于存在易致感染与止血效果不确切等明显缺点而一度被放弃。1970 年后，在解决了易致感染、止血效果不确切及不易观察的问题后，填塞止血再次被认为是损伤控制处理中一项常用技术。腹腔填塞最早也最多应用于肝损伤，腹腔纱布填塞作为控制损伤出血的一种有效手段被重新列为严重肝损伤治疗的重要措施之一。随着损伤控制理念的完善与推广，在病情危重的腹腔出血患者中行纱布填塞的比例有增加趋势。在肝脏创伤患者行腹腔填塞后伴有较高感染发生率，而在腹主动脉瘤破裂患者，腹腔填塞后感染发生率则较低。究其原因，可能是肝脏外伤往往合并有其他脏器如胃肠道的损伤，伴有一定区域的组织坏死或者并发胆瘘，而腹主动脉破裂的患者手术区域比较清洁。

因此，南京总医院全军普通外科研究所黎介寿院士在原有的方法上加用了冲洗与负压吸引，称之为"负压填塞法"或"三明治填塞法"。该方法具有以下优点：①从冲洗液瓶中观察止血的效果；②将渗出的血液、液体等引流到体外，避免了血肿形成，明显降低了感染的发生概率，纱布填塞的时间可延长至5天以上；③由于生理盐水不断地滴入，纱布呈湿润状态，有利于肉芽组织的形成，避免纱布与组织的粘连，减少了移除纱布时再次出血的机会。填塞止血在出血暂时控制后，行选择性动脉造影，以明确止血点是否被控制，或寻找出血的部位，做进一步止血措施，如栓塞、再次手术等。

同时，我们进一步研究发现，低体温、凝血功能障碍和酸中毒"三联征"的出现，表明机体已处于生理极限状态，预示着患者有面临死亡和出现严重并发症的可能。由于血管通透性增加，血浆进入第三间隙，血液黏稠度、纤维蛋白含量和血细胞比容增加，外周血液成分及凝血因子的分布及其活性改变，导致凝血功能紊乱。大量输血补液后的稀释反应引起血小板和第 V、Ⅶ、Ⅷ等因子减少。低体温亦严重影响凝血功能，低体温可致凝血酶的酶动力活性降低、诱发血小板释放肝素样因子发挥抗凝作用、影响血小板的形态和功能，从而使血浆凝血酶原时间和活化部分凝血活酶时间出现异常，从量和质上影响凝血反应，使凝血因子产生减少。

如何尽快纠正凝血机制异常，止血药物的选择非常关键。基因活化重组凝血因子Ⅶ（NovoSeven，诺其）能够与组织因子结合并在活化血小板表面激活凝血酶生成，从而迅速改善或纠正凝血指标。由于重组活化凝血因子Ⅶ能够促进损伤部位止血，不造成全身性的高凝状态，对用于难以控制的大出血的研究正在迅速展开，如肝移植手术、心脏外科手术、脑内出血、上消化道出血和创伤造成的危急出血。

因此，我们在腹腔填塞的基础上，提出了联合活化重组Ⅶ因子治疗腹腔大出血。目前对重组活化凝血因子Ⅶ的使用剂量仍然存在分歧，系统回顾与 Meta 分析结果显示单次推注基因活化重组凝血因子Ⅶ 50μg/kg 即可显著改善患者的凝血功能，但剂量及其效果与病种、出血严重程度、纤维蛋白原（fibrinogen，FIB）含量、血小板数量、酸中毒和低体温等因素有关。Martinowitz 等推荐在使用重组活化凝血因子Ⅶ前先纠正代谢性酸中毒，使 pH>7.2。我们的经验是在使用基因活化重组凝血因子Ⅶ前输注血小板、冷沉淀、纤维蛋白原，尽量提供凝血底物，使纤维蛋白原水平 >20%，血小板计数 >50×10⁹/L，并且纠正代谢性酸中毒，才能很好地起到止血效果。

2. 非血管损伤的损伤控制外科技术　在损伤控制性外科处理中，常可遇到肠管有多处病变、多处损伤或粘连严重等情况，需要切除病变，重建通畅的肠道。然而，患者常合并严重腹腔感染或其他严重合并症（心、肺疾患），不允许进行过多的操作或确定性手术（肠切除吻合），可行病变肠管外置、造口或暂时关闭断端留置腹腔。经动物实验证实以肠外置、肠腔开放最为简便、有效。断端关闭或肠襻外置，因肠腔未开放，肠腔内压力增加，影响肠壁的血运，易发生循环障碍，出现肠黏膜屏障损害。

近年来，在处理急腹症时发现肠系膜血管血栓或栓塞的患者较以往多见，究竟是发病率增加还是诊疗技术提高有待研究。在现有的技术条件下可以行栓塞取出、置管溶栓，以保留较多的小肠襻。因此，在第 1 次手术时，可切开血管取栓与置管溶栓，切除明显坏死的肠襻，两断端外置，以观察溶栓的效果与残留肠襻的循环状况，腹腔开放 24 小时后行血管造影了解肠襻循环恢复的情况。如血运恢复良好，则可再观察 24～48 小时，待机体的内环境得到稳定后，再行肠吻合、关腹等确定性处理。如血管造影显示循环恢复不良，则再次进腹切除已失去活力的肠襻。这样处理既减轻了初次手术对机体的干扰，避免切除血运欠佳但有可能逆转的肠襻，利于康复，也减少了后期因血供不良而导致的吻合口瘘、肠缺血挛缩、肠黏膜萎缩等并发症。南京总医院全军普通外科研究所曾对 15 例肠系膜上静脉栓塞的患者按损伤控制的原则进行处理，10 例获得成功，保留了较多的肠襻，避免了短肠综合征的发生。

3. 严重腹腔感染的损伤控制外科技术 20 世纪初提出的严重腹腔感染的治疗策略为一次性彻底手术、抗菌治疗和器官功能维护。2003 年，黎介寿院士提出，腹腔感染手术治疗的目的是清除腹腔内坏死组织，充分控制感染源，最大程度地减少腹腔污染，治疗残余感染，并预防感染复发。

（1）清除腹腔内坏死组织：对腹腔内化脓坏死组织的清创应适可而止，严格遵守损伤控制外科原则。在清除腹腔内坏死组织时，不要清除腹腔内所有的坏死组织，这将会引起细菌和毒素大量入血，进一步加重呼吸、循环等系统功能损害。因此，清创时要密切监测生命体征，适可而止，将残留坏死组织的处理通过引流来完成。术中腹腔冲洗是治疗弥漫性腹腔感染的行之有效的方法之一。腹腔感染的腹腔冲洗，必须将腹腔的各个部位包括各间隙进行广泛地冲洗。一次性彻底腹腔冲洗，辅以术后持续的负压冲洗引流，可达到清除感染的目的。

术中建立引流途径和术后持续引流，是控制腹腔感染的另一个重要措施。引流应遵循建立有效引流通道的原则，应尽可能顺应解剖生理的要求放置引流管。引流距离要短而直接，避免引流管损伤周围组织或压迫肠管。若为腹腔隔绝而又有便捷入路的脓肿或感染性积液，尽量选择腹膜外径路。当严重腹腔感染时应尽可能地使用主动冲洗和负压引流。黎介寿院士根据治疗肠外瘘并发腹腔感染的经验，设计了黎氏双套管进行冲洗引流。其基本原理是滴水双腔负压吸引管。40 年来，用于治疗肠外瘘并发腹腔感染的患者，取得了非常显著的效果。

（2）充分控制感染源：感染源的处理需用贯彻损伤控制理念、权衡干预措施的效果／风险比来选择最佳的感染源控制方法。对严重腹腔感染的患者，实施控制感染源的措施时，应尽量减少对机体的影响，使患者更易耐受。如坏死性胆囊炎继发脓毒症的危重患者，行 X 线下经皮穿刺胆囊造口最为适宜；已形成包膜的腹腔脓肿，经皮穿刺引流优于外科手术引流；对结直肠穿孔的患者，可采取病变部位切除或修补，病变近端肠管行单腔造口，远端肠管封闭的方法，确保无粪便进入修补区域。应加强微创手术操作在外科严重感染中的应用，如腹腔镜已能应用于大部分腹部感染手术。对于复杂的腹腔内脓肿、胆汁性腹膜炎或延迟性腹腔积血等，腹腔镜下手术具有并发症少、患者应激反应小、恢复快等优点。

（3）治疗残余感染、预防感染复发：经皮脓肿穿刺引流（PAD）技术是近 20 年来和今后腹腔脓肿治疗的首选措施，而且适应证不断扩大，几乎所有的脓肿均可行穿刺引流。各种导管和置入技术也发展很快，对于单室脓肿治愈率很高。对多室脓肿经反复多部位穿刺，治愈率也可达 65% ～ 90%。对一般情况极差的重危症患者还可起到暂时缓解病情、改善器官功能的作用，为进一步手术创造时机。2008 年，重度脓毒症和脓毒性休克治疗指南中提出，针对病因治疗推荐使用微创治疗，这也符合损伤控制原则。

二、腹腔间室综合征的腹腔开放

腹腔间室综合征（abdominal compartment syndrome，ACS）是由于腹腔内高压（intra-abdominal hypertension，IAH）引起的包括心血管系统、肺、肾等多器官功能紊乱的临床综合征。随着对人认识的逐渐深入，发现外科危重病例中出现的并不少见。调查发现，严重创伤患者 ACS 的发生率为 2% ～ 15%，ICU 中，IAH 的发生率达 35%，ACS 的发生率约为 5%。因此临床医师对 ACS 要有高度的警惕和充分的认识。

早在 19 世纪末，Marey 和 Burt 就曾注意到 IAP 升高对呼吸功能的影响。1890 年 Heinricius 报道，在猫和猪的 IAH 模型中当 IAP 分别达到 205mmHg 和 350mmHg 时就可以导致动物死亡。1911 年，Emerson 等通过一系列动物实验证明，IAP 过度升高会引起静脉回心血流量减少，最终导致心血管功能异常。1984 年 Kron 等第一次提出 ACS 这一名词，用来描述腹腔主动脉瘤手术后 IAH 所致的病理生理改变。

（一）相关定义

世界腹腔间隔室综合征学会（World Society of the Abdominal Compartment Syndrome，WSACS）分别于 2006 年和 2007 年发布关于腹腔高压（IAH）/腹腔间隔室综合征（ACS）的专家共识和诊疗指南，并于 2013 年进行了修订。相关定义及新增定义如下：

（1）腹内压（IAP）是指腹腔内的稳态压力。

（2）间歇性 IAP 测量的标准是经膀胱注入最多 25ml 无菌生理盐水测得。

（3）IAP 应该以 mmHg 表示，在仰卧位、呼气末、腹部肌肉无收缩时测得，传感器零点水平置于腋中线处。

（4）成人危重症患者的 IAP 为 5 ～ 7mmHg（1mmHg=0.133kPa）。

（5）IAH 定义为持续或反复的 IAP 病理性升高≥ 12mmHg。

（6）ACS 定义为持续性的 IAP>20 mm Hg（伴或不伴腹腔灌注压 <60mmHg），并有新发生的器官功能不全或衰竭。

（7）IAH 的分级：Ⅰ级，IAP 12 ～ 15 mmHg；Ⅱ级，IAP 16 ～ 20 mmHg；Ⅲ级，IAP21 ～ 25 mmHg；Ⅳ级，IAP>25 mmHg。

（8）原发性 IAH/ACS 是由盆腹腔的创伤或病变导致的，通常需要早期外科或放射介入治疗。

（9）继发性 IAH/ACS 是指原发病变非起源于盆腹腔。

（10）复发性 IAH/ACS 是指原发或继发的 IAH/ACS 经过手术或药物治疗后再次发生。

（11）腹腔灌注压（abdominal perfusion pressure，APP）= 平均动脉压 – 腹内压。

以上定义与 2006 年相同，以下为 2013 年的新增定义：

（1）多间隔室综合征是两个或两个以上解剖部位的间隔室压力增高的状态。

（2）腹壁顺应性是衡量腹壁可扩张性的指标，取决于腹壁与膈肌的弹性，以单位 IAP 变化引起腹腔容积的改变来表示。

（3）腹腔开放是指剖腹手术后由于皮肤和筋膜不能缝合而需要暂时性关闭腹腔的方法。

（4）腹壁偏移是指腹壁的肌肉和筋膜随时间延长逐渐偏离腹中线的现象，以腹直肌及其外所包裹的筋膜为主。

（二）IAH/ACS 的高危因素

1. 腹壁顺应性降低 腹部手术，严重创伤，严重烧伤，俯卧位。

2. 脏器内容物增加 胃轻瘫、胃扩张或幽门梗阻，肠梗阻，结肠假性梗阻，肠扭转。

3. 腹腔内容物增加 急性胰腺炎，腹腔扩张，腹腔积气/积血/气腹，腹腔感染/脓肿、腹内或腹膜后肿瘤，腹腔镜注气压力过大，肝功能障碍/肝硬化伴腹水，腹膜透析。

4. 毛细血管渗漏/液体复苏 酸中毒，损伤控制性剖腹手术，低体温，高 APACHE Ⅱ/SOFA 评分，大量液体复苏或液体正平衡，大量输血。

5. 其他因素 年龄，菌血症，凝血病，床头抬高，巨大切口疝修补，机械通气，肥胖或高 BMI，PEEP>10cmH_2O（$1cmH_2O=0.098$ kPa），腹膜炎，肺炎，脓毒症，休克或低血压。

（三）IAH/ACS 的病理生理变化

在众多内外科重症疾病过程中，都可能会伴有 IAP 的增高，IAH 往往会成为机体的"第二次打击"，直接或间接引起机体各系统脏器功能障碍甚至衰竭，若未及时发现并予以减压，多预后不良。

1. 对细胞与生化的影响 IAH 不仅影响各器官系统，还能引起细胞水平的紊乱。有研究表明，IAH/ACS 引起器官功能障碍主要由中性粒细胞、内皮细胞、组织巨噬细胞介导，促炎因子激活中性粒细胞进而导致过氧化物生成和蛋白酶释放，从而引发全身炎性反应，造成器官功能障碍。

在啮齿类动物模型中，证实 IAH 及 ACS 是全身 IL-1、IL-6、TNF-α 水平增高的独立因素。在失血伴 ACS 猪模型研究中，发现 IL-1、IL-8、TNF-α 升高水平较单独失血或 ACS 要高，这可能与失血后伴发 ACS 患者多器官功能衰竭（MOF）发生率和病死率明显增高有关。IAH 及 ACS 诱导细胞因子产生的机制尚不清楚，可能与肠道及肝脏缺血有关。IAH 可引起肠系膜缺血损伤，进而活化磷脂酶 A2，使胃肠道产生大量促炎性脂类介质。肠道缺血再灌注后，发现内脏循环与肠组织黏膜、浆膜 IL-6、TNF-α 水平升高。ACS 手术减压后引起 MODS 的原因可能是再灌注损伤引起的中性粒细胞活化，而褪黑素可以通过清除自由基来改善器官氧化损伤。

2. 对中枢神经系统的影响 早在 1995 年，Bloomfield 等报道了 IAP 与颅内压的相关性。此后，Bloomfield 等在猪模型中证实 IAH 可引起胸腔内压和中心静脉压增高，进而使脑静脉回流功能性受阻，导致颅内高压症（intracranialhypertension，ICH），而予以腹腔减压或胸腔减压后颅内压下降。Youssef 等利用小鼠 IAP 20mmHg 维持 4 小时模型，研究发现血 - 脑屏障通透性显著增加，而这种内皮屏障功能障碍可以通过腹腔减压予以逆转。在 IAH 诱发颅内压升高过程中，除了与脑静脉回流受阻、血 - 脑屏障通透性增加有关外，可能与细胞因子分泌增多也有关系。对于 IAH、ICH 患者，应及时予以高渗盐、甘露醇、头部抬高甚至脑脊液引流等手段减压，并使颅内灌注压（cerebral perfusion pressure，CPP）>70 mmHg。

3. 对心血管系统的影响　目前，已有众多学者研究发现，IAH/ACS 对心血管系统有不同程度的影响，主要集中在血流动力学改变。当 IAP 升高时，由于腹 – 胸传导，20%～80%IAP 可传向胸腔，使胸腔内压升高，心脏直接受压，使心室顺应性和收缩性降低；同时由于 IAP 和胸腔内压升高，直接压迫上、下腔静脉，使静脉回流减少，回心血量减少，心脏前负荷减少；另外 IAP 增高，外周血管阻力增加，使心脏后负荷亦增加，导致心排血量下降。Cheatman 等、Mahjoub 和 Plantefeve 也证实了 IAH 可引起静脉回流受阻、全身血管阻力增加和右心室功能障碍。Bloomfield 等认为随着 IAP 的增加心排血量将减少。Windberger 等认为在低水平 IAP 时心排血量将增加。Vivier 等研究表明，当 IAP 从 15mmHg 增加到 30mmHg 时，动物的心率和平均动脉压无明显变化，而心排血量却下降了 76%。Pastor 等认为之所以出现 IAH 对血流动力学影响的结果不一致，主要是由于实验所使用的动物不同，而且实验过程中所采用的麻醉方法及动物容量状态的差异对结果也有不同程度的影响。

IAH 对心功能也有不同程度的影响，Mahjoub 等在兔 IAH 模型上研究发现 IAP 在 20mmHg 达 1 小时后左心室舒张末期压从 7mmHg 升到 15mmHg、左心室舒张时间从 16 毫秒延长到 43 毫秒，提示 IAP 升高引起了左心室舒张功能的损害。Vivier 等在猪模型上利用超声心动图研究发现使 IAP 逐步升高到 30mmHg 时，即使在血容量正常情况下左心室舒张末期面积（left ventricular end-diastolic area，LVEDA）也减少 78%。IAH 后心排血量减少，在血容量不足、麻醉、PEEP 增高等情况下，心肌功能障碍进一步恶化。

IAH 时由于腹 - 胸传导，常规反映心内充盈压的指标（中心静脉压和肺动脉闭合压）误导性升高，不能真实反映血管内容量，而右心室舒张末期容积指数（RVEDVI）和全心舒张末期容积指数（GEDVI）不受气道压、胸膜腔内压和心室顺应性变化的影响，能客观反映容量参数。动态参数脉压差和每搏量能较好反映前负荷对静脉血管内容量负荷的反应性。

4. 对呼吸系统的影响　Quintel 等研究发现，IAH 使膈肌上抬，胸膜腔内压升高，引起肺下叶压缩性肺不张，进而肺内分流和无效腔通气增加，通气血流比例失调，导致肺氧合作用下降，同时引起肺血管阻力、胸膜压、气道压增高，同限制性肺疾病一样，使功能学残气量和总肺容积减少，也降低动静态肺顺应性和胸壁顺应性，导致高碳酸血症、通气障碍。

此外，Hering 等研究发现，IAH 也可能增加辅助呼吸伴随的气压性损伤的风险，IAH 造成的肺泡塌陷，在利用 PEEP 恢复时，会同时过度膨胀正常充气肺泡，从而引起通气诱导性肺损伤。IAH 能促使肺水肿的发展，尤其是合并急性呼吸窘迫综合征的情况下，同时通过释放 IL-6、IL-1、TNF-α 等促炎因子，也易导致急性肺损伤、毛细血管渗漏。

5. 对消化系统的影响　IAH 使腹腔淋巴回流受阻，引起肠道水肿，但其对胃肠道和肝脏最重要的影响是肠系膜灌注不足。动物模型研究表明，IAP 增高引起肠系膜动脉血流量（mesenteric arterial flow，MAF）、肠黏膜血流量（intestinal mucosal flow，IMF）、肝动脉血流量（hepatic arterial flow，HAF）、肝微循环血流量（hepatic microcirculatory flow，HMF）、门静脉血流量（portal venous blood flow，PVF）均下降。Diebel 等在猪 IAH 模型研究中发现，当 IAP 为 10mmHg 时，即使心排血量和血压正常，HAF、HMF、PVF 也会下降；IAP 为 20mmHg 时，HAF 是正常值的 45%，PVF 为正常值的 65%，HMF 为正常值的 71%；MAF、IMF 在 IAP ≥ 20mmHg 时才下降。在肠道，微循环血流量比主动脉血流量对 IAH 更敏感，在 IAP 为 10mmHg 时，IMF 减少 39%，而 MAF 只减少 27%。

肠黏膜灌注不足引起黏膜酸中毒，已有众多研究者证实胃黏膜内层 pH 的张力测量法可作为肠缺血伴有 IAH 和低灌注的敏感指征。胃黏膜内层 pH 低常伴发肾损伤、脓毒症和预后不良。研究显示，在临床发展到 ACS 之前较长一段 IAH 时间内，黏膜已经发生了灌注不足和酸中毒，如果不加以纠正，则可能导致肠缺血、ACS 和 MOF。因此，对胃黏膜内层 pH 和 IAH 低而无明显 ACS 的患者早期预防性腹腔减压可防止并发症。

另一个内脏缺血的早期标志是血清 D- 乳酸水平。Poeze 等证实血清 D- 乳酸水平与胃黏膜内层二氧化碳分压密切相关，同胃黏膜内层 pH 一样，二氧化碳分压反映肠黏膜缺血情况。肠缺血时，定居于肠道的微生物迅速繁殖生长，产生大量血清 D- 乳酸并通过损坏的肠黏膜屏障进入体循环。Duzgun 等通过大鼠模型研究证实了肠缺血时 IAP 与血清 D- 乳酸水平呈正相关，然而，IAP 为 25mmHg 时，尽管血清 D- 乳酸水平升高也不能证实组织学改变与缺血一致。

失血性休克引起肠管和肝脏缺血，由于细胞因子释放和细菌移位，导致脓毒症和 MOF。Diebel 等利用鼠模型研究发现，在 IAP 25mmHg 维持 60 分钟后，细菌移位到肠系膜淋巴结。在其他动物研究中发现，甚至在 IAP 较低时，也可发生细菌移位到肠系膜淋巴结、肝、脾。

6. 对泌尿系统的影响 1999 年，Sugrue 等证实了 IAH 是急性肾损害的独立危险因素。IAH 引起肾功能障碍的机制是：IAP 增高使肾微小动脉、肾静脉阻力增加，从而使肾动脉、肾小球滤过率（GFR）下降。在 1982 年的一项研究中，用充气气囊使犬 IAP 达到 20mmHg 时，肾血流量和 GFR 下降到低于正常的 25%，当 IAP 到 40mmHg 时，GFR 下降到正常的 7%；在 IAP 为 40mmHg 时，利用右旋糖酐扩容来纠正心排血量，但肾血流量和 GFR 仍低于正常的 25%；当 IAP 为 20mmHg 时，肾血管阻力增加 55%，全身性血管阻力增加 15 倍，提示 IAH 时肾功能障碍不是由心排血量减少引起的，而是由肾静脉和肾实质小动脉直接受压引起的。

IAH 对肾血流动力学的影响主要是由于 IAP 升高能促使抗利尿激素、肾素、血管紧张素、醛固酮的释放。抗利尿激素和醛固酮水平升高导致水、钠潴留，加重 IAH；同时肾素和血管紧张素水平升高，加重肾血管阻力，致肾功能进一步恶化。

在肾移植领域，研究发现捐献者行腹腔镜供肾切除术（LDNs）与开腹供肾切除术相比，血浆抗利尿激素水平明显增高，同时内皮素 -1（ET-1）增加表达，考虑与腹腔镜手术时 IAP 增高有关。

7. 对生殖系统的影响 Guven 等以兔为动物模型，研究发现 IAP 在 12mmHg 维持 1 小时，卵巢血流量较正常值减少近 50%，卵巢组织丙二醛（MDA）含量升高约

60%。病理学发现 IAP 增高使卵泡细胞变性、血管淤血、出血、白细胞浸润，证实了 IAP 升高可导致卵巢显著的氧化应激，使其产生生物化学和组织学损伤。Imamoglu 等利用 SD 大鼠模型研究发现，IAP 为 10mmHg 维持 10 分钟，睾丸血流量下降约 1/3；20mmHg 维持 10 分钟，睾丸血流量下降约 45%。睾丸组织 MDA 含量在 IAP 为 10mmHg 和 20mmHg 时较正常值显著增高，但 10mmHg 和 20mmHg 之间无统计学差异。病理学发现 IAP 增高后引起睾丸实质损伤。IAH 对卵巢和睾丸的损伤，其可能机制是：由于 IAP 升高，对卵巢或睾丸产生直接压迫作用，使其血管阻力增加，血供减少，导致组织缺血，同时炎性细胞因子有可能参与其中。

8. 对内分泌功能的影响　IAH 对内分泌功能的影响机制很复杂。Boyuk 等利用 SD 大鼠 IAH 模型研究发现，IAP 升高引起血浆胰岛素水平下降，胰高血糖素水平增高，胰腺组织有炎性细胞浸润、胰导管扩张、水肿、毛细血管淤血等表现，且 IAP 越高病理改变越重。Mikami 等观察到，在腹腔镜操作中，若 IAP 升高到 20mmHg，血浆肾上腺素和去甲肾上腺素水平显著升高。Bloomfield 等在研究猪模型时发现 IAP 升高到 25mmHg 时血浆醛固酮水平显著升高。

IAH 可引起颅内压升高、脑灌注压下降、血 - 脑屏障损害，因此，IAP 升高对下丘脑、垂体功能也有一定程度的影响；同时已证实 IAH 对性腺、肾上腺均有不同程度的影响，可见 IAH 很有可能对下丘脑 - 垂体 - 肾上腺轴、下丘脑 - 垂体 - 性腺轴，甚至下丘脑 - 垂体 - 甲状腺轴产生作用，影响其分泌功能，但其具体机制有待研究。

9. 对脊柱、四肢的影响　IAP 升高，将引起下肢血管阻力增加，IAH 持续时间较长则可能发生深静脉血栓形成、静脉曲张、下肢肌肉因慢性缺血而萎缩。此外，IAH 对腹膜后脊柱同样存在压迫作用，升高的 IAP 可直接对椎弓根、椎间盘等结构产生压迫作用，如果作用时间长，也可能对其产生损伤，影响其功能。但目前对其研究甚少，有待证实。

10. 对腹壁的影响　Diebel 等研究发现，IAH 直接压迫腹壁，使腹壁血流减少，引起筋膜和肌肉缺血。在此基础上，可致腹壁、胸壁顺应性下降，进而进一步加重 IAH。腹壁缺血易引起伤口感染、切口裂开和疝等并发症，Del 等研究证实，多囊肾、高 BMI、高龄、高 IAP 是腹膜透析患者发生疝和瘘的独立危险因素。此外，研究还发现 IAH 可能促进腹腔粘连的发生。

（四）IAH/ACS 处理的共识

1. 推荐的措施

（1）危重症或创伤患者具备 IAH/ACS 的任何高危因素时，应该监测 IAP（1C）。

（2）临床研究中应采用经膀胱测压法作为 IAP 监测的标准（未分级）。

（3）要采用标准化的方案监测和处理 IAP（1C）。

（4）对于危重症或创伤患者应采取努力和标准的方案防止持续性的 IAH，不应忽视 IAP 监测（1C）。

（5）对于发生 ACS 的成人危重患者，ACS 明显时应进行开腹减压，不应采取保守的策略（1D）。

（6）对于腹部有开放伤口的 ICU 患者，应该有意识并有计划地争取早期或至少在住院期间关闭腹壁筋膜（1D）。

（7）对于腹部有开放伤口的危重症或创伤患者，应该采用伤口负压治疗技术（1C）。

2. 建议的措施

（1）临床医师应保证危重症或创伤患者达到最佳的镇痛和焦虑缓解（2D）。

（2）短暂使用神经肌肉阻滞剂可以作为治疗 IAH/ACS 的临时性措施（2D）。

（3）对于 IAH/ACS 或具有相应高危因素的患者，应注意不适当的体位可能会加重 IAH（2D）。

（4）对于 IAH/ACS 患者，如果存在胃 / 结肠扩张，应该使用鼻胃管或直肠管进行胃肠道的减压（1D）。

（5）对于常规治疗措施无效、有明确结肠梗阻的 IAH 患者，建议使用新斯的明（2D）。

（6）对于危重症 / 创伤患者，伴随 IAH/ACS 或具有高危因素时，在紧急复苏完成后应该有专门的方案尽力避免出现液体的正平衡（2C）。

（7）对大出血患者的复苏要提高血浆 / 浓缩红细胞的输注比例，不应采用低的输注比例或者忽视该问题（2D）。

（8）对于有明显腹腔积液的 IAH/ACS 患者，如果技术上可行，建议使用经皮穿刺置管引流（PCD）积液（2C）。能够降低此类患者开腹减压的需要（2D）。

（9）对于生理功能耗竭的创伤患者进行开腹手术时，建议实施预防性的腹腔开放策略，避免在术中将腹壁筋膜关闭而后需要处理可预见的 IAP（2D）。

（10）对于因为腹腔严重污染导致的脓毒症患者，急诊开腹手术时不应常规使用腹腔开放策略，除非 IAH 成为需要特别关注的问题（2B）。

（11）在腹腔开放的早期关闭手术中，不应常规使用生物补片（2D）。

3. 还不能做出推荐的措施

（1）在危重症或创伤患者的复苏和处理中应用腹腔灌注压（APP）这一指标。

（2）对于血流动力学稳定的 IAH 患者，在紧急复苏完成后是否使用利尿剂纠正液体平衡。

（3）对于血流动力学稳定的 IAH 患者，在紧急复苏完成后是否使用肾脏替代治疗纠正液体平衡。

（4）对于血流动力学稳定的 IAH 患者，在紧急复苏完成后是否使用白蛋白纠正液体平衡。

（5）对于生理功能耗竭、非创伤的外科急诊手术患者，是采用预防性腹腔开放策略，还是直接关闭腹壁筋膜而后需要处理可预见的 IAP。

（6）是否使用急性腹腔脏器分离技术以协助早期关闭腹壁筋膜。

（五）IAH/ACS 的处理流程

IAH/ACS 的处理流程见图 5-1。

非手术措施降低 IAP：

（1）增加腹壁顺应性：镇静 / 镇痛，使用神经肌肉阻滞剂，避免床头抬高大于 30°。

（2）清空脏器内容物：鼻胃管减压，直肠减压，胃 / 结肠促动力药物。

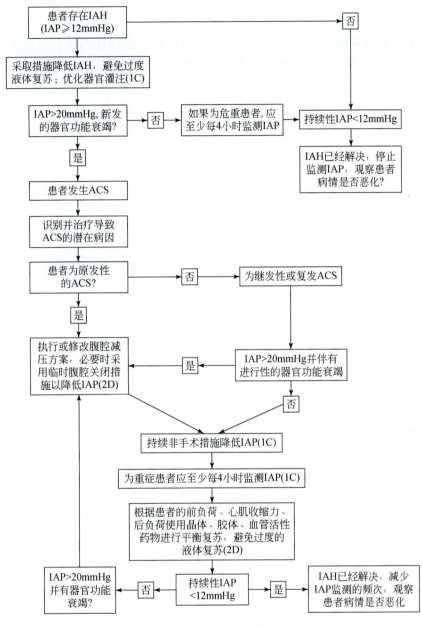

图 5-1　IAH/ACS 处理流程

（3）清除腹水：腹腔穿刺，经皮穿刺置管引流。

（4）纠正液体正平衡：避免液体过度复苏，利尿，使用胶体液 / 高渗液，血液透析 / 超滤。

（5）脏器功能支持：优化通气，肺泡复张；监测气道跨壁压（$Pplat_{tm}$=Plat-0.5×IAP）；考虑监测容量性前负荷指标；如果使用 PAOP/CVP 则应监测跨壁压，$PAOP_{tm}$= PAOP-0.5×IAP，CVP_{tm}=CVP-0.5×IAP。

（六）IAH/ACS 的非手术处理流程

（1）选择以下非手术处理措施是否有效与患者导致 IAH/ACS 的病因及临床状况密切相关。对个体患者实施这些措施之前，必须评价每项措施是否合适。

（2）应该逐步使用以下措施，直到患者的 IAP 降低（图 5-2）。

（3）如某一措施无效，立即采取流程图 5-2 下一步骤。

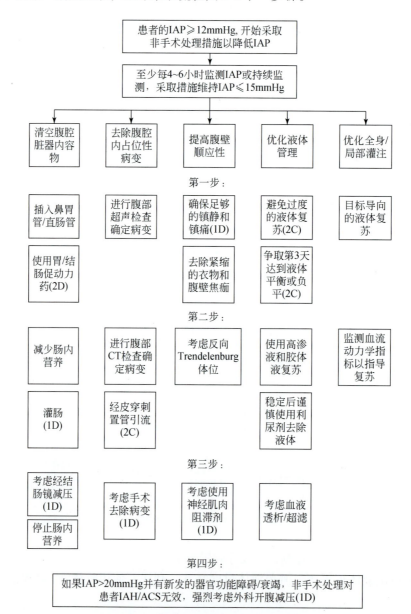

图 5-2　IAH/ACS 的非手术处理流程

三、临时腹腔关闭技术

临时腹腔关闭所采用的技术会影响患者的生存率、并发症发生率及最终筋膜关闭的时间。理想的临时腹腔关闭技术应满足以下条件：保护腹腔器官、防止内脏膨出、积极引流腹腔内感染或毒性液体、防止肠瘘的形成、避免筋膜损伤、保持腹壁完整、再次手术方便安全且能促进最终的腹腔关闭。腹腔开放技术的发展已有 30 余年，1979 年首次报道了简单填塞的方法。20 世纪 80 年代"不可吸收网片"开始应用，由于肠瘘发生率高，人们又转而应用"可吸收网片"。在 20 世纪 80 年代中期，拉链式补片使再探查更加简便。90 年代 Aprahamian 等介绍了不需要全麻便可放置 2 张网片的技术。1995 年 Brock 等描述了无需缝合的技术，该技术包括一层嵌入式带孔聚乙烯薄膜、湿手术巾和引流管，并用一层密封贴膜覆盖创面。2002 年 Miller 等用聚氨酯海绵代替湿手术巾，并装上特殊的引流管连接泵来抽吸液体，负压维持在 100～125mmHg。随后，KCI 公司推出真空辅助关闭技术（vacuum-assisted closure，VAC）的预包装敷料。在这之后，Barker 等建议使用聚氨酯海绵代替湿手术巾。

巾钳夹闭或连续缝合关腹适用于快速关腹，使危重患者达到损伤控制的目的。该方法由于会诱发 IAH 和 ACS，因而不再被推荐。Bogota 袋或无菌 3L 静脉注射袋覆盖创面，钉或缝合至皮肤。此法能防治 IAH 或 ACS，但 Bogota 袋目前被大多数创伤中心所弃用，原因在于 Bogota 袋不能有效引流水肿肠道中过多的液体，以及含毒素与细胞因子的腹水，而且此方法不能防止腹壁区域性缺失。

可吸收合成网片可以促进肉芽组织的形成，便于后期创面植皮覆盖。合成网片使用的范围有限，原因在于其不能预防 IAH 或 ACS，无法有效引流腹腔内液体，而且不能应用于腹腔严重感染的患者。合成网片的使用会增加肠空气瘘、肠管部分膨出、切口疝等并发症的发生率。

目前，负压疗法（negative pressure therapy，NPT）已经成为临时腹腔关闭中应用最广泛的技术。NPT 能积极引流含毒素或细菌的腹水，且能大大提高筋膜和腹壁关闭率。应用最广泛的两种 NPT 技术是 Barker 真空包扎技术（Barker's vacuum packing technique，BVPT）和 VAC。

BVPT 用一层带孔非黏性聚乙烯薄膜覆盖并保护裸露肠管，然后在上方覆盖湿纱布或手术巾，2 根大号硅胶引流管置于纱布或手术巾上方，再用透明的碘伏浸泡过的黏性贴膜密封腹部创面。引流管外接持续负压吸引（100～150 mmHg）。有研究表明纱布和泡沫敷料作为填充敷料实施负压治疗对血管化形成和组织增殖活性作用相当，均可以作为负压治疗的有效敷料。

VAC 是一种精密的商业化负压包扎系统，包括由保护性非黏性薄膜包裹的聚氨酯海绵、硅胶管、滤器和智能泵。新一代针对腹腔开放的 NPT（ABThera™）中内层为 1 个 6 臂式保护性聚氨酯海绵层，将其包裹在 2 张带孔非黏性薄膜间以便更好地在腹膜下包绕肠管。第 2 层海绵置于保护性海绵层上方，用 1 层半封闭的黏性贴膜覆盖。剪去 1 小片黏性贴膜及第 2 层的海绵，并将 1 个接有负压管路系统的接口垫置于该缺损处。负压使海绵塌陷，从而对腹壁和筋膜施加一个向内侧的牵引力。由泵罐收集并量化从腹腔内抽吸出来的液体。通常每隔 2～3 天更换 1 次敷料。Zuriarrain 等报道了 1 例因腹部多发伤使用 ABThera™ 系统进行临时腹腔关闭的病例，该患者在入院后的第 8 天通过一 30cm×30cm 可吸收网片辅助完成了筋膜关闭。

通过实验确定 ABThera™ 和 BVPT 中敷料内的负压分布，ABThera™ 的研究结果表明其负压能相对均匀地分布在海绵的中央和边缘区域，并可有效促进腹腔深部液体的引出、减少肠道水肿，有利于腹壁的关闭。与此相反，BVPT 的负压分布不均匀，表现为中心区域相当高的负压而周边区域接近于零的负压。

第二节　临时关腹与材料选择

　　临时性关腹（temporary abdominal closure，TAC）既为炎症水肿的内脏提供空间、防止 IAH 的形成，又为 IAH 患者提供控制感染、进一步复苏、改善组织灌注和生理功能的时机，给外科医生提供再次评估病情的机会，明确潜在的危险因素等。TAC 的相关研究已广泛开展，可供选择的技术和材料有多种，但都面临着挑战。

　　理想的 TAC 应具备以下特征：保护腹腔内容物，阻止脏器脱出；保护筋膜，利于筋膜的一期愈合（缝合）；减少内脏的干燥和损害；量化第三间隙液体丢失；允许选择性的填塞；抑制细菌数，感染和炎症等。TAC 能潜在地预防 IAH 和 ACS 的发展，而且不同于手术关闭腹腔，在 IAP 升高的时候能够快速移除从而避免二次手术。TAC 材料应无反应性，易于从肠管表面移除，柔韧性好，有渗透性，与腹腔内容物的形状一致，减少肠管对腹壁的黏附。现阶段临床上使用较多的临时关腹材料有 3L 静脉输液袋、Wittmann 补片、膨化聚四氟乙烯（ePTFE）补片、各种可吸收和不可吸收网片（聚丙烯、膨化聚四氟乙烯等）、负压封闭引流关闭系统等。最初的 TAC 技术是用纱布松散地填塞腹腔，最终形成肉芽组织，随后植皮。许多假体材料被用于临时关腹，但伴随着并发症。TAC 覆盖腹腔后，有很大的出现 ACS 风险（20% ~ 30%）；因此，需要紧密地监测 IAP。经过多年的发展，TAC 技术可大致归纳为以下几点。

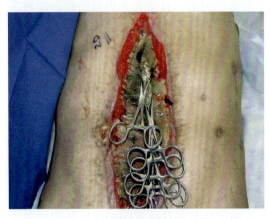

图 5-3　巾钳钳夹法（Zipper）

一、巾钳钳夹法

　　巾钳钳夹法（Zipper）是最简单快捷的临时关腹技术。用巾钳夹住切口两侧的皮肤边缘，距两侧皮缘 1cm，巾钳之间相互间隔 1cm。一般关闭一个切口需多达 30 把巾钳。然后再用一个无菌塑料薄膜粘贴在切口上。这种临时关腹技术只用于战时等紧急情况下搬运患者的过程中使用，并非临床常规方法（图 5-3）。

二、开放包扎法

　　开放包扎法（loose packing）是最早使用的临时关腹技术之一。用人造纤维敷料或凡士林纱布覆盖腹腔开放创面腹壁切口部位，上面再用纱布覆盖。用不可吸收缝线宽大地缝合腹壁的全层，再在纱布上打结。待肠道水肿逐渐消退，取掉纱布，不可吸收缝线将逐渐收紧，直到最后切口能被关闭。这种方法虽较为简便，但术后开放的腹腔较难处理，切口大量渗液，内脏与外界的隔离、感染控制等问题无法得到满意的处理，故目前很少使用。

三、波哥大袋

Bogota 袋（Bogotá bag）已经在临床中使用超过 20 年，最初在波哥大、哥伦比亚普及，自 1984 年起开始在全美使用。Bogota 袋可用肠外营养支持或腹膜透析用的无菌 3L 袋制备，根据切口的大小和腹腔内脏器水肿的情况，裁剪成适合大小（椭圆形，超出切口边缘 3～4cm），将剪好的单层 3L 袋放置在切口下方的腹腔内，用双股的可收缝线将 3L 袋与腹膜及筋膜组织做连续或间断缝合，再用碘伏浸透的敷料覆盖其切口周围。Bogota 袋的优点在于低成本，无粘连，阻止内脏脱出，便于应用与观察。缺点在于容易撕裂皮肤，肠管黏附到腹壁上，难以再进入腹腔，在使用前需要气体灭菌，而且这项技术既不能维持筋膜，又不能预防 IAH。在一个系统性回顾中，使用 Bogota 袋治疗腹腔开放的死亡率高达 41%，存在诸多缺陷，不过随后许多关于这项技术的诸多改进被报道，包括使用双层 3L 袋和吸引管，结果较好但仍需持续监测 IAP（图 5-4）。

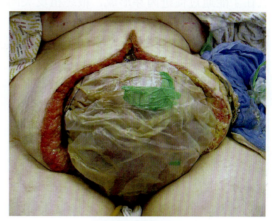

图 5-4　Bogota 袋与腹膜及筋膜组织做连续或间断缝合关闭腹腔，与组织无粘连

四、网片关闭法

网片关闭（mesh closure）的优点包括便于放置，易于再探查，能够在床边打开和再关闭腹腔，而且相比于 Bogata 袋强度更高。网片关闭形式多样，可分为可吸收和不可吸收网片。

可吸收网片有羟乙酸乳酸聚酯（Vicryl）网片和聚乙醇酸（Dexon）网片，其抗拉强度能维持 8 周左右，可作为临时性关腹材料。可吸收网片因为材料最终可完全分解和吸收，所以其最大的优点是抗感染。用可吸收网片做临时关腹措施时将合适大小的网片，放在切口下方的腹腔内，用可吸收的缝线连续或间断与腹膜加筋膜肌肉组织进行缝合固定。网片之上再加用凡士林纱布或碘伏浸透的敷料覆盖。这种补片可轻易移除，促进肉芽组织的形成，加速植皮的进行。

但是有报道称使用可吸收补片易引起疝的形成，并带来后续内脏脱出的风险，所以推荐使用聚四氟乙烯（PTFE）。这种材料是由 Groe-Tex 公司生产的 Dual Mesh 补片。它是一种微孔光滑的织物，微孔直径在 17～41μm 之间，厚度 1mm。伸展强度和抗拉强度都要比其他材料强大，最大的特点是具有防止补片与腹腔内脏粘连的作用，可安全地放入腹腔内，是一种较好的临时性关腹材料。术中裁剪合适大小的补片，放在切口下方的腹腔内，用 2-0 Prolene 线连续与腹壁的全层或腹膜加筋膜肌肉组织缝合，但这种补片价格昂贵，不能植皮，无抗感染作用，细菌可以进入其微孔成为感染源从而引起慢性的皮下感染等。

GORE-TEX®（W.L.Gore & Associates，Inc.，Newark，Del）也被用于腹腔关闭，但是无法排出液体，不能维持筋膜，有慢性感染的倾向，而且非常昂贵。

不吸收的网主要为聚丙烯网，如 Marlex 网等，多为单丝编织的网，有较强的抗感染作用，但边缘相对较锐利，若长期放置在腹腔内有肠瘘发生的可能。因此，这种网边缘不宜直接放在腹腔内。与可吸收网片放置方法不同的是网片放置在腹膜与肌层之间（Sub-lay），即将网片裁剪为适合大小，在腹直肌后鞘与肌肉间分离一间隙（3cm），用 2-0 Prolene 线连续或间断与筋膜进行缝合固定。聚丙烯网片的使用经验表明，其优点在于能通过促进肉芽形成，最终植皮关闭腹腔，但是置入聚丙烯网片报道的肠瘘发生率为 50% ～ 75%。

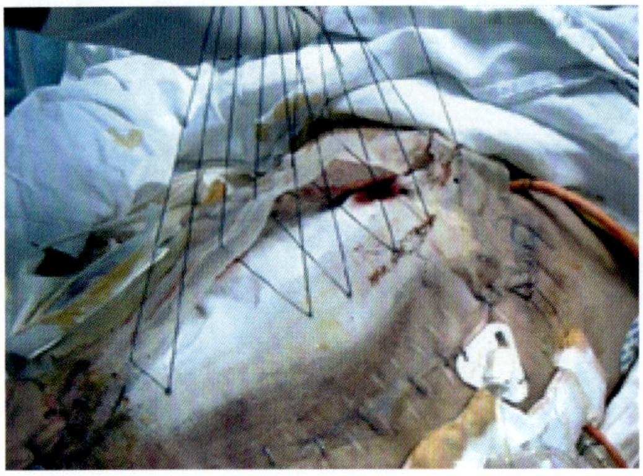

无论是用可吸收网片还是用不吸收的网片进行临时关腹，最大的难点在于处理腹腔内渗液及隔绝腹腔与外界相通，控制医源性感染问题。因此，这类网片作临时关腹材料并不是临床上的首选方法。目前主要是用在腹腔内有感染，如肠瘘伴有腹部切口全层裂开的患者，用网片的目的是支持腹壁，维护腹壁的完整性，在有效的引流下，促进肉芽生长，早期植皮（图 5-5）。

图 5-5　网片关闭法（Mesh closure）

五、维特曼补片

维特曼补片（Velcro adhesive sheet technique）最早在 1990 年报道，随后发展为商业化产品维特曼补片（Wittmann Patch），是美国 Star Surgical Inc 公司的产品，是一种聚合材料的补片，专门用于临时性关腹。它由两层黏附的生物相容性好的聚合物薄片组成，一边有挂扣，另一边有网络状的环节。薄片缝合到对面的筋膜边缘；重叠的薄片压在一起就像尼龙搭扣一样紧密地搭在一起来关闭腹腔。薄片用医用手术巾覆盖，放置一根吸引管，粘贴薄膜封闭。吸引管连接吸引装置来提供负压。薄片能够轻易地去除便于再探查，也可随着肠管水肿的逐渐消退，将两片分开，剪掉多余的补片，再重叠搭在一起后使切口筋膜边缘相互靠近来实现腹壁的逐渐关闭，最后可去除补片重新缝合，关闭切口。在系统性回顾中，它具有最高的筋膜关闭率（90%）。

总体而言，早期筋膜关闭与良好的预后相关。为了实现这点，非粘连层应放置在脏器和腹壁之间，防止粘连，保护腹膜空间和腹壁。在随后的每个程序中，应尽量尝试在低张力下进行边缘腹壁的局部缝合。应该用负压来控制液体流失。纱布和不可降解的网片直接置于肠管表面容易引发肠空气瘘（发生率高达 75%），因此不应该与脏器直接接触（图 5-6）。

六、负压应用技术

引流是在机体某部分与其他部分间，或与外界间建立开放通道以达到治疗目的的外科手段，是外科治疗中的重要组成部分。恰当的引流可以防止感染的发生或扩散，

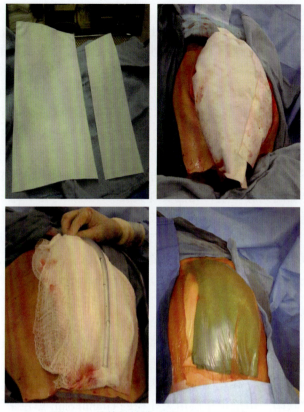

图 5-6　维特曼补片（Wittmann Patch）

但不必要或者错误的引流则会增加感染或其他并发症的概率。引流的目的是及时排除体腔、器官或组织中的脓性积液、坏死组织、异物、异常积聚的血液和消化液等有害物质，以减轻压力，消除无效腔，减轻对机体的炎性刺激，改变感染部位的生物环境，抑制局部细菌繁殖，同时根据观察到的引出物的数量和性状，评估引流区内的状况。

负压引流的原理可大致归纳为，医用海绵材料包裹多侧孔引流管，再利用具有生物阀功能的半透性粘贴薄膜封闭被引流区，使之与外界隔绝，接通高负压源，形成一个高效引流系统。在这个系统中，高负压经过引流管传递到海绵材料，并且均匀分布在医用海绵材料表面。由于海绵材料的高度可塑性，负压可以到达引流区的每一点，形成全方位引流。较大的、质地软的块状引出物在高负压下被分割和塑形成颗粒状，经过海绵材料的孔隙进入引流管，而可能堵塞引流管的大块引出物则被海绵材料阻挡，附着在海绵材料表面，在清除或更换引流物时与海绵材料一起离开机体。封闭使作为引流动力的高负压得以维持，同时也使被引流区与外界隔绝，有效地防止了交叉感染。负压经过作为中介的柔软泡沫材料均匀分布于被引流区的表面，可以有效防止传统负压引流时可能发生的脏器被吸住或受压而致的缺血、坏死、穿孔等并发症。

负压应用技术（negative-pressure applications，NPAs）起源于20世纪90年代中期查特怒加市（美国田纳西州东南部城市）的 Barker 团队。他们在1995年通过对是 Bogota 袋的改进提出术语"真空包装（vacuum pack，VP）"。在最初的研究中，他们设计了三层复合结构，底层直接接触内脏，用带窗状孔的惰性材料（聚乙烯网片）覆盖整个空腔脏器直到两边的结肠旁沟来防止脏器黏附到上方的腹膜，窗状孔便于观察肠管表面创面愈合情况。中层用手术巾、纱布或蓝毛巾设计成负压的引流介质，不直接接触下方的脏器，否则会增加肠瘘的发生率，在手术巾上放置两根硅胶排水管来提供负压，负压控制在 100～150mmHg。外层为粘贴薄膜，贴到侧面的皮肤上，封闭整个腹腔。这种三层的真空包装能够固定脏器，防止干燥，而且能够持续排除腹膜渗液。Barker 等报道了一项 7 年 112 例真空包装的回顾性研究：筋膜关闭率 55.4%，23.3% 的患者通过使用可吸收网片和植皮实现关腹。肠瘘发生率为 4.5%，低于其他方法。因此真空包装在腹腔开放管理中是一种有效的方法。Barker 等发现如果腹壁不能在 7～10 天内关闭，肠管会黏附到腹壁上，无法实现关腹。从这点考虑，唯一的方法是允许肉芽组织在腹腔脏器表面形成，然后进行植皮。患者将需要在后期再行决定性关腹。但真空包装技术术后仍需要长达 9 天的时间实现筋膜关闭，无法有效实现早期关闭腹腔。

随后 KCI 公司将 NPAs 拓展为两个后继版本：V.A.C.（Vacuum Assisted Closure）腹部敷料系统（Abdominal Dressing System）和 ABThera System。

（一）负压辅助封闭技术

负压辅助封闭技术（V.A.C. therapy）基于真空包装的设计理念进行改进，由三层结构组成。内层脏器保护层由塑料包裹的海绵组成，直接接触内脏。包裹的塑料表面保护肠管，防止粘连形成，并且海绵结构内部有气孔允许渗液通过。内层材料可通过裁剪包裹整个筋膜缺陷。中层负压层由大孔径的 GranuFoam 黑色聚氨酯海绵组成，置于内层海绵之上，与筋膜和皮下组织接触。但需特别注意不能与皮肤直接接触，否则容易引起皮肤内卷。此海绵经过精确设计可固定到近似皮肤的边缘。中层上覆盖粘贴薄膜，为外层封闭层，防止皮肤跟负压海绵直接接触，内卷，坏死；负压引流管置于表层的海绵上便于排除腹膜渗液，负压应该从 125mmHg 开始，根据耐受情况进行调节。关于 V.A.C 最初的研究表明 125mmHg 是促进细胞繁殖和降低坏死组织影响的临界压力值。V.A.C. 疗法有许多其他方法所不具备的安全特征：负压的分散，创伤部位的压力监测，以及可调节的海绵孔径。V.A.C 系统可用于连续或间断的吸引，并且负压可根据需要进行调整。另外，可供选择的、有孔的塑料布可直接置于脏器上，中层用的黑海绵也可更换成多孔的白色聚乙烯醇海绵；或者全层只使用 GranuFoam 海绵。但临床上发现将聚氨酯海绵直接接触肠管表面可能诱发肠瘘的形成。当将 V.A.C. 用于腹腔开放时，患者需要每隔 48 小时行再探查，分离粘连，更换新的 V.A.C.，采用间断循环式或持续式负压吸引，使负压直接作用于创面，不仅可及时吸出伤口渗液，防止液体积聚而成为细菌培养基，形成洁净的伤口床，而且持续式负压吸引促进伤口处细胞的张力及机械性牵引作用，有利于创面愈合（图 5-7）。

（二）ABThera system

ABThera 的脏器保护层可覆盖整个腹腔脏器，下至骨盆，上至膈膜，两边至肠旁沟，从而增强引流效果，防止脏器粘连同时促进将来的腹壁活动。其余部分，跟 V.A.C. 一样（图 5-8）。

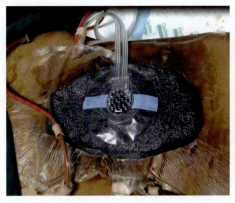
图 5-7 V.A.C.

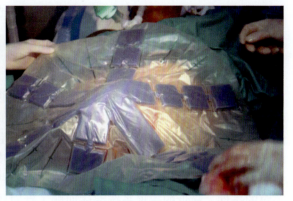
图 5-8 ABThera

NPAs 促进创伤愈合的原理：

（1）增强创面血液循环，促进肉芽组织生长：创面局部血运障碍或缺血是阻碍创面愈合的重要原因。通畅的血液循环能保证将创面修复所必需的氧和营养物质运输到创面。间歇性给予负压时血流量则呈方波样曲线，即负压时局部血流量增加，去除负压后血流量很快恢复至基线水平。

（2）减轻创面组织水肿：水肿也是阻碍伤口愈合的原因之一，组织肿胀后组织细胞间距增大，并压迫创伤局部的微血管，阻碍了细胞间的物质交换，导致创面缺血低氧，从而抑制创面的愈合。而负压吸引能清除伤口渗出液和坏死组织，减轻了组织间压力，缩小组织细胞间隙，增加局部血流量，从而缓解组织水肿。

（3）封闭的负压环境防止细菌侵入，抑制细菌生长：细菌引起的伤口感染常常会延迟创面愈合，而 NPAs 治疗能及时清除渗液和坏死组织，营造封闭的负压环境，使创面与外部隔绝，破坏细菌生长繁殖的环境，阻止外来细菌入侵，降低交叉感染的发生率；低氧和相对缺氧状态既可抑制创面细菌生长又可促进成纤维细胞的增殖，加快创面修复。

（4）负压产生的机械应力促进细胞增殖、组织修复：负压在创面上产生机械应力，作用于细胞膜将物理的牵张力转化成生物化学变化，从而促进细胞增殖、血管生成，修复受损组织进而加速创面愈合。

第三节 二期全层关腹

损伤控制性剖腹手术的一个关键步骤是在腹腔内脏损伤得到确定性处理后的延期筋膜关闭。延迟关腹的优点是有利于腹部再次探查和减轻腹部筋膜室综合征的进展。在民事创伤中，有 8.8%～36.3% 的患者需要进行损伤控制性的剖腹手术，而不是行确定性的剖腹手术。而在这些行损伤控制性手术的患者当中，只有 65% 的患者达到了延迟性的一期关腹（delayed primary closure，DPC，筋膜关闭）。导致未能二期（delayed）全层关腹的因素包括：腹腔开放时间超过 8 天（并且可显著增腹部并发症的发生率，如肠空气瘘），腹壁组织缺损、回缩或腹腔脏器的水肿。在延迟性临时关腹的时候，无法进行腹壁层次分离或使用了永久性的合成或生物补片也可能是关腹成功率较低的原因。

一、腹腔开放后创面治疗流程

在损伤控制性剖腹探查和延迟性的全层关腹之间，腹部被暂时性关闭（temporary abdominal closure，TAC）。目前认可的 TAC 的方法包括局部负压（topical negative pressure，TNP）或 VAC、Wittman 膜片或人工毛刺、临时补片、筋膜牵拉方法（如缝线筋膜牵引或序贯的补片牵引）、Bogotá 袋和皮肤牵拉。在各方法中，主要目标是容纳和保护腹腔内容物和防止肠袢的疝出，而这些处理都是为了使患者达到可以确定性关腹的条件。最近的一项系统综述回顾了针对腹腔开放的各种临时性关腹策略，其最终达到延迟性一期关腹的比例相似，Wittman 膜片、动态牵拉缝线（筋膜牵拉方法）和 VAC 的延迟一期关腹率分别为 78%、71% 和 61%。

在临时关腹后，理想情况是随后进行确定性的全层关腹。当无法实现确定性的全层关腹时，解决方案为实施计划性的腹壁疝（创面使用或不使用网片，结合创面的邮票植皮，然后在 6 ～ 12 个月后进行腹壁重建）。虽然这样分阶段的腹壁修补策略常常与患者身体及心理疾病相关联，但对于腹壁伤损或筋膜回缩的患者却是一个合适的选择。

Sharrock 等通过系统回顾和 Meta 分析，提出了腹腔开放的简要治疗流程图。对于进行损伤控制性剖腹手术的患者，根据其在术后所处的阶段，将确定性关腹的技术和机会进行分级（图 5-9）。第一阶段是在第一次剖腹手术后，使用 TAC 技术。第二阶段的特征是拟行确定的关腹以恢复腹壁连续性，等同于早期确定性关腹（在初次住院期间腹壁缺损的闭合），其中包括，延迟的一期关闭（筋膜缝合）、层次分离或补片修补等技术。第三阶段涵盖了后期，往往 6 ～ 12 个月后，对于不适合行早期确定性关腹患者，在此阶段可行延迟性的腹壁重建，其中有部分计划性的腹壁疝是从第一阶段直接进入第三计划。补片修补和计划性腹壁疝的细微差别是根据手术的意图区分的：置入补片是作为修复过程的一部分，就认为是"补片修补"；但置入补片时就认为不能修复腹壁或者认为未来仍需要重建，则补片置入则是"计划性腹疝"治疗过程的一部分。然而，必须考虑到，某些类型的补片（如生物补片）使用在补片修补时，可能有非常类似于腹壁疝的腹部松弛。

Sharrock 等还发现，网片修补和腹壁层次分离来恢复腹壁连续性可以替代延迟性的一期关腹。延迟性一期关腹包括直接缝合筋膜，但存在有增加切口张力和 IAP 的风险。腹壁层次分离的技术是通过对腹外斜肌、腹内斜肌、腹直肌和后鞘的层次分离，但同时保留部分腹内斜肌和腹横肌间的神经血管束，以达到无张力腹壁重建。然而，腹壁层次分离随之而来的则是腹壁血肿、积液和伤口感染率的增加，有文献报道腹壁层次分离的腹部并发症发生率为 16.67%。补片修补方法是通过生物补片或合成的不可吸收的补片来弥合筋膜缺损以恢复腹壁连续性。然而，文献报道补片修补后会发生腹壁松弛和腹壁疝，也应引起重视。

二、如何增加延迟性一期关腹率

成功的早期确定性关腹，可以消除从腹腔开放到第三阶段腹壁再造这段时间的风

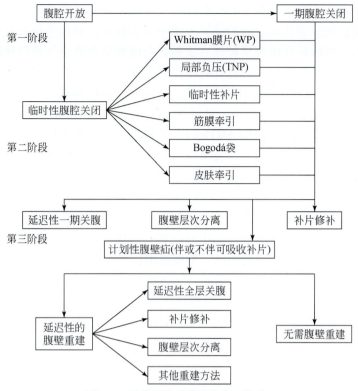

图 5-9　腹腔开放后分阶段处理策略

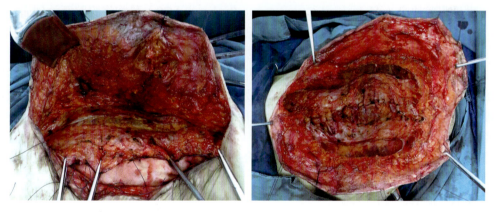

图 5-10　腹部层次分离技术

险，但前提是在第一阶段通过各种临时性关腹措施来合理管理患者。因此，如果早期确定性关腹技术是恰当和安全的话，那对于患者则是最有利的。但在一些患者中，如大范围的腹壁全损患者，则适合于用计划性腹侧疝，后期行延迟性的腹壁重建。

许多病例首次手术后数天即实现早期筋膜关闭是有可能的，这取决于腹腔填塞物是否完全取出和肠道水肿是否基本消退。Frazee 等回顾研究了 104 例腹腔开放患者，再手术 4 次以内的患者最终筋膜关闭率达 93%，而超过 4 次的患者仅为 32%。有研究表明使用负压临时关腹的腹腔开放技术，如 V.A.C.® ADS 或者 ABThera™ 可以改善患者的预后。Acosta 等的一项多中心前瞻性研究表明，负压辅助关闭系统结合网片牵引筋膜的应用使长期腹腔开放患者的筋膜关闭率大大提高，且几乎没有技术相关的并发症。尽管一些小型回顾性研究质疑该方法是否会增加形成肠空气瘘的风险，而其他研究表明相关风险并没有增加。一项针对猪腹膜炎模型实验研究表明，与传统被动引流相比，使用 -125mmHg 负压吸引可降低死亡率和器官功能障碍发生率。负压辅助技术可移除腹水，减轻系统性炎性反应，且可改善肠道、肺、肝和肾的组织病理学情况。

Franklin 等报道了 19 例使用 ABTheraᵀᴹ 处理腹腔开放的非创伤手术患者。大多数患者存在慢性病，既往有手术史，且至少有一种重要的合并症如糖尿病、高血压或者慢性肾衰。17 位（89.5%）患者实现筋膜关闭，且 Kaplan-Meier 中值时间为 6 天。5 位（26%）患者在住院期间死亡，低于腹腔开放 30% 死亡率。因此新型负压治疗系统在处理危重患者的腹腔开放问题上具有成功意义。ABTheraᵀᴹ 技术能减少肠管与前腹膜的粘连，防止腹壁区域性缺失，促进筋膜缘向中间收紧。对肠缺血合并严重脓毒症猪模型的实验研究表明，与传统的被动引流相比，早期应用负压辅助技术可防止出现 IAH 和继发 MODS。血液中细胞因子浓度降低表明负压辅助技术的作用机制是将含有炎性介质的腹水移除。这些结果尚未在人体研究中得到证实。

Sharrock 等通过系统回顾和 Meta 分析得出，从初次剖腹手术到确定性的筋膜关闭平均时间为 6.62 天，其中通过延迟的全层关腹技术达到筋膜关闭的平均时间为 6.3 天，要显著低于使用网片关腹的 15.9 天。

三、腹腔开放创面分级及笔者所在中心创面治疗经验

世界腹腔协会（Abdominal Compartment Society，ACS）最初将腹腔开放创面分为三类六型。随着对腹腔开放创面的深入认识，在 2013 年的腹腔高压症开放指南中，又将这一分类进一步细化，将腹腔开放后的创面分为四类九种。其分类的依据包括腹腔粘连形成的程度，腹腔污染程度和有无合并肠管破裂与肠瘘。腹腔粘连的程度包括腹腔游离（no fixation，Ⅰ型）、向粘连方向发展（developing fixation，Ⅱ型）和形成冰冻腹（frozen abdomen，Ⅲ型）3 种类型。腹腔污染程度分为清洁（A 类）、污染（B 类）和合并肠管破裂（最重的污染或感染程度，C 类）。据此，3 种粘连类型与 3 种污染程度组合，可有 9 种创面类型。因为冰冻腹合并肠瘘世界公认最难处理，故将其单列为第四类型腹腔开放创面（Ⅳ型）。

Ⅰ A：清洁，腹腔游离

Ⅰ B：污染，腹腔游离

Ⅰ C：肠漏，腹腔游离

Ⅱ A：清洁，向粘连方向发展

Ⅱ B：污染，向粘连方向发展

Ⅱ C：肠漏，向粘连方向发展

Ⅲ A：清洁，冰冻腹

Ⅲ B：污染，冰冻腹

Ⅳ：肠空气瘘，冰冻腹

腹部创伤患者在施行腹腔开放后，针对不同的腹腔开放创面，其临床发展过程与

结局亦有不同。正确认识腹腔开放创面类型便于明确进一步的治疗方向与努力目标，制订合理的治疗方案。也就是说，结合腹腔开放创面情况和腹腔开放治疗目的是否达到，可制订较为具体的治疗方案。接受腹腔开放疗法的患者，特别是因 IAH 或腹部创伤行腹腔开放的患者，对于尚未形成腹腔粘连的腹腔开放创面，如治疗目标达到，如 IAP 已降为正常，腹腔实质性脏器的出血已经控制，腹腔感染源已切除或转流，此时即可考虑实现再次全层缝合切口，即延期全层关腹（delayed fascia closure）。这个时间多在腹腔开放后的 8 天左右。

国际上的腹腔开放疗法应用指南主要着眼于腹部创伤患者的腹腔开放。这类创伤患者很少合并肠管的破裂或肠外瘘，其腹腔创面多较干净，属于腹腔开放分类中的 A 类或 B 类。腹腔开放的目的是降低 IAP 和损伤控制，腹腔开放后的治疗目标是努力达到两周左右的延期全层关腹，所以该指南的指导作用仅限于此阶段。但在国内，腹腔开放疗法正在起步阶段，外科医生往往将腹腔开放疗法作为最后的选择。腹腔开放多在腹部创伤或术后一段时间才开始应用。此时腹腔已向粘连方向发展，或已形成部分粘连，特别是肠管与腹壁壁层腹膜，肠管与腹部切口边缘形成粘连，此时强行关闭腹腔可能导致粘连肠管的撕裂，进而导致出血与肠瘘的形成。严重的可加重感染或加重 ACS，导致整个腹腔开放治疗失败。

在创伤患者合并肠破裂和肠外瘘时，即腹腔开放的 C 类，患者腹腔感染严重。控制感染、消除脏器水肿和降低 IAP 往往超过两周，此时患者腹腔多已形成粘连或形成冰冻腹，无法实现延期全层关腹。此后的病程持续数月至半年之久。其间，治疗的重点也会相应地发生变化，据我们对这类患者的诊治经验与临床研究，我们将这类患者分为腹腔开放疗法的早期、中期和后期进行治疗，即阶段性处理策略。

这一治疗策略便于临床上推广应用腹腔开放疗法。这类患者往往要经历冰冻腹形成、创面植皮的中期维持阶段和后期的腹壁重建阶段。对于处在粘连形成和冰冻腹腔开放创面的患者，其后续治疗即进入阶段性治疗过程的中期阶段。其常规选择就是创面植皮。随着治疗水平的进步，有些患者处在延期全层关腹困难而创面植皮时机尚未成熟的中间阶段，对这类患者，可采用单纯缝合切口皮肤关腹，简称只缝皮关腹（skin only）。

在切口皮缘内翻或切口与肠管形成粘连后，强行分离粘连可造成肠管的破裂。不分离粘连，强行进行切口的筋膜缝合则可导致缝线切割肠管。消极地等待冰冻腹形成，从而进行创面植皮，则耗时过长，容易发生肠空气瘘等并发症。缝皮关腹就是这两种方法的妥协，可谓两种方法的中间路线。

只缝皮关腹是指只缝合切口皮肤，不缝合切口皮下各层的一种切口关闭方法。缝皮关腹是一种变通的关闭腹腔手段，它基于对 IAP 病理生理影响的充分认识，广泛开展腹腔开放疗法的经验。其始于最初的腹腔开放后使用巾钳夹闭切口皮肤临时关闭腹腔的方法。

缝皮关腹的优点是不增加 IAP，但可封闭腹腔开放创面，防止肠管外露，恢复腹腔的生理功能，促进肠道功能的恢复。为达到缝皮关腹的目的，在进行缝合前的数天要进行适当的准备，这包括减轻脏器水肿、降低 IAP 和逐渐牵拉切口。

缝皮关腹时缝合的要点包括：①入针和出针点均应距切口边缘尽可能短，防止找结后，缝线切割肠管；②选择较柔软的编织线；③如切口有张力，皮缘内翻，可使用电刀分离内翻的皮缘，这样可进一步降低切口的张力。

中期阶段的处理是要努力达到只缝皮关腹或开放创面植皮，由此封闭开放的腹腔，恢复腹腔的生理状态，促进肠道功能的恢复。

（陈国璞　李冉冉）

参 考 文 献

Barker DE, Green JM, Maxwell RA, et al.2007. Experience with vacuum-pack temporary abdominal wound closure in 258 trauma and general and vascular surgical patients. Journal of the American College of Surgeons, 204: 784-792.

Hadeed JG, Staman GW, Sariol HS, et al. 2007. Delayed primary closure in damage control laparotomy: the value of the Wittmann patch. The American Surgeon, 73: 10-12.

Kreis BE, de Mol van Otterloo AJ, Kreis RW. 2013. Open abdomen management: a review of its history and a proposed management algorithm. Medical Science Monitor: International Medical Journal of Experimental and Clinical Research, 19: 524-533.

Regner JL, Kobayashi L, Coimbra R. 2012. Surgical strategies for management of the open abdomen. World Journal of Surgery, 36: 497-510.

第六章 腹腔高压的非手术治疗

2006 年腹腔间隙综合征世界联合会（World Society of the Abdominal Compartment Syndrome，WSACS）第二次会议中统一腹腔高压（IAH）及腹腔间隙综合征（ACS）的定义。国外文献报道，内科 ICU 患者 IAH 发生率为 54.4%，外科患者则高达 65%。有 8.2% 的患者确诊为 ACS。ACS 死亡率高达 29%～62%。IAH 和 ACS 可显著增加住院患者死亡率，因此早期识别和发现 IAH 和 ACS 患者有着极其重要的意义。2013 年腹腔间隙综合征世界联合会再次对 IAH 和 ACS 疾病做了定义，并对其复苏和治疗做了指南推荐。总体来说包含 4 个原则：①连续的 IAP 监测；②非手术方法降低 IAP；③目标导向的系统复苏和器官功能的维持；④内科保守治疗无效时及早行手术降压。

本章主要着眼于 IAH 和 ACS 患者的内科治疗。主要从五方面进行阐述：①提高腹壁顺应性来降低 IAP，可使用足够的镇静和止痛，避免头高位增加 IAP 和使用神经肌肉阻滞剂；②减少肠腔内容物，早期鼻胃管和直肠减压，使用胃肠道促动力药物等；③减少腹腔内容物，通过穿刺抽液和经皮穿刺置管引流术等；④使用目标导向性复苏和血管活性药物来优化系统及局部灌注，维持腹腔灌注压大于 60mmHg；⑤纠正过度液体复苏，使用胶体、利尿药甚至血液滤过和透析；⑥其他一些治疗。

第一节 提高腹壁顺应性

一、镇静和止痛

疼痛、烦躁、呼吸机拮抗，以及使用辅助肌群帮助呼吸时均可提高胸腹部肌肉的紧张度和肌张力，腹直肌及其他腹部肌群的肌张力增加后导致腹部肌肉收缩，可降低腹壁顺应性。在危重患者，张力较大的切口缝合和过紧的腹带包扎均可引起 IAP 升高，应避免。烧伤患者中焦痂切除可增加患者的腹壁顺应性。腹壁前外侧壁和躯干肌肉受刺激时产生向内的收缩力，增强 IAP。疼痛时这些肌肉群向肋骨方向收缩，减少胸腔容积，紧接着压迫腹腔内容物，增加 IAP。因此，使用止痛剂和镇静剂对于松弛腹壁肌肉来说是非常重要的。Hakobyan 等研究发现，外伤和创伤的危重患者术后使用硬膜外镇痛可显著降低 IAP，使 IAP 由 16.8mmHg 降至 6.3mmHg，同时腹腔灌注压由 60.2mmHg 升至 76.1mmHg。然而静脉使用阿片类镇痛药物则无此效果。使用右旋美唑咪啶降低 IAP 效果优于丙泊酚。有研究证实阿片类药物（如芬太尼）在妇科小手术中可增加 IAP。尽管使用足够的镇静和镇痛可降低 IAP，但目前仍然缺少足够的实验证据。

二、体位

WSACS 推荐 IAP 测量时患者取仰卧位，呼气末期患者腹部肌肉完全放松，零点位于患者腋中线水平。

Cheatham 等研究证实，头部抬高 15° 和 30° 时，IAP 上升 1.5mmHg 和 3.6mmHg。但当患者 IAP 大于 20mmHg 时，体位对 IAP 的影响变小。Ejike 等研究同样证实儿童头部抬高 30° 时，IAP 显著升高。580 次的测量结果显示，IAP 可升高 2.2mmHg。其他一些研究发现，头部抬高 30°，IAP 升高 1.5 ～ 5mmHg 不等。而头部抬高 45° 时，IAP 上升为 2.7 ～ 14.9mmHg 不等。这个发现非常重要，因为危重患者可能因为体位改变而使 IAP 上升 1 ～ 2 个等级（IAH 分级：Grade Ⅰ：IAP 12 ～ 15mmHg，Grade Ⅱ：IAP 16 ～ 20mmHg，Grade Ⅲ：IAP 21 ～ 25mmHg，Grade Ⅳ：IAP>25mmHg）。因此，ACS 患者及 3 ～ 4 级 IAH 患者应密切关注体位改变对 IAP 的影响。同时，俯卧位也可增加 IAP，特别是在使用不合适的床垫时。

三、神经肌肉阻滞剂

对于重症患者来说，由于存在毛细血管渗漏和腹壁水肿，止痛和镇静往往效果不佳，这时可以考虑使用神经肌肉阻滞剂。同时 IAH 患者常常有腹壁水肿，从而导致压力-容量曲线左移从而降低腹壁顺应性。使用肌肉松弛药物可逆转该压力-容量曲线的偏移，从而提高腹壁顺应性。

DeLaet 等在 10 名危重 IAH 患者中观察到，尽管只使用一次肌松药物，这些患者的 IAP 下降了 4mmHg。Deeren 等则观察到在非创伤性脑部损伤患者中使用肌松药物可将患者 IAP 由 17.4mmHg 迅速降低至 9.2mmHg。有趣的是，Kimball 等观察到，当 IAP 高于 20mmHg 时，使用肌松药物可将腹内压降低 9.2mmHg，但当 IAP 低于 20mmHg 时则观察不到这一现象。Macalino 等证实 IAH 患者 IAP 降低后可显著改善患者心肺功能。

但在危重患者中，使用肌松药物可能会增加肌无力、呼吸机相关肺炎（VAP）、血栓和肺不张发生的风险，因此目前使用并不广泛。其对（IAP）降低的优点也被其可能导致的并发症的风险所抵消。但对那些等待外科减压的患者及使用其他非手术治疗的患者来说，肌松药物可以作为一种辅助用药。

第二节　减少胃肠道内容物

肠腔积气积液是形成 IAH 的一个重要因素。胃肠功能紊乱，如小肠不全梗阻或完全梗阻，Ogilvie 综合征（结肠假性梗阻）均可显著增加肠道容积。同样，小肠和结肠内粪便堆积也可增加 IAP。后者相较于其他情况来说，是一个慢性的逐渐递增的过程。复苏过程中使用面罩通气或无创通气亦可引起急性胃扩张。

插管引流，胃肠道动力药物和灌肠是减少胃肠道内容物的一线治疗方法。当这些方法效果不佳或无法实施时，内镜减压也是一种选择。

一、插管引流

当患者小肠梗阻或其他原因出现胃扩张后，使用鼻胃管引流是最简单最方便的减轻 IAP 的方法。持续的胃肠减压可能效果更为确切。同样，如果结肠内积气积液明显，肛管减压可能亦有良好的效果。总体来说，鼻胃管减压和直肠减压是安全的，但应避免一些如食管静脉曲张出血、直肠出血等情况。

二、药物治疗

促胃肠道动力药物如甲氧氯普胺或红霉素经常用于腹胀患者，这类药物亦可用于 IAH 患者的治疗。Ogilvie 综合征患者静脉给予新斯的明后可显著促进大部分患者结肠排空，从而迅速减少肠腔内容物，降低 IAP。

三、灌肠

在一些患者中，粪便积聚可能是 IAH 的一个重要原因，这类患者灌肠可能会显著减轻 IAP。但直肠灌肠可能会在一些高危患者中引起穿孔，因此患者的选择上需要慎重。

四、内镜治疗

当上述治疗措施效果不明显时，结肠镜减压对排空结肠内的气体和液体可能更为有效。

五、手术

胃肠道不全或完全梗阻常常是 IAH 和 ACS 的一个重要原因。如果患者血流动力学稳定，且需要外科干预才能解决的梗阻应及早行手术治疗。当患者血流动力学不稳定时，鼻胃管可暂时减轻 IAP，促使患者血流动力学稳定后行手术治疗。同时，当内科干预措施起效不明显时，外科手术如剖腹减压也是一种很好的选择。

第三节　减少腹腔内容物

腹腔是指从胸部膈肌以下直至骨盆入口之间的空腔，当然有部分学者将盆腔亦纳入腹腔范围，腹腔内容纳胃肠道等器官，如胃、肝脏、脾脏、胰腺、肾脏、十二指肠、小肠、结肠等，其前部和两侧由腹壁包裹，后壁为脊柱和肌肉。因为腹腔有大量肌肉组织包裹，因此腹腔有一定的容积变化冗余，但当腹腔内容物大量增加时，可显著增加 IAP。所以腹腔内容物增加是 IAP 增高的一个重要因素。腹水和出血是腹腔内容物增加引起 IAP 升高的最重要的两个因素。出血常常出现于腹膜后，以创伤患者多见。而腹腔内大量腹水常常见于慢性肝衰竭和大量液体复苏后的患者。

经皮穿刺置管引流（percutaneous catheter drainage，PCD）对减少患者腹腔内液体非常有效。Latenser 等报道，在烧伤患者中，使用 PCD 后可显著降低 IAP，同时使得一半以上的患者避免手术减压。而肝硬化患者使用 PCD 亦可改善血流动力学和肾功能。同样 PCD 亦可改善呼吸功能。对于实质性脏器损伤的外伤患者引起的 ACS，PCD 是一种很好的非手术治疗方案。同样，使用 PCD 可显著减少儿科患者腹腔感染引起的腹水。急性胰腺炎合并 IAH 和 ACS 患者，使用 PCD 可显著降低 IAP，可由 29mmHg 降至 14mmHg。

根据腹腔内液体的性质挑选不同直径的穿刺管。腹腔内液体为腹水时可选择较细内径的穿刺管，但如果腹水为血性或脓性的，则需要使用较粗内径的穿刺管。穿刺管尖端是否弯曲对引流无影响，但穿刺管两侧最好有多个侧孔以防导管堵塞从而影响引流效果。当单次抽液可能会取得良好的效果时，使用常规穿刺针就可以了。但如果需要长期引流，常规穿刺针穿刺后可能会效果不佳，则需要置入引流管做长期引流，当然主动负压引流的效果会更好。

超声引导方便快捷，适用于几乎所有的有腹水的患者。左右侧麦氏点是人们常用的置管位置，亦可经腹白线穿刺置管。穿刺置管操作中应注意避免损伤腹壁下动脉。

腹腔大量积液时，使用PCD引流后可迅速降低IAP，但对器官功能的影响很难预测。如果引流效果不佳，可使用超声重新评价或让患者使用侧卧位来改善引流。如果这些措施还不能起效，则应考虑手术治疗。当然，如果患者IAH/ACS由需要外科处理的因素如腹腔感染等引起的，则应积极进行剖腹探查。PCD可作为临时措施改善患者术前器官功能。

第四节　优化器官灌注和目标导向性液体复苏

由于合并其原发疾病和创伤，大多数IAH患者都存在毛细血管渗漏综合征。在疾病的早期，液体复苏和恢复血容量无论对于原发疾病还是IAH都是非常重要的，因为血容量不足的患者合并有IAH将会加重内脏灌注不足，器官功能将进一步恶化。早期阶段，应积极治疗出血和液体丢失引起的内脏灌注不足，因为呼气末正压或血容量不足可加重IAH的病理生理改变。低剂量的多巴酚丁胺可减轻中度腹腔压力引起的小肠黏膜损害，而多巴胺无此作用。ACS患者早期常常会使用大量的液体进行复苏，而这些患者常常存在毛细血管渗漏，因此这些液体存留于组织间隙引起组织水肿，同时可存在于第三间隙，这些与IAH形成恶性循环。单独使用去甲肾上腺素或联合使用多巴酚丁胺可以减少血管床容积，减少液体使用量，是临床医生比较好的选择。传统的复苏终目标为中心静脉压达到8～12mmHg或平均动脉压达到65mmHg，但在IAH或ACS患者中，这些目标是不足的，常常会导致复苏过度或不足，使用腹腔灌注压、脑灌注压或冠脉灌注压作为观察指标可能会更合适。

一、血流动力学监测

研究证实，IAH患者胸内压升高，此时传统的监测指标如肺动脉楔压、中心静脉压是不准确的。而容量指数如右室舒张末期容积或全心舒张末期容积指数等更为可靠。每搏变异量和脉压差可反应患者血管内液体量，但在IAH患者中，这些指标有所升高，需要进行修正。另外通过抬高下肢自体输血在IAH患者中也不可应用，因为IAP升高后，下腔静脉回流障碍，血液不一定能汇入右心房中。

二、目标导向性液体复苏

2001年Rivers等在《新英格兰医学杂志》上发表了具有里程碑意义的文章，创造性地提出早期目标导向液体复苏（early goal-directed therapy，EGDT）的概念。所谓

EGDT 是指一旦临床诊断为严重脓毒症或感染性休克，应尽快进行积极的液体复苏，并在出现血流动力学不稳定状态或组织灌注不足时的最初 6 小时内达到以下目标：①中心静脉压：8 ～ 12mmHg；②平均动脉压（MAP）≥ 65mmHg；③尿量≥ 0.5ml/（kg•h）；④中心静脉血氧饱和度（$ScVO_2$）≥ 70% 或混合静脉血氧饱和度（SVO_2）≥ 65%。其中前 2 项反映的是显性休克的指标，即提示大血管循环容量是否足够；后 2 项尿量与静脉血氧饱和度反映的是组织微循环缺氧的情况，可在一定程度上反映隐匿性休克状态。既往大量的非随机对照研究显示 EGDT 能大大改善外科手术患者临床结果。而 2014 年新英格兰 31 个中心的随机临床对照研究显示 EGDT 并不能对患者的整体生存率有益。另外 2014 年发表在新英格兰杂志的一项多中心研究共纳入 51 个中心（美国、新西兰、芬兰、中国香港、爱尔兰共和国）1600 名患者，实验组 796 人，对照组 804 人。EGDT 组在入选第一个 6 小时内接受更大用量的液体复苏 [（1964 ± 1415）ml vs.（1713 ± 1401）ml]、更多的血管加压药（66.6% vs. 57.8%），红细胞输注（13.6% vs. 7.0%）和多巴酚丁胺（15.4% vs. 2.6%）。最后的结果显示 EGDT 组死亡率 18.6%，对照组死亡率 18.8%。两组在生存时间、住院死亡率、器官支持、持续时间和住院时间没有显著差异。结论：对早期脓毒症休克进行 EGDT 的随机对照研究显示，EGDT 并不能改善早期脓毒症休克患者的 90 天死亡率。《重症监护》（*Critical Care*）于 2014 年发表的一篇 Meta 分析表明 GDT 显著降低脓毒症患者总体死亡率，尤其是早期 GDT 入院第一个 6 小时。然而由于各项研究变量的质量存在差异性，并不能强烈和明确建议使用 GDT。

EGDT 在质疑声中前进，其发挥的是指南作用在于临床的指导意义而不是模式化的生搬硬套，提供的是一种治疗早期脓毒症患者的方案并且在最新的脓毒症指南中推荐的级别为 B 级。因此，临床医师不能完全凭借 SvO_2 和 $ScvO_2$ 做出危重患者是否存在休克的判断，还要结合患者临床表现，并依据中心静脉压、血乳酸等其他指标综合分析得出正确结论。脓毒症的液体复苏也应该尽早进行，依据的指标也应该综合考虑。使用的液体用量、种类也应该深入研究。

EGDT 的概念已经提出了十多年，十多年里医学的检测及认识等有了显著的提高，现在使用十多年前的 EGDT 的目标来引导现在休克的治疗强人所难。EGDT 的精髓应该保留，但导向的终点需要根据患者的特点制订，需要更多的研究来进行修订。

从休克患者来说，尽管目前毛细血管渗漏从本质上来说还没有很好的治疗方法，但我们可采用一些方法来尽量减少其发生。首先，尽量使用较少的晶体液复苏。研究证实急性肺损伤患者中，限制性复苏输液策略优于传统大量输液策略。使用人工胶体液复苏是第二种选择。胶体三维立体结构一定程度上阻挡其从毛细血管膜渗漏出，同时有些明胶还有封闭毛细血管的作用，即使是现在使用的较小的胶体，其相对分子质量和大小也超过毛细血管渗漏孔径。这些产品对肾脏功能影响较小，相对安全。第三种方法是使用血浆制品，如新鲜冰冻血浆，其对恢复血容量和治疗创伤后凝血病亦有重要的作用。特别提出白蛋白也可用于不同情况的复苏，尤其是 20% 的白蛋白，可明显减轻组织水肿。第四种方法为使用血管活性药物来降低前毛细血管的括约肌紧张状态，增加心排血量，提高灌注压，从而减少休克复苏时的液体总量。

　　休克早期阶段，液体复苏是必要的。脓毒症休克中，过量的液体复苏可导致组织水肿和腹腔内液体聚集，从而形成 IAH。过量的液体复苏并不能改善预后，在危重患者中，液体正平衡会增加死亡率。因此，液体复苏的目标应为维持患者血容量和氧供需要，避免过量复苏导致液体渗漏至细胞间隙和体腔。

　　使用胶体液增加胶体渗透压，可减少组织液渗漏。临床上使用的胶体液有天然的如白蛋白，或人工合成的，如明胶或淀粉类。研究证实，烧伤患者使用胶体可减少总液体量，从而使得 IAH 和器官功能障碍的发生率下降。另外，复苏时使用高渗盐水可以减少复苏时的液体量摄入。

第五节　纠正过度液体复苏和毛细血管渗漏

　　创伤、脓毒症、烧伤等损伤或疾病多可出现低血容量、低灌注等休克症状，需要积极液体复苏，而此时机体发生严重全身性炎症反应综合征（system inflammatory reaction syndrome，SIRS）导致毛细血管渗漏，大量细胞外液进入细胞内或组织间隙，为维持有效循环血容量，此时液体治疗表现为显著的正平衡。而大量液体复苏使腹膜和内脏发生进行性水肿，出现 IAH。同时，IAH 可使肠管及肠壁血管受压，肠壁的缺血、水肿，肠蠕动减弱或消失，肠腔内细菌过度繁殖，且肠黏膜屏障功能障碍致使肠内毒素、细菌移位，进一步加重全身炎症反应，甚至发生多脏器功能衰竭，而且发展极其迅速。因此，危重患者进行液体复苏时，应警惕因过度液体复苏导致 IAH 而进一步使病情恶化。

　　复苏同时，病因的处置和治疗亦有重要的意义。例如，创伤和出血患者，早期控制出血，纠正凝血功能障碍和酸中毒非常重要。脓毒症患者中，早期使用抗生素亦非常重要。

　　然而，液体复苏过度，往往会导致机体水肿、第三间隙液增加，从而与 IAH 形成恶性循环。因此，当患者血流动力学状态稳定后，就应该考虑患者的液体平衡，减少机体水肿的发生就变得比较重要了。因此病因治疗和早期复苏的同时，亦要尽快清除体内多余的液体，从而降低 IAP，改善器官功能。如果患者肾功能损伤不大且患者血流动力学稳定，利尿剂（临床上常用髓袢利尿剂）可减少体内液体聚集，降低 IAP。然而 IAH 患者常常伴随肾功能损害，其病因是多方面的，IAH 对肾脏影响最大的是对肾脏血流的影响。IAH 导致肾脏静脉收缩从而导致肾静脉压升高。同时腹腔压力直接压迫肾皮质导致肾皮质动脉血流量和微循环流量减少。肾脏血流量的变化激活肾素 - 血管紧张素 - 醛固酮系统，同时抗利尿激素分泌增加。但在 IAH 患者中，激素分泌变化的临床重要作用仍不是十分清楚。

　　Biancofiore、Sugrue 等报道在 IAH 患者中肾功能损害十分常见。Ulyatt 等建议使用滤过梯度（filtration gradient，FG）来解释 IAH 相关的肾脏功能损害。滤过梯度是肾小球滤过的机械力，它是肾小球滤过压与近端肾小管压的差值。肾小球滤过压等于肾血流量，即 MAP-IAP。在 IAH 患者中，近端肾小管压力可近似等于 IAP，因此 FG 计算为公式为 FG=MAP-2G=MA。这可能就能解释为什么肾脏比其他器官更容易受到 IAH 的损害了，如果发展成肾衰竭则是 IAH 患者病情进一步恶化的关键因素。因此，许多 IAH 患者常常合并少尿或无尿，此时，肾脏替代治疗应及早进行。

持续肾脏替代治疗的其工作原理是靠血泵推动血液循环、利用对流转运而清除溶质，具有血流动力学稳定，溶质清除量大，以稳定的速率持续慢超滤脱水，可精确控制人体脱水量，纠正电解质、酸碱平衡紊乱，迅速降低患者 IAP。另外通过对流缓慢有效地清除多余水分和溶质，能清除通过高通量膜的大中分子，避免血容量的急剧波动，同时可有效清除循环中炎症介质、纠正酸中毒、减轻容量负荷，有利于血流动力学稳定。研究证实 IAH 缓解、血流动力学改善后，肠道内大量在 IAH 时产生的内毒素及炎性介质等随着血流动力学的改善而进入血液循环，并且能造成小肠上皮细胞的显著损害和细胞间紧密连接蛋白的缺失，导致肠黏膜通透性增加，又将导致 IAP 的增加。因此持续肾脏替代治疗可清除炎性介质及改善血流动力学，减少重要脏器缺血再灌注损伤，减少继发性或再发性 IAH 形成。

持续肾脏替代治疗可使用超滤来减轻水肿，该方法已经得到证实，对减轻患者 IAP 和改善器官功能有显著效果，如改善呼吸系统的顺应性。在一些患者中，仅仅使用超滤即可滤出大量的液体，从而降低 IAP。如果患者血流动力学可能耐受，那么使用肾脏替代行超滤治疗应积极进行。当患者的血流动力学处于临界状态时，使用连续静静脉血液滤过（CVVH）比间断性超滤疗法更能保持血流动力学稳定。肾脏替代治疗的同时，可使用 20% 的白蛋白来降低液体需要量。烧伤患者可使用维生素 C 来减少液体需要量。

第六节　其　　他

Gattinoni 等报道使用持续腹腔内负压吸引可降低 IAP，增加呼气末容量。他们在 30 个 ICU 中研究发现，持续腹腔内负压可显著降低 IAP，然而这些研究中，患者的基础 IAP 亦较低。

以前的研究表明许多药物可显著减少创伤患者的第三间隙液体积聚，但这些药物是否对 IAH 或 ACS 起效缺乏足够的研究。奥曲肽、长效生长抑素类似物，在动物实验中可减少 IAH 减压后的中性粒细胞浸润，改善再灌注后的氧自由基损害。严重烧伤患者使用维生素 C 后可减轻毛细血管渗漏和减少复苏时液体总量。

IAH 和 ACS 可显著增加患者死亡率，当患者 IAP 升高时，应积极使用这些非手术疗法来降低 IAP 和改善器官功能。如果使用这些方法仍不能改善患者的 IAH 状态，应积极考虑手术干预。

（陈　军）

参 考 文 献

De Keulenaer BL, De Waele JJ, Powell B, et al.2009. What is normal intra-abdominal pressure and how is it affected by positioning, body mass and positive end-expiratory pressure? Intensive Care Medicine, 35.6: 969-976.

De Keulenaer BL, De Waele JJ, Malbrain MLNG. 2011. Nonoperative Management of Intra-abdominal

Hypertension and Abdominal Compartment Syndrome Evolving Concepts. The American Surgeon, 77(July Supplement): 34-41.

De Laet I, Hoste E, Verholen E, et al. 2007. The effect of neuromuscular blockers in patients with intra-abdominal hypertension. Intensive Care Medicine, 33, 10: 1811-1814.

De Laet IE, Ravyts M, Vidts W, et al. 2008.Current insights in intra-abdominal hypertension and abdominal compartment syndrome: open the abdomen and keep it open! Langenbeck's Archives of Surgery, 393(6): 833-847.

Ejike JC, Kadry J, Bahjri K, et al. 2010. Semi-recumbent position and body mass percentiles: effects on intra-abdominal pressure measurements in critically ill children. Intensive Care Medicine, 36(2): 329-335.

Kirkpatrick A W, Pelosi P, Waele J J D, et al. 2010. Clinical review intra-abdominal hypertension does it influence the physiology of prone ventilation? Critical Care, 14: 232.

Kirkpatrick AW, Roberts DJ, De Waele J, et al. 2013. Intra-abdominal hypertension and the abdominal compartment syndrome: updated consensus definitions and clinical practice guidelines from the World Society of the Abdominal Compartment Syndrome. Intensive Care Medicine, 39(7): 1190-1206.

LevyMM. 2014. Early goal-directed therapy: what do we do now? Crit Care, 18(6): 705.

Peces R, Vega C, Peces C, et al. 2010. Massive gastric dilatation and anuria resolved with naso-gastric tube decompression. International Urology and Nephrolog, 42, 3: 831-834.

Pro CI, Yealy DM, Kellum JA, et al. 2014. A randomized trial of protocol-based care for early septic shock. N Engl J Med, 370(18): 1683-1693.

第七章　腹腔开放后的液体治疗

第一节　目标导向性液体治疗

关于 IAH 患者行腹腔开放术后的液体管理，目前文献鲜有报道。一项针对美国创伤外科协会会员的问卷调查发现，临床医师在面对腹腔开放患者所采取的液体治疗策略各有不同。部分人认为应该采取"开放"补液的措施，因为腹腔开放后肠管外露，腹腔直接暴露于空气中，会导致非显性体液的大量丢失。若补液不足会引起有效循环血量减少，使肠道、肾脏等脏器灌注减少，进一步诱发肠黏膜屏障受损及细菌易位，加重机体损伤。"开放"补液方案往往推荐输注大量晶体液，以此来维持稳定的血流动力学，而过量的补液可使血管内胶体渗透压降低，静脉压升高，组织间液增多，加重肺水肿及肠管水肿，导致 IAP 进一步增高及致肺功能下降。"限制"性液体治疗可避免大量的液体进入组织间隙，减轻组织水肿。Rahbari 等研究表明，限制性液体输注可明显降低结直肠手术后的病死率。但是 IAH 可导致多脏器灌注不足，心排出量降低，前负荷降低，后负荷增加。过低的容量负荷反而可能会使腹腔开放后的并发症的发病率增高。因此，为达到腹腔开放患者液体的优化管理，应该实行针对个体的具体化的液体治疗策略。

一、传统指标检测指导液体复苏的局限性

血流动力学的监测是 IAH 患者早期判断，以及治疗过程中效果观察、治疗方案反馈与调整的重要手段，合理选择监测指标并正确解读有利于临床判断与治疗，以及患者的预后。临床上腹腔开放患者在进行液体复苏过程中，常常需要寻找最佳前负荷的位置，即在此前负荷压力水平下能达到最大的心排血量（cardiac output，CO），最大程度满足组织器官的灌注需求，而又能最小程度地减少组织间隙水肿的程度。根据 Frank-Starling 定律，心肌收缩力是心肌纤维初长度的函数，当心脏前负荷增加到一定程度，到达心功能曲线的平台段时，液体反而会导致右心过负荷，甚至加重肺水肿，造成严重后果。腹腔开放患者围手术期进行液体复苏常常需要通过评价容量反应性，判断心脏对前负荷的依赖程度，从而通过补液增加心脏前负荷，增加心排血量。

常规静态血流动力学监测包括体心率、血压、心排血量、中心静脉压（central venous pressure，CVP）和肺动脉楔压（pulmonary artery wedge pressure，PAWP）等。单一静态监测指标得出的监测结果常常与患者真实的血流动力学状态存在较大差异，给危重患者血流动力学状态的判断分析和及时调整临床治疗方案带来困难。在临床工作中，常通过测量 CVP 或 PAWP 来评估机体的容量状态和心脏前负荷。但是事实上，CVP 或 PAWP 受到多种因素的影响。既往的大量研究已经证明，CVP 或 PAWP 与心脏前负荷并无显著的相关性。在正常生理状态下，CVP 可以近似等于右心房压，可以作

为反映回心血量及右心前负荷的指标。而 PAWP 可以反映左室舒张末压，曾经一度被认为是左心前负荷的"金标准"。但是这些指标均是以压力代容积的方法来反映心脏的前负荷，受到心室顺应性、机械通气等多种因素影响。在 IAH 患者中，由于 IAP 及胸腔内压的升高及横膈上抬的直接挤压作用，可导致 CVP 和 PAWP 反常地升高，在机体全身循环血量不足时仍然能够处于正常值范围，因此不能依据单一 CVP 或 PAWP 监测指标来判断液体复苏的目标或终点。

二、目标导向性液体治疗的提出

现代液体治疗最早起源于 19 世纪 30 年代，而第一次在临床上运用液体治疗是用来治疗霍乱导致的机体腹泻和严重脱水。1959 年，Moore 在"应激反应理论"的基础上，提出了"限制性补液策略"这一概念。到了 1961 年，Shires 等对此概念提出了质疑，并基于"第三间隙学说"提出了"开放性补液策略"，从此这一补液策略被广大医师接受并广泛用于临床。直到 2002 年，Lobo 等再次提出了"限制性输液"的理念，并指出了"开放性补液策略"患者带来的一系列弊端，"限制性输液"的理论才重新得到接受和认可。1967 年 Shoemaker 等首先提出了目标导向性液体治疗（goal-directed therapy，GDT）。GDT 的概念就是通过监测设备来实时动态监测机体的容量状态，从而根据监测值来指导和调整液体治疗的方案。到了 2001 年，Rivers 等在原来的基础上进一步提出了早期目标导向治疗（early goal-directed therapy，EGDT），对 GDT 理论进行了深入探讨，提出了限时复苏的概念，目的在于在最短的时间内纠正患者的血流动力学的紊乱，恢复稳定的血流动力学参数，从而改善组织氧供和脏器灌注，保护脏器功能，预防脏器功能衰竭。已有多个研究证实，GDT 可显著降低危重患者并发症的发病率，缩短其住院时间，改善患者的预后情况。Kimberger 与 Hilterbrand 等建立了猪的腹部手术模型，并实施了三种不同的术中液体复苏方案，通过放置肺动脉漂浮导管来测量混合静脉血氧饱和度，导向的目标是维持该指标值高于 60%。试验结果显示，各组之间的心肺功能参数、尿量无显著的差异，但肠道吻合口周围的组织氧分压有显著性差异。GDT 羟乙基淀粉复苏组为 245%，GDT 乳酸钠复元氯化钠溶液复苏组为 147%，而单纯的乳酸钠复元氯化钠溶液复苏组仅为 116%。英国的"危重患者输液指南"中建议，对风险较高的外科手术患者，围手术期的补液治疗应该以既定目标为导向来纠正患者的心排心量和组织氧供，这或许有助于提高患者的术后生存率。

三、腹腔开放的 GDT

GDT 是一种个体化的液体治疗方案，通过肺动脉漂浮导管、脉搏图形和脉搏功率分析仪等血流动力学监测仪器来动态监测患者的每搏量／心排血量／氧供或与之相关的衍生参数，保持监测的血流动力学指标在目标范围之上，指标下降时则加强液体输注和（或）使用血管活性药物，以满足组织器官的正常氧供。因此，GDT 能够为腹腔开放患者提供最优化的输液策略。心排血量和组织氧供的降低是 IAH 时导致多器官功能障碍的关键因素，决定了患者的预后情况。故一般选择监测心排血量和组织氧供为 GDT 的导向目标。但腹腔开放术后应该以哪些最佳的动态监测指标为导向及指标应达到的目标值，目前仍然未有定论。但一般认为至少需保证腹腔灌注压大于 65mmHg、心脏指数大于 2.5L/（min·m²），从而保证腹腔脏器充足的血液灌注。

四、GDT 的动态监测手段

肺动脉热稀释导管（Swan-Ganz 导管）曾被认为是血流动力学监测的金标准。将 Swan-Ganz 导管经静脉插入上腔静脉或下腔静脉，通过右心房、右心室、肺动脉主干、左或右脉动脉分支的血液流动，将导管尖端放置到肺小动脉。通过此导管可以测定 CVP、右房压（right atrial pressure，RAP）、右室压（right ventricle pressure，RVP）、肺动脉收缩压（pulmonary arterial systolic pressure，PASP）、肺动脉舒张压（pulmonary artery diastolic pressure，PADP）、肺动脉平均压（pulmonary arterial pressure，PAP）及 PAWP。此外，通过漂浮导管施行温度稀释法（thermodilution）可测量心排血量，计算心脏指数（cardiac index，CI）、每搏量（stroke volume，SV）、每搏指数（stroke volume index，SI），还可计算出肺循环血管阻力（pulmonary vascular resistance，PVR）和体循环血管阻力（systemic vascular resistance，SVR）。但 Swan-Ganz 导管造价昂贵、并发症多、操作技术要求高，需要经过专门训练的专业人员来放置导管和进行各项数据的监测。而将肺热稀释法与动脉脉搏波形分析技术结合起来的脉波轮廓温度稀释连续心排量测量仪（pulse indicator continuous cardiac output，PICCO）是德国 PUISION 公司推出的新一代容量监测仪，只需配置中心静脉及动脉导管，而不需放置肺动脉导管（pulmonary artery catheter，PAC）。该监测仪采用热稀释方法测量单次的心排血量，并通过分析动脉脉搏轮廓波形的曲线下面积来获得连续的心排血量（pulse contour cardiac output，PCCO）。PICCO 监护仪可同时监测 PCCO 和容量指标，并可监测血管阻力变化。经肺热稀释法可获得心排血量、心脏指数、胸内容量指数、全舒张末容积指数、血管外肺水（extravascular lung water，EVLW）指数、肺血管通透性指数等数据，经肺热稀释法对动脉脉搏轮廓法初次校正后，可在以上测得指标基础上得到更多数据，如连续监测 PCCO、心率、每搏量、平均动脉压、容量反应（每搏量变异性、脉搏压力变异性）、系统性血管阻力指数、左心室收缩力指数。Swan-Ganz 监测导管与 PICCO 的比较见表 7-1。

表 7-1　Swan-Ganz 监测导管与 PICCO 的性能比较

	Swan-Ganz 监测导管	PICCO
置管操作	需经心脏置管于肺动脉，过程复杂，有创性大	经中心静脉和动脉置管，操作要求低，安全性好
血流动力学指标	CVP、PAWP 等容易受到多种因素影响	ITBV 及 EVLW 等稳定、准确、直观的指标
留置时间	不宜超过 5 天	可达 10 天
并发症	较多，除中心静脉置管相关并发症之外，可出现心律失常、肺动脉损伤等	中心静脉和动脉置管相关的并发症，严重并发症少
费用	2000～3200 元/次不等。后续治疗费用较高，有时需重复置管	约 2900 元/次。后续治疗费用低

与 Swan-ganz 导管相比，PICCO 具有以下优点。第一，PICCO 无需置管到肺动

脉及肺小动脉。极大地减轻了对人体的损伤，减少和避免了 Swan-ganz 导管的一系列问题和并发症，而且留置时间可延长至 10 天。第二，PICCO 采用了新的监测指标。Swan-ganz 导管通过监测 PAP、PAWP 及 CVP 来评价血管容量和心脏前负荷的状况，易受到血管壁顺应度、心内瓣膜功能、胸腔内压力等因素的影响，而且不能反映血管外肺水的量，使其准确性备受质疑。PICCO 引入 ITBV 及 EVLW 这两个指标的测定，大量研究表明连续监测 ITBV 及 EVLW 能够更准确、及时地反映体内液体的变化。第三，PICCO 整合了 IBP 监测，一举两得，使用方便，减少了患者的医疗费用，而且顺应了技术医学发展的潮流；第四，PICCO 能连续反映一些高变异度但临床价值大的指标，能捕捉瞬息变化的信息供医生参考，并提供直观、简便、安全的界面和操作要求。

第二节　PICCO 血流动力学检测系统

自从 20 世纪 70 年代肺动脉导管技术应用于临床以来，先进的血流动力学监测技术不停发展，在危重患者的血流动力学检测方面发挥了中坚作用。虽然肺动脉漂浮导管在临床上仍然是心排血量测量的金标准，但它的应用却因得到质疑而逐渐减少。这主要是因为肺动脉漂浮管造价昂贵、并发症多、操作技术要求高，需要专门的技术人员进行插管及各项数据的监测，而且研究还发现其并不能降低危重患者的死亡率。PICCO 是一项全新的经肺热稀释心排血量与动脉脉波轮廓连续心排血量监测联合应用的技术，同时能监测及整合大量的血流动力学数据。而且 PICCO 检测设备只需要一根中心静脉导管和股动脉动脉导管就能简便、精确、连续监测心排血量，相比 PAC，其创伤及危险性明显降低。因此在其面市超过十年以来，PICCO 监测仪已在危重患者中广泛应用。

一、PICCO 监护仪

目前市面上使用最广泛的 PICCO 容量监护仪是由德国 Pulsion 医学公司生产的（图 7-1）。

其包含三个主要的部分：一根离尖端约 5mm 左右的固态热敏电阻的特殊动脉导管，一个连接标准中心静脉导管末端的注射装置，以及显示用户界面的显示器。目前 Pulsion 公司的最新产品型号为 PICCO2，配备了 13 英寸彩色液晶显示触摸屏，并且兼容了 CeVOX 功能，可加配 LiMON 肝功能模块，能够显示所有血流动力学的标准临床参数，包括雷达图、树状参数归纳图、参数趋势图等。美国 Philips 公司与德国 Dräger 公司的监视器均配备相关模块，能够与 PICCO 导管连接使用。

（一）PICCO 置管位置

动脉压力的绝对值及波形在靠近外周和靠近心脏的位置是不一样的，但股动脉是最常选择的穿刺置管位置。除此之外，动脉导管的位置也可选择在桡动脉、肱动脉或腋动脉。置入的动脉导管 10 天以内建议更换，而动脉压力换能装置及静脉注射装置每 3～5 天需要更换 1 次。深静脉导管需放置在中心心肺循环处，一般放置于上腔静脉或

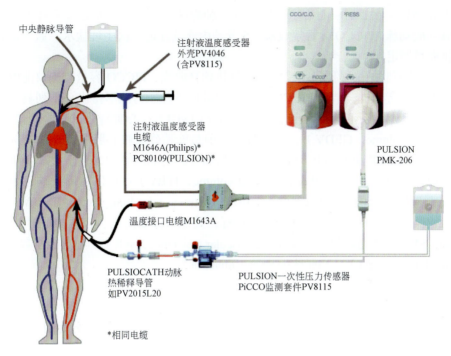

中央静脉导管

注射液温度感受器
外壳PV4046
(含PV8115)

注射液温度感受器
电缆
M1646A(Philips)*
PC80109(PULSION)*

PULSION
PMK-206

温度接口电缆M1643A

PULSIOCATH动脉
热稀释导管
如PV2015L20

PULSION一次性压力传感器
PiCCO监测套件PV8115

*相同电缆

图 7-1　PICCO 容量监护仪

右心房。如果仅为校正心排血量，也可经外周静脉注射校准液，但此时容量测定是不准确的。如果深静脉导管放置在股静脉，虽经肺热稀释法测量的心排血量仍然是可靠的，但会使胸腔内容积的测量值偏高。除此之外，在同侧的股动脉不宜同时置管，以防在热敏感受器附近血管的注入操作干扰测量结果。

（二）仪器校准

在 PICCO 导管置入及对监护仪进行必要的设置后，需要在采集数据之前对机器进行一些校正。注入的校准液最好是 0.9% 的生理盐水，其他含脂肪或葡萄糖成分的液体均会损害传感器的防护罩。注射液的推荐剂量和患者的血管外热容积是成正比的，后者主要和患者的体重及血管外肺水有关。实际操作中每次注射的剂量为 15 ～ 30ml。室温下可以直接注射，不过注射液的最佳温度应该在 8℃以下。单人进行操作，在 5 分钟内以同样的速度进行连续 3 次的注射，3 次注射的测量结果的变异度应该在 20% 以内。病情稳定的患者必须每隔 8 小时进行重新校准，如果患者有明显的病情变化，也应重新校准。

（三）操作过程

（1）首先经右侧中心静脉导管通路，通过三通管将注射器及心排血量模块、接口电缆的温度探头相连；经股动脉处置入动脉专用监测导管，分别与心排血量模块、有创压力模块相连。

（2）测量开始时，先从中心静脉匀速注入一定量的冰生理盐水（8℃），15 ml/ 次，

经过上腔静脉 – 右心房 – 右心室 – 肺动脉 – 肺静脉 – 左心房 – 左心室 – 升主动脉 – 腹主动脉 – 股动脉 –PICCO 导管接收端。5 分钟内连续注射 3 次生理盐水，做 3 次温度稀释心排血量测定。

（3）按照监护仪屏幕提示操作，绘制热稀释曲线，PICCO 容量监测仪能够自动对该曲线波形进行分析，结合 PICCO 导管测得的股动脉压力波形得出一系列具有特殊意义的重要临床参数：心排血量与心功能指数（CO/CI）；心脏舒张末总容积量（global end diastolic volume，GEDV），该参数是目前最能精确反映心脏前负荷的指标，它优于一般使用的 CVP 和 PAWP，可以不受呼吸和心脏功能的影响，真正反映心脏的前负荷；胸腔内总血容量（intrathoracic blood volume，ITBV）：可以精确反映患者的血容量情况，指导临床输液治疗；血管外肺水（extravascular lung water，EVLW）：它是目前为止监测肺水肿最具特异性的量化指标；其他指标如血压、心率、每搏量（stroke volume，SV）、体循环阻力（systemic vascular resistance，svR）、心功能指数（cardiac functional index，CFI）、心肌收缩指数（dmax/dt）。

（四）测定的参数

PICCO 血流动力学监测仪能够监测大量血流动力学指标。主要分为两大类：

1. 基于经心肺热稀释法所间断测量的参数

（1）心排血量（CO）：指每分钟左心室或右心室射入主动脉或肺动脉的血量，是评价循环系统效率高低的重要指标。

（2）EVLW（extravascular lung water）：血管外肺水，包括肺组织间液和肺泡液体。对肺水肿有良好的诊断价值。

（3）GEDV（global end diastolic volume）：全心舒张末期容积，在评价心脏容量反应性方面优于心脏充盈压。

（4）ITBV（intrathoracic blood volume）：胸腔内血容量，临床应用类似于 GEDV。

（5）CFI（cardiac functional index）：心功能指数，CO 与 GEDV 的比值。

（6）GEF（global ejection fraction）：全心射血分数，每搏量（SV）与 GEDV 的比值乘以系数 4。

（7）PVPI（pulmonary vascular permeability Index）：肺血管通透性指数。EVLW 与肺血流量的比值。

2. 基于动脉脉搏轮廓分析所连续测量的参数

（1）CO：根据动脉脉搏波形收缩期部分的曲线下面积分析得出每搏量（SV）及心率算出。

（2）SV（stroke volume）：每搏量，根据动脉脉搏波形收缩期部分的曲线下面积分析得出，需要经心肺热稀释法来校正及测量大动脉顺应性。

（3）SVR（systemic vascular resistance）：全身血管阻力，根据平均动脉压及 CO 计算得出。

（4）PPV（pulse pressure variation）：脉压变异。

（5）SVV（stroke volume variation）：每搏量变异度。

（6）LVCI（left ventricular contractility index）：左心室收缩性指数。

3. 其他

（1）心率、收缩压、舒张压、平均动脉压及中心静脉压。

（2）中心静脉氧饱和度（$ScvO_2$）：通过往中心静脉导管远端插入一根 CeVOX 光纤探针来进行连续检测。

4. 正常参考值（表 7-2）

表 7-2　PICCO 主要测定参数正常值

参数	正常值	单位
CI	3.0 ～ 5.0	L/（min・m^2）
ELWI	3.0 ～ 7.0	ml/kg
CFI	4.5 ～ 6.5	L/min
HR	60 ～ 90	次 / 分
CVP	2 ～ 10	mmHg
MAP	70 ～ 90	mmHg
SVRI	1200 ～ 2000	dyn・sec・cm^{-5}・m^2
SVI	40 ～ 60	ml/m^2
SVV	≤ 10	%

5. 参数的意义

（1）反映心脏前负荷的指标

1）ITBV 和 GEDV：临床上反映心脏前负荷的常用参数包括：CVP、PAWP、左心室舒张末压（left ventricular end diastolic pressure，LVEDP）等，这些指标均以压力代容积的方法来反映心脏的前负荷，受到心室顺应性、机械通气等多种因素影响。而 GEDV、ITBV 是以胸腔和心腔内的血容量指标直接来反映心脏的前负荷，消除了胸腔内压力及心肌顺应性等因素对压力参数的干扰，从而能更准确地反映心脏容量负荷的真实情况。目前认为，ITBV 和 GEDV 在反映心脏前负荷的敏感性和特异性方面，远比 CVP、PAWP、右心室舒张末期容积更强。

2）SVV 和 PPV：是评价心脏前负荷的另一项重要参数，也是功能性血流动力学监测的重要指标，多用于机械通气的患者。SVV 和 PPV 通过记录单位时间内每次心脏搏动时的 SV 和脉压，计算出它们在该段时间内的变异程度，以此来预测心血管系统对液体负荷的反映效果，从而更准确、更有效率地判断循环系统前负荷状态，优于心脏前负荷的静态参数。一些临床研究显示，SVV 是指导机械通气的严重脓毒症患者液体治疗的良好指标。

（2）反映心脏后负荷的指标：PICCO 基于动脉脉搏轮廓分析法可连续测量心脏的每搏参数，经肺热稀释法的初始校正后，根据公式可以在每次心脏搏动时计算出 SV，并得 CCO 和 SVR。研究证实，这些指标与肺动脉漂浮导管的相关性很好。

（3）心肌收缩力指标：GEF 和 CFI 是评价心脏收缩功能参数中的特有指标，是由 SV 与 GEDV 通过公式计算衍生出来的。CFI 和 GEF 能够较为准确地反映左心室的收缩功能，但对于存在右室功能不全的患者，依靠 CFI 和 GEF 反映左室收缩功能并不准确。

（4）肺相关参数：EVLW 和 PVPI 是 PICCO 的特有参数，是对肺水监测的重要指标。PVPI 代表了肺血管通透性的高低，可以鉴别低蛋白性肺水肿与炎性水肿。EVLW 指细胞外肺水，包括肺组织间液和肺泡液体，在液体复苏时，能够通过监测该值来指导液体输注。在创伤及危重症患者中，其值升高是急性呼吸窘迫综合征（acute respiratory distress syndrome，ARDS）的重要病理生理改变，其评估肺水肿的准确性远远优于胸部 X 线平片。尽早应用 PICCO 监测，有助于鉴别肺水肿的类型，更好地指导液体治疗的策略并改善患者的预后。

6. 决策树 PICCO 除了能够动态监测大量血流动力学指标之外，还能够针对所检测出来的指标值制订一个决策树。决策树所包含的内容包括预期值、容量增加、容量减少和血管活性药物。决策树能够针对某些特定的目标值来给出推荐的操作，如增加补液速度或加用血管活性药物。但这样的决策树同样存在缺陷。首先，某些病理改变能够导致血流动力学的紊乱，如气胸或者脓毒症，而决策树并不能指示临床医生进行气胸的闭式引流或脓毒症的感染控制。其次，PICCO 并不能把某些机械支持设备如主动脉内反搏球囊、动静脉体外膜氧合设备所带来的影响考虑进去。许多对比心排血量监测设备的研究，只关注比较某些特定的参数，而临床实践中，往往需要综合多种信息进行考虑。PICCO 能够综合大量的血流动力学参数，从而应用于目标导向液体治疗。目前评价 PICCO 在围手术期及危重患者中的应用效果的研究很少。针对某些患者群体，如心脏手术后患者的应用研究，表明 PICCO 能改善患者的预后。然而 PICCO 与其他心排血量监测设备在准确性和精确性方面孰优孰劣，目前尚未有明确定论。

（五）PICCO 原理

PICCO 监护仪对循环监测主要涉及两种基本技术：经心肺温度稀释技术和动脉脉搏波型曲线下面积分析技术。

1. 经心肺热稀释法原理

（1）CO：热稀释法测量 CO 是基于 Stewart-Hamilton 方程，CO 与指示剂注入后通过心脏时的浓度和总通过时间呈负相关，通过以下热稀释公式可计算出 CO。

$$CO_{td}=(T_b-T_i)V_i K]/\int\!\varDelta T_b dt$$

CO_{td}= 心排血量，T_b= 血液温度，T_i= 注射溶液温度，V_i= 注射液容积，$\int\!\varDelta T_b$= 热稀释曲线下面积，K= 校正常数。

肺动脉导管检测 CO 时指示剂注入只通过右侧心脏，而传感器放置在肺动脉血管内。而经心肺热稀释法时指示剂经中心静脉导管注入后依次通过右心房、右心室、肺循环、左心房、左心室及主动脉。动脉导管（一般放置在股动脉内）尖端的热敏电阻可以监测到血液温度的变化，通过计算曲线下面积能够得出 CO 的值。

基于不同患者群体的研究已证实，相比肺动脉导管，经心肺热稀释法检测出来的值是具有可靠性的。错误值的来源可能包括：注射前指示剂的流失，回流阀的受损，心内分流，体外循环，体温快速变化，流动过程中指示剂的复温和呼吸周期导致的 CO 周期性改变。经心肺热稀释法中指示剂的注入和检测所需时间和流动距离较长，这增加了传导性损失（conductive loss）和再循环（recirculation）所导致的错误。在使用股动脉置管进行 PICCO 监测时，大动脉动脉瘤的存在会导致 ITBV 和 GEDV 的检测值偏高，而主动脉内球囊反搏泵将使动脉脉搏波形分析得出的 CO 值的准确性降低。PICCO 无需进行右心置管，但事实上与肺动脉置管直接相关的严重不良事件还是很少的。

PICCO 主要的优点是：其能够可靠地测量 CO，并整合大量有用的血流动力学指标，这一点是肺动脉导管监测无法做到的。

（2）心肺热稀释法测定其他参数：进一步分析热指示剂通过心肺循环时的稀释曲线的斜率和持续时间，能够计算出相关血流动力学参数，包括胸内容积和心脏功能指数。指示剂的时间－浓度曲线斜率经 log 变化后呈指数衰减。假定指示剂已经在血液管腔内充分混合，指数衰减时间应与指示剂分布的最大容积的管腔（肺循环）成正比。指示剂平均的传导时间定义为指示剂的一半通过动脉传感器的时间，其与胸腔内分布容积成比例。这些原理可用来计算 EVLW 和 GEDV。这两个指标与 CO 一样，必须以体表面积为参照。在肥胖患者中，如果使用基于实际体重的算法，这些指标值将令人产生误解。而最新版本的 PICCO 监测仪，参照的是由给定的身高算出的标准体重。至于儿童患者，PICCO 在 CO 监测的效能方面与成年患者无异。

（3）EVLW：是指分布于肺循环血管外的液体，包括肺间质液和肺泡液。正常值的范围是 3 ～ 7 ml/kg。CT 断层扫描，磁共振成像和正电子发射断层扫描均能用于测量血管外肺水，但重量分析法（gravimetry）被认为是金标准。经心肺热稀释测定血管外肺水最早使用的是双指示剂测定法。一种指示剂（如冰盐水）在胸腔内容积的分布容积减去与另一种指示剂（如惰性的化学品，如吲哚菁）在胸腔内血液容量（ITBV）中的分布容积，即为血管外肺水。双指示剂经心肺热稀释法能够检测到 EVLW 20％左右的变化，而且与重量分析法有良好的相关性。

尽管单指示剂测量 EVLW 时可能会由于在肺外组织的再分布而导致偏差，但其与双指示剂热稀释法技术和重量分析法所得出的测量值均有良好的相关性。ITBV 的计算基于 GEDV，并且假设两者存在线性关系。不管是单指示剂还是双指示剂，非肺组织和心肌组织的细胞外液体都被认为是可以忽略的。需要注意的是，肺切除术、肺血管栓塞及 PEEP 通气均会干扰 EVLW 的测量。

经心肺热稀释法检测 EVLW 值能够用来诊断亚临床肺水肿（临床和影像学检查不能发现的肺水肿），并能通过计算肺血管通透性指数来鉴别肺水肿的病因。

除了在诊断方面的应用，EVLW 还能够预测 ICU 患者的预后，还能够指导液体治疗的平衡。在危重患者中，液体的平衡与患者的越后是息息相关的。而很多研究证实，在肺移植、急性肺损伤和冠状动脉搭桥术后等患者中，EVLW 能够很好地指示机体的液体负荷。但是通过 EVLW 来指导液体治疗是否能够使患者的越后总体得到改善，还需要进一步的验证。

（4）全心舒张末期容积和胸腔内血容量：危重患者的不当补液可以增加不良事件的风险，因此需要对机体血管内容量进行准确的衡量。中心静脉压与肺动脉楔压曾被广泛应用于评估危重患者的液体容量情况。这些指标以压力代容积的方法来反映心脏的前负荷，容易受到心室顺应性、机械通气等多种因素影响，因此逐渐受到质疑。通过 PICCO 监护仪绘制经心肺热稀释曲线，能够计算出基于容积变化的 GEDV 和 ITBV 值。GEDV 反映了舒张末期四个心腔的总容积，而 ITBV 还包括了肺循环的容积。

（5）心功能指数和全心射血分数：PICCO 监护仪能够通过经心肺热稀释曲线计算出心功能指数和全心射血分数，从而衡量心脏的功能。心功能指数（CO 与 GEDV 的比值）和全心射血分数（每搏量与 GEDV 的比值乘以因子 4）只需简单计算 CO 及心脏容积的比值就可以得到。因为经心肺热稀释法能准确地测量出 CO 和 GEDV，所以由此计算得出的心功能指数和全心射血分数能够很好地评估心功能。

2. 动脉脉搏轮廓分析法

（1）CO：动脉脉搏轮廓分析法能够通过分析动脉脉搏的波形特征，持续监测 CO 和每搏量。通过动脉脉搏波形来计算 CO 是非常复杂的，因为波形不仅取决于每搏输出量，还取决于动脉的阻抗，而动脉阻抗在不同个体之间是非线性变化的。以下为 CO 的计算方程

$$CO = HR \cdot SV \text{ where } SV = A_{sys}/Z_{ao}$$

CO= 心输出量，HR= 心率，SV= 每搏输出量，A_{sys}= 动脉波形收缩期下面积，Z_{ao}= 动脉阻抗。

虽然动脉阻抗是非线性变化的，但它和血流的关系能够使用 Windkessel 模型来进行计算。Windkessel 模型包括三个元素：反脉动流；Windkessel 顺应性；外周动脉阻力。Windkessel 模型是市面上大多非校准动脉脉搏轮廓仪计算 CO 的原理之一。虽然算法日臻复杂，但其无法自行校正测量的 CO 值，也无法将动脉阻抗随时间的变化考虑入内，故始终存在测量值不够准确这一缺点。而 PICCO 动脉脉搏轮廓分析通过使用经心肺热稀释法来校正 CO 和测量动脉阻抗，克服了这一部分的缺点。通过平均动脉压和经心肺热稀释法 CO 可计算出全身血管阻力，进一步测量出动脉被动舒张期指数衰减时间，两者的比值即为动脉顺应性（Ca= 指数衰减时间 / 全身血管阻力）。每搏量的计算需同时考虑动脉波形收缩期下面积和动脉波形的形状（dP/dt）。与此同时，经心肺热稀释法的测量给出了校正系数 K。通过下面方程最终实现了动脉脉搏轮廓分析法对 CO 的连续测量。

$$PCCO = cal \cdot HR \cdot \int_{Systole} \left(\frac{P(t)}{SVR} + C(p) \cdot \frac{dP}{dt} \right) dt$$

病人特异校正因素（热稀释测量）　心率　压力曲线下面积　主动脉顺应性　压力曲线形状

图 7-2　动脉脉搏轮廓分析法公式

PCCO= 动脉脉搏轮廓分析心排血量；cal= 经心肺热稀释法校正系数；HR= 心率；Systole= 曲线收缩期部分；$P(t)$= 压力随时间的变化；SVR= 全身血管阻力；$C(p)$= 动脉顺应性；dP/dt= 动脉脉搏波形形状

尽管 PICCO 能够对动脉脉搏轮廓分析进行自身校正，但计算出来的值仍然存在不够精确的可能。因为方程中涉及很多变量，而且很多变量之间的衍变是基于假设的。在心律不齐、安置主动脉球囊反搏装置或循环支持装置的患者中，基于动脉脉搏轮廓分析的测量是不准确的。在临床应用中，动脉导管的扭转、震动和调零不足，都有可能导致测量的不准确。动脉置管的位置也有可能会影响动脉脉搏波形的分析。关于动脉脉搏轮廓分析的经心肺热稀释校正的最佳间隔时间，目前还未有定论。一般认为，患者的血流动力学越不稳定，校正就应该越频繁。多个研究已经证实，跟肺动脉导管监测相比，PICCO 动脉脉搏轮廓分析测量出来的 CO 是具有相当的精确性。

（2）每搏量变异和脉压变异：呼吸引起的胸内压改变影响了左右心室的充盈，同时也是导致每搏量发生周期性改变的主要因素。在机械通气期间，由于正压通气压迫了肺静脉，可以短暂导致左心回心血量增加，从而使左心室搏出量升高。随着体循环静脉回流的压力梯度减少，右心室搏出量随之减少，同时进一步导致左心室搏出量降低。呼吸期间这种变异和平均体循环充盈压成反比，并且会因低血容量而进一步变大。

脉压是指每个心动周期收缩压和舒张压的差值，其和左心室搏出量是成比例的。脉压变异度定义为脉压在一个给定的周期中最大值和最小值的差异。PICCO监测仪中，每搏变异度和脉压变异度均是通过动脉脉搏轮廓分析得出的。收缩压变异度、脉压变异度和搏出量变异度 > 10% ~ 13%，提示液体治疗使 CO 增加。但在临床实践中，这些指标值的实用性有限，无法应用于有自主呼吸尝试、低气道压及心房颤动的患者。

（3）中心静脉血氧饱和度的测定：PICCO系统添加 CeVOX 导管模块后能够连续监测中心静脉血氧饱和度。光纤导管通过中心静脉导管的远端插入，尖端端置于上腔静脉或右心房内。在血流动力学不稳定的患者身上，很难去预测 $ScvO_2$ 和 SvO_2 之间的相互关系，但两者的变化趋势往往是相同的。$ScvO_2$ 监测的理论源于，即使恢复了动脉压和足够的静脉灌注，组织仍然可能存在隐匿的持续缺氧。有研究发现，早期监测 SvO_2 指导液体复苏能显著降低严重脓毒症的死亡率，并且被脓毒症指南所推荐。目前关于 SvO_2 的监测在危重患者中的作用与地位仍然未有明确定论。

二、PICCO 适应证和禁忌证

目前并没有哪一种血流动力学的监测设备能够达到所有的理想状态，也就是既能使风险和成本降到最低，又能确保监测指标的准确性及使用的方便性。目前尚未有一个关于何时开始有创血流监测的金标准。一般来说，只要患者需要放置动脉导管及置入中心静脉导管，其就适合进行 PICCO 的血流监测。事实上，PICCO 置管所带来的风险很低，真正的风险主要来自基于 PICCO 容量监测仪数据的错误测量与解析所导致的错误治疗方案。PICCO 容量监测在危重患者及血流动力学紊乱等患者的液体管理中，发挥了巨大的作用。在临床应用中，PICCO 主要适用于三类病人群体：

（1）术中或者术后早期出现复杂并发症或者需要特殊液体管理的患者，如在结肠切除术后需要进行目标导向性液体复苏的患者。

（2）心脏手术术中的血流动力学监测。

（3）所有危重患者的血流监测，以此引导液体和血管活性药物的使用。

关于 PICCO 的禁忌证，主要分为两类：第一类是不适宜进行血管置管的患者，包括严重的外周血管疾病、动脉血管移植术后及血管感染或凝血功能障碍的患者。第二类是存在解剖变异或生理紊乱，能够导致 PICCO 监测失去准确性的患者。

三、结语

目前在使用血流动力学监测设备方面，仍有不同说法。其原因在于缺乏明确的有效性数据来支持其使用。选择合适的监测设备，需要了解其检测的生理学基础、置管和使用的风险，以及所提供的检测指标的范围和正确性。在临床使用中，这些因素都必须要被考虑进去。还必须清楚能够依赖这些监测指标来做出临床决定的程度及所做的决定会带来的影响。

PICCO 需要进行动脉和中心静脉置管，这将会限制其在危重患者或血流动力学严重紊乱的患者中的使用。虽然 PICCO 监测仪面市已经超过十年，也已经有了很多相关的研究，但某些指标的有效性和实用性，仍然需要进一步验证。

PICCO 相比其他 CO 监测设备来说，其最大的优点在于能够测量及整合多项血流动力学数据。在血流动力学设备的监测指导之下，患者可能会进行相应的有风险的临床操作。因此，评价监测设备效能的确定性研究是绝对有必要的。明确 PICCO 的哪些指标在哪些患者身上是安全有效的，从而来指导临床的治疗。在血流动力学监测技术不停发展的同时，采用合适的手段来评价不同监测设备的优劣及临床治疗对应的终点（endpoint），这将有助于我们未来选择最合适的监测设备。

第三节　其他血流动力学检测系统

危重患者往往伴有血流动力学的不稳定，血流动力学监测是危重患者病情评估及抢救中一项重要的监测手段。目前市面上动态监测心排血量的设备除了前面提到的 PICCO 监护仪，主要还有英国剑桥生产的 LidCO 监护仪和美国 Edwards 生命科学公司生产的 Flotrac/Vigileo 监护仪。

一、LidCO 系统

（一）简介

Lithium dilution cardiac output（LiDCO），即锂稀释法，是一种无创检测心排血量的方法，最早由 Linton 进行描述。在英国伦敦 LidCO 公司生产的 LidCO 监护仪（图 7-3）

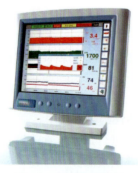

中，锂稀释法主要用于校正监护仪中的动脉脉搏轮廓分析算法，而动脉脉搏轮廓分析法主要用于连续监测机体心排血量的变化。LiDCO 系统还能够提供搏出量变异（SVV）、脉压变异（PPV）等指标的信息，这些指标在动态评估危重症患者液体复苏反应性方面具有重要作用。在 ICU 患者中，通过 LIDCO 血流监测得到的指标来决定强心药物、血管活性药物及液体的使用，指导早期的目标导向性液体复苏，最终提高组织的灌注和氧合，降低患者的并发症发生率和平均住院时间。

图 7-3　LidCO 监护仪

（二）工作原理

LiDCOplus 监护仪能够连续、可靠、精确地对危重症患者及术后患者进行血流动力学的监测，主要依靠两种特有的算法：连续动脉脉搏波形分析法（PulseCO）和单时间点锂指示剂稀释法校正系统（LiDCO）。LiDCO 系统包括一个可以附着在动脉管路上的一次性的锂离子敏感感应器，还有一个可以将感应器的信号传递到监控器上的连接器。这一技术只需要一根动脉管路和一根中心静脉或外周静脉，因此非常简便快捷。使用时经静脉注入小剂量的氯化锂，由动脉管路的锂离子敏感电极接受信号并产生稀释曲线。PulseCO 系统通过一种自相关算法来分析动脉脉搏波形，计算每搏量和心排血量。这种自相关算法和一般的动脉脉搏轮廓分析法不同，它不需要考虑波形的形态，而是对整个动脉脉搏波形进行压力－容积变换，计算出标定的每搏量，然后经 LiDCO 系统校正后得出实际的每搏量。

1. 锂离子指示剂稀释法　是通过指示剂稀释法来检测心排血量的技术。基于指示剂的浓度随着血流逐渐稀释的原理，最早是 Henriques 在 1913 年提出来的。最早的指示剂使用的是吲哚菁绿，这种材料使用起来很困难而且非常费时，需要频繁抽取血液样本。而将锂离子作为指示剂来检测心排血量最早是在 1993 年由 Linton 提出来的。将等渗的氯化锂溶液（150mM，0.002 ～ 0.004 mmol/kg）经外周或中心静脉注入，通过外周动脉管路附着的选择性离子电极检测到后绘制出浓度－时间曲线。使用下面方程来计算：

$$CO = \frac{Lithium\,dose\,(mmol) \times 60}{Area \times (1-PCV)\,(mmol/s)}$$

Area 指锂离子稀释曲线下面积，PCV 指浓缩红细胞体积。

锂离子只分布于血浆中，因此浓缩红细胞体积需要进行修正。动脉管路的选择性离子电极的电压变化和锂离子浓度变化是成比例的，而正常情况下血浆中不存在锂离子，因此极小浓度的锂离子就能获得很好的信噪比。而且这么低浓度的锂离子并不会对机体产生影响。除了使用锂离子来作为静脉注入的指示剂，LiDCO 系统的另外一个革新就是设计并使用了能够放置于动脉管路的锂离子敏感性感受器，这种电极是一次性使用、无菌包装的，非常方便。LiDCO 的系统安装非常简便快捷，而且其监测心排血量的精确性不输于传统的有创的肺动脉漂浮导管。

2.PulseCO 动脉脉搏波形的自相关算法　PulseCOTM 软件能够通过分析处理血压监测仪所获得的动脉压信号，从而持续监测患者的血流动力学状态。使用血液压力波形来评估血压流量改变的理论，最早是在 1932 年由 Remington 提出来的。这种技术方法"通过较互个体患者的动脉顺应性，能够分析出心输出量的变化趋势"。血液脉搏波形分析主要是从形态上来测量波形的不同部分和区域，包括脉搏高度和收缩期喷射区域。而在 PulseCO™ 软件中使用的算法是基于能量／质量守恒定律的，假设在校正动脉顺应性后，动脉系统能量的净改变和流量的净改变是呈线性关系的。在每个心动周期中，动脉系统能量的净改变为搏量量减去进入外周的血流流量。动脉压力波形由前向压力波形及外周的反射波组成，而这种算法不受反射波所处的位置的影响。自相关是一种基于时间的技术，不使用频率方法来检测能量的变化，因此不受动脉阻尼的影响。

PulseCO™ 算法的特点可以概括如下：

（1）该算法首先通过方程 $\triangle V/\triangle bp = calibration \times 250 \times e^{-k \cdot bp}$ 将动脉压信号转化为标准化的容量波形。方程中 V 代表容量，bp 代表血压，k 是曲线系数。250 代表在大气压下动脉系统最大的充盈容量。k 是对动脉进行体外研究得出的关于压力和容量之间的关系值。

（2）标准化的容量波形通过自相关算法后得出心动周期及心跳有效的净能量因子，该因子和标定的每搏量是成比例的。

（3）通过 LiDCO™ 将标定的搏出量转化为实际的搏出量。

（4）比例/校正因子对动脉血管顺应性及个体间差异进行校正。

（5）比例/校正因子能够调整方程中的动脉系统最大容量，对系数k不会产生影响。因此，比例/校正因子的改变只会对动脉系统最大容量产生短期的影响。

（6）算法计算出来的心动周期转化为心率，然后乘以每搏量算出实时的心排血量。

（7）该算法还能通过血红蛋白和动脉血氧饱和度来计算组织氧供。血红蛋白值由使用者手动进行输入，动脉血氧饱和度则由一个无创的脉搏氧饱和度仪来检测得出。通过这两个参数的值能够计算出动脉血氧含量，乘以心排血量后得出全身氧供值。将心排血量和氧供值除以全身体表面积，可得出心功能指数和氧供指数。

本算法和传统的动脉脉搏轮廓分析法相比，有以下几个优点：任何动脉窦都能用于血压测定，并不要求必须是中心动脉，如大动脉或股动脉。PulseCO™ 算法关注的是整个脉搏轮廓的能量而不仅仅是收缩期部分，因此不需要像动脉脉搏轮廓分析法去分析动脉脉搏轮廓的形态特点。搏出量减去流出量来计算动脉系统净能量是基于整个心动周期的，因此不需要去考虑反射波的影响。使用这一能量算法，传感器内阻滞（如气泡的干扰）就能降到最低。在一定范围内，动脉波形的能量维持不变，因此搏出量的值也能非常精确。这一算法还能使用任何形式的心排血量测量方法来进行校正。LiDCO 监护仪内置了锂稀释心排血量监测系统，能够非常准确地进行 PulseCO™ 算法的校正。锂指示剂不需要选择中心静脉导管，从外周如臂静脉就能直接注入，产生的稀释曲线除了过滤效应增加之外，曲线下面积不会有所改变。

PulseCO™ 算法在如下患者中使用时会导致准确性降低：主动脉关闭不全的患者；动脉重建术后；主动脉内有反搏气囊的患者；外周动脉管路阻力非常大的患者；外周动脉收缩明显的患者。

（三）LiDCO 监护仪的优点

LiDCO 监护仪使用起来非常简便快捷。对意识清醒的患者来说，相比肺动脉导管置入，接入 LiDCO 监护仪不会带来任何不适。从安装到开始使用，所需时间不到5分钟。使用 LiDCO 监护仪的费用（包括监视器和一次性的锂离子传感器）远远低于肺动脉导管心排血量监视设备。LiDCO 系统可以在无意识及意识清醒的患者身上无限期地使用，没有任何时间的限制。PICCO 系统需要将动脉导管放置在股动脉或腋动脉等部位，而 LiDCO 监护仪的动脉导管可以放置在任何部位的动脉。

（四）LiDCO 监护仪的缺点

LiDCO 系统通过检测锂离子浓度随时间的变化情况来计算心排血量，因此这一系统不能用在治疗药物含锂的患者身上。由于基础锂离子浓度升高，可以导致心排血量被错误地高估。在使用非去极化肌松药的患者中，由于动脉管路放置的离子传感器受到干扰，测出来的数值也会不准。这是由于某些肌松药内含有较多的季铵残基，其能够干扰动脉管路内的锂离子感受器，使 LiDCO 的校正失灵。PulseCO 系统在存在心内、心外分流的患者中是否有效，目前还未有定论，所以在目前这个阶段，PulseCO 系统只能用在心脏循环正常的患者身上。右向左分流能够导致稀释曲线起始部分出现明显扭曲，而左向右分流可以导致右心室输出量明显高于主动脉内的血流量。LiDCO 系统需要每 4 小时进行一次再校正，可能不利于极危重患者的连续的精确的监测。在治疗方案改变时，最好也进行再校正。动脉管路发生扭结时需要进行校正，有时甚至需要重新置管。动脉波形的形态发生改变时必须进行再校正，同时有必要对动脉波形进行周期性的评估。LiDCO 系统并不能测量胸腔内血容量指数，而这一指标在危重患者早期目标导向液体治疗中的作用非常重要。LiDCO 系统能够测量脉压变异、搏出量变异，以及其他关于液体输注反应的动态指标，但目前尚未有将其用于指导液体复苏的研究。

二、Flotrac/vigileo 系统

（一）简介

通过分析动脉脉搏的波形来测量心排血量，主要的技术问题就是如何来衡量血流量和动脉压力之间的关系。在不同个体、同个个体的不同情况下，两者的关系都会产生变化。分析血流量和动脉压力的关系，能够计算出系数 K，进而算出心排血量的数值。但这种通过分析动脉脉搏波形的技术手段，需要另外一种心排血量测量方法来进行校正。LiDCO 系统需要使用锂离子稀释法来进行校正，而 PICCO 系统则需要经心肺热稀释法来进行校正。而 Edward 生命科学公司生产的 Vigileo 系统（图 7-4），通过附着在动脉压力管的 FloTrac 感应器来分析动脉压力波形，实现对心排血量的连续监测，并且不需要校正。

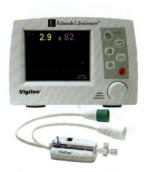

图 7-4　FloTrac 感应器

（二）工作原理

Flotrac/vigileo 系统包括一个 FloTrac 感应器和一个 Vigileo 处理 / 显示单元。FloTrac 感应器能够对动脉压力波形进行预处理，将转换之后的信号发送至心电监护仪用以实时显示动脉波形，以及发送至 Vigileo 处理 / 显示单元。Vigileo 显示仪体积小，重量只有 2.1kg，能够安装在床边的静脉注射杆上。Vigileo 的处理单元采取一种特殊的算法来将动脉脉搏波形数字化，计算出心排血量（CO）、心功能指数（CI）、搏出量（SV）、搏出量指数（SVI）及搏出量变异（SVV）。如果同时放置了一根中心静脉导管，其信号可以被 Vigileo 所接收，并计算出全身血管阻力（SVR）及全身血管阻力指数（SVRI）。如果放置的是中心静脉血氧检测导管，Vigileo 还能连续监测中心静脉血氧饱和度（$ScvO_2$）。Vigileo 监视仪背部还配备了外接视频插口和 USB 插口。Vigileo 处理器每 20 秒分析一次数据并计算出血流动力学指标值。

Flotra/vigileo 的特有算法将心排血量的方程：CO= 心率（HR）× 每搏量（SV）转换为 CO= 脉搏率（PR）× 每搏量（SV）。脉搏率的检测和心率不同，其主要

是通过检测动脉脉搏有效波形的上升段得出的。SV 与脉搏压（PP）是成比例关系的，而 PP 又和动脉血压的标准差（σAP）成比例。因此方程可以进一步变换为 CO=PR × σAP × Khi（χ）。χ 换算系数指血管紧张度，受外周血管阻力和血管顺应性的影响。

监测开始时，在输入完患者的年龄、性别、体重和身高之后，所有数据每分钟进行一次自我校正，并根据生物识别数据库和动脉波形分析数据（偏态和峰态）进行更新。系统还能对实时监测的血管顺应性和阻力进行数据的补偿。每 20 秒计算一次 PR，每次心脏搏动计算一次 σAP。FloTrac 系统分析数据的频率为 100Hz，因此每 20 秒可以分析 2000 个数据点，从而计算出机体的血流动力学指标，包括 CO/CI，SV/SVI 和 SVV。χ 值每分钟进行自我校正一次。而 PICCO 及 LiDCO 系统的周期再校正是手动的，间隔时间长。因此 FloTrac 系统很适合用于术中血管紧张度会发生大幅改变的手术监测。

（三）FloTrac/vigileo 监护仪的优点

FloTrac/vigileo 对血流动力学指标的监测是一种技术的革新和突破。在使用过程中，不需要有创心排血量的监测来对其进行校正，使得血流动力学的监测非常简便和快捷，因此能够在急诊抢救室、心脏监护室、手术室、内科 / 外科 ICU 中推广使用。而且 FloTrac/vigileo 系统监测心排血量只需要一根放置短的桡动脉导管，而 PICCO 系统需要放置一根中心动脉导管，如股动脉导管、腋动脉导管及长的桡动脉导管。Vigileo 监视仪还能对中心静脉导管的信号进行转换，并计算出全身血管阻力值。临床医师不需要放置肺动脉导管，就能根据 Vigileo 的指标值来调整液体输注、血管活性药物及心肌药物的使用。在某些手术中，如非体外循环冠脉搭桥术，由于手术对心脏的操作导致热稀释法、肺动脉导管法、中心静脉压监测、经食管超声心动图和常规心电图的监测结果并不可靠。而 FloTrac/vigileo 通过测量全身血管压力波形来计算心排血量，并不会受到影响，因此在这类患者的血流动力学监测方面非常具有价值。而且相比其他需要进行校正的监护系统而言，FloTrac/vigileo 对血流动力学的监测非常迅速。

（四）FloTrac/vigileo 系统的缺点

在某些情况下，如人工动脉瓣置换术后、动脉导管放置不当、动脉反流、外周血管收缩及脉搏异常的患者，FloTrac/vigileo 的监测会受到干扰而导致结果无法反映真实的血流动力学情况。而且相对其他基于稀释法监测心排血量的监护仪，FloTrac/vigileo 系统无法提供反映血容量更精细的指标，如舒张期、收缩期血容量和心脏射血分数。FloTrac/vigileo 系统监测的费用较高，基本和肺动脉置管监测的费用是一样的，因为 FloTrac 传感器是一次性使用的，需要经常更换。

（李冠炜）

参 考 文 献

王鸣, 彭炜, 舒志军 . 2007. 目标导向性治疗在外科的应用 . 国际外科学杂志 , 34(6): 394-396.

王仲, 徐军, 梁璐, 等. 2005. PiCCO 在循环监测中的应用. 北京: 北京医学会急诊医学学术年会.

徐向辉, 常业恬, 李李, 等. 2007. PiCCO 与 Swan-Ganz 导管监测的比较与思考. 医学与哲学, 28(4): 52-55.

Litton E, Morgan M. 2012. ThePiCCO monitor: a review. Anaesthesia and Intensive Care, 40(3): 393-409.

Manecke GR. 2005. EdwardsFloTrac (TM) sensor and Vigileo (TM) monitor: easy, accurate, reliable cardiac output assessment using the arterial pulse wave. Expert Review of Medical Devices, 2(5): 523-527.

O'Brien T. 2007. LiDCO - From the laboratory to protocolized goal directed therapy. Annual Reviews in Control, 31(2): 303-310.

Rivers EP, Coba V, Whitmill M. 2008. Early goal-directed therapy in severe sepsis and septic shock: a contemporary review of the literature. Current Opinion in Anesthesiology, 21(2): 128-140.

Sundar S, Panzica P. 2010. LiDCO systems. International anesthesiology clinics, 48(1): 87-100.

Tsai YF, Liu FC, Yu HP. 2013.FloTrac/Vigileo system monitoring in acute-care surgery: current and future trends. Expert Review of Medical Devices, 10(6): 717-728.

第八章 脏器功能支持

第一节 急性呼吸功能障碍

一、概念

急性肺损伤（acute lung injury，ALI）/急性呼吸窘迫综合征（acute respiratory distress syndrome，ARDS）是在严重感染、休克、创伤及烧伤等非心源性疾病过程中，肺毛细血管内皮细胞和肺泡上皮细胞损伤造成弥漫性肺间质及肺泡水肿，导致的急性低氧性呼吸功能不全或衰竭。其以肺容积减少、肺顺应性降低、严重的通气/血流比例失调为病理生理特征，临床上表现为进行性低氧血症和呼吸窘迫，肺部影像学上表现为非均一性的渗出性病变。ALI 是 ARDS 的临床早期阶段。

多种危险因素可诱发 ALI/ARDS，主要包括：①直接肺损伤因素，严重肺部感染，胃内容物吸入，肺挫伤，吸入有毒气体，淹溺、氧中毒等；②间接肺损伤因素，严重感染，严重的非胸部创伤，急性重症胰腺炎，大量输血，体外循环，弥散性血管内凝血等。

二、发病机制

目前研究发现肺损伤发病的机制较为复杂，一般认为通过直接与间接两条途径损伤肺组织。例如，肺挫伤、误吸、溺水、毒物吸入、弥漫性肺部感染等因素可对肺泡上皮细胞产生直接损伤作用；而脓毒血症、急性重症胰腺炎、肺部以外的严重损伤、休克等急性全身炎症反应可直接损伤肺毛细血管内皮细胞及间接损伤肺组织，其机制可能与细胞内钙的增加和结合钙降低有关。正常情况下，细胞内 Ca^{2+} 浓度维持在一定范围，在内毒素和其他致伤因素作用下，引起细胞兴奋性增强和 Ca^{2+} 浓度升高，导致细胞损伤或死亡。

近年来强调炎症反应在 ALI/ARDS 中的重要作用，炎症反应涉及细胞和体液两大因素，前者主要包括中性粒细胞（PMN）、单核/巨噬细胞、血管内皮细胞等，后者主要包括细胞因子、脂类介质、氧自由基、蛋白酶、补体、凝血和纤溶系统等。

（一）炎症反应在 ALI/ARDS 中的重要作用

1. 单核/巨噬细胞（AM）诱导炎症反应 在毒素因子的作用下，AM 可分泌 100 余种细胞因子或炎症介质，其中肿瘤坏死因子-α（TNF-α），白介素-1（IL-1），白介素-8（IL-8）等最为重要。此外还可激活血管内皮细胞（EC）产生 IL-1、IL-8 和血小板活化因子（PAF），并可释放各种氧自由基、蛋白酶和细胞因子，直接或间接参与肺损伤，从而对血管内皮细胞和肺泡上皮细胞产生损害作用。

2. 中性粒细胞激活 中性粒细胞（PMN）激活是引起肺部内皮细胞受损的主要原

因。正常情况下肺间质内 PMN 数量相当少，在各种原因引起的 ALI 早期，肺细胞能产生多种直接趋化 PMN 的物质，如 PAF、TNF-α、补体 C5a 等，可激活 PMN，使大量 PMN 迁移并"扣押"在肺循环中，黏附在肺毛细血管表面并释放一系列损伤内皮细胞的有害物质，并可直接进入肺泡腔，引起肺泡上皮损伤和肺泡炎。内皮和上皮损伤后引起肺-毛细血管膜通透性增加，使富含蛋白的液体渗漏入间质和肺泡腔。

3. TNF-α 在 ALI 发病中的作用 TNF-α 是引起 ALI 的启动因子，它可通过诱导 NO、内皮素、氧自由基、多肽递质、脂质递质和黏附分子等的产生而发挥作用，使 PMN 黏附并停留在肺组织的受损部位，并和 EC 结合，再转移至肺实质。研究表明 PMN 黏附于肺毛细血管 EC 是导致 ALI 的一条重要途径。

4. 磷脂酶 A2（Phospholipase A2，PLA2）激活 在 ALI 发病机制中起重要作用。由 PLA2 催化膜磷脂生成的溶血磷脂酰胆碱、花生四烯酸（AA）、PAF、白三烯及各种前列腺素（如血栓素等）为强效致炎因子。TNF-α 和 IL-1 可诱导多种细胞合成和向细胞外分泌 PLA2，PLA2 又可诱导 PMN 脱颗粒、产生和释放毒性自由基，使肺泡-毛细血管膜通透性增加。

（二）微循环障碍

ARDS 的发生与凝血、纤溶、补体系统的触发激活密切相关：革兰阴性菌内毒素、细胞损伤等可直接激活凝血因子Ⅻ，引起凝血系统的内源性激活，导致高凝倾向和微血栓形成，是 ARDS 发生的重要原因。Ⅻ可使激肽释放酶原转化为激肽释放酶引起缓激肽的大量释放，诱导肺毛细血管扩张和通透性增高，是介导 ARDS 的重要介质。内毒素及免疫复合物等均可激活补体系统，终产物直接损伤细胞，同时中间产物 C3a、C5a，可诱导毛细血管痉挛和通透性增加，并对 PMN、巨噬细胞具有趋化、激活作用，亦可能诱导肺损伤。

国内外学者近年来又从信号转导、细胞凋亡、肺泡水肿液的清除和基因易感性等方面探讨了 ALI/ARDS 的发生机制。

（三）ALI/ARDS 与信号转导

从细胞表面至细胞核的信号转导主要包括 Toll 样受体（TLR）、G 蛋白、各种蛋白激酶家族、JAK 激酶 / 信号转导子、转录激活子（JAK/STAT）和核因子 κB（NF-κB）等信号转导通路。脂多糖（LPS）与 CD14 结合后，经 TLR 与信号分子（MyD88、IRAK、IRAK2、TRF6 等）之间的相互作用，最终导致核转录因子 NF-κB 活化。目前已证实 NF-κB 是细胞中一个重要的转录因子，广泛参与机体免疫、炎症、应激反应等生理病理过程。

（四）细胞凋亡与 ALI/ARDS

在 ALI/ARDS 中多形核白细胞凋亡延迟，而肺泡巨噬细胞凋亡率增加，可能与炎症失衡有关。另外，凋亡在 ARDS 后期组织修复中，通过清除肺组织中白细胞、Ⅱ型肺泡上皮细胞碎片、过剩的成纤维细胞和内皮细胞，有助于恢复正常的肺结构。

（五）肺泡水肿液的清除

研究表明，肺组织水肿液清除主要通过激活钠离子通道和 Na^+，K^+-ATP 酶，近期也证实氯离子转运与液体清除有关。在动物实验和 ALI/ARDS 患者均发现，肺泡上皮细胞的液体清除功能受损，而患者的死亡率与肺泡液体清除率显著相关。通过使用增加细胞内 cAMP 的药物，如 β_2 肾上腺素受体激动剂可促进肺泡上皮细胞的液体转运。水通道蛋白（aquaporins，AQPs）是新近发现的一组与水通透性有关的细胞膜转运蛋白。目前从哺乳动物中鉴定出 10 种水通道蛋白，其中分布于肺组织的水通道蛋白有 6 种，AQPs 可能不参与肺泡大量液体的转运，但在 ALI/ARDS 水肿液的吸收中发挥一定的作用。

（六）基因易感性与 ALI/ARDS

由于 ALI/ARDS 是一种多病因、多基因引起的急性肺损伤，目前许多研究人员正试图采用基因芯片技术从基因易感性角度，探讨该病的发病机制，并为预防和治疗打下基础。

三、病理学分期与特点

（一）病理分期

1. 渗出期（early exudative phase）　发病后 24 ～ 96 小时，主要特点是毛细血管内皮细胞和 I 型肺泡上皮细胞受损。毛细血管内皮细胞肿胀，细胞间隙增宽，胞饮速度增加，基底膜裂解，导致血管内液体漏出，形成肺水肿。由于同时存在修复功能，与肺水肿的程度相比，毛细血管内皮细胞的损伤程度较轻。肺间质顺应性较好，可容纳较多水肿液，只有当血管外肺水超过肺血管容量的 20% 时，才出现肺泡水肿。I 型肺泡上皮细胞变性肿胀，空泡化，脱离基底膜。II 型上皮细胞空泡化，板层小体减少或消失。上皮细胞破坏明显处有透明膜形成和肺不张，呼吸性细支气管和肺泡管处尤为明显。肺血管内有中性粒细胞扣留和微血栓形成，有时可见脂肪栓子，肺间质内中性粒细胞浸润。电镜下可见肺泡表面活性物质层出现断裂、聚集，或脱落到肺泡腔，腔内充满富蛋白质水的肿液，同时可见灶性或大片性肺泡萎陷不张。

2. 增生期（proliferative phase）　发病后 3 ～ 7 天，显著增生出现于发病后 2 ～ 3 周。主要表现为 II 型肺泡上皮细胞大量增生，覆盖脱落的基底膜，肺水肿减轻，肺泡膜因 II 型上皮细胞增生、间质多形核白细胞和成纤维细胞浸润而增厚，毛细血管数目减少。肺泡囊和肺泡管可见纤维化，肌性小动脉内出现纤维细胞性内膜增生，导致管腔狭窄。

3. 纤维化期（fibrotic phase）　肺组织纤维增生出现于发病后 36 小时，7 ～ 10 天后增生显著，若病变迁延不愈，超过 3 ～ 4 周，肺泡间隔内纤维组织增生致肺泡隔增厚，III 型弹性纤维被 I 型僵硬的胶原纤维替代。有研究显示，死亡的 ARDS 患者肺内该胶原纤维的含量增加至正常的 2 ～ 3 倍。电镜下显示肺组织纤维化的程度与患者死亡率呈正相关。另外可见透明膜弥漫分布于全肺，此后透明膜中成纤维细胞浸润，逐渐转化为纤维组织，导致弥漫性不规则性纤维化。肺血管床发生广泛管壁增厚，动脉变性扭曲，肺毛细血管扩张，肺容积明显缩小。肺泡管的纤维化是晚期 ARDS 患者的典型病理变化。进入纤维化期后，ARDS 患者有 15% ～ 40% 死于难以纠正的呼吸衰竭。

（二）病理学特征

ARDS 肺部病变的不均一性是其特征性、标志性的病理变化，这种不均一性导致 ARDS 机械通气治疗策略实施存在困难。不均一性主要包括：病变部位的不均一、病理过程的不均一和病理改变的不均一。

1. 病变部位的不均一性　ARDS 病变可分布于下肺，也可能分布于上肺，呈现不均一分布的特征。另外病变分布有一定的重力依赖性，即下肺区和背侧肺区病变重，上肺区和前侧肺区病变轻微，中间部分介于两者之间。

2. 病理过程的不均一性　不同病变部位可能处于不同的病理阶段，即使同一病变部位的不同部分，可能也处于不同的病理阶段。

3. 病因相关的病理改变呈多样性　不同病因引起的 ARDS，肺的病理形态变化有一定差异。全身性感染和急性胰腺炎所致的 ARDS，肺内 PMN 浸润十分明显。创伤后 ARDS 肺血管内常有纤维蛋白和血小板微血栓形成。而脂肪栓塞综合征则往往造成严重的肺小血管炎症改变。

四、病理生理特点

（一）肺容积减少

ARDS 患者早期就有肺容积减少，表现为肺总量、肺活量、潮气量和功能残气量明显低于正常，其中以功能残气量减少最为明显。严重 ARDS 患者实际参与通气的肺泡可能仅占正常肺泡的 1/3。因此，ARDS 的肺是小肺（small lung）或婴儿肺（baby lung）。

（二）肺顺应性降低

肺顺应性降低是 ARDS 的特征之一，主要与肺泡表面活性物质减少引起的表面张力增高和肺不张、肺水肿导致的肺容积减少有关。肺顺应性降低表现为肺泡压力 - 容积（P-V）曲线与正常肺组织相比有显著不同，需要较高气道压力，才能达到所需的潮气量。

以功能残气量（FRC）为基点，肺泡压力变化为横坐标，肺容量变化为纵坐标绘制的关系曲线为肺顺应性曲线（肺 P-V 曲线）。正常肺 P-V 曲线呈反抛物线形，分为二段一点，即陡直段和高位平坦段，二段交点为高位转折点（upper inflection point，UIP）。曲线陡直段的压力和容量的变化呈线性关系，较小的压力变化即能引起较大的潮气量变化，提示肺顺应性好；而在高位平坦段，较小的容量变化即可导致压力的显著升高，提示肺顺应性减低，发生肺损伤的机会增加。正常情况下，UIP 为肺容量占肺总量 85% ～ 90% 和跨肺压达 266 ～ 380mmHg 的位置。

ARDS 患者由于肺泡大量萎陷，肺顺应性降低，故肺 P-V 曲线呈现"S"形改变，起始段平坦，出现低位转折点（lower inflection point，LIP），同时 FRC 和肺总量下降，导致中间陡直段的容积显著减少。低位平坦段显示随着肺泡内压增加，肺泡扩张较少，提示肺顺应性低；随着肺泡内压的进一步升高，陷闭肺泡大量开放，肺容积明显增加，肺 P-V 曲线出现 LIP，代表大量肺泡在非常窄的压力范围内开放；随着肺泡内压的进一步增加，正常肺组织和开放的陷闭肺组织的容积增加，出现陡直段；同正常肺组织相似，肺容积扩张到一定程度，曲线也会出现 UIP 和高位平坦段，提示肺泡过度膨胀，肺顺应性降低。

在 ARDS 的纤维化期，肺组织广泛纤维化使肺顺应性进一步降低。

（三）通气 / 血流比例失调

通气 / 血流比值失调是导致低氧血症的主要原因。ARDS 由于肺部病变的不均一性，通气 / 血流比值升高和通气 / 血流比值降低可能同时存在于不同的肺部病变区域中。

1. 通气 / 血流比值降低及真性分流　间质肺水肿压迫小气道、小气道痉挛收缩和表面活性物质减少均导致肺泡部分萎陷，使相应肺单位通气减少，通气 / 血流比值降低，产生生理学分流。另外，广泛肺泡不张和肺泡水肿引起局部肺单位只有血流而没有通气，即出现真性分流或解剖样分流。ARDS 早期肺内分流率（Q_s/Q_t）可达 10% ~ 20%，甚至更高，后期可高达 30% 以上。

2. 通气 / 血流比值升高　肺微血管痉挛或狭窄、广泛肺栓塞和血栓形成使部分肺单位周围的毛细血管血流量明显减少或中断，导致无效腔样通气。ARDS 后期无效腔率可高达 60%。

（四）对 CO_2 清除的影响

ARDS 早期，由于低氧血症致肺泡通气量增加，且 CO_2 弥散能力为 O_2 的 20 倍，故 CO_2 排出增加，引起低碳酸血症；但到 ARDS 后期，随着肺组织纤维化，毛细血管闭塞，通气 / 血流比值升高的气体交换单位数量增加，通气 / 血流比值降低的单位数量减少，无效腔通气增加，有效肺泡通气量减少，导致 CO_2 排出障碍，动脉血 CO_2 分压升高，出现高碳酸血症。

（五）肺循环改变

1. 肺毛细血管通透性明显增加　由于大量炎症介质释放及肺泡内皮细胞、上皮细胞受损，肺毛细血管通透性明显增加。通透性增高性肺水肿是主要的 ARDS 肺循环改变，也是 ARDS 病理生理改变的特征。

2. 肺动脉高压　但肺动脉嵌顿压正常是 ARDS 肺循环的另一个特点。ARDS 早期，肺动脉高压是可逆的，与低氧血症和缩血管介质（TXA2、TNF 等）引起肺动脉痉挛，以及一氧化氮生成减少有关。ARDS 后期的肺动脉高压为不可逆的，除上述原因外，主要与肺小动脉平滑肌增生和非肌性动脉演变为肌性动脉等结构性改变有关。值得注意的是，尽管肺动脉压力明显增高，但 ARDS 肺动脉嵌顿压一般正常，这是与心源性肺水肿的重要区别。

五、临床表现

ARDS 由于病因复杂，部分患者存在严重创伤，包括截肢、巨大创面及骨折等，同时又具有强烈的精神创伤，故临床表现可以隐匿或不典型，主要表现为不典型呼吸困难，临床表现与 X 线胸片明显不一致，临床医生必须高度警惕。

（一）症状

呼吸频速、呼吸窘迫、口唇及指端发绀是 ARDS 的主要临床表现之一。其特点是起病急，呼吸频速、呼吸困难和发绀进行性加重。通常在 ARDS 起病 1 ～ 2 天内，发生呼吸加快，呼吸频率大于 20 次 / 分，并逐渐进行性加快，可达 30 ～ 50 次 / 分。随着呼吸频率增快，呼吸困难也逐渐明显，危重者呼吸频率可达 60 次 / 分以上，呈现呼吸窘迫症状。

随着呼吸频速和呼吸困难的发展，缺氧症状也更加明显，患者表现为烦躁不安、心率加快、唇及指甲发绀。缺氧症状以鼻导管或面罩吸氧的常规氧疗方法无法缓解。此外，在疾病后期，多伴有肺部感染，表现为发热、畏寒、咳嗽和咳痰等症状。

（二）体征

疾病初期除呼吸频数外，可无明显的呼吸系统体征，随着病情进展，出现唇及指甲发绀，吸气时锁骨上窝及胸骨上窝下陷，有的患者两肺听诊可闻及干湿性啰音、哮鸣音，后期可出现肺实变体征，如呼吸音减低或水泡音等。

（三）辅助检查

1. X 线胸片 早期胸片常为阴性，进而出现肺纹理增加和斑片状阴影，后期为大片实变阴影，并可见支气管充气征。ARDS 的 X 线改变常较临床症状延迟 4 ～ 24 小时，而且受治疗干预的影响很大。为纠正休克而大量液体复苏时，常使肺水肿加重，X 线胸片上斑片状阴影增加，而加强利尿可使肺水肿减轻，阴影减少；机械通气，特别是呼气末正压（PEEP）和其他提高平均气道压力的手段，也增加肺充气程度，使胸片上阴影减少，但气体交换异常并不一定缓解。

2. CT 扫描 与正位胸片相比，CT 扫描能更准确地反映病变肺区域的大小。通过病变范围可较准确地判定气体交换和肺顺应性病变的程度。另外，CT 扫描可发现气压伤及小灶性的肺部感染。

3. 肺气体交换障碍的监测 监测肺气体交换对 ARDS 的诊断和治疗具有重要价值。动脉血气分析是评价肺气体交换的主要临床手段。ARDS 早期至急性呼吸衰竭期，常表现为呼吸性碱中毒和不同程度的低氧血症，肺泡 - 动脉氧分压差 $[(A-a)DO_2]$ 升高，高于 35 ～ 45mmHg。由于肺内分流增加（>10%），通过常规氧疗，低氧血症往往难以纠正。对于肺损伤恶化、低氧血症进行性加重而实施机械通气的患者，PaO_2/FiO_2 进行性下降，可反映 ARDS 低氧血症程度，与 ARDS 患者的预后直接相关，该指标也常常用于肺损伤的评分系统。另外，除表现为低氧血症外，ARDS 患者的换气功能障碍还表现为无效腔通气增加，在 ARDS 后期往往表现为动脉二氧化碳分压升高。

4. 肺力学监测 是反映肺机械特征改变的重要手段，可通过床边呼吸功能监测仪监测，主要改变包括顺应性降低和气道阻力增加。

5. 肺功能检测 肺容量和肺活量、功能残气量和残气量均减少；呼吸无效腔增加，

无效腔量 / 潮气量 >0.5；静－动脉分流量增加。

6. 血流动力学监测 对 ARDS 的诊断和治疗具有重要意义。ARDS 的血流动力学常表现为肺动脉嵌顿压正常或降低。监测肺动脉嵌顿压，有助于与心源性肺水肿的鉴别；同时，可直接指导 ARDS 的液体治疗，避免输液过多或容量不足。

7. 支气管灌洗 及保护性支气管刷片是诊断肺部感染及细菌学调查的重要手段，ARDS 患者肺泡灌洗液的检查常可发现 PMN 明显增高（非特异性改变），可高达 80%（正常小于 5%）。肺泡灌洗液发现大量嗜酸粒细胞，对诊断和治疗有指导价值。

8. 肺泡毛细血管屏障功能和血管外肺水 肺泡毛细血管屏障功能受损是 ARDS 的重要特征。测定屏障受损情况，对评价肺损伤程度具有重要意义。测定肺泡灌洗液中蛋白浓度或肺泡灌洗液蛋白浓度与血浆蛋白浓度的比值，可反映从肺泡毛细血管中漏入肺泡的蛋白量，是评价肺泡毛细血管屏障损伤的常用方法。

肺泡灌洗液中蛋白含量与血浆蛋白含量之比 >0.7，应考虑 ARDS，而心源性肺水肿的比值 <0.5。血管外肺水增加也是肺泡毛细血管屏障受损的表现。肺血管外含水量测定可用来判断肺水肿的程度、转归和疗效，目前用热燃料双示踪剂稀释法测定。正常人血管外肺水含量不超过 500ml，ARDS 患者的血管外肺水可增加到 3000 ～ 4000ml。

9. 电阻抗断层成像技术 新近，电阻抗断层成像技术（electrical impedance tomography，EIT），由于无辐射、无创伤等优点，被认为是有广泛应用前景的床旁呼吸监测技术。EIT 能较准确反映肺不同区域气体分布状态和容积改变，有研究发现 EIT 可能是实现 ARDS 床旁个体化潮气量选择、实施肺复张和指导 PEEP 选择的重要手段和希望。

六、诊断

目前 ALI/ARDS 诊断仍广泛沿用 1994 年欧美联席会议提出的诊断标准：①急性起病；②氧合指数（PaO_2/FiO_2）≤ 200mmHg[不管呼气末正压（PEEP）水平]；③正位 X 线胸片显示双肺均有斑片状阴影；④肺动脉嵌顿压≤ 18mmHg，或无左心房压力增高的临床证据。如 PaO_2/FiO_2 ≤ 300mmHg 且满足上述其他标准，则诊断为 ALI。

ARDS 突出的临床征象为肺水肿和呼吸困难。在诊断标准上无特异性，因此需要与其他能够引起和 ARDS 症状类似的疾病相鉴别。例如，冠心病、高血压性心脏病、风湿性心脏病和尿毒症等引起的急性左心功能不全，导致的心源性肺水肿；肝硬化和肾病综合征等疾病导致的肺水肿等。

七、ALI/ARDS 的治疗

（一）原发病治疗

控制原发病，积极控制感染（包括有效清创；感染灶充分引流；抗生素合理选用），早期纠正休克，改善微循环。遏制其诱导的全身失控性炎症反应，是预防和治疗 ALI/ARDS 的必要措施。

（二）呼吸支持治疗

1. 氧疗　ALI/ARDS 患者应及时进行氧疗，改善气体交换功能，保证氧输送，防止细胞缺氧。患者治疗的基本目的是改善低氧血症，使 PaO_2 达到 $60 \sim 80mmHg$；但吸入氧浓度尽可能 < 60%，如吸入更高浓度氧尽可能小于 24 小时，一旦氧合改善就应尽快调整吸入氧浓度。根据低氧血症改善的程度和治疗反应调整氧疗方式，首先使用鼻导管，当需要较高的吸氧浓度时，可采用可调节吸氧浓度的文丘里面罩或带储氧袋的非重吸式氧气面罩。ARDS 患者往往低氧血症严重，大多数患者一旦诊断明确，常规的氧疗常常难以奏效，机械通气仍然是最主要的呼吸支持手段。

2. 无创机械通气（noninvasive positive pressure ventilation，NPPV）可以避免气管插管和气管切开引起的并发症，近年来得到了广泛的推广应用。但 NPPV 在 ARDS 急性低氧性呼吸衰竭中的应用却存在很多争议。

当 ARDS 患者神志清楚、血流动力学稳定，并能够得到严密监测和随时可行气管插管时，可以尝试 NPPV 治疗。如 NPPV 治疗 $1 \sim 2$ 小时后，低氧血症和全身情况得到改善，可继续应用 NPPV。若低氧血症不能改善或全身情况恶化，提示 NPPV 治疗失败，应及时改为有创通气。

应用 NPPV 可使部分合并免疫抑制的 ALI/ARDS 患者避免有创机械通气，从而避免呼吸机相关肺炎（VAP）的发生，并可能改善预后。免疫功能低下的患者发生 ALI/ARDS，早期可首先试用 NPPV。

3. 有创机械通气

（1）机械通气的时机选择：ARDS 患者经高浓度吸氧仍不能改善低氧血症时，应及时气管插管进行有创机械通气。ARDS 患者呼吸功明显增加，表现为严重的呼吸困难，早期气管插管机械通气可降低呼吸功，改善呼吸困难。虽然目前缺乏 RCT 研究评估早期气管插管对 ARDS 的治疗意义，但一般认为，气管插管和有创机械通气能更有效地改善低氧血症，降低呼吸功，缓解呼吸窘迫，并能够更有效地改善全身缺氧，防止肺外器官功能损害。

（2）肺保护性通气：由于 ARDS 发生后大量肺泡塌陷，肺容积明显减少，常规或大潮气量通气易导致肺泡过度膨胀和气道平台压过高，加重肺及肺外器官的损伤。小潮气量通气是 ARDS 病理生理结果的要求。目前认为潮气量设置为 6ml/kg（理想体重）左右，推荐维持气道平台压 <228mmHg。

由于 ARDS 肺容积明显减少，为限制气道平台压，有时不得不将潮气量降低，允许 $PaCO_2$ 高于正常值，但保持 pH>7.20，即所谓的允许性高碳酸血症。允许性高碳酸血症是肺保护性通气策略的结果，并非 ARDS 的治疗目标。

（3）肺复张：充分复张 ARDS 塌陷肺泡是纠正低氧血症和保证 PEEP 效应的重要手段。为限制气道平台压而被迫采取的小潮气量通气往往不利于 ARDS 塌陷肺泡的膨胀，而 PEEP 维持复张的效应依赖于吸气期肺泡的膨胀程度。而且肺复张有利于减少肺泡反复开放与萎陷所致的剪切损害。目前临床常用的肺复张手法包括控制性肺膨胀、PEEP 递增法及压力控制法（PCV 法）。其中实施控制性肺膨胀采用恒压通气方式，推荐吸气压为 $228 \sim 304mmHg$、持续时间 $30 \sim 40$ 秒。

肺复张手法的效应受多种因素影响。实施肺复张手法的压力和时间设定对肺复张的效应有明显影响，不同肺复张手法效应也不尽相同。另外，ARDS 病因也影响肺复张手法的效果，一般认为，肺外源性的 ARDS 对肺复张手法的反应优于肺内源性的 ARDS；ARDS 病程也影响肺复张手法的效应，早期 ARDS 肺复张效果较好。

值得注意的是，肺复张手法可能减少心排血量，影响患者的循环状态，还可引起气胸，实施过程中应密切监测。

（4）PEEP 的选择：ARDS 广泛肺泡塌陷不但可导致顽固的低氧血症，而且部分可复张的肺泡周期性塌陷开放而产生剪切力，会导致或加重呼吸机相关肺损伤。充分复张塌陷肺泡后应用适当水平 PEEP 可防止呼气末肺泡塌陷，改善低氧血症，并避免剪切力，防止呼吸机相关肺损伤。因此，应采用能防止肺泡塌陷的最低 PEEP。

ARDS 最佳 PEEP 的选择目前仍存在争议。一般使用 PEEP 在 38 ～ 114mmHg 之间，合理选择目标可尽可能避免肺泡萎陷的趋势下将 PEEP 对机体不利影响降到最低。具体可以在维持吸入压不变的情况下，逐渐增加 PEEP，观察潮气量及循环的变化。有学者建议可参照肺静态压力 - 容积（P-V）曲线低位转折点压力来选择 PEEP。Amoto 及 Villar 的研究显示，在小潮气量通气的同时，以静态 P-V 曲线低位转折点压力 +15mmHg 作为 PEEP，结果与常规通气相比 ARDS 患者的病死率明显降低。若有条件，应根据静态 P-V 曲线低位转折点压力 +15mmHg 来确定 PEEP。也有学者建议采用氧合法确定最佳 PEEP 值：即在进行充分的肺复张后，直接将 PEEP 设置到较高的水平（如 52mmHg），然后每隔 5 ～ 10 分钟将 PEEP 降低 15mmHg，直到氧合指数小于 400mmHg 或降低 >5%（提示肺泡重新塌陷），然后重新进行肺复张，再将 PEEP 值调至氧合指数降低时的 PEEP+15mmHg 进行通气，即为最佳 PEEP。

（5）自主呼吸：过程中膈肌主动收缩可增加 ARDS 患者肺重力依赖区的通气，改善通气血流比例失调，改善氧合。尽可能保有自主呼吸是有创呼吸中比较重要的趋势。一项前瞻对照研究显示，与控制通气相比，保留自主呼吸的患者镇静剂使用量、机械通气时间和 ICU 住院时间均明显减少。因此，在循环呼吸功能稳定、人机协调性较好的情况下，ARDS 患者机械通气时需要保留自主呼吸。

（6）半卧位：ARDS 患者合并 VAP 往往使肺损伤进一步恶化，预防 VAP 具有重要的临床意义。可能由于气管插管或气管切开导致声门的关闭功能丧失，且患者胃肠内容物易反流误吸进入下呼吸道，导致 VAP 低于 30° 角的平卧位是 VAP 的独立危险因素。因此，除非有脊髓损伤等体位改变的禁忌证，机械通气患者均应保持半卧位（30° ～ 45°），可显著降低机械通气患者 VAP 的发生。

（7）俯卧位通气：通过降低胸腔内压力梯度、促进分泌物引流和促进肺内液体移动，明显改善氧合。如无明显禁忌，可考虑采用俯卧位通气。Gattinoni 等采用每天 7 小时俯卧位通气，连续 7 天，结果表明俯卧位通气明显改善 ARDS 患者氧合，但对病死率无明显影响。然而，若依据 PaO_2/FiO_2 对患者进行分层分析结果显示，$PaO_2/FiO_2<88mmHg$ 的患者俯卧位通气后病死率明显降低。此外，依据简化急性生理评分（SAPS Ⅱ）进行分层分析显示，SAPS Ⅱ 高于 49 分的患者采用俯卧位通气后病死率显著降低，其明显优于仰卧位。最近，另外一项每天 20 小时俯卧位通气的 RCT 研究显示，俯卧位通气有降低严重低氧血症患者病死率的趋势。可见，对于常规机械通气治疗无

效的重度 ARDS 患者，可考虑采用俯卧位通气。

严重的低血压、室性心律失常、颜面部创伤及未处理的不稳定性骨折为俯卧位通气的相对禁忌证。当然，体位改变过程中可能发生如气管插管及中心静脉导管意外脱落等并发症，需要予以预防，但严重并发症并不常见。

（8）镇静镇痛与肌松：机械通气患者应考虑使用镇静镇痛剂，以缓解焦虑、疼痛，减少过度的氧耗。合适的镇静状态、适当的镇痛可保证患者安全和舒适，改善人机同步性。

机械通气时应用镇静剂应先制订镇静方案，包括镇静目标和评估镇静效果的标准。以 Ramsay 评分 3～4 分作为镇静目标，并实施每日唤醒，必要时为使患者舒适可酌情合用镇痛剂。重症患者应用肌松药后，可能延长机械通气时间、导致肺泡塌陷和增加 VAP 发生率，并可能延长住院时间。机械通气的 ARDS 患者应尽量避免使用肌松药物。在肌松药物使用过程中应监测肌松水平以指导用药剂量，以预防膈肌功能不全和 VAP 的发生。

4. 液体通气 部分液体通气是在常规机械通气的基础上经气管插管向肺内注入相当于功能残气量的全氟碳化合物，以降低肺泡表面张力，促进肺重力依赖区塌陷肺泡复张。有研究显示，部分液体通气 72 小时后，ARDS 患者肺顺应性可以得到改善，并且改善气体交换，对循环无明显影响。但患者预后均无明显改善，病死率仍高达 50% 左右。部分液体通气能改善患者气体交换，增加肺顺应性，可作为严重 ARDS 患者常规机械通气无效时的一种选择。

5. 体外膜氧合技术（ECMO） 建立体外循环后在肺外进行气体交换可减轻肺负担、有利于肺功能恢复。非对照临床研究提示，严重的 ARDS 患者应用 ECMO 后存活率为 46%～66%。但 RCT 研究显示，ECMO 并不改善 ARDS 患者预后。随着 ECMO 技术的改进，需要进一步的大规模研究结果来证实 ECMO 在 ARDS 治疗中的地位。

（三）ALI/ARDS 药物治疗

1. 液体管理 高通透性肺水肿是 ALI/ARDS 的病理生理特征，肺水肿的程度与 ALI/ARDS 的预后呈正相关，由于肺毛细血管通透性增加和肺毛细血管静水压增加可加重肺水肿。适当利尿和限制液体输入，保持较低前负荷，PAWP<1.6kPa，降低肺毛细血管静水压以减轻肺间质水肿。因此，通过积极的液体管理，改善 ALI/ARDS 患者的肺水肿具有重要的临床意义。研究显示液体负平衡与感染性休克患者病死率的降低显著相关，且对于创伤导致的 ALI/ARDS 患者，液体正平衡使患者病死率明显增加。但是利尿减轻肺水肿的同时可能会导致心排血量下降，器官灌注不足。因此，ALI/ARDS 患者的液体管理必须考虑到二者的平衡，必须在保证脏器灌注的前提下进行。

最近 ARDSnet 完成的不同 ARDS 液体管理策略的研究显示，尽管限制性液体管理与非限制性液体管理组病死率无明显差异，但与非限制性液体管理相比，限制性液体管理（利尿和限制补液）组患者第 1 周的液体平衡为负平衡（-136ml vs.+3992ml），氧合指数明显改善，ICU 住院时间明显缩短。特别值得注意的是，限制性液体管理组的休克和低血压发生率并无增加。可见，在维持循环稳定，保证器官灌注的前提下，限制性的液体管理策略对 ALI/ARDS 患者是有利的。

ARDS 患者输注晶体还是胶体液进行液体复苏一直存在争论。最近的大规模 RCT 研究显示，应用白蛋白进行液体复苏，在改善生存率、机械通气时间及 ICU 住院时间等方面与生理盐水无明显差异。但值得注意的是，胶体渗透压是决定毛细血管渗出和肺水肿严重程度的重要因素。研究证实，低蛋白血症是严重感染患者发生 ARDS 的独立危险因素，而且低蛋白血症可导致 ARDS 病情进一步恶化，并使机械通气时间延长，病死率也明显增加。因此，对低蛋白血症的 ARDS 患者，有必要输入白蛋白或人工胶体，提高胶体渗透压。最近两个多中心 RCT 研究显示，对于存在低蛋白血症（血浆总蛋白 <50～60g/L）的 ALI/ARDS 患者，与单纯应用呋塞米相比，尽管白蛋白联合呋塞米治疗未能明显降低病死率，但可明显改善氧合、增加液体负平衡，并缩短休克时间。因此，对于存在低蛋白血症的 ARDS 患者，在补充白蛋白等胶体溶液的同时联合应用呋塞米，有助于实现液体负平衡，并改善氧合。人工胶体对 ARDS 是否也有类似的治疗效应，需进一步研究证实。

2. 糖皮质激素 全身和局部的炎症反应是 ALI/ARDS 发生和发展的重要机制，研究显示血浆和肺泡灌洗液中的炎症因子浓度升高与 ARDS 病死率成正相关。糖皮质激素对机体炎症反应有强烈的抑制作用，有减轻肺泡上皮细胞和毛细血管内皮细胞损伤、降低血管通透性、减少渗出的作用。长期以来，大量的研究试图应用糖皮质激素控制炎症反应，预防和治疗 ARDS，但仍存争议。目前不推荐 ARDS 患者常规使用糖皮质激素。

3. 一氧化氮（NO）吸入 可选择性扩张肺血管，而且 NO 分布于肺内通气良好的区域，可扩张该区域的肺血管，显著降低肺动脉压，减少肺内分流，改善通气血流比例失调，并且可减少肺水肿形成。临床研究显示，NO 吸入可使约 60% 的 ARDS 患者氧合改善，同时肺动脉压、肺内分流明显下降，但对平均动脉压和心排血量无明显影响。但是氧合改善效果也仅限于开始 NO 吸入治疗的 24～48 小时内。两个 RCT 研究证实 NO 吸入并不能改善 ARDS 的病死率。因此，吸入 NO 不作为 ARDS 的常规治疗手段，但在一般治疗无效的严重低氧血症时可考虑应用。

4. 肺泡表面活性物质 ARDS 患者存在肺泡表面活性物质减少或功能丧失，易引起肺泡塌陷。肺泡表面活性物质能降低肺泡表面张力，减轻肺炎症反应，阻止氧自由基对细胞膜的氧化损伤。因此，补充肺泡表面活性物质可能成为 ARDS 的治疗手段。但目前肺泡表面活性物质的应用仍存在许多尚未解决的问题，如最佳用药剂量、具体给药时间、给药间隔和药物来源等。因此，尽管早期补充肺表面活性物质，有助于改善氧合，还不能将其作为 ARDS 的常规治疗手段。有必要进一步研究，明确其对 ARDS 预后的影响。

5. 前列腺素 E1（prostaglandin E1，PGE1） 不仅是血管活性药物，还具有免疫调节作用，可抑制巨噬细胞和中性粒细胞的活性，发挥抗炎作用，抑制血小板聚集，降低肺和体循环阻力，提高心排量。但是 PGE1 没有组织特异性，静脉注射 PGE1 会引起全身血管舒张，导致低血压。有研究报道吸入型 PGE1 可以改善氧合，但这需要进一步 RCT 研究证实。因此，只有在 ALI/ARDS 患者低氧血症难以纠正时，才考虑吸入 PGE1 治疗。

6. N-乙酰半胱氨酸和丙半胱氨酸（N-acetylcysteine NAC） 和丙半胱氨酸（Procysteine）通过提供合成谷胱甘肽（glutathine，GSH）的前体物质半胱氨酸，提高细胞内 GSH 水平，依靠 GSH 氧化还原反应来清除体内氧自由基，从而减轻肺损伤。对 ALI 患者静脉注射 NAC 可能改善全身氧合和缩短机械通气时间。目前，尚无足够证据支持 NAC 等抗氧化剂用于治疗 ARDS。

7. 环氧化酶抑制剂　布洛芬等环氧化酶抑制剂，可抑制 ALI/ARDS 患者血栓素 A2 的合成，对炎症反应有强烈抑制作用。小规模临床研究发现布洛芬可改善全身性感染患者的氧合与呼吸力学。对严重感染的临床研究也发现布洛芬可以降低体温、减慢心率，但是，亚组分析显示，布洛芬既不能降低重症患者 ARDS 的患病率，也不能改善 ARDS 患者 30 天生存率。因此，布洛芬等环氧化酶抑制剂尚不能用于 ALI/ARDS 常规治疗。

8. 细胞因子单克隆抗体或拮抗剂　炎症性细胞因子在 ALI/ARDS 发病中具有重要作用。动物实验应用单克隆抗体或拮抗剂中和 TNF、IL-1 和 IL-8 等细胞因子可明显减轻肺损伤，但多数临床试验获得阴性结果。细胞因子单克隆抗体或拮抗剂是否能够用于 ALI/ARDS 的治疗，目前尚缺乏临床证据。因此，不推荐细胞因子单克隆抗体或拮抗剂用于 ARDS 治疗。

第二节　急性肾功能障碍

一、概述

急性肾损伤（acute kidney injury，AKI）是指肾小球滤过功能在数小时至数周内迅速降低而引起的以水电解质和酸碱平衡失调，以及含氮废物蓄积为主要特征的一组临床综合征，分少尿型和非少尿型。少数患者可无症状，仅在常规生化检查时才发现血尿素氮（BUN）和血清肌酐（Scr）升高。急性肾损伤这一概念由传统的急性肾衰竭（acute renal failure，ARF）发展而来，但 ARF 的诊断缺乏统一标准，强调对肾功能减退到一定程度之后的认识，不重视肾功能减退过程中的问题及其处理，不利于对病情的早期识别和治疗。鉴于此，全球先后成立了一些危重肾病组织，致力于急性肾衰竭诊断标准的统一和早期防治，引入了急性肾损伤的概念。

急性肾损伤已经成为住院患者的最常见并发症之一。一项多国家、多中心的临床研究发现，在 ICU 中需要进行肾脏替代治疗的急性肾损伤患者占总患者数的 5%～6%，且与高医院死亡率相关。由此可见，认识急性肾损伤具有重要的临床意义。

二、急性肾损伤定义

2002 年，急性血液净化质量倡议组织（acute dialysis quality initiative group，ADQI）提出了急性肾损伤（acute kidney injury，AKI）的概念，从识别损害肾功能的危险因素开始，全面认识急性肾功能减退的变化过程，ADQI 同时制订了 RIFLE（Risk-Injury-Failure -Loss-End stage renal disease）分级的诊断标准，明确规定了各种级别肾功能减退的判断指标。RIFLE 标准根据血清肌酐值及尿量的变化将肾功能减退的严重程度分为三个级别：肾能不全的风险（RISK），肾损伤（INJVRY），肾衰竭（FAILVRE），两个预后级别：肾功能丧失（LOSS）、终末期肾病（end stage renal disease）。该标准对肾功能减退患者死亡率及肾功能预后有良好的预测能力，既能促进临床医师及早介入治疗，也赋予急性肾功能减退随着时间而变化的动态观念。

2005年，急性肾损伤网络组织（acute kidney injury network，AKIN）在 RIFLE 标准的基础上进行修改，制订出 AKI 分期标准。AKIN 给予 AKI 的诊断标准如下：肾功能突然（48小时内）减退，血肌酐绝对值增加 ≥ 26.4μmol/L（0.3mg/dl），百分比增加 ≥ 50%（基础值 ×1.5），或尿量减少［文献认为尿少指尿量 <0.5ml/（kg·h），>6 小时］。AKI 分期与 RIFLE 分级的主要不同有三点，第一，删除了 RIFLE 中的两个预后级别，认为 Loss 和 ESRD 是 AKI 的结果；第二，对接受肾替代治疗（RRT）的患者进行了分期：由于 RRT 实施的指征和时机有很大差异，无论患者处于 RRT 治疗的任何阶段，均视为符合第3期标准；第三，也是最重要的一点，按照 ADQI 的 RIFLE 分级标准，AKI 与 ARF 是急性肾功能减退过程中的不同阶段，反映了肾功能减退的不同严重程度。而按照 AKIN 的 AKI 诊断及分期标准，AKI 囊括了肾功能减退的全过程，ARF 属于 AKI 的第3期，是 AKI 最严重的程度。

大量研究证明，肾功能的轻度改变即对预后产生影响，所以认识 AKI 的意义在于早发现、早诊断、早治疗，改善患者的预后。AKI 代表急性肾功能不全的各个阶段，包括传统的 ARF。

三、流行病学

AKI 的发病率和死亡率一直居高不下，并有增长趋势。由于人种、流行病学、经济水平、医疗条件等因素存在差异，而且没有一个明确统一的诊断标准，造成了世界范围内发病率的统计结果存在很大差异，一般研究认为急性肾损伤的发病率为 1%～25%。有研究发现近年来不需要透析支持的急性肾损伤患者发病率由 322.7/10万增加到 522.4/10万；需要透析的患者发病率由 19.5/10万增加到 29.5/10万，Hoste 对 AKI 的流行病学研究结果显示：AKI 的发病率与急性肺损伤和严重感染相当，每年百万人口中有 2000～3000 人发病，200～300 人需要肾脏替代治疗；尤其是在 ICU，需要肾脏替代的患者达 4%～5%，按照 RIFLE 分级，有 2/3 的 ICU 患者会发生 AKI。Ostermann 对 4 万余名 ICU 患者进行回顾性分析发现 AKI 的发病率达 35.8%，其中 RIFLE 分级为风险、损伤和衰竭的患者死亡率分别为 20.9%、45.6% 和 56.8%。

四、病因及发病机制

AKI 并非一种疾病，而是可以由多种病因引起的急性肾脏损伤性病变；不同危险因素引起的 AKI 发病机制不同。习惯上，一般根据病因作用于肾脏部位的不同进行分类。近年来，随着对 AKI 研究的深入，越来越多的研究把 AKI 按其危险因素直接分类，以更有利于对其发病机制进行研究和更好地指导临床治疗，如缺血性 AKI、全身性感染所致 AKI、造影剂相关 AKI、手术相关 AKI、心肾综合征、肝肾综合征、挤压伤所致 AKI 等。

（一）按病因作用于肾脏的部位分类

根据致病因素在肾脏直接作用的部位不同，习惯将这些危险因素分为肾前性、肾性及肾后性因素。三类因素所致的 AKI 都会有轻有重（AKI 1～3 期）；无论是哪一类因素引起的 AKI，只要肌酐升高，即意味着肾脏本身（肾小管、肾小球或肾间质）已经开始发生损伤。

1. 肾前性因素 所致 AKI 主要与血容量不足和心脏泵功能明显降低导致的肾脏灌注不足有关，是 AKI 最为常见的致病原因之一。各种肾前性因素可引起血管有效循环血量减少、肾脏灌注量减少、肾小球滤过率降低，从而导致尿量减少，血尿素氮及肌酐增加。

需要说明的是，肾前性因素所致 AKI 是由各种原因导致肾脏低灌注引起的，其肾实质往往很早发生缺血再灌注损伤。对于一个少尿、血清肌酐升高的患者，在临床上很难分清什么时候是只存在低灌注而没有肾脏实质损伤的"肾前性氮质血症"，什么时候是已经发生肾实质性损伤的肾衰竭。以前根据钠排泄分数、肾衰指数等指标来判断肾前性肾衰及肾性肾衰并不准确，根本不能反映轻度 AKI 的存在。因此"肾前性氮质血症"及"肾前性肾衰"的说法并不科学，应该用"肾前性因素所致 AKI"取代。

常见的肾前性危险因素包括：

（1）血容量不足：常见原因有：①消化道失液，如呕吐、腹泻等；②各种原因引起的大出血，大量出血致低血容量甚至休克，肾灌注不足引起肾小球滤过率下降及肾小管变性、坏死；③皮肤大量失液，见于中暑及大量出汗未及时补充血容量；④液体向第三间隙转移，如大面积烧伤，腹膜炎，重症急性胰腺炎，大量液体进入第三间隙引起严重血容量不足；⑤过度利尿，可引起血容量不足、电解质紊乱等。

（2）心血管疾病：主要由于心排血量严重不足而致肾灌注不足。常见于：①充血性心力衰竭；②急性心肌梗死，合并心源性休克或严重心律失常者更易发生 AKI；③心脏压塞，心脏充盈受限，体循环淤血，严重影响心排血量；④肾动脉栓塞或血栓形成；⑤大面积肺栓塞；⑥严重心律失常。

（3）周围血管扩张：感染性休克或过敏性休克时有效循环血量重新分布，造成肾灌注降低。

（4）肾血管阻力增加：见于应用血管收缩药，如大剂量去甲肾上腺素；大手术后及麻醉时；肝肾综合征；前列腺素抑制剂（阿司匹林、吲哚美辛及布洛芬等）引起前列腺素分泌减少。

2. 肾性因素 肾性危险因素所致 AKI 是直接损害肾实质的各种致病因素所导致的 AKI，在临床上也较为常见，包括肾毒性药物、造影剂、溶血、各种肾毒素或免疫反应等因素所造成的肾实质急性病变，病变可以发生在肾小球、肾小管、肾间质、肾血管，急性肾小管损伤或坏死较常见。

（1）急性肾小管损伤或坏死：严重感染、严重创伤、急性溶血综合征、肾毒性物质等，肾毒性物质包括：①抗生素，如两性霉素 B、多黏菌素、氨基糖苷类、妥布霉素等；②造影剂，包括各种含碘造影剂；③重金属，如汞、铅、铀、金、铂、砷、磷等；④工业毒物，如氰化物、甲醇、酚、苯、杀虫剂、除草剂等；⑤生物毒，如蛇毒、蜂毒、斑蝥毒、鱼胆等；⑥其他药物，如非甾体抗炎药、环孢素、甘露醇等。

（2）急性肾小球及肾小血管疾病：如急性感染后肾小球肾炎、急进性肾小球肾炎、肾病综合征、全身性小血管炎、狼疮性肾炎、IgA肾炎、肺出血肾炎综合征等。

（3）急性肾间质性疾患：是一组引起肾间质损害的疾病，病因非常复杂。常见的有肾脏感染性疾病，肾脏毒性物质，X线长时间照射及各种药物中毒引起肾间质损害。

（4）肾血管性疾患：如恶性或急进性高血压，肾动脉栓塞和血栓形成，腹主动脉瘤，肾静脉血栓形成等。

3. 肾后性因素 肾后性危险因素所致AKI是指肾水平面以下尿路梗阻或排尿功能障碍（如肿瘤、结石、前列腺增生等）所致的AKI。常见病因：

（1）输尿管结石：双侧输尿管结石或一侧结石对侧反射性痉挛。

（2）尿道梗阻：见于结石、狭窄、后尿道瓣膜。

（3）膀胱颈梗阻。

（4）前列腺增生肥大或癌。

（5）膀胱肿瘤或膀胱内有较大的积血块等。

（6）盆腔肿瘤蔓延、转移或腹膜后纤维化所致的粘连、压迫输尿管、膀胱、尿道等。

（二）直接按病因分类

引起AKI常见的危险因素主要包括肾脏缺血、全身性感染、肾毒性药物、外科大手术、挤压伤、肾移植及其他脏器功能不全，如心力衰竭、肝衰竭、胰腺炎、ARDS等。每一种危险因素又会有多种机制参与AKI的发病。按病因直接对AKI进行分类更加有利于其发病机制的研究，从而能更好地指导临床。

1. 缺血性AKI 主要是由肾脏低灌注引起的，常见于血容量不足、各种因素所致的肾血管收缩及肾血管狭窄等。全身低灌注时，交感-肾上腺髓质兴奋，儿茶酚胺增多；肾素-血管紧张素系统激活；内皮素与NO的产生失衡，从而引起肾血管收缩，肾血流量急剧减少。在正常情况下肾脏的血流93%供应肾皮质，7%供肾髓质，在肾缺血时肾脏血流重新分配，主要转供肾髓质，使肾小管、肾小球功能受损。缺血可引起肾脏组织的ATP减少，从而引起肾脏细胞一系列功能及器质上的改变，最终发生坏死或凋亡，导致AKI。另一方面再灌注损伤会产生较多活性氧自由基，进一步加重肾脏损伤。肾小管阻塞在缺血性AKI及肾小管被血红蛋白或肌红蛋白阻塞所致的AKI中，是导致肾小球滤过率降低的重要因素。原尿回漏也是导致持续少尿的重要机制之一。

2. 全身性感染所致AKI 全身性感染（Sepsis）和感染性休克一直是AKI的首要原因，约有50%的AKI为感染引起。全身感染所致的AKI往往病情更重，住ICU时间更长，死亡率更高。严重感染和感染性休克导致AKI的机制还不完全清楚，涉及肾脏血流动力学和肾脏灌注的改变、肾脏细胞功能改变和损伤，以及内毒素或内毒素样物质诱发的复杂的炎症和免疫网络反应等多个方面。

3. 药物性AKI 药物是AKI的常见原因。近几十年来，由于药物开发和药学细胞分子生物学的迅猛发展，临床上对于药物导致的AKI的发病机制的认识已不断深入。不同的药物导致的AKI的机制不同，引起肾脏损害的部位也有所不同。有些药物可以通过多个机制影响到肾脏，导致肾脏多个部位受损。药物通过多种作用机制导致肾脏损伤，如使肾小球内血流动力学发生改变；药物作为抗原沉积于肾间质，诱发免疫反应，导致炎症；以及药物在肾脏浓集，产生结晶体损伤肾小管等。

造影剂相关急性肾损伤（contrast-induced acute kidney injury，CI-AKI）是使用造影剂的影像学检查和介入治疗的主要并发症。造影剂相关急性肾损伤的定义为造影剂检查或治疗操作后 48 小时内血清肌酐绝对增加 >0.3 mg/dl 或血清肌酐相对增加 >50%。近年来，随着迅速崛起的心、脑血管和外周放射介入治疗，以及多种医学影像学检查技术的发展，含碘造影剂大量应用于临床，由此引起的急性肾损伤已成为不可忽视的临床问题。造影剂是造成住院患者急性肾损伤的主要原因之一，在临床上常表现为非少尿型急性肾损伤。CI-AKI确切的发病机制目前还不十分清楚，大量研究结果归纳起来，造影剂对肾脏的作用主要表现为肾血流动力学改变导致的肾缺血性损伤和造影剂对肾小管的直接毒性作用。

4. 手术相关 AKI　外科手术也是急性肾损伤的高危因素之一。急性肾损伤是外科术后常见而严重的并发症之一，发生率为 1% ~ 31.1%，其中大约 2% 要肾脏替代治疗。手术相关急性肾损伤不仅使手术患者住院日延长，治疗费用增加，而且是病死率增加的独立危险因素。一项纳入 88 504 例外科大手术后患者的研究提示，手术相关急性肾损伤的发生使死亡风险增加了 1.8 倍。因此在围手术期应特别注意对肾脏功能的保护，尤其是那些具有糖尿病、高血压、充血性心衰及肝肾功能不全的患者。

手术相关 AKI 的发病机制是复杂的和多因素的，目前尚未完全明确。一般认为由于麻醉、手术应激、失血等引起的血流动力学改变、炎症介质的激活引起肾脏血管收缩，肾灌注压下降造成肾缺血，从而引起肾小管水肿、变性甚至凋亡或坏死，GFR 降低，诱发或加重 AKI。围手术期使用的麻醉剂、抗生素等药物的肾毒性会加重这一损伤。

5. 挤压综合征所致 AKI　强烈地震或人为灾害造成众多人群被困陷于倒塌的建筑物之下，常发生大批挤压综合征。挤压伤发生率一般估计为 3% ~ 5%，由于强烈地震可使成千上万灾民受伤，故发生挤压伤的绝对人数可相当惊人。这种患者的肾损伤呈高分解型，表现为很高的血肌酐、尿素氮水平，以及高磷、高钾和严重的酸中毒。特别是高钾血症可导致伤员心脏骤停，或因心搏无力伴血容量不足引起严重休克，这是地震后挤压综合征患者早期死亡的主要原因。

挤压伤所致 AKI 的发病机制有缺血、代谢、创伤和肾毒素等因素参与。挤压伤早期，由于肢体受压造成受压部位肌肉损伤，肌膜通透性增加，水分、钠等溶液快速进入肌肉并堆积在肌肉内，引起肌细胞肿胀、肌体高度肿胀、肌内压增高、血容量急骤减少。临床观察广泛肌群挤压几小时即可使相当于细胞外液的液体量进入受损肌肉，故很快即可出现低血容量休克，导致肾脏低灌注。坏死或受损伤部位肌肉释放大量钾、肌球蛋白、磷、尿酸进入细胞外液，加上细胞外钙进入受损肌肉内造成低钙血症，以及休克和急性肾衰竭引起代谢性酸中毒，加重高钾血症所致心血管抑制、严重心律失常、休克和急性肾衰竭；横纹肌裂解、肌球蛋白沉积肾小管造成肾小管阻塞，肾小管腔内液反流入肾间质造成间质水肿。

6. 心肾综合征　心脏和肾脏之间存在复杂的关系，心功能不全时的神经体液激活、低血压、利尿剂治疗等可影响肾脏灌注和功能；肾功能不全伴随的炎症反应、电解质紊乱、容量负荷增加等因素反过来使心功能进一步恶化。肾功能不全程度越重，发生症状性心衰风险和死亡率越高。随着对心肾相互作用研究的深入，心肾综合征（cardiorenal syndrome，CRS）的概念也从狭义走向广义。狭义上讲，心肾综合征是指慢性心力衰竭患者出现进行性肾功能不全，表现为治疗过程中血肌酐渐进性升高。广义上讲，心肾综合征是指心脏或肾脏功能不全时相互影响、相互加重导致心肾功能急剧恶化的一种临床综合征。心肾综合征的发病机制：

（1）肾血流量减少：心力衰竭时，心排血量下降，肾血供应减少，引起肾前性肾功能减退。

（2）神经体液异常：心衰时有效循环血量的降低激活交感神经系统和肾素-血管紧张素-醛固酮系统，其对肾脏结构及功能也产生重要影响，除引起肾血管收缩、肾血流量减少外，儿茶酚胺也可对肾小管、肾小球产生损伤。血管紧张素Ⅱ也作用于肾系膜细胞，导致肾功能损害和肾小球硬化。

（3）贫血：心力衰竭时心排血量减少及肾血管收缩致肾血流量减少，肾脏缺血，红细胞生成素减少，引起贫血。贫血又引起心率加快、心肌肥厚、心肌细胞凋亡，加重心衰和肾功能损害。

7. 肝肾综合征 临床表现包括肝硬化失代偿期及功能性肾衰竭两方面的症状和体征。患者常有门静脉高压症、脾大、大量腹水、黄疸、氮质血症、少尿、低钠血症等。据资料统计，肝硬化晚期有 70% ～ 80% 的患者出现肾损伤。

肝肾综合征的发生与如下因素有关：

（1）有效循环血容量的减少：如上消化道出血、大量放腹水、大量利尿及严重腹泻等致有效循环血容量急骤降低，导致肾血流量减少，肾小球滤过率明显降低而发病。

（2）内毒素血症：严重肝病时肠道功能紊乱，致肠内革兰阴性杆菌大量繁殖，产生大量内毒素。内毒素血症可致肾内血液分流，皮质血流减少，肾小球滤过率降低而发病。

（3）心房利钠因子作用：有人测定肝肾综合征患者，血中心房利钠因子含量均显著降低。故肝肾综合征患者肾脏对体液容量增加不产生利尿利钠反应。

（4）肾小球加压素的作用：肾小球加压素通过降低入球小动脉的压力而增加肾小球滤过率。在严重肝脏疾病时，该激素产生障碍，肾小球滤过率下降而发病。

五、临床表现及分期

根据 AKI 的临床特点和病程，一般将 AKI 分为少尿期、多尿期和恢复期。

（一）AKI 的临床分期

1. 少尿期 在急性病因的作用下，患者尿量会出现骤减或逐渐减少，即 AKI 的少尿期。轻症 AKI（AKI 1 ～ 2 期）的少尿期很短，有的只有 2 ～ 3 天，很快进入多尿期和恢复期，有的则没有明显的少尿期；相关的临床表现较轻，只有轻度的氮质血症及钠水潴留，对利尿剂的反应也较好。AKI 3 期相当于传统的急性肾衰竭，往往具有典型的少尿期、多尿期和恢复期；少尿期时少尿甚至无尿、一般持续 7 ～ 14 天；其临床表现较重，往往伴有明显的氮质血症、钠水潴留、电解质紊乱及酸碱平衡失常，并会有其他脏器受累的表现；对利尿剂的反应差，一般需要肾脏替代治疗。少尿期越长，病情愈重，预后愈差。

2. 多尿期　每日尿量超过 800ml 即进入多尿期。进行性尿量增多是肾功能开始恢复的一个标志。每日尿量可成倍增加，3 ～ 5 日可达 1000ml。进入多尿期后，肾小球滤过功能并没有立即恢复。有时每日尿量在 3L 以上而 GFR 仍在 10ml/min 或以下，存在高分解代谢的患者血肌酐和尿素氮仍可上升，当 GFR 明显增加时，血氮逐渐下降。AKI 1 ～ 2 期的多尿期一般较短，很快恢复正常尿量；AKI 3 期的多尿期较长，可持续 2 ～ 3 周或更久。多尿期早期仍可发生高钾血症，持续多尿可发生低钾血症、失水和低钠血症。此外，此期仍易发生感染、心血管并发症和上消化道出血等。多尿期应密切观察水、电解质和酸碱平衡情况。

3. 恢复期　根据病因、病情轻重程度、多尿期持续时间、并发症和年龄等因素，AKI 患者在恢复早期变异较大，可毫无症状，自我感觉良好，或体质虚弱、乏力、消瘦；当血尿素氮和肌酐明显下降时，尿量逐渐恢复正常。除少数外，肾小球滤过功能多在 3 ～ 6 个月内恢复正常。但部分重度 AKI 患者肾小管浓缩功能不全可维持 1 年以上。若肾功能持久不恢复，可能提示肾脏遗留有永久性损害。少数患者由于肾小管上皮和基底膜的破坏严重和修复不全，可出现肾组织纤维化而转变为慢性肾功能不全。

（二）AKI 的临床表现

AKI 的轻重程度不同，其临床表现和恢复的时间也不同。AKI 常见的临床表现包括：

1. 尿量改变　AKI 发病时，尿量骤减或逐渐减少，24 小时尿量少于 400ml 者称为少尿，少于 100ml 者称为无尿。由于致病原因不同，病情轻重不一，少尿持续时间不一致。AKI 1 期至 2 期的患者少尿期较短，如果致病因素解除，很快进入多尿期或尿量恢复正常，尿中一般不含有管型。AKI 3 期患者少尿期一般为 1 ～ 2 周，但少数患者少尿可持续 1 ～ 3 个月以上。对少尿期延长者应注意水潴留、充血性心力衰竭、高钾血症、高血压及各种并发症的发生。由于肾小球滤过功能障碍和肾小管上皮坏死脱落，尿中含有蛋白、红、白细胞和各种管型。

非少尿型 AKI，指患者在进行性氮质血症期内每日尿量维持在 400ml 以上，甚至 1000 ～ 2000ml。尿量不减少的原因有三种解释：①各肾单位受损程度不一，小部分肾单位的肾血流量和肾小球滤过功能存在，而相应肾小管重吸收功能显著障碍；②所有肾单位的受损程度虽相同，但肾小管重吸收功能障碍在比例上远较肾小球滤过功能降低程度为重；③肾髓质深部形成高渗状态的能力降低，致使髓袢滤液中水分重吸收减少。非少尿型 AKI 的常见病因为肾毒性药物的长期应用、腹部大手术和心脏直视手术后，以及移植肾缺氧性损害等。一般认为，非少尿型 AKI 虽较少尿型病情轻，住院日数短，需血液净化治疗百分比低，上消化道出血等并发症少，但高钾血症发生率与少尿型 AKI 相近，非少尿型 AKI 的病死率仍可高达 26%。

随着致病因素的解除和肾脏的恢复，尿量逐渐增加，或对利尿剂的反应重新恢复，即进入多尿期和恢复期，每日尿量超过 800ml，可成倍增加，达到 3000 ～ 5000ml/d。恢复期时，AKI 患者的尿量逐渐恢复正常。部分重度 AKI 患者转变为慢性肾功能不全，尿量和肾功能始终不恢复，需要肾脏替代治疗。

2. 氮质血症 少尿期时，由于肾小球滤过率降低引起少尿或无尿，致使排出氮质和其他代谢产物减少，血肌酐和尿素氮升高，其升高速度与 AKI 的程度及体内蛋白分解状态有关。在 AKI 1～2 期的轻症患者及不伴有高分解代谢状态的患者，每日血尿素氮上升速度较慢，为 3.6～7.1mmol/L（10～20mg/ml），血肌酐浓度上升仅为 44.2～88.4μmol/L（0.5～1.0mg/ml）；但在 AKI 3 期的患者及伴有高分解状态的患者，如伴广泛组织创伤、全身感染综合征等，每日尿素氮可升高 10.1mmol/L（30mg/ml）或以上，血肌酐每日升高 176.8μmol/L（2mg/ml）或以上。

进入多尿期后，肾小球滤过功能并没有立即恢复。有时每日尿量在 3L 以上而 GFR 仍在 10ml/min 或以下，血肌酐和尿素氮仍可继续上升；存在高分解代谢状态的患者尤为明显。在多尿期后期及恢复期，当 GFR 明显增加时，血氮开始逐渐下降。若致病因素完全解除，轻症 AKI 患者的肾功能和血氮很快恢复正常；而 AKI 3 期的重症患者的恢复期一般较长，可达 3～6 个月以上，部分重度 AKI 患者转为慢性肾功能不全，存在持续的氮质血症，需要肾脏替代治疗。

3. 水、电解质紊乱和酸碱平衡失常

（1）水过多：见于水分控制不严格，摄入量或补液量过多，再加体内本身的内生水。随少尿期延长，易发生水过多，表现为稀释性低钠血症、软组织水肿、体重增加、高血压、急性心力衰竭、肺水肿和脑水肿等。

（2）高钾血症：正常人 90% 的 K^+ 从肾脏排泄。AKI 少尿期由于尿液排钾减少，若同时体内存在高分解状态，如挤压伤时肌肉坏死、血肿和感染等，热量摄入不足所致体内蛋白分解、释放出钾离子，酸中毒时细胞内钾转移至细胞外，有时可在几小时内发生严重高钾血症。

高钾血症有时表现隐匿，可无特征性临床表现，可出现恶心、呕吐、四肢麻木等感觉异常，或出现心率减慢，严重者出现神经系统症状，如恐惧、烦躁、意识淡漠，直到后期出现窦室或房室传导阻滞、窦性静止、室内传导阻滞甚至心室颤动。高钾血症的心电图改变可先于高钾临床表现。故心电图监护高钾血症对心肌的影响甚为重要。一般血钾浓度在 6mmol/L 时，心电图显示高耸而基底较窄的 T 波，随血钾增高 P 波消失，QRS 增宽，ST 段不能辨认，最后与 T 波融合，继之出现严重心律失常，直至心室颤动。高钾对心肌毒副作用尚受体内钠、钙浓度和酸碱平衡的影响，当同时存在低钠、低钙血症或酸中毒时，高钾血症临床表现较显著，且易诱发各种心律失常。值得提到的是，血清钾浓度与心电图表现之间有时可存在不一致现象。

高钾血症是少尿期患者常见的死因之一，早期血液净化可预防其发生。但严重肌肉组织坏死仍可出现持续性高钾血症。

（3）代谢性酸中毒：正常人每日固定酸代谢产物为 50～100mmol，其中 20% 与碳酸氢根离子结合，80% 由肾脏排泄。AKI 时，由于酸性代谢产物排出减少，肾小管泌酸能力和保存碳酸氢钠能力下降等，致使每日血浆碳酸氢根浓度有不同程度下降；在高分解状态时降低更多更快。内源性固定酸大部分来自蛋白分解，少部分来自糖和脂肪氧化。磷酸根和其他有机阴离子均释放和堆积在体液中，导致阴离子间隙增高。酸中毒尚可降低心室颤动阈值，出现异位心律。高钾血症、严重酸中毒和低钙、低钠血症是 AKI 的严重情况。

（4）低钙血症、高磷血症：AKI 时低钙和高磷血症不如慢性肾功能不全时表现突出，但有报告少尿两天后即可发生低钙血症。由于常同时伴有酸中毒，使细胞外钙离子游离增多，故多缺少低钙常见的临床表现。低钙血症多由高磷血症引起，正常人摄入的磷酸盐 60% ~ 80% 经尿液排出。AKI 少尿期常有轻度血磷升高，伴有代谢性酸中毒时，高磷血症常较突出，但罕见明显升高。酸中毒纠正后，血磷可有一定程度下降，此时若持续接受全静脉营养治疗的患者应注意低磷血症发生。

（5）低钠血症和低氯血症：两者多同时存在。低钠血症原因：可由于水过多所致稀释性低钠血症；或因灼伤或呕吐、腹泻等从皮肤或胃肠道丢失，以及大剂量呋塞米导致失钠性低钠血症。严重低钠血症可致血渗透浓度降低，导致水分向细胞内渗透，出现细胞水肿，表现急性脑水肿症状，并加重酸中毒。临床上表现疲乏、软弱、嗜睡或意识障碍、定向力消失、甚至低渗昏迷等。低氯血症常见于呕吐、腹泻或应用大量祥利尿剂者，可出现腹胀或呼吸表浅、抽搐等代谢性碱中毒表现。

（6）高镁血症：正常人摄入的镁 60% 由粪便排泄，40% 从尿液中排泄。由于镁和钾离子均为细胞内主要阳离子，因此 AKI 时血钾与血镁浓度常平行上升，在肌肉损伤时高镁血症较为突出。镁离子对中枢神经系统有抑制作用，严重高镁血症可引起呼吸抑制和心肌抑制，应予警惕。高镁血症的心电图改变亦可表现为 PR 间期延长和 QRS 波增宽。当高钾血症纠正后，心电图仍出现 PR 间期延长和（或）QRS 增宽时应怀疑高镁血症的可能。低钠血症、高钾血症和酸中毒均增加镁离子对心肌的毒性。

4. 心血管系统表现

（1）高血压：肾缺血时神经体液因素作用促使收缩血管的活性物质分泌增多，水过多引起容量负荷增加均可加重高血压。AKI 早期发生高血压不多见，但若持续少尿，约 1/3 患者发生轻、中度高血压，一般 140 ~ 180/90 ~ 110mmHg，有时可更高，甚至出现高血压脑病，伴有妊娠者尤应严密观察。

（2）急性肺水肿和心力衰竭：是少尿期常见死因。主要为体液潴留引起，但高血压、严重感染、心律失常和酸中毒等均为影响因素。

（3）心律失常：除高钾血症引起的窦房结暂停、窦性静止、窦室传导阻滞、不同程度房室传导阻滞和束支传导阻滞、室性心动过速、心室颤动外，尚可因病毒感染和洋地黄应用等而引起室性期前收缩和阵发性心房颤动等异位心律发生。

（4）心包炎：早年发生率为 18%，采取早期血液净化治疗后降至 1%。多表现为心包摩擦音和胸痛，罕见大量心包积液。

5. 消化系统表现　常见症状为食欲显著减退、恶心、呕吐、腹胀、呃逆或腹泻等。亦可出现消化道出血、黄疸等。在轻度 AKI 不甚明显时，消化道症状尚与原发疾病和水电解质紊乱或酸中毒等有关。持续、严重的消化道症状常易出现明显的代谢紊乱，增加治疗的复杂性。早期出现明显的消化道症状提示尽早施行肾脏替代治疗。

6. 神经系统表现　轻型患者可无神经系统症状。部分患者早期表现为疲倦、精神较差。若早期出现意识淡漠、嗜睡或烦躁不安甚至昏迷，提示病情重笃，应及早实施肾脏替代治疗。神经系统表现与严重感染、流行性出血热、某些重金属中毒、严重创伤、多器官功能障碍等有关。

7. 血液系统表现　贫血是部分患者较早出现的征象，其程度与原发疾病、病程长短、有无出血并发症等密切相关。严重创伤、大手术后失血、溶血性贫血、严重感染等情况，贫血多较严重。可发生 DIC，临床表现为出血倾向、血小板减少、消耗性低凝血症及纤维蛋白溶解等征象。

根据原发疾病，临床表现和实验室检查可做出诊断。诊断标准按照 AKIN 提出的 AKI 分期标准，或者 ADQI 提出的 RIFLE 分级诊断标准。其中 GFR 可用肌酐清除率来估算，正常值为 80 ～ 120ml/min。Cockcroft 计算公式如下（此公式对老年人、儿童及肥胖者不适用）：

肌酐清除率（ml/min）（男性）=（140-年龄）× 体重（kg）/[72× 血肌酐（mg/dl）]

肌酐清除率（ml/min）（女性）=（140-年龄）× 体重（kg）/[85× 血肌酐（mg/dl）]

血肌酐和尿量是目前临床上常用的检测指标，这两个指标也是目前 AKI 分期的依据。但是，血肌酐并非一个敏感的指标，从代谢与分布的生理学来看，血肌酐不仅反映 GFR，还受到其分布及排泄等综合作用的影响。尿量更容易受到容量状态、药物等非肾脏因素影响。

六、诊断

目前有很多关于 AKI 早期诊断标记物的研究，主要有 Cystatin C、KIM-1、NGAL、IL-18 等，这些指标可能有更好的敏感性，并可能对 AKI 的病因进行区分，但与临床应用仍有一段距离。

1. 血清半胱氨酸蛋白酶抑制剂（Cystatin C，Cys C） 是一种非糖基化的小分子碱性蛋白质，1961 年由 Clausen 在脑脊液中发现，1985 年首次被报道，可作为评估 GFR 的指标。Cys C 在血浆中带正电荷，在大多数组织中能稳定表达，无组织特异性，且其生成速度恒定，不受炎症、饮食、年龄和性别及肌肉比重等非肾因素的影响。肾脏是唯一清除循环中 Cys C 的器官，Cys C 可经肾小球自由滤过，在近端肾小管上皮细胞被完全分解代谢，不再重返血流，也不被肾小管上皮细胞分泌，故认为 Cys C 是评估 GFR 较为理想的内源性标记物。Cys C 对早期和轻微的肾功能改变更敏感，但不能鉴别 AKI 的不同病因。正常人血清 Cys C 的参考范围为 0.6 ～ 1.22mg / L（颗粒增强散射比浊法，PENIA）。血清 Cys C 作为 AKI 诊断标准，较血清肌酐（Scr）的改变要提前 1 ～ 2 天，血清 Cys C 浓度在 GFR < 80ml/min 时即可升高，而当 GFR<50ml/min 时 Scr 才升高，BUN 也在 GFR < 30ml/min 时才见升高。尿液中检测 Cys C / 肌酐是早期发现近端肾小管损害的灵敏指标，并与肾小管损害密切相关。

2. 中性粒细胞明胶酶相关脂质运载蛋白（neutrophil gelatinase-associated lipocalin，NGAL） 是铁离子运转蛋白，分子质量为 25000Da，常螯合到中性粒细胞的明胶酶上，在人类一些组织中极少表达，但在受损的上皮细胞中会大量诱导表达，在肾缺血或肾毒性损害时显著上调，高表达于受损肾小管，促进上皮细胞再生。在肾缺血后 2 ～ 6 小时 NGAL 血浓度及尿排泄量即增加，是敏感、特异的急性肾损害早期诊断指标。

3. 肾损伤分子（KIM）-1 属 I 型跨膜糖蛋白，是位于近曲小管上皮细胞膜上、与肾脏再生有关的黏附因子蛋白，它能在上皮细胞黏附，生长及分化上起重要作用，在正常肾脏不表达，在缺血性或肾毒性 AKI 的近端肾小管细胞中增量表达。肾小管上皮细胞损伤后 12 小时内尿中 KIM-1 即增加，早于 Scr 增加，而肾前性 AKI 并不增加。

七、鉴别诊断

在鉴别诊断方面，应首先除外肾前性少尿和肾后性尿路梗阻。确定为肾实质性时，尚应鉴别是肾小球、肾血管或肾间质病变引起。因不同病因、不同病理改变，在早期有截然不同的治疗方法。例如，过敏性肾间质病变和肾小球肾炎引起者多需糖皮质激素治疗，而肾小管坏死引起者则否。

（一）与肾前性少尿鉴别

患者有容量不足或心血管衰竭病史，单纯性肾前性衰竭氮质血症程度多不严重，补充血容量后尿量增多，血 Cr 恢复正常。尿常规改变也不明显，尿比重在 1.020 以上，尿渗透浓度大于 550mOsm/kg，尿钠浓度在 15mmol/L 以下，尿、血肌酐和尿素氮之比分别在 40：1 和 20：1 以上。但老年病例单纯肾前性衰竭时若原先已有肾功能损害者，则亦反映出肾实质衰竭的改变。

（二）与肾后性尿路梗阻鉴别

有泌尿系结石、盆腔脏器肿瘤或手术史，突然完全性无尿或间歇性无尿（一侧输尿管梗阻而对侧肾功能不全可表现为少尿或非少尿），有肾绞痛与肾区叩击痛，尿常规无明显改变，B 型超声波泌尿系统检查和尿路 X 线检查常可较快做出鉴别诊断。

（三）与重症急性肾小球肾炎或急进性肾小球肾炎鉴别

重症肾炎早期常有明显水肿、高血压、大量蛋白尿伴明显镜下或肉眼血尿和各种管型等肾小球肾炎改变。对诊断有困难，拟用免疫抑制剂治疗时应做肾活组织检查明确诊断。

（四）与急性肾间质病变相鉴别

主要依据引起急性间质性肾炎的病因，如药物过敏或感染史，明显肾区疼痛。药物引起者尚有发热、皮疹、关节疼痛、血嗜酸粒细胞增多等。本病与 ATN 鉴别有时困难，亦应先做肾活组织检查，多数急性肾间质肾炎需用糖皮质激素治疗。

肾活组织检查对急性肾衰竭病因的鉴别有重要意义，有时通过肾活组织检查可发现一些鉴别未考虑到的疾病。

八、AKI 的预防

急性肾衰竭的发病率、病死率很高，预防急性肾衰竭的发生显得尤为重要。在危重患者中，大于 90% 的急性肾衰竭是由于急性肾小管坏死、灌注不足或中毒引起的，因此针对危险因素采取相应的预防措施可有效降低急性肾衰竭的发病率。

（一）非药物性预防策略

1. 预防院内感染 全身性感染，特别是感染性休克是医院获得性急性肾衰竭最重要的患病危险因素之一，防止危重患者发生院内感染，成为医院获得性急性肾衰竭最有效、最廉价和最有价值的预防措施。预防院内感染的主要措施包括：①限制使用血管内导管和腔内导管，加强护理，并尽早拔除；②合理应用抗生素，根据细菌培养和药敏结果调整抗生素，在感染控制后，尽早停用；③通过抬高床头、观察残胃量、限制使用镇静催眠药物等措施，避免误吸性肺炎的发生。对于已经发生的院内感染，应清除感染灶，予以引流，并及时、合理使用抗生素。

2. 维持肾脏灌注压 肾脏的灌注与全身血流动力学状态和腹内压直接相关，动脉压过低和腹内压过高都会导致肾脏灌注减少，进而导致急性肾衰竭。监测患者的血流动力学参数，补充液体，使有效循环血量恢复正常、甚至略高于正常，降低患者的腹腔压力，有助于防止肾脏缺血，纠正早期肾脏损害。

3. 避免使用具有明确肾毒性的药物 氨基糖苷类抗生素、头孢类抗生素和青霉素族抗生素都可以引起急性肾衰竭，以氨基糖苷类抗生素肾毒性最大。此类药物具有明显的收缩血管作用，可能引起肾脏毒性损害，特别是对于高龄、患有全身性感染、心衰、肝硬化、肾功能减退、血容量不足和低蛋白血症的患者，肾脏毒性损害作用可能非常突出，需要引起医师的高度重视。此外，不能同时使用两种以上有肾毒性的药物，如庆大霉素与先锋霉素。

4. 药物的正确使用方法和适当剂量 许多药物的肾毒性与剂量和血药浓度直接相关，采用正确的使用方法和适当的剂量，是降低药物肾毒性的重要手段。氨基糖苷类抗生素、两性霉素 B、顺铂、放射造影剂等药物的使用剂量和肾毒性直接相关。严格的限制放射造影剂的剂量，是防止肾损害的最佳手段。氨基糖苷类抗生素的肾毒性与药物的谷浓度有关，而抗菌活性与药物峰值浓度有关，因此，氨基糖苷类抗生素的用药方法从以往的一日多次给药，改为一日一次给药，既可提高峰值浓度，使抗菌作用增强，同时又使药物谷浓度降低，使药物的肾毒性降低。动物实验和临床研究均证实，氨基糖苷类抗生素一日一次给药能够明显降低肾毒性、提高抗感染的疗效。对于肾功能减退或早已存在肾脏损害的患者，应按肾功能损害程度估计用药剂量或延长用药间隔。

5. 改善肾毒性药物的剂型 改善某些药物的剂型，可明显降低其肾脏毒性作用。放射造影剂和两性霉素 B 均具有强烈的肾毒性，如将放射造影剂改造为非离子型造影剂、将两性霉素 B 改造成两性霉素 B 脂质体后，两药的肾损害作用均明显降低。

6. 建立防止肾毒性损害的临床预警系统 也是防止肾毒性损害的重要手段。利用现代信息管理网络系统，将电子病历、实验室数据库、药物数据库联系在一起，建立肾毒性损害的临床预警系统。当患者的血清肌酐浓度有轻度升高或医师开出具有明显肾毒性药物时，系统将会自动报警，提醒医师对治疗方案做出必要的调整，防止急性肾衰竭的发生。

（二）药物性预防策略

1. 补充血容量 对于存在血容量不足、血流动力学不稳定甚至出现休克的患者，应积极补充液体、血浆和全血，从而避免肾脏低灌注和缺血，达到防止急性肾衰竭发生的目的。

2. 利尿剂、脱水剂　当血容量恢复，休克已经纠正后，如果尿量仍然不增加，此时应及时应用甘露醇及呋塞米等利尿剂以增加尿量，减少肾小管的阻塞，降低管内压，增加肾小球的滤过率。

3. 血管活性药物　小剂量多巴胺应用时，可与肾脏上的多巴胺受体结合，使肾脏血管舒张，增加 GFR，因此有人认为小剂量多巴胺可以对肾脏具有保护作用。但是多项研究表明，小剂量多巴胺可以防止肾功能进一步恶化，但是不能降低急性肾衰竭的发病率、需要血液透析治疗的概率和病死率。在此，不推荐常规应用肾脏剂量的多巴胺。选择性多巴胺 -1 受体拮抗剂（非诺多巴，血管扩张剂）虽然证明能够增加肾脏灌注和降低血清肌酐浓度，但是并不能减少危重症患者急性肾衰竭的发生。钙离子阻断剂可减少钙离子向细胞内流动，维持细胞内、外钾与钠的平衡，另外，钙离子可以扩张肾血管，增加肾脏的血流量，但其对急性肾衰竭的预防作用尚需进一步临床研究证实。

九、AKI 的治疗

由于 AKI 常继发于全身低灌注、全身感染等全身或其他器官疾病，因此，其治疗的第一步是积极处理原发病，去除病因，控制感染，优化全身血流动力学，停止使用导致肾损害的药物，防止 AKI 进一步加重。

研究表明，AKI 的分期及分级标准与患者的预后密切相关，即 AKI 的程度越重，患者的死亡率越高。因此，AKI 的防治不仅仅是防止 AKI 的出现，还在于如何阻止 AKI 由轻向重进展。对于 AKI 1 期和 2 期，我们要做的是采取有效措施，阻止其向 AKI 3 期发展；对于 AKI 3 期，我们需慎重决定是否进行肾脏替代，以及肾脏替代的方式和剂量，以防止 AKI 向尿毒症发展，减少患者对透析的依赖和改善预后。

AKI 的治疗原则：①加强液体管理，早期肾缺血患者应积极恢复有效循环血容量，少尿期应保持液体平衡，多尿期适当控制入液量；②维持内环境稳定，调节钠、钾等电解质及酸碱平衡，严密监测，及时处理；③控制感染，充分引流及选用敏感抗生素；④肾替代治疗，有效纠正水、电解质及酸碱平衡紊乱，及早清除毒素对机体各系统的损害，有利于损伤细胞的修复；⑤积极治疗原发病，及早发现导致 AKI 的危险因素，并迅速去除之，促进肾小管上皮细胞再生修复。

（一）AKI 的非替代治疗

急性肾衰竭的非替代治疗主要通过减轻损伤、促进修复，达到改善肾功能的目的。

（二）少尿期的治疗

1. 严格控制水、钠摄入量　是治疗此期的主要一环。在纠正了原有的体液缺失后，应坚持"量出为入"的原则。每日输液量为前一日的尿量加上显性失水量和非显性失水量，约 400ml（皮肤、呼吸道蒸发水分 700ml 减去内生水 300ml）。显性失水是指粪便、呕吐物、渗出液、引流液等可观察到的液体量总和。发热者，体温每增加 1℃应增加入液量 100ml。血钠的监测为补液量提供依据。不明原因的血钠骤降提示入液量过多，尤其是输入水分过多，导致稀释性低钠血症。血钠的增高表明处于缺水状态，引起浓缩性高钠血症，则不必过分严格限制低张液体的摄入。轻度的水过多，仅需严格限制水的摄入，并口服 25% 山梨醇 30ml 通便导泻。明显的水过多，应给予利尿剂或脱水剂，上述措施无效，应即行血液滤过治疗以脱水。

2. 利尿剂与脱水剂

（1）呋塞米：是一种袢利尿剂，并具有轻度血管扩张作用，是急性肾衰竭治疗中最常用的利尿剂，在急性肾衰竭治疗中主要具有以下作用：①降低髓袢升支粗段的代谢，使之氧耗降低，避免上皮细胞损伤加重；②冲刷肾小管，清除管型和结晶等肾小管腔内的阻塞物，保持肾小管通畅；③降低肾小管中血红蛋白、肌红蛋白的浓度，防止蛋白阻塞肾小管；④促进少尿型急性肾衰竭转变为多尿型急性肾衰竭，但并不改变肾衰竭的病程。呋塞米的使用剂量应逐步增加，初始剂量为 20mg，1 小时后无效，可静脉推注呋塞米 40mg。1 小时后如无效，可静脉滴注 100mg。若尿量仍无明显增加，则可改为呋塞米持续静脉泵入，剂量为 2 ~ 4mg/min，可持续使用 2 ~ 3 天。

（2）甘露醇：不仅具有渗透性利尿作用，还具有清除细胞外氧自由基的作用。在挤压综合征引起肌红蛋白尿性急性肾衰竭中，早期应用甘露醇对急性肾衰竭具有治疗作用。其他病因引起的急性肾衰竭中，甘露醇无治疗作用。对于造影剂引起的急性肾衰竭，应用甘露醇反而加重急性肾衰竭。因此，甘露醇在急性肾衰竭的救治中不应常规应用。

3. 多巴胺及其他血管活性药物 一般认为，多巴胺具有选择性肾血管扩张和增加尿量的作用，肾脏剂量的多巴胺（小剂量多巴胺）在临床上被广泛应用于急性肾衰竭的防治。但研究表明，多巴胺并不能降低急性肾衰竭患者的病死率，而且也不能使透析时间缩短。虽然小剂量多巴胺能够增加患者的尿量，但并不增加肌酐清除率。近年来，多巴胺与多巴酚丁胺联合应用于急性肾衰竭合并左心功能不全患者，结果患者心排血量明显增加，血管扩张，肾脏血流明显增加，肾脏排钠也明显增加。提示多巴胺与多巴酚丁胺联合应用，有助于改善急性肾衰竭合并左心衰竭患者的肾脏功能。最近，一项多巴胺与多巴酚丁胺的比较性研究显示，对于肾脏功能轻度受损的危重患者，多巴酚丁胺并不增加患者尿量，但明显增加肌酐清除率，而多巴胺增加尿量，并不增加肌酐清除率。提示多巴酚丁胺能够改善肾脏灌注，多巴胺和多巴酚丁胺通过正性肌力作用，可提高感染性休克和心衰患者的心排血量，改善器官组织灌注，其中肾脏的灌注也可部分改善。去甲肾上腺素是一种以兴奋 α- 受体为主的儿茶酚胺类药物，已经有大量报道证明了去甲肾上腺素在感染性休克中的治疗作用。去甲肾上腺素可使肾动脉压力升高，肾脏灌注压增加，可导致 GFR 的增加。与多巴胺相比，去甲肾上腺素并不增加肾脏及其他内脏的耗氧量，而且有助于肾脏功能的恢复。前列环素有较强的血管扩张作用，而且对入球小动脉的扩张作用较对出球小动脉的作用更为显著。从而可使肾小球滤过压明显增加，滤过率也相应增加。同时前列环素对血管紧张素 Ⅱ 的血管收缩作用有较强的对抗性调节作用。

4. 心房利钠肽（ANP） 是近年来治疗急性肾衰竭有一定疗效的药物，主要作用包括：①扩张入球小动脉、收缩出球小动脉，使 GFR 增加；②抑制肾小管对钠的重吸收，总的效应表现为尿量增加。ANP 的具体使用方法是 $0.2\,\mu g/（kg \cdot min）$ 持续静脉泵入，至少连续使用 24 小时，并根据疗效进行调整。临床研究初步显示 ANP 对急性肾衰竭的治疗具有明显疗效。ANP 用药后，患者肾小球滤过率提高一倍，而需要透析治疗的患者减少了 50%。提示 ANP 可能对急性肾衰竭具有显著的治疗作用。另有研究显示，ANP 能够明显降低少尿型急性肾衰竭患者的病死率。另外，有报道认为 ANP 能够将少尿型急性肾衰竭转变为非少尿型急性肾衰竭，这可能是 ANP 改善少尿型急性肾衰竭患者预后的原因之一，值得临床医师重视。

5. 营养支持 应供给足够的热能，保证机体代谢需要。每日最少摄取糖类 100g，可喂食或静脉补充，以减少糖异生和饥饿性酸中毒。为减少氮质、钾、磷和硫的来源，应适当限制蛋白质的摄入。每日给予蛋白质 0.5g/ kg 体重，选用高生物学价值的优质动物蛋白，如鸡蛋、鱼、牛奶和精肉等。亦可使用静脉导管滴注高营养注射液，主要由 8 种必需的 L- 氨基酸、多种维生素及高浓度葡萄糖组成。使用高营养注射液后，能降低血尿素氮，改善尿毒症症状，减少并发症和降低急性肾衰竭的死亡率。但是，应注意其合并症，主要为导管相关合并症及代谢紊乱，如局部感染、败血症和静脉血栓形成，水、电解质和酸碱平衡失调及高糖血症。故在使用时，应监测血钠、钾、二氧化碳结合力和糖的水平，及时给予相应处理。

6. 电解质和酸碱平衡的管理 容量过负荷，肺水肿、脑水肿及高钾血症是少尿期死亡的主要原因。所以在此期应积极控制容量负荷，并防止电解质和酸碱平衡。轻度的代谢性酸中毒无需治疗，除非血碳酸氢盐浓度 <10mmol/L，才予以补碱。根据情况酌用碳酸氢钠、乳酸钠或三羟甲基氨基甲烷治疗。酸中毒纠正后，可使血中钙离子浓度降低，出现手足搐搦，故应配合 10% 葡萄糖酸钙 10 ～ 20ml 静脉注射。轻度高钾血症（<6mmol/L）只需密切观察及严格限制含钾量高的食物和药物的应用。如出现血钾 >6.5mmol/L，心电图出现 QRS 波增宽等不良征兆时，应及时给予静推 10% 葡萄糖酸钙 10 ～ 20ml，2 ～ 5 分钟内注毕，静注 5% 碳酸氢钠 100ml，5 分钟注完，有心功能不全者慎用，效果欠佳者应及早行血液净化治疗。

7. 治疗消化道出血 消化道大出血亦是急性肾衰竭的主要死因之一。主要病因是应激性溃疡，为了及时发现隐匿的消化道出血，应经常观察大便，并做潜血试验及监测血细胞比容。选择 H_2 受体拮抗剂（如西咪替丁、雷尼替丁和法莫替丁等）可明显地防止严重急性肾衰竭患者的胃肠道出血。如有出血迹象，应及时使用雷尼替丁或西咪替丁，但剂量应减至常人的 1/2，如西咪替丁 0.1g，每日 4 次，或西咪替丁 0.2g 加入 5% 葡萄糖注射液 20 ml 中缓慢静注。急性肾衰竭的消化道大出血与一般消化道大出血处理措施相同。

（二）多尿期的治疗

目前随着医疗技术水平的提高，尤其是建立危重病医学以来，很多患者都可以度过少尿期，从而使多尿期的治疗原则就显得更为突出，更为迫切。多尿期开始时威胁生命的并发症依然存在，治疗重点仍为维持水、电解质和酸碱平衡，控制氮质血症，治疗原发病和防止各种并发症。

1. 多尿期的分期

（1）早期：从尿量＞ 400ml/d 开始计算血尿素氮达到最高峰为止。此期需要 3 ～ 4 天。

（2）中期：血尿素氮开始下降，血尿素氮基本或接近正常，此期可长短不一。

（3）后期：血尿素氮基本正常，2 ～ 3 个月后或更长的时间。

2. 多尿期的监测 ①监测肺动脉压、肺动脉楔压、中心静脉压和心排血量等参数，指导液体管理和心脏前负荷的调整；②动态监测血压、心率；③监测呼吸频率，动脉血气分析，胸片，肺部听诊，防止发生肺水肿；④监测每小时尿量、尿比重及出入量平衡；⑤密切观察患者的神志、精神状态，观察球结膜是否水肿；⑥实验室检查检测血红蛋白/血细胞比容、血电解质、肾功能，检测尿电解质和肌酐等。

3. 多尿期的治疗原则

（1）早期：治疗原则是防止补液过多，注意适当补充电解质。此期尿量逐渐增多，但患者体内仍处于水中毒的高峰，如果大量的补液，势必会造成循环负担过重，从而引起心功能不全，肺水肿，甚至脑水肿。所以一定要防止补液过快，过多，更不要尿多少，补多少。原则上，补液按少尿期处理，当尿量 >2000ml/d 时，补液量 = 尿量的（1/3 ~ 1/2）+ 显性丢失。此期最大的特点是血尿素氮仍进行性升高，酸中毒也在继续加重，并持续 3 ~ 4 天，故仍须补充足够的热量，减少蛋白的摄入，给予蛋白合成剂，尽量缩短这一期的时间，使血尿素氮尽快下降。由于大量的利尿，此期应严密监测血电解质的变化，根据血液各项生化检查结果，注意适当补充电解质。

（2）中期：治疗原则是适当补液，防止水电解质的大量丢失。此期尿量增加，可达 4000 ~ 5000ml/d 以上。甚至有时 >10 000ml，此时补液量应根据各项监测指标，大约为尿量的 2/3。以后随尿量的减少，逐渐达到入量等于出量。随着氮质血症的减轻，临床症状逐渐好转，消化道功能开始恢复，加之尿量增多，可尽早开始口服，并经口补充水电解质及热量，逐渐减少全肠外营养（total parenteral nutrition，TPN）。

（3）后期：治疗原则是达到水的平衡，从静脉转入口服。随着饮食的恢复，增加口服饮水，适当控制静脉内的入量。减轻 TPN，增加胃肠的热量摄入。

在恢复期无需特殊治疗，应避免使用肾毒性药物。如必须使用，应根据血浆肌酐清除率适当调整药物使用剂量及给药时间。

（三）AKI 的肾脏替代治疗

肾替代治疗（renal replacement therapy，RRT）属于血液净化的范畴，即利用净化装置通过体外循环方式清除体内代谢产物、异常血浆成分及蓄积在体内的药物或毒物，以纠正机体内环境紊乱的一组治疗技术。其中血液透析、血液滤过及血液透析滤过为常用的肾脏替代技术。腹膜透析虽然没有经过体外循环，但从广义上讲，也应属于肾脏替代治疗的范畴。

1. 肾脏替代治疗的时机 各种急慢性肾衰竭是肾脏替代治疗的首要适应证。但在肾脏替代的时机方面，尚存在不同的意见。对于慢性尿毒症患者或 AKI 达衰竭期的患者，传统做法是等到水、电解质或酸碱平衡出现严重紊乱时再行肾脏替代治疗。但越来越多的研究表明，对于 AKI 患者早期进行肾脏替代治疗可能有助于肾脏功能的恢复及减少死亡率。

在 2009 年发表的一篇大型前瞻性随机对照实验中，BEST Kidney 研究小组对来自 23 个国家 54 个 ICU 的 1238 例患者的肾脏替代时机与临床结局的关系进行了研究。研究者将肾脏替代的早和晚按肌酐（≤ 309 μmol/L vs. >309 μmol/L）的高低及入 ICU 天数（<2 天、2 ~ 5 天和 >5 天）分层。结果发现，晚行肾脏替代组需要的肾脏替代时间更长、出院后透析依赖率更高、病死率更高，提示肾脏替代时机对预后有一定影响。

对于 AKI 患者，选择合适的时机进行血液滤过，不仅有利于早期改善水、电解质、酸碱平衡及便于营养支持的给予，更重要的是有利于肾脏的保护和预后的改善。每天接受大于 1mg 呋塞米 /ml 尿量的 AKI 患者死亡率很高，因此当患者对利尿剂的反应欠佳时，应及时考虑到肾脏替代治疗。然而，并不是所有类型的 AKI 都需要早期进行肾脏替代治疗，尤其在以尿量作为肾脏替代指标时，必须保证患者的前负荷是充足的，即患者的当前少尿或无尿不是肾前性原因所致。尽管从理论上而言，早期进行肾脏替代治疗可以尽早缓解尿毒症症状，但同时也增加了患者导管相关感染的机会、体外循环带来的危险及过度治疗的可能性。因此，临床医师应根据患者和本单位的具体情况，权衡利弊，慎重决定 AKI 患者的肾脏替代时机。

2. 肾脏替代治疗的方式　AKI 的肾脏替代治疗方式主要有血液透析（HD）、连续性肾脏替代治疗（CRRT）和腹膜透析（PD）三种。血液透析又包括间歇性血液透析（IHD）和持续低效透析（SLED）；连续性肾脏替代治疗又包括连续静静脉血液滤过（CVVH）、连续静静脉血液透析滤过（CVVHDF）和连续静静脉血液透析（CVVHD）等模式。

HD 和 CRRT 是目前临床应用于救治 AKI 的主要肾脏替代治疗方式。与 IHD 相比，CRRT 具有明显的优越性：CRRT 能连续、缓慢、等渗地清除水分及溶质，更符合生理状态，容量波动小，尤其适用于血流动力学不稳定的患者；血浆渗量缓慢下降，防止失衡综合征；更好地维持水电解质和酸碱平衡，为营养支持创造条件；能清除中、大分子及炎症介质，控制高分解代谢，从而改善严重感染及 MODS 患者的预后；滤器的生物相容性好。可见，与 HD 相比，理论上 CRRT 具有血流动力学稳定、溶质清除率高、为重症患者的营养支持提供治疗"空间"和清除炎症介质等优势。

对于血流动力学不稳定的重症患者，也可以采用 SLED 的 HD 方式，即将脱水和透析的速度适当减慢，而将透析时间延长（延长到 12 小时左右）。SLED 可达到与 CVVH 接近的尿素清除率，但对中分子的清除率仍很低。

PD 因透析效率低、可能发生腹膜炎、容易发生高血糖和乳酸酸中毒及丢失蛋白质等局限性，已经逐渐被相关的血液透析技术代替，但是在发展中国家和贫穷国家，腹膜透析在救治急性肾损伤中仍然发挥一定作用。腹膜透析治疗急性肾损伤的优点有：设备和操作简单，安全而易于实施；不需要建立血管通路和抗凝，特别适合于有出血倾向、手术后、创伤及颅内出血的患者；血流动力学稳定，较少出现低血压及血压波动对受损肾脏的进一步损害；有利于营养支持治疗。

关于肾脏替代治疗的方式，国内外目前尚无肯定的循证医学指南和共识。现有的临床资料提示 CRRT 和 HD 在改善 AKI 患者的预后方面无显著性差异；但 CRRT 在肾功能恢复方面要优于常规 HD 治疗。

3. 肾替代治疗的剂量　早期的一些临床研究表明，肾脏替代治疗的剂量与急性肾衰竭患者的预后相关。但 2008 年发表的一项大规模随机对照多中心研究（美国的 ATN）中，研究者将 1124 例急性肾损伤的重症患者随机分为强化肾脏替代治疗组和非强化肾脏替代治疗组。在所有的患者中，血流动力学稳定的患者接受 IHD 治疗；血流动力学不稳定的患者接受 CVVH 或 SLED。强化肾脏替代治疗组每周给予 6 次透析或 CVVH 35ml/（kg·h）；非强化肾脏替代治疗组每周给予 3 次透析或 CVVH 20ml/（kg·h）。

结果无论是病死率、还是肾脏的恢复率及肾外器官的衰竭率，两组患者均无显著差异。提示强化肾脏替代治疗并不能给重症急性肾损伤患者带来益处。之后澳大利亚和新西兰的 RENAL 试验和欧洲的 IVOIRE 试验均未能证明高容量血液滤过有更多的益处。

因此，肾脏替代治疗的最佳剂量及能否改善急性肾衰竭患者的预后，到目前为止国内外尚无定论。单纯 AKI 时肾脏替代的一般剂量为 20ml/（kg·h）；对于合并感染和多脏器功能障碍的患者，超滤率 35ml/（kg·h）可能取得较好的疗效。尚无足够的证据表明超滤率超过 50ml/（kg·h）的高容量血液滤过有更好的临床疗效。

第三节　肝脏的脏器功能支持

ACS 造成的肝损伤常被其他脏器损伤所掩盖，如发现不及时，将导致病情恶化。需主动监测、及时诊断，早期给予脏器功能支持。ACS 早期肝损伤主要表现为 ALT、AST、AKP 的显著增高，肝细胞气球样变。当病情持续恶化，同时合并有感染、休克、呼吸功能衰竭等情况时，可出现胆汁淤积、肝细胞坏死、腹水、低蛋白血症、肝性脑病等严重并发症。肝脏的脏器功能支持主要包括药物治疗和非药物治疗。药物治疗主要作用是能量和营养支持、保肝、利胆、预防肝性脑病等。非药物治疗包括胆道减压、人工肝支持和腹腔减压等。

一、能量和营养支持

肝功能不全时，糖原分解减少和糖异生作用障碍，可出现低血糖，严重者可出现休克和昏迷，输入过多葡萄糖，则有可能导致高血糖和高胰岛素血症，加重肝细胞损伤。因此，肝功能不全时应密切监测血糖水平，葡萄糖输入量应少于 2.5～3g/（kg·d），为减少糖类负荷，可用脂肪乳剂提供部分能量。值得注意的是，过量脂肪和葡萄糖均会导致肝细胞脂肪变，因此脂肪乳不能超过 1g/（kg·d），总量不超过热量供给的40%。使用中长链脂肪乳对肝功能不全患者更为理想。

严重肝功能不全的患者应限制蛋白质的摄入。补充支链氨基酸和精氨酸，研究表明，支链氨基酸有促进蛋白质合成和明显的节氮作用，精氨酸具有免疫调节作用。肝功能不全患者营养补充应全面，尤其应注意补充脂溶性维生素、维生素 C 及微量元素。

若胃肠道结构和功能允许，优先考虑肠内营养支持。肠内营养可刺激神经内分泌调节反应，使肝血流量及氧输送显著增加，有利于肝功能的恢复。当肠内营养无法实施时，可以使用肠外营养，或两者联用。需要注意的是，长期使用肠外营养易发生胆汁淤积综合征，肝脏病理显示非特异性胆汁淤积和炎症表现，并可导致进行性肝纤维化，故肠外营养持续时间不宜过长。

二、保肝治疗

ACS 所引起的肝脏缺血、腹腔压力直接作用于肝脏表面均可直接导致肝细胞的损伤；此外，大量炎症介质的释放、细菌移位、细菌产生的内毒素和缺血再灌注均会造成不同程度的肝损伤。保肝治疗主要指的是使用具有改善肝脏功能、促进肝细胞再生和（或）增强肝脏解毒功能等作用的药物治疗。目前临床使用的保肝药种类繁多，针对 ACS 所造成的肝损伤机制，主要推荐以下几类：

（一）肝细胞膜保护剂

代表药物主要为多烯磷脂酰胆碱，磷脂是细胞膜的重要组成部分，通过补充外源性磷脂，可促进肝细胞膜的修复，有利于营养物质和电解质的跨膜转运，增加磷脂依赖性酶类的活性。磷脂还可以为肝细胞提供能量。可促进肝细胞再生，减少氧化应激与脂质过氧化、抑制肝细胞凋亡，可从多方面保护肝细胞免于损害。

（二）解毒保肝药物

代表药物为谷胱甘肽、硫普罗宁等。谷胱甘肽作为一种由谷氨酸、半胱氨酸和甘氨酸组成的 3 肽，主要在肝脏合成，可与体内过氧化物和自由基结合，保护肝细胞内含巯基的蛋白和酶类，减轻肝细胞的损伤。补充外源性谷胱甘肽可以预防、减轻及终止组织细胞的损伤。硫普罗宁是一种含游离巯基的甘氨酸衍生物，在体内被酰胺酶水解成 α2 巯基丙酸和甘氨酸，参与机体重要的生化代谢。具有提供巯基、解毒、抗组胺和清除自由基的作用。

（三）抗炎保肝药物

代表药物为中药甘草制剂和乌司他丁。甘草制剂主要含甘草酸、甘氨酸、蛋氨酸等活性物质，具有类激素作用。临床上常用的有复方甘草酸单胺（强力宁）、甘草酸二铵（甘利欣）、复方甘草酸苷（美能）等。该类药物具有抑制磷脂酶 A2 保护肝细胞膜；抑制白三烯、前列腺素等炎症递质的产生；抗变态反应；调节免疫功能等多重功效。

乌司他丁（ulinastatin）是从人尿中提取精制的一种糖蛋白水解酶抑制剂，又称尿胰蛋白酶抑制剂。该药无免疫原性，安全性高。能抑制多种酶（胰蛋白酶、磷脂酶 A2、透明质酸酶、弹性蛋白酶等）的活性。具有抑制炎症介质释放，减少肝脏缺血灌注损伤的作用。

（四）维生素及辅酶类

补充维生素及辅酶能够促进肝细胞能量代谢，保持肝细胞内代谢所需各种酶的正常活性，主要包括各种水溶性维生素，如维生素 C、复合维生素 B 及辅酶 A 等。由于大剂量脂溶性维生素可加重肝脏负担，因此不推荐使用脂溶性维生素。

三、肝性脑病的预防和治疗

对于已出现严重肝功能不全的患者，应警惕肝性脑病的发生。肝性脑病的发生主要与血氨升高有关，因此需尽量减少氨的产生并促进氨的代谢清除。治疗上应限制蛋白质的摄入量，减少肠腔内的含氮物质；可给予清洁灌肠，口服缓泻剂，如乳果糖、山梨醇、大黄，以每日排 2 ～ 3 次软便为宜；抑制肠道细菌生长能有效减少肠道细菌分解蛋白质、尿素等含氮物质。应选用肠道不吸收的药物，如新霉素、卡那霉素、甲硝唑等；选用富含支链氨基酸的复方氨基酸溶液。若已经出现肝性脑病，应用谷氨酸和精氨酸（如门冬氨酸鸟氨酸）等可使血氨下降。重度肝性脑病可使用荷包牡丹碱和氟马西尼催醒，也可考虑使用左旋多巴和溴隐亭拮抗假性神经递质。

四、胆汁淤积的处理

胆汁淤积（cholestasis）是指肝内外各种原因造成胆汁形成，分泌和排泄障碍，胆汁不能正常流入十二指肠进入血液的病理状态。ASC 患者往往病情较重，常合并腹腔感染及全身炎症反应，部分患者长时间肠外营养，导致胃肠道激素分泌受抑制、胃肠道蠕动功能减慢、胆汁分泌减少、毒性胆汁酸生成增加、胆囊排空障碍、肝内胆汁淤积，进一步损害肝功能。当 ALP 水平高于 1.5 倍正常值上限（ULN），且 GGT 水平高于 3 倍 ULN 即可诊断胆汁淤积。轻度的胆汁淤积可无明显症状，当胆红素大于 34.2 μmol/L 时才出现黄疸，可伴有乏力、食欲缺乏、恶心、上腹不适等非特异症状。出现肝细胞损伤时 ALT、AST 也可增高。胆汁淤积的治疗尚无特效方法，治疗上主要是去除病因和对症治疗。

（一）胆汁淤积的药物治疗

胆汁淤积的治疗尚无特效方法，药物治疗的目的是改善由于胆汁淤积所致的临床症状和肝脏损伤。主要的药物有熊去氧胆酸（UDCA）和 S- 腺苷蛋氨酸（S-adenosyl-L-methionine，SAMe）。UDCA 是一种无毒性的亲水胆酸，能竞争性地抑制毒性内源性胆酸在回肠的吸收。通过激活钙离子、蛋白激酶 C 组成的信号网络，并通过激活分裂活性蛋白激酶来增强胆汁淤积肝细胞的分泌能力，使血液及肝细胞中内源性疏水胆酸浓度降低，达到抗胆汁淤积的作用。SAMe 也可用于治疗胆汁淤积，其主要在转氨基和转硫基反应中发挥作用，能有效阻止微观损伤，保护细胞膜，促进胆汁排泄，从而有效缓解胆汁淤积。有免疫机制介导的胆汁淤积可考虑短期应用肾上腺糖皮质激素和免疫抑制剂，但需充分权衡治疗收益和可能的不良反应。

（二）胆道减压

当 ASC 合并胆汁淤积时，适时进行胆道减压可有效减轻胆汁淤积、抑制全身炎症反应，促进肝功能好转。由于上述情况下的胆汁淤积很少伴有肝内胆管的扩张，因此，临床上首选经皮经肝胆囊穿刺引流术（PTGBD）进行胆道减压。对于有明显肝内胆管扩张，或胆囊已切除等其他原因不适合行 PTGBD 的患者，可选择 PTCD 或 ENBD 进行胆道减压。

1. 经皮经肝胆囊穿刺引流技术（percutaneous transhepatic gallbladder drainage，PTGBD）

（1）操作方法：患者取平卧位，床边 B 超检查了解胆囊位置、大小、周围脏器情况。取右侧腋前线或腋中线第 7、8 肋间为穿刺点，测量穿刺点至胆囊的深度及方向。常规消毒，用 B 超探头再次定位。以 2% 利多卡因局部逐层浸润麻醉，用手术刀在穿刺点处切开 3～5mm，嘱患者屏住呼吸，以 8F 亲水性涂层猪尾巴引流导管组在超声引导下进行穿刺，注意避开门静脉或肝静脉。超声图像上见穿刺针尖端经肝和胆囊床进入胆囊内，拔出针芯后回抽到胆汁，将内套管抽出的同时，将导管送入胆囊内约 10cm，固定导管，抽尽胆囊内胆汁，并用等渗盐水反复冲洗至冲洗液变清后接引流袋。

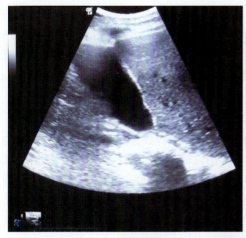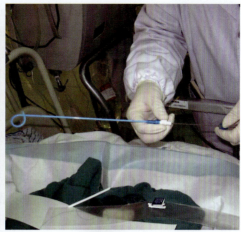
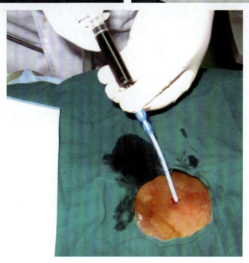

图 8-1 经皮肝胆囊穿刺引流技术

（2）术后处理：术后 24 小时卧床休息，给予适当镇痛，手术当天和第二天应用止血药，加强抗感染治疗。每天用等渗盐水行胆囊冲洗 3 次，观察胆汁引流量，胆汁性状，是否有腹膜炎体征，密切监测血常规、肝功能变化情况。

2. 经皮肝穿刺胆道引流（percutaneous transhepatic cholangial drainage，PTCD）

（1）操作方法：先行超声检查确定穿刺部位，应避开门静脉和肝静脉。常规选择右前叶上段胆管或左外叶下段胆管为目标胆管。患者取平卧位，右上肢举过头，常规消毒、铺巾后，确定穿刺点后，以 2% 利多卡因局部逐层浸润麻醉，B 超确认针尖位置到达目标胆管后拔出针芯，抽吸确认有胆汁，自穿刺管插入 0.018in（1in=2.54cm）导丝。以穿刺针为中心切开皮肤 3 ～ 5mm，屏住呼吸，拔除穿刺针，沿导丝插入 19G 扩张管，刺入胆管后拔出 0.018in 导丝，插入 0.038in 导丝，拔除 19G 扩张器，沿导丝放入 17G 引流管。固定导管，接引流袋。

（2）术后处理：术后 24 小时卧床休息，给予适当镇痛，手术当天和第二天应用止血药，加强抗感染治疗。观察胆汁引流量，胆汁性状，是否有腹膜炎体征，密切监测血常规、肝功能变化情况。

3. 内镜下胆管引流术（endoscopic biliary drainage，EBD） 是在内镜逆行胆胰管造影（endoscopic retrograde cholangiopancreatography，ERCP）基础上发展起来的一种内镜治疗技术，现已作为常用的胆道减压手段之一。EBD 主要分为内镜下经鼻胆管引流术（endoscopic nasobiliary drainage，ENBD）和内镜下胆道内引流术（endoscopic retrograde biliary drainage，ERBD）。

（1）操作方法：患者均术前禁食、禁水 8 小时，建立静脉通路（以右前臂为宜）。术前 10～15 分钟予以肌内注射盐酸哌替啶 100mg，地西泮 10mg，东莨菪碱 10mg，阿托品 1mg。以 2% 丁卡因咽部浸润麻醉。对于估计操作时间较长或经口插镜耐受性较差者进行静脉全麻（联系麻醉医师进行）。患者取左侧俯卧位，口含口塞，术者持镜站立于患者的右侧。术者左手持内镜前端插入患者口中，进镜约 40cm，至贲门处，调整内镜看清胃内情况，使内镜沿胃大弯侧进镜，至幽门处，将幽门调整至视野中央偏低位置，进境通过幽门进入十二指肠，旋转内镜进入降段，找到十二指肠乳头，采用提拉法，将乳头位置摆好，固定大、小螺旋。选择性插管：从乳头开口稍向右偏 15° 左右为胰管，从乳头开口方向左上部，沿十二指肠壁平行向上，向左偏为胆管。插管成功后，应确定位置，注入造影剂前，最好先摄一张 X 线平片，以作对照。确认导管已插入胆管或胰管内，注入已稀释的造影剂（30% 泛影葡胺），推注速度 0.2～0.6ml/s，压力不宜过大。在 X 线透视下胆总管、胆囊及肝内胆管显示清楚。在导丝引导下根据需要置入 ENBD 管或 ERBD 支架。造影及治疗结束后，退出内镜时，边吸引边退镜，退至胃底时将残留胃内气体尽量抽吸干净，退出内镜。

（2）术后处理：应用广谱抗生素，以预防胆管及胰管的感染；对 ERCP 后胰腺炎高危人群预防性给予制酸剂及抑制胰腺分泌的药物；禁食 1 天，卧床休息 2～3 天；术后 2～24 小时抽血查血清淀粉酶，有升高者酌情使用抑制胰酶分泌的药物并继续复查，直至恢复正常为止；注意观察有无发热、黄疸、腹痛等情况。

五、人工肝支持

当肝损伤持续加重，血浆凝血酶原活动度（PTA）≤ 40%（或 INR ≥ 1.5），短期内黄疸进行性加深（血清 TBil ≥ 171μmol/L 或每日上升 ≥ 17.1μmol/L）考虑存在肝衰竭。此时药物治疗作用有限，可进行人工肝支持治疗。人工肝支持系统是治疗肝衰竭的有效方法之一，其工作原理是通过体外的机械、理化和生物装置，清除各种有害物质，补充必须物质，改善内环境，暂时替代肝脏部分功能，为肝细胞再生及肝功能恢复创造条件。

人工肝支持系统分为非生物型、生物型和混合型。临床上应用最为广泛的是非生物型人工肝。包括血浆置换（plasma exchange，PE）、血液/血浆灌流（hemoperfusion，HP）、血液滤过（hemofiltration，HF）、血浆胆红素吸附（plasma bilirubin absorption，PBA）、连续性血液透析滤过（continuous hemodiafiltration，CHDF）等。临床上可根据患者的具体情况进行选择。

六、腹腔减压

因 ACS 造成的肝脏损伤，最直接的治疗手段就是腹腔减压。临床上腹腔减压既可以用来预防 ACS 的发生，也可以作为治疗 ACS 的手段。腹腔减压主要采取腹腔开放的方式。当腹内压 >20 mmHg 时，就具有了腹腔减压术的指征。腹腔开放的目的在于迅速降低腹内压，逆转高腹压状态带来的一系列病理生理变化。特别是合并有严重腹腔感染的患者，腹腔开放的同时也有利于腹腔内感染的引流，可以最大限度地降低患者的死亡率。

研究表明，腹腔开放可显著改善肝功能，促进肝细胞的再生，减少炎症反应，作用机制可能是降低 TLR4 的表达，减少了肝细胞对内毒素的敏感性，从而减少肝脏损伤。腹腔减压后，应注意肝脏的缺血再灌注损伤。

此外，有研究显示腹腔镜减压术也可取得较好的减压效果。腔镜减压术是指使用腔镜制造皮下间隙，将腹肌筋膜、腹壁肌肉切开，从而达到降低腹内压的目的，也有人称之为皮下内镜筋膜切开术。目前腔镜减压术仍停留在动物实验阶段，其临床应用价值仍需要进一步的研究。

（吴　骎　吴　吟　郑　涛）

参 考 文 献

邱海波 . 2006. 重症医学主治医师查房手册 . 南京 : 江苏科学技术出版社 .

中华医学会感染病学分会肝衰竭与人工肝学组，中华医学会肝病学分会重型肝病与人工肝学组 . 2013. 肝衰竭诊治指南 (2012 年版). 实用肝脏病杂志 , 16(3): 210-216.

Chen J, Ren J, Zhang W, et al. 2011. Open versus closed abdomen treatment on liver function in rats with sepsis and abdominal compartment syndrome. J Trauma, 71(5): 1319-1325; discussion 1325-1326.

KaplanB I, Kara OD. 2014. "Are We Late for the Diagnosis of Acute Kidney Injury in the Intensive Care Units in Pediatric Patients?-A preliminary, retrospective observational study among 66 patients". Minerva Pediatr, 68(4): 256-261.

Michael A, Matthay I, Steven I, et al. 2009. Update on Acute Lung Injury and Critical Care Medicine. Am J Respir Crit Care Med, 181: 1027-1032.

The National Heart, Lung, and Blood Institute acute respiratory distress syndrome (ARDS) clinical trials network. 2006. Comparison of two fluid- management strategies in acute lung injury. N Engl J Med, 354: 2564-2575.

Wang H L, Liu N M, Li R. 2014. Role of adult resident renal progenitor cells in tubular repair after acute kidney injury. J Integr Med, 12(6): 469-475.

Zieg J, Simankova N, Hradsky O. 2014. Nephrotic syndrome and acute kidney injury in a patient treated with lithium carbonate. Australas Psychiatry, 22(6): 591, 592.

第九章　腹腔开放中期处理

第一节　开放创面的处理（头皮取皮、植皮）

腹腔感染伴发腹腔高压或腹腔高压伴发腹腔感染在临床有极高的死亡率。标准化治疗方案包括适时通过手术控制或消除感染源、抗生素治疗以及重症监护支持等手段已不能适应临床需求。腹腔开放作为重要的治疗手段现已广泛应用于临床。但是其创面管理一直为临床难题。这些重症患者常常不能早期关腹，大部分只能待病情稳定、创面肉芽生长良好后，创面植皮二期修复腹壁。对于腹腔开放后的创面管理，现一般认为可试行早期关腹，如不能即转为阶段性腹壁修复。即待患者一般情况好转，腹腔开放处创面由肉芽组织填充并生长良好，然后通过自体植皮消除创面。后期腹壁修复则要等待粘连彻底松解后二期修复腹壁。这一阶段多长达 2～12 个月或更长。植皮时间多选在开放后 2～4 周。在此期间，医师与患者只能被动等待肉芽生长，临床缺乏有效手段促进创面愈合。

近年来，有多种暂时性关腹技术应用于腹腔开放患者，如 Bogotá bag（聚乙烯片）临时关腹，聚丙烯网片暂时关腹，还有负压吸引技术等。聚丙烯网片可增加肠瘘的风险，肠瘘发生率为 1%～75%。肠瘘发生的原因或许与下列因素有关：①网片存留时间，存留时间长，肠瘘发生率也高；②随着创面的愈合，创面随之收缩缩小，而网片并不缩小，这样就有可能导致肠管的撕裂损伤；③与腹腔感染的严重程度也有密切关系。所以我们考虑当患者腹腔开放后，在感染控制之后，肠管表面形成冰冻腹后，对于开放表面进行植皮。自体皮肤移植可暂时修复腹壁缺损、有效地降低开放创面肠瘘的发生率、控制局部感染等。

一、皮肤移植技术研究

（一）自体皮片移植

目前临床最常使用的仍为全层或断层皮片移植。前者主要缺点是供区不能自行愈合，使用受限。后者外观质量较差，供区亦可能有感染、瘢痕增生等问题。1964 年 Tanner 报道使用网状植皮法后，国外使用较普遍，但拉网超过 1∶5 以上外观不太好看，超过 1∶6 时创面愈合不良。大面积深度烧伤或其他植皮而自体取皮时不得不使用其他方法。

（二）异体皮移植

20 世纪 80 年代 Aleaxnder 等在拉网的自体皮上覆盖拉网异体皮，后者拉网比例应较前者小。国内上海首创在大张异体皮上打洞嵌植小块自体皮片。北京用较为大张的异体皮覆盖微粒自体皮，利用异体皮暂时覆盖创面并使自体皮扩展数倍到 10 余倍、20 余倍，用此种自体、异体皮结合方法成功地救活了不少大面积深度烧伤患者。有人曾认为自异体皮结合移植时，异体皮看不到有排异过程，可能被受体"同化"了，尤其是其真皮成分。近年用 Y 染色体探针法未能证明异体细胞可以长期存活，异体皮的排异是由特异性抗原所引起的。用紫外光照射或糖皮质激素处理耗竭朗格汉斯细胞的方法，只能延长异体皮存活时间，其他减弱移植皮肤抗原性的办法，因受体朗格汉斯细胞逐渐侵入引起上皮细胞抗原表达而难以成功。

Burke 等早在 1975 年报道用免疫抑制药可延缓异体皮排异，但造成患者免疫低下，有很大副作用。Hewiit 等 1990 年报道用环孢素 A 选择性抑制 T 细胞，副作用较小。有作者在用异体网状皮覆盖自体网状皮时用此药，在形态学上看不到排异过程。该药抑制移植皮肤上皮细胞 DNA 的合成，但对皮片无明显不良影响。异体皮可冷冻保藏，在国内供不应求，供求差达 5、6 倍。因有传播获得性免疫缺陷综合征、肝炎等的危险，故近年来竭力寻找其他替代品。

（三）人工合成的皮肤代用品

此类用品实际上是烧伤创面暂时性敷料，一类为短时间性，多用半透膜性水胶体，外层通透性低，内层多孔低黏附性；另一类可贴附较长时间，以胶原为基质，可加入表皮生长因子，血管生长因子等。有促进肉芽生长、保持创面湿润、有利上皮愈合的作用。

（四）自体表皮细胞培养

1981 年 Oconnor 等首先在临床应用培养成块的自体皮细胞皮片。还有许多报道在烧伤创面、小腿溃疡、色素痣切除创面、大疱性表皮溶解、新生儿头皮坏疽等上应用，其存活率差别很大，有人报道小腿溃疡上存活率为 30%，巨痣切除创面为 20% ～ 90%，烧伤创面切痂后在肌膜及早期肉芽上较晚期肉芽创面存活好，在脂肪上难以存活，在异体皮准备过的创面上存活较好，感染创面上易失败。Odey 1992 年报道感染创面上成活率为 40%，非感染创面上为 70%，烧伤创面最常感染金黄色葡萄球菌、铜绿假单胞菌等，有人发现在试管内这些细菌对培养的表皮细胞及成纤维细胞有细胞毒性，并使细胞脱落。培养的自体表皮细胞成活率和年龄、性别、种族及烧伤面积大小无关，但受区部位有很大影响，后背、大腿后侧因受压常常难以存活。单纯表皮细胞培养后移植的皮片不耐磨、易起疤、收缩大，有人报道仅为原来的 30% 大小。电子显微镜下表皮的基底膜出现晚，并且不完整，和真皮连接的纤丝很少甚至全无，弹力纤维网也很少。

（五）异体表皮细胞培养

自体表皮细胞培养要等 3 周左右才能应用，不能满足即时获得是其最大的缺点。人最重要的移植抗原是由朗格汉斯细胞表达的，HLA-DR 抗原通常不由表皮细胞表达，培养后的表皮细胞 HLA-Ⅰ 类抗原减弱。1983 年 Heftow 等开始使用培养的异体表皮细胞，冷冻保藏后使用方便，移植到创面后和新鲜培养的一样可加速愈合。是否有明显的急性排异报道不一。有人认为用血型抗原表达技术在断层皮片供区上移植可存活6周以上。有人用 Y 染色体探针及 DNA 图谱 A 技术测定在烧伤创面或其他创面，包括在断层皮片供区上存活不超过 1 周。一般认为移植的异体表皮细胞逐渐被自体细胞替代而非整体排异，存活时间和受区创面情况有关。国外许多研究单位因为这种单纯的异体表皮培养后移植没什么优越性，已放弃使用这种方法。

（六）异体真皮上移植培养的自体表皮细胞

将已移植成活的异体皮表皮用磨或其他方法去除，或直接在异体真皮上接种分散或培养过的自体表皮细胞。这种皮肤的表皮－真皮间的接合较好，但自体皮扩展倍数受限，有人报道最大只有 16 倍。此法和使用异体皮有同样的问题，如可能传播获得性免疫缺陷综合征、肝炎等。

（七）无细胞成分的"人造皮"

为解决使用尸体真皮存在的问题，Burke1981 年报道使用有两层结构的"人造皮"，表面覆盖一层硅胶膜，可防止水分蒸发及细菌进入，底层为胶原及氨基多糖构制的"真皮"，有微孔，肉芽可长入。

（八）有细胞成分的"人造皮"

上述办法需在使用人造皮后再次取自体皮及植皮。有人在上述人造皮的真皮上移种培养的表皮细胞，但多数情况不是不活就是表皮细胞不是在水平上生长融合成片而是往下生长，有人认为可能和用于皮胶原及氨基多糖交联的戊二醛有细胞毒性有关。Yannas 等于 1989 年曾用离心法将未经培养的自体表皮及真皮细胞悬液种在硅胶膜和真皮成分之间，和无细胞成分的人真皮比较，这种有细胞成分的人造皮移植后创面收缩较小。

（九）经培养的"复合皮"或"组合皮"

1986 年，Colomb 等将自体小皮粒移种到含成纤维细胞的胶原凝胶中培养，新生上皮细胞从皮粒上长出胶原凝胶表面。有人曾用于 8 例烧伤患者，存活很差。有人认为是胶原酶造成皮片脱落。这种方法很像原始的点状植皮法。早在 1981 年 Bell 等研究在用酸提取的胶原凝胶中加入成纤维细胞，在接种表皮细胞悬液之前先在体外培养使其"成熟"发生收缩。有人认为这样可增强其强度，抵抗胶原酶的降解并促进表皮细胞的生长。近年来不少学者继续研究促进表皮细胞的分化、增强表皮－真皮结合及对胶原酶的抵抗，已取得进展。这种培养的皮肤复合组织移植到动物身上 5 天后即可建立血循环，真皮胶原塑造快，几周后即有类似正常真皮，并有真皮乳头结构，移植后创面收缩较小。因为培养后新生的表皮细胞缺乏 HLA-DR 抗原表达，故有可能使用异体皮来培养，有人报道试用于大白鼠，1 周内即脱落，创面有严重炎性反应，有人认为如只用异体成纤维细胞，有可能不发生排异，但表皮必须是自体的。Hull 于 1990 年临床应用 6 例，烧伤创面切痂长肉芽后用此种自体表皮、异体成纤维细胞经培养后的皮肤复合组织，4～7 天内自体皮扩展了 15～20 倍。各作者报道的存活率从 0 至 10%，差别很大。创面愈合后最初 1 个月显得很娇嫩，以后逐渐改善，表面平坦，随访 18 个月未发生增生性瘢痕。有人研究表皮细胞和成纤维细胞均用异体的，已用于临床文身切除后的创面，结果不一，有人已达到覆盖相当于供体面积20倍的创面。有人报道2年半后用Y染色体探针技术仍能证明有存活的异体表皮及成纤维细胞。这种培养的皮肤复合组织操作起来比较困难，尚需进一步改进真皮成分的机械强度，增加表皮-真皮的结合强度。培养后，冷冻保存技术亦待改进。如能达到理想程度，可不受限制地随时提供用于一次性修复创面。这种方法和有细胞的人造皮孰优孰劣尚待进一步研究比较。

二、皮肤移植免疫机制研究

大量研究证明，主要组织相容性复合体（major histocompatibility complex，MHC），分为三大类，其中Ⅰ、Ⅱ类与个体免疫功能相关，是启动个体之间移植排斥反应的发源地，它一般为染色体中紧密连锁的基因群，其产物的主要作用是参与抗原递呈和T淋巴细胞激活，在免疫应答和免疫调节中发挥重要而广泛的功能。人类MHC又称人类白细胞抗原复合体（human leucocytes antigen，HLA），猪MHC则称为猪白细胞抗原复合体（swine leucocyte antigen，SLA）。经典的MHC分子具有高度的多态性，正是由于移植供受者间这种MHC分子的不匹配导致了移植排斥反应的发生，即MHC是启动移植排斥反应的靶抗原，是移植免疫的主角。

在移植免疫研究领域，人们不仅把目光集中在移植物MHC分子及宿主血清中针对移植物的抗体上，对作为体内表达MHC-Ⅰ类分子最丰富的细胞，淋巴细胞尤其是T淋巴细胞MHC-Ⅰ类分子的功能研究也已取重要进展。研究表明，人外周血淋巴细胞表面HLA-A、BmRNA及其相应蛋白的表达随年龄增长而降低，可以作为机体免疫功能衰退的指标；$CD4^+T$细胞表面MHC-Ⅰ类分子可以延长$CD4^+T$细胞的存活时间；记忆性T细胞表面MHC-Ⅰ类分子的表达对其自身具有保护作用。

当移植物进入动物机体后，移植物的MHC抗原接触并致敏受体免疫细胞，促使被激活的免疫细胞产生IL-2、IL-4、IL-5、IL-6、IL-10、IL-17和干扰素γ（interferon γ，IFN-γ）及肿瘤坏死因子-α（tumor necrosis factor-α，TNF-α）等多种细胞因子，来识别移植物细胞并引起免疫排斥反应。一般同种器官移植或异种移植均可引起机体复杂的免疫应答过程。在无免疫抑制剂的情况下，通常会导致免疫排斥反应和移植物的坏死，而免疫排异反应一般分为急性、延缓性、慢性3种类型。

异种皮肤移植前是非血管化的，所以皮肤移植排斥反应不同于血管化实体器官的移植，其排斥反应具有其本身的特点：①皮肤移植排斥免疫是典型的细胞介导的排斥反应，而宿主存在的天然抗体介导的超急性排斥反应（hyperacute rejection，HAR）、体液免疫反应可以不予考虑。②异种皮肤移植与受体间建立的血运方式，也不同于自体皮肤移植和同种异体移植，自体和同种异体移植的血管化较快，而异种皮肤移植较慢，是随肉芽创面的长入而建立血运的。③皮肤是由表皮和真皮组成的复合器官，其表皮和真皮的免疫原性是不同的。在异种皮肤移植后，见表皮红肿、起水疱，最后从真皮分离、脱落而完全被排斥，但真皮则不同，它仍可在创面上较长时间存活。④参与排斥反应的主要免疫细胞，包括朗格汉斯细胞（Langerhans cell，Lc），来源于骨髓的树突状细胞，主要存在于表皮和毛囊上皮，通常位于表皮基底上层及附属器上皮中，占表皮细胞3%～8%，其化学性质和表面标志与巨噬细胞相似。Lc在表皮内不成熟，只有进入真皮或引流淋巴细胞后才拥有功能，它是皮肤内唯一的 MHC Ⅱ 类抗原表达细胞，是皮肤的抗原呈递细胞（PAC）。Lc 还可表达补体和免疫球蛋白受体、分泌 IL（IL-1、IL-2 等）；其他的免疫细胞还有角朊细胞（keratinocytes，Kc）能表达 MHC Ⅱ 类抗原，是 Lc 的辅助功能细胞；成纤维细胞（fibroblast cell，Fc）能表达 MHC Ⅰ 类抗原，免疫原性很弱；内皮细胞（endothelial cell，EC）能表达 MHC Ⅱ 类抗原，是直接与血流接触的细胞；淋巴细胞，皮肤中存在大量 T 细胞，90% 位于真皮血管周围等植皮术的操作。⑤异种皮肤移植另一特点是首次跨越了 MHC 屏障之后，再次的移植具有一定免疫耐受性。首先，皮肤移植耐受性诱导成功，仅在具有初级血管蒂而非次级血管蒂皮肤的移植中获得。通过这个途径发现，皮肤移植的耐受性只有在皮肤通过免疫许可的方式下才能获得。其次，耐受性的成果也表明，普遍认为的皮肤表面特异性抗原的作用并没有想象中的重要，因为它在具有初级血管蒂的皮肤移植时可以获得耐受性。第三，再次的移植无法打破这种耐受性，说明耐受性一旦出现，就会很稳定。近年来研究表明，皮肤移植与同种器官移植反应性 T 淋巴细胞在移植排斥反应中起重要作用。一方面可通过直接途径识别供者抗原提呈细胞（antigen-presenting cell，APC）表面的 MHC/抗原肽复合物，另一方面可通过间接途径识别经过受者 APC 加工后表达在受者 APC 表面 MHC/抗原肽复合物。皮肤移植同器官移植一样，可引起机体复杂的免疫应答过程，在无免疫抑制剂的情况下，通常导致免疫排斥反应和移植物皮肤的坏死。急性排斥反应的早期诊断和及时治疗是保证皮肤移植和器官移植存活的关键。因此，寻找和建立灵敏、特异性的监测指标对于急性排斥的早期诊断和防治，以及为五指山小型猪实验用近交系的鉴定提供理论依据和技术措施均具有重要意义。

大量的研究结果表明，同种器官移植或异种移植均可引起机体复杂的免疫应答过程，在无免疫抑制剂的情况下，通常导致免疫排斥反应并使移植物皮肤坏死。延缓性和慢性免疫排异反应的发生，会引起机体出现移植物病变、脏器功能改变和细胞因子在排斥反应早期即被释放，从而引起体内多种细胞因子量的变化。由于细胞因子常在排斥反应早期就被释放，因此，可作为皮肤移植和同种移植排斥反应的早期诊断指标。对于皮肤移植后，多种细胞因子识别移植物细胞而引起免疫排斥反应，国内外已有许多报道。

三、植皮术的运用

植皮术就是在自身健康皮肤处（供区）取下一部分皮肤，用来覆盖切除了瘢痕的区域（受区）。供区的皮肤需要在受区得到新的血管供血才能够成活。一般情况下，自体皮肤移植成功的概率很大，但也有植皮不成活的可能。此外所有的植皮，都会在供区留下瘢痕。

（一）适应证

各种原因引起的皮肤缺损。

（二）植皮方式分类

表层皮片切取可采用取皮刀片取皮法、滚轴刀取皮法及鼓式取皮机取皮法。

1. 取皮刀片取皮移植法　取皮刀片及供皮区涂抹适当量的液体石蜡。助手双手掌将供皮区压紧绷平；或术者及助手各用一块木板置于供皮区两端，使供皮区皮肤绷紧，术者可徒手持取皮刀片，或用止血钳、小取皮刀架夹持保险刀片，将刀片从一端开始向另一端做前、后幅度不大的移动或拉锯式的推进。一般讲，刀片和皮肤表面呈10°～15°角。标准表层皮片为半透明状、平整、边缘不卷曲，供皮区创面呈密密麻麻的小出血点。当皮片大小达到需要时，将皮片切取下。取皮供区残留创面用无菌油纱布覆盖，多层纱布及棉垫加压包扎，或用弹力绷带及弹力腿套固定敷料。除非有感染或出血等特殊情况，一般不用更换敷料，直至创面愈合，内层敷料自行脱落。如有条件，肉芽创面术前根据分泌物培养结果，应用相应的局部抗感染治疗，并通过换药改善创面局部条件。

植皮前，对创面进行彻底的扩创，修整肉芽使其平整。扩创后，用无菌生理盐水（可含有相应的抗生素）、双氧水及碘伏反复清洗创面。创面彻底止血。根据创面情况，皮片在适当紧张度下覆盖创面，并缝合皮片缘和创缘，鉴于皮片菲薄，不适宜缝合过多，以免引起皮片撕裂；包扎前，用生理盐水冲洗净皮片下积血。以无菌油纱覆盖受区皮片，油纱上再覆盖多层网眼纱布，用绷带加压包扎。或在缝合创缘与皮缘时，保留长线，缝完毕后，皮片表面盖一层无菌油纱，油纱上再放适量的网眼纱布，将预留的长线分为数组，然后相对打包结扎；如创面较大，且有感染，可以采用邮票状植皮法。将皮片角化层面贴附在油纱布上，根据供皮量来决定邮票状皮片的大小及移植密度。包扎方法同上。无菌敷料包扎伤口。

2. 滚轴刀取皮植皮法　手术体位、麻醉方法、消毒、铺单及其他术前准备同上。安装好刀片，调节两端旋钮，将滚轴与刀片间的距离调整到即将取皮的厚度，固定旋钮。刀片和供皮区涂抹液体石蜡。助手帮助将供皮区两侧压紧绷平。手术者以优势手握住刀柄，将取皮刀压在皮肤上，宽度根据需要而定。下刀时刀片和皮肤表面呈40°角，然后角度可调小到20°左右，也可根据情况进行调整。将滚轴做拉锯式、前后幅度不大的移动，由一端向另一端滑动，直至取得所需要大小的皮片，然后将皮片切取下（图9-1）。

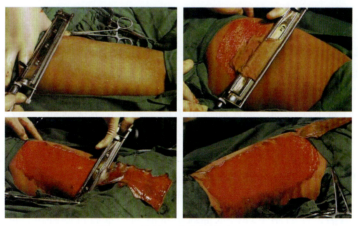

图 9-1　滚轴刀取皮植皮法

3. 鼓式取皮机植皮法　取皮厚度均匀，并可根据创面需要，切取厚度和形状符合创面要求的皮片。鼓式取皮机取皮技术要求较高，用洁净纱布擦拭鼓面，上好刀片调节取皮厚度，置于鼓架上，鼓面朝上锁定。用乙醚擦鼓面脱脂。按一定顺序在鼓面上涂抹脱水，厚薄合适，均匀一致，切忌反复涂抹。如所需皮片形状特殊，在鼓面上按所需形状涂抹脱水。

用乙醚在供皮区脱脂、脱水。均匀涂抹脱水。待胶水稍干后，术者左手握鼓柄，右手握刀柄，将鼓的前缘与供皮区涂胶区前缘悬空对齐，然后按压使鼓面与皮肤接触，持续下压并略向前推，同时将鼓稍向后滚动，右手持刀做拉锯样动作，开始取皮（图 9-2）。

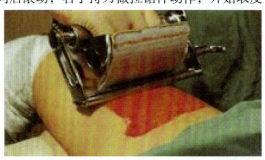

图 9-2 鼓式取皮机植皮法

手术者左手将鼓下压、后滚，右手将刀做拉锯状切皮，两个动作配合协调，才能顺利切取皮肤。切皮进程中同时注意鼓的两侧，如果一侧切下皮肤比所需的要宽，则稍抬该侧；如果一侧所切皮肤比所需宽度要窄，则稍将该侧鼓下压，以调整取皮宽度。

（三）术前准备

供皮区要按术前常规进行备皮，小儿可不必剃毛，受皮区如为肉芽创面，术前数天勤换药，以抗生素溶液湿敷，使脓液减少，创面不可有溶血性链球菌存在，对大面积烧伤焦痂切除者要准备足够血液。患者准备：①需填写手术同意书；②将全身清洗干净，预备取皮处以肥皂或消毒液清洗干净，必要时取皮区会先剃净毛发；③手术行全身或半身麻醉者晚上 9 时需行灌肠；④晚上 12 时后禁食水（行局部麻醉者依医嘱可进食）；⑤勤加练习护理人员教导的深呼吸及咳嗽方法，预防手术后肺部合并症。

（四）术后防护

①手术后可能会有静脉注射点滴、导尿管伤口引流管等留置，请注意维持良好固定及管路的通畅；②患肢可以枕头抬高，避免植皮部位受压，维持适当固定及支托位置；③在补皮区可能会有石膏固定，请勿随意拆除并限制活动；④补皮区在下肢者须卧床休息，不可任意下床活动，经医师许可方能采渐进式下床活动；⑤若补皮区在臀部，可采俯卧位，翻身亦需注意。

术后自我护理知识的健康教育：责任护士在手术当日向患者及家属讲解植皮区及供皮区的护理知识及其配合要点。例如，四肢皮片移植后卧床时尽量抬高患肢，以利于静脉回流，防止水肿，创面渗液、渗血；半暴露植皮区不宜用手抓摸；臀部植皮区注意会阴部清洁，便后用生理盐水棉球清洗肛周，术后行俯卧位，防止皮片受压。头部及躯干供皮区 2 天后以红外线烤灯照射，促使其干燥结痂。通过健康教育，了解植皮知识。患者自我护理能力明显增强。

（五）禁忌证

全身疾病不耐受手术者；创面有大量的肌腱、骨组织、神经、血管等外露。

四、头皮取皮在腹腔开放中的应用

随着损伤控制外科（damage control surgery）的发展，腹腔开放已成为危重症的有效治疗手段。但是，腹腔开放后暴露肠管的损伤及感染等问题的出现，使得腹腔开放的管理具有挑战性，尤其是合并肠瘘时，护理工作更为艰巨。自体皮肤移植可暂时修复腹壁缺损、有效地降低开放创面肠瘘的发生率、控制局部感染等。采用头皮取皮的方法对腹腔开放的治疗有着重要的意义。自体头皮取皮、移植修复腹壁创面可以保护肠管，减少蛋白质等的丢失，利于患者生理功能的恢复，并使得创面感染率大大降低，为后期的腹壁重建奠定良好的基础。

移植皮片能否成活主要取决于皮片与受皮组织间是否建立了血液循环，而血液循环的建立需经过两个过程。最初 48 小时内为血浆营养期，皮片依赖创面渗出的血浆与纤维素附着于创面，继而依赖组织液的循环供养而成活，约在 18 小时后创面的毛细血管与皮片的毛细血管即可发生吻合，皮片接受创面的血液循环，同时皮片下少量坏死组织、细菌与血凝块等可被血浆中的白细胞所吞噬或溶解运走。在移植 48 小时后，血管芽在皮片与受区间活跃生长，新生血管连接并伸至表皮和真皮之间。术后第 4 天皮片血液循环已完全重新建立。因此，皮片移植后存活的关键时期是在移植后 24～48 小时内，如能顺利过渡到血管化即可成活。临床上植皮 72 小时内需加压包扎，以确保皮片与肉芽组织贴合、生长。待到腹部植皮成功后，予以患者肠内营养支持，改善患者身体状况。行后期腹壁疝修补。

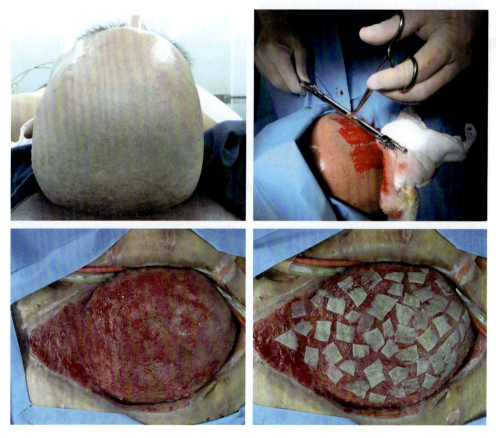

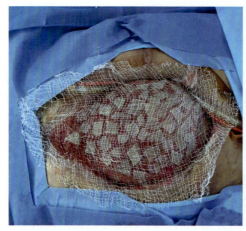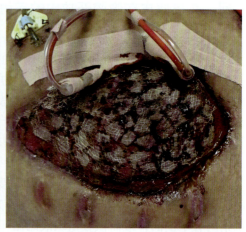

图 9-3 头皮取皮应用于腹腔开放

接受腹腔开放疗法的患者，特别是因腹腔高压或腹部创伤行腹腔开放的患者，对于尚未形成腹腔粘连的腹腔开放创面，如治疗目标达到，如腹腔压力已降为正常，腹腔实质性脏器的出血已经控制，腹腔感染源已切除或转流，此时即可考虑实施再次全层缝合切口，即延期全层关腹（delayed fascia closure）。这个时间多在腹腔开放后的10 天左右。

接受腹腔开放疗法的患者如不能实现早期全层关腹，多留有不同程度的腹壁缺损，有些腹壁缺损还合并有肠瘘。这种肠瘘既有传统的管状瘘和肠皮肤瘘（唇状瘘），还有新型的肠空气瘘。腹壁缺损形成是因腹腔开放后，腹壁切口打开，腹壁切口肌肉的牵拉，切口向两侧挛缩形成。腹腔敞开后，因腹腔仍有一定压力，脏器向外膨出，阻碍切口自然闭合是腹壁缺损形成的另一原因。

植皮或只缝皮关腹的腹腔开放创面仅有皮肤覆盖，腹壁是有缺损的，但因恢复了腹腔的正常生理环境，肠道功能可以完全恢复，患者可恢复肠内营养甚至是经口饮食。因为腹腔已形成广泛的炎性粘连，短期内很难再进入腹腔进行手术，但也不会形成很明显的切口疝。

这一腹壁缺损最终还是需要择机进行修复重建的。重建过早，腹腔粘连较重无法分离。重建过迟，则可能因腹壁疝不断增大，缺损也扩大，加大后期腹壁重建的难度。严重者，则可能在某次咳嗽、打喷嚏等腹内压增加时，导致切口再次裂开，肠管外露。所以选择合适的时机进行手术，全层重建腹壁非常重要。一般认为腹壁重建在 3 ~ 6 个月间完成。在判断手术时机时，时间仅仅是一个必要因素，并不绝对。更取决于腹腔粘连是否松解。所谓粘连松解，其实就是腹腔炎性粘连和紧密的瘢痕粘连转化成纤维膜状粘连的过程。就手术而言，炎性粘连和瘢痕粘连分离十分困难，强行分离可损伤肠管，造成新的肠瘘。后者的膜状粘连可以分离，损伤范围小。可综合腹腔开放的时间、当时腹腔污染的程度、手术的范围、肠内营养恢复的时间、查体和腹部 CT 进行全面分析，判定腹腔粘连是否松解。

腹腔开放的患者病程长，卧床时间长，并发症频发，多合并有不同程度的营养不良与脏器功能减退。必须在纠正了这些异常之后，才能进行腹壁重建手术。营养状态良好是再次行确定性手术的必要条件之一。营养状态良好较为实用的临床指标包括：①白蛋白＞35g/L；②体重在现有体重的基础上上升5kg以上，最好能恢复到患病前，肥胖患者恢复到理想体重；③已恢复肠内营养。

肠内营养的恢复特别重要，是判断手术能否成功的关键指标之一。即使是合并有肠空气瘘的患者，如能通过各种方法恢复肠内营养，多提示肠道的连续性已恢复。因为肠道是通畅的，远近端肠管完全不需要分离。手术中只要分离瘘口附近的粘连，切除瘘口行消化道重建即可。恢复肠内营养的患者，因为肠管的蠕动，肠粘连松解得更好，腹腔内粘连也更容易分离。笔者还发现，在多发瘘的腹腔开放患者，往往是最近端肠瘘的近端肠管和最远端肠瘘的远端肠管可以恢复肠内营养，这样就有已恢复肠内营养的肠管和没有肠内营养的肠管。恢复肠内营养患者的肠管：其肠壁较厚，术中分离粘连时，即使剪刀也可能伤及肠浆肌层，但因肠管肠壁较厚，不至于剪破肠管全层，略加修补即可，术后也不易发生肠瘘。恢复没有接受肠内营养的肠管：肠壁菲薄，肠腔狭窄，分离粘连时，剪开稍用力就可能伤及肠壁，一旦受伤，就可能导致肠管的全层破裂。

腹腔开放疗法是严重腹部创伤合并腹高压、ACS和严重腹腔感染的有效治疗手段。我们应了解这一方法的应用推广过程，严格掌握其适应证与治疗过程，合理将其应用于患者的救治。

第二节　肠内营养的恢复

严重的腹部创伤、腹腔感染、急性重症胰腺炎、腹膜后血肿等原因导致腹腔压力持续升高，手术患者无法正常关闭腹腔。此时强行关腹，腹腔压力持续升高可引起机体一系列病理生理改变，如呼吸道阻力增加、心排血量减少、急性肾衰竭等临床综合征等，称为腹腔间室综合征（abdominal compartment syndrome，ACS），病死率可达40%～60%。采用腹腔开放是ACS患者救治过程中的重要手段。采用腹腔开放后，患者腹腔压力降低，但机体处于高代谢状态，瘦体物质和蛋白质消耗增加，免疫功能下降、伤口愈合延迟，如何在较长的凶险病程中实施有效营养支持，直接关系患者的生存。腹腔开放患者能够进行全肠外营养，但长期应用带来代谢与感染并发症，并明显增加费用。肠内营养安全有效符合病理生理，因此是危重病首选的营养支持方式。

一、肠内营养支持的研究进展

营养支持与抗生素应用、输血技术、重症监护与支持、麻醉技术、免疫调控及体外循环一并被认为是20世纪医学的最伟大成就。然而作为营养支持重要组成部分的肠内营养在20世纪50年代以前，因无有效的营养支持途径及营养制剂而很难实施。1957年Greenstein等为开发宇航员的肠内营养，研制了一种化学成分明确的肠内营养制剂（chemically defined diet），这种制剂可维持大鼠的正常生长、生殖与授乳，1965年Winitz等将其应用于人体，1973年Delany等报道了腹部手术后做导管针空肠造口术（needle-catheter jejunostomy，NCJ），1980年Hoover等证实术后早期空肠喂养的营养效益。随着20世纪80年代对肠功能的再认识，尤其是肠道黏膜屏障、细菌易位及肠道是应激反应的一个中心器官等概念的确立，20 世纪 90 年代肠内营养越来越被重视，无论是理论还是技术、制剂都取得了较大的发展。

（一）肠内营养支持的确立和发展历程

肠内营养（enteral nutrition，EN）是将一些只需化学性消化或不需消化就能吸收的营养液通过口服或管饲注入患者的胃肠道内，从而提供患者所需要的营养素。而肠外营养（parenteral nutrition，PN）是经静脉途径供应患者所需要的营养要素，作为手术前后及危重患者的营养支持。

1957 年 Greenstein 等为开发宇航员的肠内营养，研制了一种化学成分明确的肠内营养制剂，这种制剂可维持大鼠的正常生长、生殖与授乳。1967 年 Dudrick 等采用全肠外营养，经腔静脉置管输入水解蛋白液、高渗葡萄糖、维生素等高渗溶液，解决了周围静脉不能耐受高渗、低 pH 液的问题，从而达到肠外可供给患者所需的营养量与质。同时，Randel 根据宇航员用的太空饮食中的化学成分确定饮食，现在称之为要素膳（elemental diet，ED），应用于临床的要素膳是在体外处理后，使其易于消化吸收。临床上针对某些患者其胃肠功能虽有部分障碍，但仍能从胃肠道获得所需要的营养，逐渐发展形成了营养支持的肠外与肠内两大途径。从此，不论患者的胃肠道有无障碍，消化、吸收功能是否存在，营养支持都可实施。

全肠外营养于 20 世纪 60 年代末应用于临床，肠内饮食配方（formula defined diet）也于同期产生。随着临床实践经验的增多、研究的深入，肠内营养的优势逐渐呈现。与肠外营养相比，①肠内营养可改善和维持肠道黏膜细胞结构与功能的完整性，保持胃肠道固有菌群的正常生长，防止细菌易位的发生；②肠内营养支持中营养物质经门静脉系统吸收输送至肝脏，使代谢更加符合生理，有利于内脏（尤其是肝脏）的蛋白质的合成和代谢调节；③肠内营养支持器官、组织的结构与功能，参与机体调控免疫与生理功能，减少器官功能障碍的发生；④肠内营养的操作与监测简单，对技术和设备要求低，使用过程较安全，给药方便，并发症少；⑤接受肠内营养的患者死亡率更低，住院费用更少。据英国利物浦大学 Whiston 医院重症监护中心报道，接受肠内营养支持的患者花费显著低于未给予肠内营养的对照组。

经过 30 多年的发展，肠内营养支持逐渐被我国临床医学接受，成为"肠道有功能且能安全使用"时的首选。由于肠内营养比肠外营养更为价廉、简便、有效、合乎生理，国外临床应用肠内营养与肠外营养的比例已由从 20 世纪 70 年代的 8∶2 转变为现在的 2∶8，国内亦出现类似的发展趋势。当然，肠外营养也有其优点，肠功能严重障碍时，它仍然是有效的途径，是不可废去的途径。

（二）肠内营养支持的作用

营养的重要性早为人们所熟知，无论在传统医学与现代医学中都很强调营养的作用，但住院患者中仍有 30%～50% 属营养不良。

国内住院患者营养不良发生率也非常高：住院患者营养不良发生率为 30%～55%，在一些重症患者中营养不良的发生率可高达 80%。营养不良患者术后易有感染、肺功能障碍、胃肠吻合口易破裂成瘘、伤口愈合不良等并发症，增加了患者的住院时间和死亡率。

在患者术后进行肠内营养支持可改善这些情况，直接或间接地降低了术后并发症的发生率与病死率，提高了手术成功率。2003年Statton进行的一项综合分析，包括烧伤、危重患者及胃肠疾病、肝病、颌面手术、肿瘤患者进行和不进行肠内营养支持的临床效果，结果显示肠内营养可以显著缩短住院天数、降低死亡率、降低并发症发生率。

肠道是人体的一个重要器官，其黏膜对全身血压降低和供氧量减少尤为敏感。外科手术、创伤、休克等产生的血流动力学改变，可导致肠道的低灌注状态，损害肠道黏膜屏障功能，进而导致细菌易位的发生。在蛋白质营养不良时，由于机体免疫功能下降、肠黏膜损伤及肠道菌群失调，也易发生细菌易位。而肠内营养有助于维护肠黏膜细胞结构和功能的完整性，保持胃肠道固有菌群的正常生长，刺激各种激素的分泌，促进胃肠蠕动，从而减少各种并发症的发生。因此，早期的肠内营养支持主要目的是减轻营养底物不足，防止细胞代谢紊乱，支持器官、组织的结构与功能，参与机体调控免疫与生理功能，减少器官功能障碍的发生。在后期，肠内营养支持进一步加速组织的修复，促进患者的康复。

（三）肠内营养制剂的类型

随着肠内营养支持应用领域的扩大和使用数量的上升，各种相应分类问题也逐步产生。目前我国市场上的制剂主要是来自欧美的进口产品或者是欧美药厂在中国的合资产品，其中常用的肠内营养药物根据其化学结构及药理作用分为两大类：短肽型和整蛋白型，短肽型肠内营养制剂是由蛋白质水解物为氮源所组成的要素膳，经少量消化过程便可吸收；整蛋白型肠内营养制剂是由整蛋白为氮源所组成的完全非要素膳（N-ED），经消化过程方可吸收。临床营养制剂源于欧洲，欧洲临床营养指南中的肠内营养制剂分类如下：①肠内营养配方：高分子配方（HMF），又分为标准HMF、更改型HMF，后者又细分为专门为重症监护、呼吸疾病、肾脏疾病、肝脏疾病、糖尿病患者使用的制剂；低分子配方（CDF）；要素膳（制剂）；短肽制剂。②家庭制作肠内制剂。③添加剂：膳食纤维（包括益生元），又分为不溶性纤维可溶性纤维；益生菌；谷氨酰胺。

肠内营养制剂的基本组成：①氮源，以L-氨基酸、蛋白质及其完全水解物或部分水解物的形式。氮源是构成组织和细胞的重要成分，如肌肉、骨骼及内脏主要由蛋白质组成，故应必须保证其摄入量；②糖类，以单糖（葡萄糖、果糖等）、双糖（蔗糖、乳糖等）、葡萄糖低聚糖、糊精或淀粉等形式；③脂肪，有长链三酰甘油、中链三酰甘油和单酯甘油或二酰甘油等类型；④维生素和微量元素：含量需全面、丰富，高于推荐的膳食需要量；⑤纤维素，正常饮食纤维素摄取量为30g/d。

在临床应用时，肠内营养制剂的选择需要根据患者的疾病情况来决定。如果患者胃肠道的功能正常，应选用整蛋白配方，否则选用要素配方（氨基酸型、短肽型）；如果患者有某些特殊的饮食限制或有其他营养需求，则可给予疾病特异型配方或小儿配方。相比而言，肠内营养较肠外营养更具优势，更为价廉、简便、有效、合乎生理。对于需要进行肠内营养支持的患者，选择适合的肠内营养途径，监测患者的各项相关指标，使得肠内营养制剂在营养治疗中发挥最大的功效。目前，临床肠内营养支持已成为供给患者特殊营养需求、促进患者康复的重要手段之一。随着分子营养学的不断发展，个体化的肠内营养支持需求愈发突出，利用特殊的营养素来减轻致病因素和调节整个机体代谢，成为当今临床肠内营养的新战略。

目前国内外对营养制剂临床应用的研究比较多，对制剂本身的研究，还停留在制剂配制中的安全性、稳定性、有效性等制剂质量控制等层面，而开发新型有效安全的蛋白源，是临床肠内营养制剂领域一个重要的研究方向。海洋生物型临床肠内营养制剂是临床肠内营养制剂的一个新品种，有巨大的潜力和应用前景，其基料主要来源于海洋生物，主要是海洋贝类、鱼类、藻类等。海洋生物由于其特殊的生活环境，蕴藏着大量功能特异、结构新颖的生理活性物质，为海洋生物型肠内营养制剂提供优质的蛋白质、功能肽、牛磺酸、糖蛋白、卵磷脂、多糖、益生元、维生素、矿物质等。新型的海洋生物型肠内营养制剂由于具有安全、高效、绿色、益生等优点，为住院患者提供了更好的营养支持，显著提高了其生活质量，在临床上显示出了巨大的生命力和应用价值。

多年来，临床营养支持取得很大的发展，许多患者因此而获益。营养支持的目的已从维持氮平衡、保持瘦体物质，到维护细胞代谢、改善与修复组织、器官的结构，调整生理功能，以促进患者的康复。当前的营养支持从应用方法到实践理论都还没有达到完美的程度，肠外营养或肠内营养的制剂、输注方法与护理都还有不足之处，尚不能达到临床应用的满意程度，有待进一步改进。未来临床营养的趋势，首先表现在其模式将向肠内营养支持方式的转化，同时强调营养药理学作用及通过应用生长因子加强营养物质的作用。可以预测，在将来我们将用营养和代谢调节剂来预防疾病和改善病情，营养支持将不再是辅助性治疗手段，而将成为主要或次要的治疗手段。

二、肠内营养的临床应用及并发症

（一）肠内营养的临床应用

肠内营养已经成为临床上治疗多种疾病和改善临床症状的一种必不可少的手段之一。目前认为当患者因原发疾病或因治疗与诊断的需要无法经口和或不愿经口摄食，或摄入的食物不足以满足生理需要，且胃肠道具有一定功能时，均可采用肠内营养。不能通过口服获得足够营养或是营养不良的患者使用肠内营养可以改善预后，并可缩短病程。因此，肠内营养制剂在临床上应用比较广泛，特别是在消化道手术、危重患者及老年患者的治疗中，发挥了重要作用。

1. 肠内营养在消化道手术患者中的应用　胃肠道肿瘤患者往往由于疾病本身致使不能摄入营养，同时机体自身消耗增加，因而引起患者消瘦、免疫功能低下等不同程度的营养障碍。而这些营养障碍会对患者的手术耐受及预后产生不利的影响。围手术期的营养支持，可有效改善机体的营养状况，降低术后并发症的发生率，提高机体的免疫力，促进伤口的愈合，缩短平均住院时间。中华医学会肠外肠内营养学分会（CISPEN）关于围手术期应用肠内营养指南的推荐意见包括：①对于胃肠道功能正常的围手术期患者，肠内营养是首选的营养支持手段；②无胃瘫的择期手术患者不常规推荐术前 12 小时禁食；③有营养风险的患者，大手术前应给予 10 ~ 14 天营养支持；

④对于有营养支持指征的患者，经由肠内营养无法满足能量需要（<60%）时，可考虑联合应用肠外营养；⑤在术后 24 小时内对需要的患者进行肠内营养；⑥标准的整蛋白配方适合大部分患者的肠内营养；⑦围手术期肠内营养禁忌证：肠梗阻、血流动力学不稳定和肠缺血等；⑧对不能早期恢复口服的患者应使用管饲肠内营养，特别是接受大型头部或胃肠道肿瘤手术、严重创伤、手术前已有明显营养不良等情况的患者；⑨不推荐将含有精氨酸的"免疫肠内营养"用于合并重度创伤、全身感染和危重症患者；⑩当施行了近端胃肠道的吻合后，通过放置在吻合口远端的空肠营养管进行肠内营养，非腹部手术患者，若需要接受 >2～3 周的肠内营养，如严重头部外伤患者，首选经皮内镜下胃造口术作为管饲途径。

文献指出术后早期合理应用肠内营养与应用全肠外营养相比，可以使患者能更早适应口服膳食，并可以减少感染和代谢综合征的发生。肠内营养应在术后 24 小时内给予，最迟不宜超过术后 48 小时。无明显的腹胀，即使肠鸣音明显减少，也可采用肠内营养，对于大多数患者来说术后应用肠内营养不需要等到排气后。患者可以在手术时放置鼻空肠管或空肠造瘘管，采用输液泵均匀定时输入营养液。

2. 肠内营养在危重患者中的应用 危重患者一般机体多处于应激状态，代谢率较正常时明显增高，蛋白质分解代谢增强，出现负氮平衡和低蛋白血症等营养不良状况。不良的营养状态会导致疾病恶性循环，并易发生严重感染和多脏器功能障碍综合征，对预后有明显影响。危重患者早期应用肠内营养不仅可促进肠蠕动恢复，并且有助于改善肠道黏膜的结构和功能，维持肠道的完整性，同时可避免肠道细菌移位，降低感染发生率。对美国成年住院患者的统计表明，营养不良者占 50% 左右，营养不良的外科患者并发症的发生率和病死率比营养良好者高 2～3 倍，并且住院时间延长 90%，住院费用增加 35%～75%，对于这类患者如能选择恰当的营养支持则可解决营养不良问题，改善预后，降低住院费用，因此对于创伤、烧伤、感染、气管插管等危重患者，在救治过程中如具备使用肠内营养的指征，则应及时、合理、充分地选用肠内营养，以改善患者预后。

临床研究表明，延迟营养支持将导致危重患者迅速出现营养不良，且难以被之后的营养支持纠正。所以对于连续 5～7 天无法通过经口摄食达到营养需求的危重患者，应当及时给予营养支持。外源性营养支持的剂量在危重病的初期为 83.68～104.60kJ/（kg·d），在合成代谢的恢复期为 104.60～125.52kJ/（kg·d）。严重营养不良的患者应接受 104.60～125.52kJ/（kg·d）的肠内营养，如未达到这个目标，应通过肠外营养补充。对于病程较长、合并感染和创伤的危重患者，在应激与代谢状态稳定后，营养支持的量需要适当的增加，剂量控制在 125.52～146.44kJ/（kg·d），否则将难以纠正患者的低蛋白血症。此外，给予危重患者肠内营养时，应注意调整好"三度"，即掌握营养液输注速度、浓度及温度。一般给予肠内营养液的起始浓度为 6%，速度为 40～60ml/h，30 分钟后速度以 10～15ml/h 递增，直到预期的液量，然后再增加浓度，最终浓度可达 25%，速度可达 100ml/h。如果使用输液泵则可持续、均匀输入营养液且有可控性，能保证肠内营养按计划准确完成。肠内营养液的加热和保温也很重要，一般以营养液温度在 38～40℃时较适宜，温度过高可致黏膜烫伤，过低则易致腹泻。

3. 肠内营养在老年患者中的应用 由于部分老年患者存在吞咽困难、严重营养不良、免疫力降低等情况，对患者本身疾病的治疗有不利影响，因此肠内营养在老年患者中应用也比较广泛。对于营养不良而胃肠具有功能的老年患者，特别是对于由脑血管意外而产生后遗症的患者、严重神经性吞咽困难的老年患者及老年痴呆等患者，由于意识障碍或吞咽困难不能满足机体所需营养时，应及时给予合理的肠内营养支持，以提高患者的生存质量，延长生命。欧洲肠外肠内营养学会（ESPEN）肠内营养指南对于老年人给予肠内营养的途径进行了总结，ESPEN 指南认为虽然老年患者接受经口进食的营养补充比较困难，也耗费时间，但是此种方式对老年患者生理和心理康复均有益处，所以不推荐仅为了方便操作和节省人力而对老年患者进行管饲喂养。同时没有证据表明，对于有神经性吞咽困难的老年患者接受管饲喂养可以防止吸入性肺炎。对于预期肠内营养时间将 >4 周者，推荐使用经皮内镜胃造瘘，在经皮内镜胃造瘘后 3 小时即可开始进行肠内营养。当然老年患者选择何种方式给予肠内营养应根据患者的临床实际情况。

（二）肠内营养应用中常见的并发症及防治

1. 机械性并发症　　主要指喂养导管堵塞，堵塞最常见的原因是残渣和粉碎不全的药片碎片黏附于管腔内。所以通常应选择颗粒小、混悬性好、沉淀少或无沉淀的肠内营养制剂或按说明比例配置，使用前有些制剂可用纱布过滤。发生堵塞后经冲洗管腔多可通畅，也可用导丝疏通管腔，定期更换喂养管可有效预防这一并发症的发生。

2. 感染性并发症　　主要指在给予肠内营养过程中，营养液误吸或营养液在胃内潴留反流入气道所致的吸入性肺炎，为肠内营养的严重并发症之一。临床上表现为突发呼吸困难、发热及心率加快，胸部 X 线片可见肺叶斑片状阴影或浸润影。因此在输入肠内营养液时，需注意检查胃潴留情况，一旦胃潴留液 >100 ml，应暂停营养液输入 2～4 小时，然后逐步调整输入量并注意复查。一旦发生营养液误吸应及时停止输注，抽吸胃内容物，防止再次吸入，并彻底清理呼吸道，必要时可适当应用抗生素。对于胃肠功能不佳而易发生误吸的高危患者，可采用鼻空肠置管。

3. 胃肠性并发症　　肠内营养过程中胃肠性并发症最常见，主要表现为腹胀、恶心、呕吐、腹泻等症状。由于危重患者胃肠蠕动功能下降，肠内营养液气味难闻、渗透压高、脂肪比例含量过高、肠腔内脂肪酶缺乏、脂肪吸收障碍、患者乳糖不耐受、营养液输注速度过快、营养液温度过低等原因均可引起此类并发症。一旦发生胃肠道并发症，应先查明原因，祛除病因后症状多能改善，如可以采用胃肠泵、置鼻肠管、降低营养液输注速度、适当提高营养液温度等措施予以纠正。必要时可给予胃肠动力药，促进胃肠蠕动以减少腹胀、呕吐的发生，或是给予收敛剂和止泻剂改善腹泻症状。患者发生便秘通常与肠内营养液中膳食纤维含量过低有关，添加适量膳食纤维可以改善便秘症状，必要时可给予开塞露灌肠或口服缓泻剂。

4. 代谢性并发症　　主要表现为高血糖。危重患者多数存在应激性高血糖，因此在使用肠内营养时更易并发高血糖。如果忽视高血糖的控制，将不利于患者的恢复，严重者还会发生呼吸衰竭，这类患者可给予外源性胰岛素使血糖维持在正常水平。当然也应避免低血糖的发生。

综上所述，随着营养支持理论和实践的发展，以及对胃肠道功能认识的不断加深，肠内营养以其经济、安全、有效、合乎生理模式、操作相对简便等优点在临床上应用越来越普遍。对于肠内营养的并发症，只要护理适当，并采取必要的预防措施，一般可以避免。随着对肠内营养支持研究的深入，特别是具有特殊功能的肠内营养制剂在临床中的使用，预示着肠内营养在临床上的发展将会有更广阔的前景。

三、肠内营养置管途径及选择

安全有效地实施肠内营养的前提是要选择一条合理的营养管放置途径。肠内营养置管途径及技术种类繁多。从置入导管管端的位置上来讲，可分为幽门前置管（胃内置管）和幽门后置管两大类，后者还可分为十二指肠内置管和空肠内置管；从采用的置管手段和方法上来讲可分为床边置管、引导下置管、内镜引导下置管及手术（开放手术或腹腔镜手术）置管等方法。

（一）幽门前置管

幽门前置管主要指胃内置管，导管的尖端在胃内。胃内置管行肠内营养的优点是胃容量大，对营养液的渗透压不敏感，适合各种肠内营养制剂如要素饮食、匀浆饮食、混合奶等的应用，另外更符合生理，可采用间歇性输注方法，缺点是易发生误吸和吸入性肺炎等并发症。胃内置管的方法有以下几种：①鼻胃置管；②胃造口置管；③经颈部食管造口胃内置管；④经颈部咽造口胃内置管。目前临床上最常用的方法是鼻胃置管和胃造口置管。

鼻胃管是最常用的肠内营养管饲途径，1790 年由英国的 Hunter 创用，具有无创、简便、经济等优点，缺点是鼻咽部刺激、溃疡形成、出血、易脱出、吸入性肺炎等。本法主要适用于胃肠道功能完整、短期行肠内营养、且上消化道无梗阻者。鼻胃置管应选用口径较细且柔软的硅胶管、聚乙烯管和聚氨酯管，长度 80～100cm 即可。目前国内外现已有多种喂养管商品问世，可选择应用。

胃造口的目的主要有两个：胃减压和肠内营养。目前营养性胃造口的方法很多，主要有手术胃造口术、经皮内镜胃造口术、X 线下经皮穿刺胃造口术及腹腔镜胃造口术等。手术胃造口术由 Verneuil 于 1876 年首先施行成功，方法有两种：黏膜管式胃造口和浆膜管式胃造口术。前者为永久性造口，目前已极少应用；后者为暂时性造口，临床应用广泛，拔出造口管后瘘口可以自行闭合，具体方式目前有 Stamm 胃造口术和 Witzel 胃造口术两种。胃造口术主要适应于口腔、咽喉部疾患所致进食困难者、食管及贲门部病变不能治愈者、神经系统疾病不能进食者及其他情况需长期肠内营养的患者。胃壁有广泛病变、幽门及十二指肠梗阻、高位肠瘘、肠梗阻及有明显腹水者为禁忌。胃造口导管可选用 Foley 导管、蕈状导管及普通硅胶管等。近年来腹腔镜技术日益普及，胃造口亦可在腹腔镜下完成。此法使手术更为简单，且创伤更小。

经皮内镜胃造口术（percutaneous endoscopic gastrostomy，PEG）于 1980 年由 Gauderer 和 Ponsky 创用，目前已得到广泛应用。美国每年实施的例数超过 20 万。该技术系在内镜观察引导下确定造口部位、利用特制导管和穿刺器具、通过穿刺腹壁及胃壁将胃造口导管置入胃腔内的胃造口技术。与手术胃造口术相比，该法具有创伤小、操作简便、并发症少等优点。其具体操作方法有三种：牵拉置管法、推进置管法和直接穿刺置管法。PEG 适用于因各种原因不能正常进食，需长期（>30 天）行肠内营养的患者，成人及儿童均可应用，但有明显食管及咽部狭窄，内镜不能插入者及腹水、胃切除史和严重胃部疾患者不宜施行。PEG 并发症的发生率为 3%～6%，其中致死性并发症发生率为 3%～10%。严重并发症包括腹膜炎、出血、误吸、胃瘫；轻微并发症包括切口感染、导管移位、造口旁渗漏、导管堵塞和切口血肿等。安全实施 PEG 的基本原则是能够很好地控制导管在胃壁上的放置部位、避免周围器官损伤及保证胃能够容易地贴近腹壁。如果由于腹腔粘连、肝左叶肥大、腹水、肥胖、食管裂孔疝等原因不能满足以上要求，则实施 PEG 风险较大。如遇此种情况，可在腹腔镜引导、观察下完成胃造口，此种手术称为腹腔镜辅助 PEG（laparo-scopic-associated percutaneous endoscopic gastrostomy，LAPEG）。

（二）幽门后置管

幽门后置管主要是指十二指肠及空肠内置管技术。适用于肠道功能基本正常而胃功能受损、胃瘫或误吸风险较高的患者。常用的方法有鼻十二指肠或空肠置管、空肠造口、经皮内镜下小肠造口术及双腔 T 管法等。

鼻十二指肠或空肠置管是将营养管经鼻腔、食管、胃放入十二指肠或空肠内的方法，其适应证与鼻胃置管相似，但更适合有胃排空障碍或不适合胃内喂养者。此法明显减少了误吸等并发症。鼻十二指肠或空肠内置管的方法可分为两大类：非手术（床边）鼻十二指肠及空肠内置管和术中鼻十二指肠及空肠内置管。

非手术鼻十二指肠及空肠内置管在患者床边即可进行，患者无需忍受太多痛苦，简单易行，对危重患者或不计划行腹部手术者十分合适。其缺点是难以保证管端准确达到预定位置。具体方法有以下几种：①应用特殊的管端有金属重头或带气囊的喂养管，借助胃肠道蠕动而自行下降至十二指肠或空肠。近年来不少医师应用促胃肠动力药物来帮助置管，最常用的药物是甲氧氯普胺和红霉素。②利用血管造影导丝，先在透视下放入十二指肠内，然后循导丝将喂养管置入，取出导丝。③利用内镜辅助置管。此法不仅可以避免插管的盲目性，提高置管的速度，且可以在直视下将导管前端定位放，成功率可达 95% 以上，特别适合危重患者。具体方式有异物钳置管法、导丝置管法和经胃镜活检孔置管法等。其中以异物钳置管法最为常用，几乎适用于各种情况的插管。若上消化道不全梗阻、胃切除术后吻合口不全梗阻的患者，内镜仅能勉强通过梗阻段，多采用导丝置管法和经胃镜活检孔置管法。经胃镜活检孔置管法放置鼻肠管最快、最容易，但能够置入的导管直径有限，限制了肠内营养制剂的选择。

术中鼻十二指肠或空肠置管适用于腹部手术或食管手术患者，术前将喂养管先插入胃内，术中直视下将导管插入十二指肠或空肠内，以备术后行肠内营养用。临床上可应用特殊的导管如液囊导管、PS 管、多腔导管等则更有助于置管。

空肠造口始于 1878 年，由 Surmay 首先创用。空肠造口在肠内营养支持中具有重要作用，广泛适用于咽、食管、胃、十二指肠病变不能进食的患者，对有明显胃食管反流、误吸高危患者、腹部大手术后、胃切除术后、胃排空不良者尤为适用。一般认为，在其他途径和置管方式不能完成肠内营养时均可选择空肠造口的方法。其主要优点有：①较少发生营养液反流而引起的呕吐和误吸；②肠内营养可与胃肠减压同时进行，对胃十二指肠外瘘及胰腺疾病尤为适宜；③喂养管可长期放置；④患者可同时经口进食；

⑤管端外露部分在腹部，较为隐蔽，无明显不适，心理负担小，活动方便。空肠造口术可作为一种手术单独施行，但更多情况下是作为一种腹部手术的附加手术而进行的。其方法有 Stamm 空肠造口、Witzel 空肠造口、Marwddel 肠造口、空肠穿刺造口、腹腔镜空肠造口等。空肠穿刺造口目前是腹部手术后肠内营养最常用的置管方法。本法较传统的空肠造口简便、省时、安全，且并发症少。

经皮内镜下空肠造口术（percutaneous endoscopic jejunostomy，PEJ）是近年来兴起的一种新的肠内营养置管技术。如不能或不适应经 PEG 直接胃内喂养时，PEJ 是一种代替 PEG 的有效营养供给方法。PEJ 与 PEG 相比，技术难度较大，要求营养管经皮直接或经 PEG 管间接置放在小肠内。其具体方法有两种：①直接法：基本方法与 PEG 技术相似，不同点是造口位置位于小肠内。将内镜插入至小肠一定部位（一般在 Treitz 韧带下 10cm 左右），选择最佳位置，直视下采用里应外合的方法，用特制的器具直接穿刺空肠，置入导管。本法技术难度较大。②间接法：首先行 PEG，然后通过胃造口管将营养管放入胃内，通过胃镜活检孔插入异物钳，抓住营养管前端，使导管随同胃镜一起通过幽门后松开异物钳，缓慢退回胃镜至胃腔。胃镜观察下，再次钳夹导管，连同胃镜一起通过幽门，反复多次操作，可使导管插至近端空肠。

经双腔 T 管空肠置管法由陈强谱等创用，主要适用于胆道手术后需行肠内营养的患者。选择 20～24FT 管，修剪其短壁，然后于其长臂上剪一小的侧孔，经该侧孔向 T 管短壁方向插入细的营养管，使管端外露 30～40cm，此即制成肠内营养用双腔 T 管。术中将 T 管短壁放于胆管内，营养管经胆肠吻合口或十二指肠乳头放于空肠内或十二指肠内。T 管长臂及营养管的另一端经腹壁引出体外。术后既可引流胆汁又可行肠内营养或胆汁回输。

与肠外营养相比，肠内营养具有诸多优点，如营养素的吸收利用更符合生理、有利于肠黏膜屏障功能和全身免疫功能的维护、减少了肠道细菌和内毒素移位、有利于肝脏功能的保护、实施方便、费用低廉等。目前肠内营养，尤其是早期肠内营养，已广泛应用于危重、创伤、腹部大手术及重症胰腺炎患者。Meta 分析研究显示，应用早期肠内营养降低患者感染发生率，减少了病死率，缩短住院时间，提高临床治疗效果。然而，肠内营养在具体应用过程中还存在不少值得探讨的问题，如开始的时机、输注途径、输注方式等。我们认为置管方式和输注途径的选择最为关键，直接关系到肠内营养能否安全、顺利、有效地进行，因此，应进一步加强这方面新技术的开发、循证医学研究和临床经验积累。

四、腹腔开放的肠内营养早期支持

腹腔开放患者病情复杂、病程长，营养支持成为重要的治疗手段。这类患者处于高代谢状态，第一次手术后代谢增加，24 小时后达到高峰，往往有再手术和感染的风险，实际能量消耗明显增加。巨大创面导致蛋白、电解质及液体丢失明显增加，同时病程长，无法经口摄入足够营养，肠屏障功能和营养状况难以维持，免疫功能下降，内毒素及细菌易位，导致感染不易控制的恶性循环。肠内营养能够提供营养，维护肠屏障，减轻应激，降低感染的发生，有研究表明提供营养目标量的 7%～70% 就能够维持机体的免疫功能，因此肠内营养实施是打断这一恶性循环的重要手段。但腹腔开放患者实施肠内营养面临 3 个难题：一是肠内营养途径的建立，特别是经空肠营养；二是肠道情况是否支持应用肠内营养；三是达到患者需要的目标量。

目前，建立经空肠营养喂养管主要通过手术放置，在内镜引导或 X 线辅助下放置，确定尖端在空肠后开始肠内营养。而肠内营养能否实施取决于肠功能的恢复，即外露肠管有蠕动或闻及肠鸣音后开始。患者肠内营养在腹腔开放后 4 天开始，这是由于患者术后常面临血流动力学不稳定、复苏、失血等问题，血管活性药物使用和早期过度的液体复苏会导致内脏缺血和组织水肿，影响肠道动力和吸收功能的恢复。病情不稳定如内环境失衡，病程中治疗措施如腹腔冲洗、填塞纱布取出、植皮等均影响肠内营养达到全量的进程。相对于普通危重患者可以在术后 72 小时内开始，并在 48～72 小时达到全量，腹腔开放患者肠内营养启动时间偏晚，达到全量时间明显延长。因此腹腔开放早期仍应以全肠外营养为主，肠内营养实施应个体化进行，肠内营养达到全量前采用全肠外营养联合肠内营养保证患者所需的营养量。患者经过腹腔开放聚丙烯网覆盖暴露的肠管后能够明显降低腹腔压力，病理生理过程得到改善，同时采用甘露醇、连续性肾脏替代治疗等脱水减少肠壁水肿，促使肠道动力尽早恢复。根据血流动力学、器官功能和代谢变化、肠道动力和吸收功能的恢复情况调整，床边仔细观察、耐心增加速度剂量、及时进行营养再评价调整营养方案。

未来临床营养的趋势首先表现在其模式将向肠内营养支持方式的转化，同时强调营养药理学作用及通过应用生长因长加强营养物质的作用。可以预测在将来我们将用营养和代谢调节剂来预防疾病和改善病情，营养支持将不再是辅助性治疗手段，而将成为主要或次要的治疗手段。

（胡琼源）

参 考 文 献

冯书堂，吴添文，何微，等 . 2013. 皮肤移植排斥反应的研究进展 . 实验动物科学，30(3): 54-58.

胡杰，姚元团，代大华，等 . 2015. 早期肠内营养对消化道穿孔腹腔感染术后病人炎性指标和蛋白质水平的影响 . 肠外与肠内营养，22(5): 257-260.

李吴寒，赵允召，赵日升，等 . 2015. 负压辅助临时关腹技术用于腹腔开放合并肠空气瘘临床价值研究（附 45 例报告）. 中国实用外科杂志，35(7)15: 760-762, 786.

林志亮，李宁 . 2013. 腹腔开放技术的研究进展 . 医学研究生学报，26(11): 1219-1222.

孟凡丽，陈英 . 2014. 重症肠瘘患者早期肠内营养结合消化液回输的管理 . 世界华人消化杂志，22(29): 4530-4533.

潘先柱，任建安，范朝刚，等 . 2008. 肠内营养再灌食对肠瘘病人血清蛋白和肝功能的早期影响 . 肠外与肠内营养，15(2): 100-103.

孙晋洁，徐旭娟 . 2014. 肠内营养的研究进展 . 世界华人消化杂志，22(11): 1525-1530.

王革非，任建安，姜军，等 . 2004. 肠瘘病人肠内营养需要量的临床研究 . 中国实用外科杂志，24(5): 40-43.

闫冬升，任建安，韩刚，等 . 2013. 肠内营养治疗克罗恩病并发管状外瘘探讨 . 中国实用外科杂志，1: 73-76.

第十章　腹腔开放的消化道与腹壁重建

第一节　腹壁解剖及腹腔开放分型

一、腹壁解剖

腹壁重建的前提是对其结构有个清晰熟练的认识。腹壁由浅至深依次分为六层结构，即皮肤、浅筋膜、肌肉、腹横筋膜、腹膜上筋膜及腹膜壁层。

腹前外侧壁皮肤薄而有弹性，易与深部的组织分离。除腹股沟区皮肤移动性较小外，其余则有较大的移动性，以适应腹、盆部脏器容积的变化。腹部中点稍下方为脐，为胎儿与母体联系的脐动、静脉，以及卵黄囊管和脐尿管等结构所通过。胎儿娩出脐带脱落后，脐的局部封以致密的结缔组织板，叫做脐筋膜，向深部直接与腹膜壁层相连，形成了腹壁最薄弱的部位，也是疝的好发部位。

浅筋膜层由脂肪组织和疏松结缔组织构成。脐平面以下，可分为两层。浅层为脂肪层，又称 Comper 筋膜，由脂肪组织构成，厚度因人的胖瘦而异，向下与股部浅筋膜相延续；深层为膜性层，由疏松结缔组织构成，又称 Scarpa 筋膜，在中线处与腹白线相延续，向下在腹股沟韧带下方约一横指处附着于股部的阔筋膜而形成盲囊，向内下方经耻骨联合和耻骨结节间续于会阴浅筋膜（Colle 筋膜）。在浅筋膜中包含有腹壁浅层的血管、淋巴管和神经。此处重点介绍下血管。腹前壁下半部有两条较大的浅动脉，即腹壁浅动脉（superficial epigastric artery）和旋髂浅动脉（superficial iliac circumflex artery），均起自股动脉，前者上行越过腹股沟韧带走向脐部；后者分布于髂前上棘附近。由于这些浅动脉走行于浅筋膜的浅、深层之间，故在此部切取带血管蒂的皮瓣时，宜保留足够的浅筋膜组织。腹前壁的浅静脉甚丰，互相吻合成网，尤以脐区最发达。脐以上的浅静脉经腹外侧部的胸腹壁静脉汇入胸外侧静脉，再汇入腋静脉。脐以下的浅静脉经腹壁浅静脉和旋髂浅静脉汇入于大隐静脉，回流于股静脉，从而沟通了上、下腔静脉系的血液。脐区的浅静脉与深部的腹壁上、下静脉之间有吻合，此外还与门静脉的属支附脐静脉相吻合。所以当门静脉高压症时，门静脉的血液可经脐周的静脉网回流，致使脐周静脉怒张、弯曲，又称海蛇头（图 10-1）。

腹前外侧壁的深筋膜与此部位的阔肌分层相适应，也分为若干层，覆盖于肌肉的表面或充填于相邻的两层肌肉之间，并衬于最内层肌肉的内面。一般临床上计算腹壁层次时，只计数表面的腹外斜肌筋膜和最内面的贴于腹横肌内面的腹横筋膜。

腹壁肌肉层表（表 10-1）是腹壁重建中的重点，对其解剖结构的掌握往往关乎重建手术的成功与否。腹前外侧壁肌由紧靠前正中线两侧纵行排列的腹直肌和两侧的三层阔肌组成。各肌的起止和作用如图 10-2 所示。

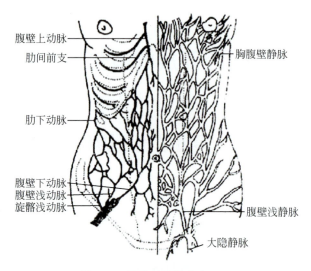

图 10-1　腹壁动静脉分布

表 10-1　腹壁的肌肉组成

肌肉	起点	止点	作用	神经支配
腹直肌	第 5～7 肋软骨和剑突前面	耻骨嵴和耻骨联合前面	脊柱前屈，胸廓下降，增加腹压	第 5～11 肋间神经、肋下神经
腹外斜肌	下 8 肋骨外面	髂嵴前部、耻骨联合并形成腹股沟韧带；借腱膜止于腹白线	增加腹压，使脊柱前屈、侧屈及回旋，第 5～11 肋间神经、肋下神经、髂腹下神经和髂腹股沟神经（L_1）	
腹内斜肌	腰背筋膜、髂嵴、腹股沟韧带外侧 1/3	借腱膜止于腹白线和下 3 肋；下部肌纤维形成提睾肌		
腹横肌	腰背筋膜、髂嵴、腹股沟韧带外侧 1/2	借腱膜止于腹白线，下部纤维形成提睾肌		

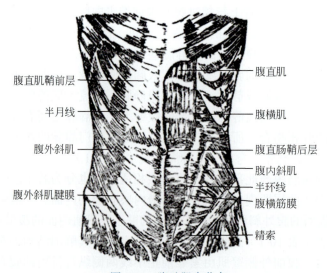

图 10-2　腹壁肌肉分布

腹直肌（rectus abdominis）位于前正中线两侧，居腹直肌鞘内。为上宽下窄的长带状肌，有 3 ～ 4 个腱划将其分为 4 ～ 5 个肌腹，是发生过程中肌节愈合的遗痕。腱划与腹直肌鞘前层愈合紧密，但不与鞘的后层粘连。

腹直肌鞘（sheath of rectus abdominis）由腹部三层阔肌的腱膜包被腹直肌而形成，其中腹内斜肌腱膜分为前、后两片，分别包被于腹直肌的前后面，即前片与腹外斜肌腱膜构成腹直肌鞘前层，后片与腹横肌腱膜构成腹直肌鞘后层，后层的上部还有腹横肌的肌质部参加，但后层并不完整，在脐下 4 ～ 5cm 处缺如，形成一个弧形游离缘，叫做弓状线（半环线）。弓状线以下部分腹直肌后面直接与腹横筋膜相贴。三层腹阔肌的腱膜在弓状线下方均从腹直肌前面跨过参与腹直肌鞘前层的构成。两侧腹直肌鞘的纤维在腹部正中线互相交织，形成白线（linea alba）。白线中部为脐环。自脐向上的白线较明显，宽约 1cm，脐以下因两侧腹直肌互相靠拢而变窄。白线组织坚实且血管少。

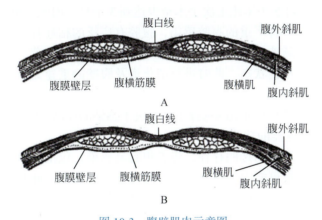

图 10-3　腹壁肌肉示意图
A. 半环线以上；B. 半环线以下

腹阔肌由浅向深由腹外斜肌、腹内斜肌和腹横肌三层组成。腹外斜肌（obliquus externus abdominis）的纤维方向由外上斜向内下，在距腹直肌外缘约一横指处移行为腱膜，形成半月线。腹内斜肌（obliquus internus abdominis）的纤维方向与腹外斜肌交叉，由外下斜向内上，但其下部纤维几近水平，在腹直肌外侧缘处移行为腱膜。腹横肌（transversus abdominis）纤维由后外向前内平行，也在腹直肌外侧缘处变为腱膜，但其上部肌纤维在腹直肌后方向内侧延伸参与构成腹直肌鞘后层。由于三肌的纤维交织排列，增加了腹壁的强度。

腹横筋膜（transverse fascia）为深筋膜的最内层，是腹内筋膜衬于腹横肌深面的部分，上与膈下筋膜相续，后方连于髂腰筋膜，向下附着于髂嵴内缘及腹股沟韧带，并在腹股沟韧带中点上方随精索突出形成漏斗状的腹环。

二、腹腔开放的分型

为了便于总结经验，指导后续治疗，人们一直在尝试对腹腔开放创面进分类。世界腹腔间隙征协会，现改名为世界腹腔协会（Abdominal Compartment Society，SACS），最初将腹腔开放创面分为三类六型。随着对腹腔开放创面的深入认识，在

2013 年的腹腔高压症开放指南中，又将腹腔开放的分类进一步细化，将腹腔开放后的创面分为四类九种。其分类的依据包括腹腔粘连形成的程度，腹腔污染程度和有无合并肠管破裂与肠瘘。腹腔粘连的程度包括腹腔游离（no fixation，Ⅰ型）、向粘连方向发展（developing fixation，Ⅱ型）和形成冰冻腹（frozen abdomen，Ⅲ型）3 种类型。腹腔污染程度分为清洁（A 类）、污染（B 类）和合并肠管破裂（最重的污染或感染程度，C 类）。据此 3 种粘连类型与 3 种污染程度组合，可有 9 种创面类型。因为冰冻腹合并肠瘘世界公认最难处理，故将其单列为第四类型腹腔开放。

第二节　手术时机的选择

关于此类患者手术时机的选择仍有争议，目前对确定的手术时间尚无统一标准。但是大多数专家认为再次手术距上次手术至少达到 3 个月。因此类患者往往至少经历 1 次手术，且瘘发生后多有严重的腹腔感染，腹腔有广泛的粘连存在，肠壁呈现炎症水肿状态。此外，由于肠液的丢失，以及腹腔开放状态下，肠内营养实施存在困难，患者往往呈现急性营养不良状态。此时进行消化道及腹壁的重建无异于调整患者承受能力，往往结果不堪理想。

腹腔开放合并肠瘘手术时机的选择主要取决于感染的控制、营养状态、瘘的情况、腹腔粘连情况及重要脏器的功能。

由于腹腔开放状态及肠瘘的存在，患者很容易感染，包括全身性感染、深部感染灶及局部炎症状态，很可能引发脓毒症甚至脓毒症休克状态。此时，积极控制感染往往至关重要，具体措施包括改善引流、局部清创及抗生素的使用（前文提及）。待感染控制、患者腹腔内脏器的炎症水肿状态消退才可考虑手术。

营养状态至关重要，任何一场手术对机体来说都是一个强烈的打击。而腹壁及消化道重建手术对腹壁的剥离面大、创伤重、手术时间长，涉及腹部脏器较多，手术的复杂性高。此手术对患者的打击巨大，故要求患者在术前能达到一个很好的营养状态。而腹腔开放合并肠瘘患者在早期往往无法实施肠内营养，此时则需通过肠外营养维持电解质平衡及内环境稳定，后期过渡到肠内营养，同时加强功能锻炼，改善体质，往往需要至少三个月时间患者才能恢复至正常人水平。营养状态良好的较为实用的临床指标包括：①白蛋白 >35g/L；②体重在现有体重的基础上升 5kg 以上，最好能恢复到患病前，肥胖患者恢复到理想体重；③已恢复肠内营养。肠内营养的恢复特别重要，是判断手术能否成功的关键指标之一，尤其是对于合并有肠瘘的患者。如能通过各种方法恢复肠内营养，多提示肠道的连续性已恢复。因为肠道是通畅的，远近端肠管完全不需要分离。手术中只要分离瘘口附近的粘连，切除瘘口行消化道重建即可。恢复肠内营养的患者，因为肠管的蠕动，肠粘连松解得更好，腹腔内粘连也更容易分离。恢复肠内营养患者的肠管，其肠壁较厚，术中分离粘连时，即使剪刀也可能伤及肠浆肌层，但因肠管肠壁较厚，不至于剪破肠管全层，略加修补即可，术后也不易发生肠瘘。在没有接受肠内营养的肠管，肠壁菲薄，肠腔狭窄。分离粘连时，剪刀稍用力就可能伤及肠壁，一旦受伤，就可能导致肠管的全层破裂。

此外患者运动功能的恢复也是评价时机是否成熟的指标之一。结合患者实际，其体质等是否达到耐受此种程度的手术。完全恢复病前的运动状态，患者可以自由下床运动，甚至可以承担一定的运动负荷，是手术时机成熟的重要标志。

对于合并消化道瘘的患者来说，瘘的情况同样关乎手术时机的选择。在患者经历中期关腹之后，瘘是否有自愈可能？如若肠瘘有自愈可能，则以肠瘘为首要考虑。积极促进肠瘘治愈，包括使用纤维蛋白胶、内镜下夹闭等手段。待肠瘘自愈后再行腹壁重建。若肠瘘无自愈可能则至少明确肠瘘的解剖结构，以待其他各项满足后手术。

腹腔粘连情况关乎手术的复杂性甚至手术成功与否。正常腹腔里的内脏都有完整光滑的腹膜包裹，里面没有气体的，犹如真空包装袋里的物品，和前后腹壁周围紧贴在一起。腹膜能分泌少量的润滑液，使得脏器间能相互滑动。此种情况下手术则便于外科医生的分离、操作及定位。而当腹腔受损伤（创伤、手术）、感染（阑尾炎、胃穿孔）、异物（内出血、手套滑石粉）刺激，局部就会渗出一种叫纤维蛋白原的胶状液，它很快转变成叫纤维蛋白的凝结物，覆盖在受创或感染的腹膜表面，起到修复保护作用。纤维蛋白具有较大的黏附性，会使得相互贴近的腹膜粘连在一起。创伤愈合后，如果机体能很好地吸收掉这些纤维蛋白，就不会遗留任何痕迹。如果吸收不全，则粘连持续存在。一种叫成纤维细胞的细胞就在里面生长，进一步产生胶原纤维及新生血管，粘连变得致密坚韧，发展成机化性粘连，有些是片状，有些是条索状，就不容易吸收了。此时大大加剧了手术的复杂程度。而使得腹腔粘连缓解的时间至少为3个月，操作时面对的阻力则相对较小。

通过CT进行腹腔粘连评估时，可采用特殊的3%泛影葡胺胃肠道增强腹部CT检查。在腹部CT，腹腔瘢痕粘连表现为肠袢间的组织密度较高，肠管间隙较大，肠壁较厚，肠腔狭窄。当腹腔内肠管间组织密度变低、肠管间间隙变小、肠壁变薄、肠腔舒张自然时即为腹部CT的膜状粘连表现，表明腹腔粘连已松解。此外有经验的外科医生的腹部查体对于判断也至关重要，粘连较严重患者的腹部触之较硬，类似板状腹；而腹腔粘连缓解的患者，腹部触之较软，游离度较大。腹腔开放创面的皮肤或植皮区皮肤能被捻起。这一体征提示腹腔粘连已完全形成膜状粘连，手术时机真正到了。在腹腔开放创面，无论是原有的切口皮肤还是植皮区，如果粘连紧密，是很难将皮肤从创面捻起的，此时入腹，也很难分离这种粘连。如能将皮肤捻起，多提示皮肤与原来的开放创面已形成膜状粘连，两者之间已分层，自然也可通过剪刀或电刀进行分离。

重要脏器功能同样不容忽视，腹腔开放患者由于急性期感染等原因使得其往往存在脏器功能不全的情况，如由感染诱发的急性肾功能损伤及肝功能损伤等，同时由于腹腔重建之后腹腔容积减小，导致腹内压增大，严重者诱发腹腔间隙综合征。此时则加重或诱发患者潜在的脏器功能不全，导致严重后果。为了预防此种情况，目前常在术前采用腹带束腹法，逐渐收紧患者腹部腹带，使患者能逐渐适应腹内压升高的过程，在此过程中密切注意患者呼吸及心功能，准备时间一般为2～3周，束腹状态大致达到患者重建时状态，且各脏器功能达标时，方可手术。

重建过迟，则可能因腹壁疝不断增大，缺损也扩大，加大后期腹壁重建的难度。严重者，则可能在某次咳嗽打喷嚏等增加腹内压时，导致切口再次裂开，肠管外露。所以选择合适的时机进行手术，全层重建腹壁非常重要，国内外相关回顾性文献中一般认为腹壁重建手术时间应在3～6个月内。

<h1 align="center">第三节 术前检查</h1>

完善的术前检查是手术成功的必要条件，尤其针对腹腔开放的消化道及腹壁重建这样复杂且耗时长的手术，更需要充分且详尽的术前检查。

一、针对消化道的检查

若患者合并有肠瘘存在，且需要考虑同时进行消化道重建。则需进行瘘道造影明确瘘口所在部位、瘘管的情况及有无残腔；进行全消化道造影或钡剂灌肠等以了解肠管走形，所在部位及是否存在狭窄、梗阻等其他病变。

二、针对感染的检查

B超或CT检查可明确患者腹部是否残留脓肿，同时CT还能帮助判断是否存在肺部感染；针对体温波动及白细胞、C反应蛋白或降钙素原增高的患者，血培养、痰培养或分泌物培养等可判断患者是否存在细菌感染；其他某些特异性感染如结核等症状出现时则需进行相应的检查，以明确感染。

三、针对患者营养状况的检查

全面评估患者的营养状态，血常规及生化检查中白蛋白水平、前白蛋白水平、血红蛋白及各电解质等是否处于正常水平，有条件可进行人体体质分析。

四、针对各重要器官功能的检查

呼吸功能检查包括常规进行的胸部X线、肺功能测定和动脉血气分析，以评估肺通气功能，确定是否存在隐匿呼吸功能不全；心功能检查包括常规心电图、心脏彩超等，重点评估心脏储备功能，是否足够耐受腹壁重建后腹内压升高。

五、针对腹腔粘连的检查

腹部CT有助于判断腹腔内粘连情况；对患者的腹部触诊同样必不可少，对于判断移植的皮瓣与腹腔内容物及腹腔内容物之间的粘连有较好的提示作用。

六、针对患者原发疾病及基础疾病的检查

对于引起腹腔开放及肠瘘的原发疾病进行复查，以决定本次手术是否应该进行及如何进行，如原发疾病为肿瘤，此次肿瘤是否有复发、转移等；此外，患者是否合并高血压、糖尿病、心脏病等基础疾病，它们是否已控制？由于这些因素均能够影响患者的手术及预后，故在术前均需详细检查。

腹腔开放的消化道及腹壁重建手术复杂，耗时长，任何一个细节都可能关乎手术的成败，甚至关乎患者的生命。所以术前应针对各方面尽可能详尽地检查，充分评估患者的病情及各项指标，不应仓促手术。

第四节　术前准备

良好的术前准备是确保手术成功的重要环节，对于腹腔开放的消化道与腹壁重建手术更是如此，积极充分的术前准备必不可少。

一、纠正内稳态失衡

虽然患者经过前期非手术治疗基本能维持内环境稳定，但仍有可能存在电解质紊乱等情况，尤其是对于合并有瘘的患者，由于肠液的流失，很可能存在水电解质紊乱，因此术前应针对患者的内环境进行调整。除了注意患者的钾、钠、氯、钙等外，还应注意一些微量元素如磷、镁、铁、锌等。此外，注意患者每日尿量及补液量，注意液体量是否平衡，避免出现脱水及水过多情况。

二、腹腔扩容的准备

对于腹壁缺损较大的患者，由于腹壁重建后，腹腔内容积减小，腹内压升高，可发生呼吸困难，甚至发生呼吸衰竭及腹腔间隙综合征。为避免此种情况的发生，术前应进行腹腔扩容及腹肌顺应性训练，主要有两种方法：①腹带束扎法，效果满意。使用腹带，且逐步收紧腹带，以模拟腹壁重建后所呈现的状态。但在束扎过程中应密切注意患者的呼吸功能，防止突然发生呼吸衰竭。腹带束扎的使用一般尽早，其也可以避免巨大腹壁疝的产生。其在腹腔开放患者中使用较多。②人工气腹法，通过向腹腔内注入无菌气体直到患者感到不适（肩胛痛）为止，每次注入的气体量随患者情况而明显不同（数百毫升至 1L 以上），$2 \sim 3$ 天重复一次，用 X 线动态观察。人工气腹可增加腹部肌肉的顺应性，松解肠管的粘连，但操作繁琐，有一定并发症。且此法适应证较窄，对合并有肠瘘的患者不适用。

三、呼吸功能的准备

腹腔重建术后腹内压升高，对呼吸功能影响较大，且由于手术创伤大，术后患者卧床时间较长，易发生肺部感染等并发症，故其对呼吸功能的要求较高。此项准备包括停止吸烟，进行胸廓、膈肌锻炼。存在肺部感染者应用抗生素，待感染控制后再行手术。对呼吸功能不佳者，"术前先治疗"改善其呼吸功能，使肺功能及血气达到以下标准：①肺功能，肺活量 $\geqslant 80\%$，残气量 $\leqslant 40\%$；②血气分析，$PaO_2 > 85mmHg$，$PaCO_2\ 35 \sim 45mmHg$，$SaO_2 > 93\%$。如果准备后患者的各项指标仍不能改善，则不宜手术治疗。

四、预防性抗生素的使用

腹腔开放患者的腹壁重建手术解剖、剥离范围大，创伤性大；术中较大可能使用到补片等材料；且患者常合并有瘘或造口等，可能污染伤口，故术前预防性使用抗生素对于降低术后感染来说是十分必要的。术前预防性使用抗生素一般使用相对广谱的抗生素，但应根据经验有所侧重。腹壁重建手术中常见的感染病原菌主要是葡萄球菌等革兰阳性球菌。涉及消化道时（如合并瘘或造口），主要病原菌为肠道杆菌属，如大肠杆菌、阴沟杆菌等，涉及下消化道时还可能有厌氧菌。困此，如若仅是腹壁重建，可使用第一代头孢菌素；涉及消化道时则广泛使用第二代头孢菌素，甚至第三代头孢菌素；此外必要时需要加上抗厌氧菌的抗生素，如甲硝唑。考虑到抗生素的药效及药动学，抗生素的使用不宜过早，一般在术前 1 小时开始静脉滴注抗生素。

五、肠外营养的使用

单纯腹腔开放患者经过非手术治疗后，营养状况得以改善，且腹壁缺损范围较小，手术剥离面及对消化道骚扰不大，术后患者可较早恢复肠内营养或经口饮食，则无需实施肠外营养。而对于腹壁缺损巨大，术中剥离面及创伤大，或伴有消化道瘘或造口，需要同时进行消化道重建的患者，术后肠道功能恢复时间长，则需要考虑使用肠外营养。对此类复杂患者，可于术前 1 周开始给予全肠外营养支持，其目的包括可在术前再次加强营养的补充，使肠道休息，有利于清除肠内的食物残渣、粪便。术后肠外营养时间根据患者肠道功能恢复情况决定，一般需要 2 ～ 3 周时间。

六、肠道准备

对于涉及消化道的手术必须进行肠道准备，包括进行口服抗生素及机械肠道准备。既往有学者认为腹部手术无需进行机械肠道准备，但近来多篇 RCT 研究及 Meta 分析均支持同时进行口服抗生素及机械肠道准备。对于不涉及消化道的单纯腹壁重建，手术中损伤肠道存在可能性，故保守考虑也推荐此种肠道准备方式。

七、其他术前准备

其他术前准备包括术前备皮，留置胃管等。

第五节　消化道与腹壁重建：一期完成或分期完成?

对于合并有消化道瘘的患者，是否同时进行消化道和腹壁的重建? 有学者认为应先解决肠瘘，完成消化道重建，后期再行腹壁重建。由于肠瘘使得伤口污染严重，而腹壁重建是剥离面大，且较大可能使用补片，此种情况下患者术后切口感染可能性增大。此外同时行消化道及腹壁重建增加了手术的复杂性，且手术时间明显增加，对手术医师、麻醉医师及患者本身的要求明显提高；而此部分患者本身病情较重，由于肠液丢失，内环境稳定难以维持平衡，且营养状况差，功能锻炼较单纯腹壁缺损患者不足，其耐受长时间手术的能力明显较差，使得手术的风险大大提高。

而另一部分学者则认为对于此类患者，应同时完成消化道及腹壁的重建。首先，他们认为患者经过的 3 ～ 6 个月的非手术治疗及功能锻炼，足以耐受此种程度手术；其次，先完成消化道的重建，留下腹壁缺损存在，吻合口易于受外界冲击，而造成再瘘的可能性较大。而且患者的心理诉求也是需要考虑的方面，长时间的腹壁缺损及肠瘘的状态使得患者及其家属都处于一种极度疲劳的状态，其难以接受分阶段手术所带来的更长时间与精力的消耗。

目前对于此类患者，是否应该同时行消化道及腹壁的重建尚没有统一定论，目前也没有前瞻性的随机对照研究来比较两种方式的预后情况，仅有少数病例量较少的回顾性研究。一项针对 19 例合并消化道瘘和腹壁缺损的回顾性研究中，采用了先完成消化道瘘后行腹壁重建的方式，结果表明 31.5% 的患者瘘复发。另一项针对 32 例患者的回顾性研究中，采用一期完成消化道及腹壁重建，结果 28% 存在伤口并发症，21% 复发疝，26% 复发瘘。

第六节　消化道重建

腹腔开放患者经过前期的非手术治疗，包括营养支持、中期关腹等，以及积极的术前准备及完善相关检查后，手术时机成熟，则可进行确定性手术。若患者有消化道瘘或造口，开腹后则先进行消化道的重建。

消化道重建是消化道手术中的关键步骤，其中相对成熟并具有代表性的术式主要涉及 5 大类 18 种重点吻合式，包括：5 种胃吻合方式（近端胃切除后的食管胃吻合、远端胃切除后的 Billroth Ⅰ 或 Billroth Ⅱ式吻合、Roux-en-Y 吻合、全胃切除后 Roux-en-Y 吻合），2 种小肠吻合方式（小肠小肠端端吻合、小肠小肠端侧吻合），4 种结直肠吻合方式（结肠直肠吻合、结肠结肠吻合、回肠结肠吻合、造口），2 种胆道吻合方式（胆管端端吻合、胆肠吻合）和 5 种胰腺吻合方式（胰腺空肠端端套入式吻合、胰腺空肠端侧吻合、胰腺空肠导管对黏膜端侧吻合、捆绑式胰腺空肠吻合、胰管空肠侧侧吻合）。对于合并消化道瘘的腹腔开放患者，进行消化道重建最常见、最主要且效果最好的吻合方式是小肠吻合，包括小肠端端吻合、小肠端侧吻合，部分患者需要侧侧吻合，此外，对于某些十二指肠端瘘或侧瘘较大的患者，切除缝合存在困难时，可用上提的空肠与十二指肠瘘做 Roux-en-Y 吻合。极少部分患者或因合并胆囊或胰腺病变需行胆肠或胰肠吻合术。

一、具体手术步骤

（一）首先要了解腹腔内肠袢的情况

尽管经过 3 ～ 6 个月的非手术治疗，腹腔粘连情况有所缓解，但是相对于其他腹部手术来说，此部分患者的腹腔粘连情况仍较严重，故术时要耐心、细致地进行锐性剥离、少用钝性剥离，因钝性剥离常招致肠管浆肌层的损伤。为减少剥离范围，缩短手术时间，手术时应从易探查部位开始，肠袢可先从回盲部或屈氏韧带开始向肠瘘部位分离，直至无法分离位置。总的原则是探查每一段小肠、结肠与直肠上段，松解所有的狭窄与梗阻，保证重建后肠管的通畅。否则在瘘修复部位的远侧仍有梗阻或狭窄，将导致手术失败或再发瘘。

（二）确定肠管需要切除的范围，小心将其提出切口外

一般在离瘘口部位的近、远两端各 3 ～ 5cm 处切断。将病变肠管提至切口外，在

肠管与腹壁间用温盐水大纱布垫隔开；纱布垫之下再垫两块干消毒纱布，使与切口全部隔开，这样，可以减少小肠的损伤，并可防止肠内容物污染腹腔。

（三）处理肠系膜血管，充分显露血管

用两把弯止血钳钳夹（两钳间距 0.5 ～ 0.6cm），在钳间剪断此血管，剪断时靠近远侧端，用 1-0 号丝线先结扎远心端，再结扎近心端。在进行第 1 次结扎后，不要松掉近心端止血钳，另在结扎线的远侧，用 0 号丝线加做褥式或 8 字形缝扎。然后，扇形切断肠系膜。在不易分辨血管时，如脂肪多的患者，可在灯光下透照血管走向后钳夹、切断。

（四）切除肠管

在切断肠管之前，必须先将两端紧贴保留段肠管的肠系膜各自分离 0.5cm。再检查一下保留肠管的血运。用直止血钳夹住拟切除段的肠管两端，尖端朝向系膜，与肠管纵轴倾斜约 30° 角（向保留侧倾斜），增大吻合口，并保证吻合口血运。再用肠钳在距切缘 3 ～ 5cm 处夹住肠管，不应夹得太紧，以刚好能阻滞肠内容物外流为宜。紧贴两端的直止血钳切除肠管，被切除的肠管用消毒巾包裹或盛于盆内后拿开。吸除断端内容物，并用纱布擦拭清洁后，再用碘伏液擦拭消毒断端肠黏膜。

（五）吻合肠管

吻合方式有端端吻合、侧侧吻合和端侧吻合数种。端端吻合一般适应于肠管上下端口径相差不大时，如两端无扩张的小肠小肠、结肠结肠间吻合；端侧吻合一般用于吻合肠管上、下段口径相差悬殊时，如近端或远端肠管存在扩张，或小肠与结肠吻合时，可考虑行端侧吻合，且考虑肠管顺向运动的生理，注意在吻合时需以近端为端，远端为侧；侧侧吻合使用的可能性较小，除在胃肠吻合术后输出段梗阻，或食管空肠吻合术后做侧侧吻合外，仅在梗阻原因无法去除或患者情况不允许行肠切除时，才做侧侧吻合。因为侧侧吻合不符合正常肠管的蠕动功能，吻合口在肠管内无内容物的情况下基本上处于关闭状态。由于两端均将环行肌切断，故吻合口段的肠管蠕动功能大为下降，排空功能不全。肠管内容物下行时往往先冲击残端，受阻后引起强烈蠕动，再自残端反流，才经过吻合口向下运行。时间长久后，往往在肠管两端形成囊状扩张，进一步发展，可形成粪团（块）性梗阻或引起肠穿孔、肠瘘等，即所谓盲袢综合征。患者手术后常发生贫血、营养不良，经常有腹痛、腹泻等症状，远期效果不良。实际应用中一般多采用端侧吻合及端端吻合。

1. 小肠对端吻合术 对端吻合是最常用，也是最符合生理状况的吻合方式。将切断的两断端靠拢在一起，应用可吸收线连续缝合肠壁全层（图 10-4），外层浆肌层再用不吸收线间断缝合（图 10-5）。亦可用两层间断缝合，单层缝合或吻合器吻合。吻合完毕后，肠系膜裂隙间断缝合关闭。在缝合系膜时注意勿伤及血管以免吻合部血供不足而影响愈合。

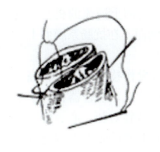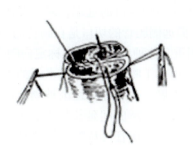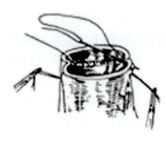

图 10-4　连续缝合肠壁全层

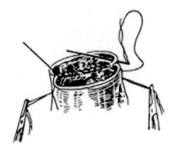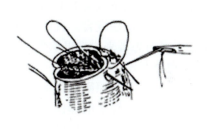

图 10-5　间断缝合浆肌层

2. 小肠侧 – 侧吻合术　侧 – 侧吻合前先将两端肠断端关闭。常用的关闭方法可以是：①缝合关闭；②荷包缝合埋入；③缝合器关闭。用可吸收线连续缝合或不吸收线间断缝合断端肠壁全层，再用细线间断缝合浆肌层，将已缝合的断端埋入缝合。肠断端亦可沿肠管周做一荷包缝合，收紧缝线后关闭断端，后再做一荷包缝合将残端内翻埋入。用缝合器关闭肠切除断端较为简便。断端封闭后可以不再缝合，亦可再做浆肌层间断缝合将封闭端内翻埋入。肠切除后的两端封闭后，两断端靠拢相重约 10cm，并以肠钳钳夹控制。在抗肠系膜面距纵轴中线 0.8 ~ 1.0cm 处以 3-0 不吸收线连续缝合或间断缝合两肠襻的浆肌层 4 ~ 5cm（约等于肠管直径的两倍）。沿中轴中线切开两段肠管壁的全层直达肠腔。切口距缝合封闭的残端约 2cm，以防止循环障碍，影响吻合口的愈合。残端保留过多，易有肠内容物存留而有症状。稍修整切开的肠黏膜缘并对活跃性出血点加以结扎止血。以吸收线连续缝合两段切开肠壁的全层，亦可以不吸收线做间断缝合。后壁缝合后，可继续缝合前壁的全层。然后，再以不吸收线间断缝合浆肌层。可做单层缝合或用吻合器吻合，一般使用吻合器。侧 – 侧吻合完成后，以 0 号不吸收丝线间断缝合关闭重叠的肠系膜边缘。

3. 小肠端 – 侧吻合术　远侧肠段的切断端先行缝合封闭。将近侧肠管的断端靠拢远侧段的抗肠系膜面，距缝合封闭端 2 ~ 5cm，以不吸收线缝合近侧肠管的切断端的系膜端，与抗系膜端固定于远侧肠管的抗系膜面纵轴上或结肠的结肠带上。以 3-0 线做第 1 层，间断或连续吻合浆肌层。沿纵轴切开远侧肠管的全层。以可吸收线连续缝合或以不吸收线间断缝合两侧肠管后壁的全层，亦即第 2 层。再缝合前壁的全层（第 3 层），最后以不吸收线间断或连续缝合前壁的浆肌层（第 4 层）。近、远侧肠管成 T 形相接。在 Roux-Y 吻合时，近侧肠管的切断端吻合在远侧端的侧面，使近侧肠管与远侧肠管形成一角度，近侧肠管内容物可通向吻合口的远端，减少肠内容物向上逆流的机会。吻合的方法同上述的侧侧吻合，但远侧肠管的切口是在肠管的一侧而不在抗肠系膜面上，远、近两侧肠管在吻合口处相重。这种 Y 形吻合亦称定向吻合。

传统上，胃肠道吻合多采用手工吻合方式，对术者的外科操作技能的要求较高。近年来，由于机械吻合技术的发展，手工缝合逐渐被吻合器所替代。吻合器相对于手工缝合有以下优势：减少因手术及麻醉时间延长带来的创伤，减轻对肺、心、肝、肾等脏器的影响，增加手术安全性；小血管可从吻合器缝钉空隙中通过而不影响缝合部位及其远端的血液供应；缝钉材质为金属钛或钽，与手工缝线相比，组织反应小；缝钉排列整齐，间距相等，保证了组织的良好愈合；可完成一些手工吻合困难的吻合，如位置较深的弓上、膈下或盆腔的吻合。目前，多数学者认为机械吻合的吻合口瘘发生率低于传统的手工双层缝合。且由于此部分患者完成消化道重建后仍需进行腹壁重建，长时间的手术对患者来说难以承受，故在进行腹腔开放患者的腹壁及消化道重建时，多采用吻合器吻合方式。

胃肠吻合操作的基本原则是在确切止血的同时保证充足的血供，避免吻合口有张力，要有足够的管腔，轻柔的操作，锐性分离，严格的无菌操作等。机械吻合在遵循这一原则的基础上，还需根据机械吻合的特点注意如下操作：①使用吻合器前，要仔细检查器械有无异常，钉仓安装是否正确，钉仓应与吻合器牢固固定，砧板平面朝外，凹槽向内。②清除相应脏器拟吻合部位的系膜等邻近组织，充分显露浆膜层或外膜，一般显露的长度以 2 cm 左右为宜，既不使邻近组织被夹、嵌入吻合口影响愈合，又不影响吻合口的血供。③以残胃断端与十二指肠或食管残端行端端吻合时，吻合口与残胃断端的交界处是薄弱区域，必要时应加固缝合；机械吻合不易进行对端吻合，多行端侧或侧侧吻合，一个吻合口附带着一个闭合断端，胃肠道的断端与吻合口的距离一般需 >2 cm，以免影响该区域血供。④使用圆形吻合器操作时应选择适宜的管径，相对肠管直径偏大的吻合器不易插入肠管内或使肠管管壁过度紧张而撕裂损伤，有时近端肠壁被推挤嵌入吻合口也会导致吻合口狭窄，甚至完全闭锁；使用管径过小的吻合器操作有时会出现吻合不全，致吻合口漏，也会因术后吻合口愈合后瘢痕形成导致狭窄等。完成吻合后检查切圈是否完整、厚度是否均匀等也是确认吻合可靠性的一种方法。⑤保证无张力吻合。传统概念的无张力吻合通常指来自吻合口两端的消化道或者相应系膜的纵向张力。充分游离拟行吻合的胃肠道，使相应系膜不会牵拉过紧，吻合后的胃肠道张力适度，既利于愈合又避免相应脏器受牵拉引起术后的不适症状。机械吻合时还应保持适宜的径向张力，胃肠道具有一定的弹性，中心杆自拟行吻合的胃肠道中间穿出后，若过于用力牵拉套在吻合器器身外的胃肠道管腔，就会使拟行吻合的部位绷得过紧、变薄，导致径向张力过大。径向张力过大会使中心杆与其周围组织间的缝隙变大，严重者会使钉合的缝钉偏离组织，钉合不全，影响愈合。此外，吻合完成后绷紧的吻合口组织回缩，已经成形的缝钉在组织间移位，直接影响钉合的牢固性，易漏、出血。同时，回缩的吻合口愈合后也会出现吻合口狭窄。对钉砧头一侧消化道牵拉过度也会出现类似的现象。⑥根据不同组织的厚度选择适宜的成钉高度，既保持一定的压榨程度、减少出血，又不致压榨过紧，使组织缺血、影响愈合等。一般来说，成钉高度在组织厚度的 75% 左右为宜，十二指肠和空肠属于薄组织，肠肠吻合的成钉高度一般选择 1 mm 左右，胃肠吻合、食管胃吻合的成钉高度一般选择 1.0 ～ 2.0 mm 。有特殊病变的组织如慢性梗阻、炎症等，相应脏器的组织变厚，还应根据具体情况选择适宜的成钉高度。⑦吻合时，需将相应脏器系膜理顺，以避免吻合口两端的胃肠道扭曲。将中心杆与钉砧头对合、旋紧时要保护好吻合口周围，以免邻近的组织嵌入。⑧操作时均衡施压，压榨至理想厚度后，等待 15s 左右再行击发。⑨击发时动作要快捷准确，一次击发到底，不可左右摆动，以免发生黏膜损伤、出血或钉合不严等。⑩规范地移除吻合器，减少对吻合口的刮擦。将吻合器向右和向左两个方向分别旋转大约 90°，缓慢而轻柔地小心移除吻合器，一边旋转一边移除。⑪取出吻合器后，需要详细检查切下的组织是否完整，是否为全层组织，吻合口钉合是否完整，吻合口是否存在出血、淤血等，必要时行吻合口贯穿缝合或浆肌层缝合，确切止血或加固。⑫术中一旦发现吻合不全，应立即行手工缝合补救或切除原吻合口，重新在健康的相应部位进行消化道重建。

二、术中注意事项

（1）正确判断肠管的活力，判定肠管是否坏死，主要根据肠管的色泽、弹性、蠕动、肠系膜血管搏动等征象，如①肠管呈紫褐色、黑红色、黑色或灰白色；②肠壁菲薄、变软和无弹性；③肠管浆膜失去光泽；④肠系膜血管搏动消失；⑤肠管失去蠕动能力。具备以上 5 点中的 3 点，经较长时间热敷、或放入腹腔内、或用 0.25% 普鲁卡因 15 ～ 30ml 行肠系膜封闭，而血运无明显改善时，即属肠坏死，应予以切除。

（2）注意无菌操作，肠切除后目前多用开放式吻合，应注意勿使肠管内容物流入腹腔，污染切口，引起感染。术中应用消毒巾及盐水纱垫妥善保护手术野，将坏死肠袢和腹腔及切口隔开；用肠钳夹住两端肠管；以防肠内容物外溢；及时用吸引器吸净流出的肠内容物；吻合完毕后，应更换所用器械和手套后再行关腹操作。

（3）决定切除范围，在准备切除前，先行全肠道检查，决定切除范围，以免遗漏重要病变。

（4）注意肠管的血液供应，肠系膜切除范围应成扇形，使与切除的肠管血液供应范围一致，吻合口部位肠管的血运必须良好，以保证吻合口的愈合。

（5）肠钳不宜夹得太紧，夹肠钳以刚好阻止肠内容物通过为度，以免造成肠壁损伤，继发血栓形成，影响吻合口的愈合，有再瘘可能。以往常在肠钳上套　软胶管，以减少对肠壁的损伤，但常因此而钳夹太紧，阻断了肠管血运，反而增加损伤。肠钳放置在距吻合口 3 ～ 5cm 为宜。如肠内容物不多，进行吻合时，可不用肠钳。

（6）吻合时宜注意避免肠管的扭曲，尤其是使用吻合器吻合时，由于连续全层缝合后肠管内径日后不易扩大，可导致狭窄和通过不良，故应该用间断缝合。吻合时肠壁的内翻不宜太多，避免形成肠腔内的瓣膜。全层缝合的线头最好打 3 个结，不致使过早松脱。前壁缝合应使肠壁内翻，浆肌层缝合必须使浆膜面对合。不要缝得太深或太浅。吻合完毕后必须仔细检查吻合口一遍，看有无漏针，尤应注意系膜附着处两面及系膜对侧是否妥善对齐。

（7）两端肠腔大小悬殊时的吻合，可将口径小的断端的切线斜度加大，以扩大其口径。另一种方法是适当调整两个切缘上缝线间距离，口径大的一边针距应宽一些，口径小的一边应窄一些。若差距悬殊，可缝闭远端，另做端侧吻合术。

（8）开放肠端吻合时注意应先止血，以防止术后吻合口出血。

三、消化道重建的基本原则

（1）消化道重建吻合技术的共同原则：各消化道虽然形态各异，但其管壁的基本结构极为相似，均由黏膜、黏膜下层、肌层和浆膜构成。在消化道重建中，吻合部位的愈合，黏膜下层起着主导性作用，对该层的严密对合、缝合至关重要。目前尚无一种对所有患者都完全满意的消化道重建方法，外科医生应根据个人经验、患者情况和各术式的特点选择重建方法。国际公认的消化道重建基本原则为：重建后具备正常消化道生理功能，维持患者营养状态和保证患者的生活质量。在重建手术过程中注意吻合口无张力、血供良好、吻合口径适中、操作简便。缝合时注意针距不能过密，打结不能过紧，以免造成组织缺血和组织切割，影响愈合，导致吻合口瘘。

（2）消化道吻合、缝合技术：消化道重建、吻合技术对于手术安全与质量具有极为重要的影响。为此，掌握消化道吻合部位的修复愈合机制及特征，防止吻合所致的各种并发症，以优良的吻合技术，完成理想的吻合操作至关重要。消化道吻合方法类型通常有以吻合消化道部位分类的端端吻合、侧侧吻合、端侧吻合，以消化道愈合方式分类的内翻、外翻吻合，按吻合缝合方法分类的单层或双层缝合，间断或连续缝合。间断缝合局部血流影响小，断端组织对合良好，缝合间距易于调整，较少造成吻合口狭窄，但止血效果差。连续缝合对局部血流影响大，断面对合差，吻合口狭窄相对多见，但止血效果确切。手工吻合法按管壁的对合方式分类，有内翻缝合法（如 Albert-Lembert 法）和重视黏膜下层愈合的对端缝合法（如 Gambee 法）等。浆膜对合、全层缝合具有止血佳、抗张力强的特性，此法简便、安全，但是，内翻过多易致术后狭窄。对端对合吻合法是消化道切缘断面的各层对合缝合法。由于层层对合，黏膜下层对接，富含血管网络的黏膜下层内能够早期建立血液循环，易于血管愈合及组织修复愈合。层层对接吻合法，各层能良好对接愈合，故不易产生不良肉芽和黏膜面溃疡。因此，狭窄及漏（瘘）的发生率较低。机械吻合主要有环形吻合法和线形吻合法。机械吻合简便、安全，对手工操作缝合困难的部位有价值。圆形吻合器吻合是内翻吻合，肠管壁各层的排列与手工缝合吻合的 Albert-Lembert 法类似，但其愈合过程并不雷同，内翻吻合时浆膜可成为血液循环通过的屏障，须通过压榨组织中的血运，至浆膜退缩，以及金属钉孔破损浆膜部位的血运再生重建后，方开始愈合过程。环形吻合时应避开异常状态下的肠道部位实施，如水肿、炎症部位。在自然状态的口径上进行吻合，以免肠管裂伤出血、菲薄化。非自然状态、扭曲吻合后的愈合会对肠道的功能、可动性产生负面影响。线形吻合器吻合的修复愈合呈外翻缝合愈合的过程。外翻吻合部位的黏膜脱落以后进入愈合过程，外翻缝合中的浆膜层缝合有助于自然生理的愈合过程。吻合口瘘的主要原因是吻合口部位的血流障碍和吻合钉成形不良。易导致血流障碍的因素主要是吻合口部位系膜处理不当、剥离不合适致肠管被过度压迫、浆肌层缝合过密和强行包埋等，吻合钉成形不良多由硬的构造物（金属钉、神经）等阻隔、闭合钉高度不佳所致。

（3）单层缝合与双层缝合：双层缝合具有闭合肠壁完全和增加吻合口拉力强度的

优点，尚有以下缺点：组织反应大，有明显水肿；缝合的内层血液循环不良，容易坏死；缝合处突向肠腔，或术后形成较大的瘢痕，容易引起肠管狭窄；操作时间长。与双层缝合相比，单层缝合所用缝线少，吻合口异物反应轻微，边缘血运良好，对吻合口愈合影响小，愈合较快。因此，目前的手工吻合趋势是提倡单层缝合法，但操作中应注意弥补闭合肠壁不够完全的缺点。

第七节　腹壁重建术

在完成粘连松解及消化道重建后，仔细检查肠管，是否存在未发现的瘘、梗阻等其他病变，如未有其他病变，则更换手套进行腹壁重建手术。如果患者腹部缺损较小，自身腹壁组织能够进行直接缝合，则直接缝合；而大多数情况下患者腹壁缺损较大，自身组织难以进行直接缝合，此时则需使用补片或采用组织分离技术。下面将会一一介绍：

一、腹壁缺损的分型

在修复重建前对腹壁缺损进行准确分型是恰当选择手术方案的基础，也是术后评估与判断其疗效的前提。目前有包括欧洲疝学会颁布的腹壁缺损分型在内的十余种分型方案，虽然这些分型绝大多数来自于对腹壁切口疝的研究，并不完全适合于一些复杂的腹腔开放术后及需要进行巨大腹壁缺损修复这类更复杂的腹壁缺损，但仍能在很大程度上给予腹腔开放后的腹壁重建以参考。腹壁缺损的程度与部位是选择腹壁修复重建术式的关键，根据缺损程度，将腹壁缺损分为三型：Ⅰ型：仅涉及皮肤及部分皮下组织缺失的腹壁缺损；Ⅱ型：以腹壁肌筋膜组织的缺损为主，但腹壁皮肤完整性依然存在的腹壁缺损；Ⅲ型：全层腹壁的缺失缺损。根据缺损部位我们将腹壁缺损分为三区：M区（正中缺陷，midline defect）：中线部位的腹壁缺损，上界为剑突，下界为耻骨联合，外侧界为两侧腹直肌外缘，分别以M1、M2、M3区代表上1/3、中1/3与下1/3的M区缺损。U区（外上象限缺陷，upper quadrant defect）：M区外两侧腹壁外上象限范围的缺损；L区（外下象限缺陷，lower quadrant defect）：M区外两侧腹壁外下象限范围的缺损。U区与L区的分界为经脐水平线。腹壁缺损的分型以缺损程度＋部位来表示，如Ⅱ M1表示腹壁上1/3中线部位的缺损，缺损以肌筋膜层组织的缺失为主，皮肤的完整性依然存在；Ⅲ L+M3表示腹壁下1/3中线部位及外下象限范围的全层腹壁缺损，皮肤的完整性丧失。这样的腹壁缺损分型不仅简单实用，而且可为腹壁缺损的手术方式选择提供重要帮助。

二、组织分离技术

腹壁组织结构分离技术（component separation technique，简称CST）是一修复腹壁的技术，通过使用这一技术可能达到增加腹腔容积、减少腹壁张力目的，对前腹壁中线区域的缺损修复非常实用。最早由Ramirez等于1990年提出，他们在人体解剖领域及巨大腹壁缺损的修补中应用了此项技术。该技术包括半月线的切开、分离腹外及腹内斜肌，松解腹直肌鞘前后方，通过腹壁各层肌肉的分离滑行，延长改善筋膜边缘活动度，增加腹壁面积，覆盖腹壁缺损，即腹壁缺损通过自身肌肉组织来进行修补，目前此项技术在腹壁缺损的修补中得到了广泛的应用，取得了良好的效果。

（一）组织结构分离技术的解剖学基础

前腹壁最重要的成分是肌肉和筋膜，就肌肉而言即为两条纵行的腹直肌和其外侧的三层扁平肌，由浅至深依次为腹外斜肌、腹内斜肌和腹横肌。前腹壁肌肉之间的筋膜与腱膜融合形成三条纵行的"线"，居正中的是腹白线，两侧的分别为半月线。在半月线的浅层中没有神经和血管的穿行。腹直肌有来自其上方和下方的相对独立的血供（左右腹壁上和腹壁下血管），且支配肌肉运动的神经也都走行于两侧肌肉的深面。基于上述原因，外科手术可以分别将两条纵行的"半月线"切开，分离肌肉，而几乎不会影响到肌肉的血运和功能。

在研究前腹壁结构与腹围的关系中，通过尸体解剖中发现，腹外斜肌与腹内斜肌之间存在一相对无血管的平面，腹直肌及其前鞘的复合体，在后鞘分离及与半月线分离后通过牵拉可使肌肉向中线滑行推进 8 ～ 10cm。换句话说，这种肌肉间的分离、滑行可用来扩大腹围，可用于修补和重建腹壁的缺损。

（二）组织结构分离技术的手术原理及适应证

腹壁组织结构分离技术（CST）的手术原理就是利用前侧腹壁的中间肌肉间的移位与滑行来增加腹壁的面积，而这种移位和滑行是通过切开两侧半月线加以分离、展开前侧壁的两侧第一层肌肉及腹直肌后鞘来实现的。因此，这一技术避免了使用远处肌肉或通过肌皮瓣转移等更加复杂的操作。

CST 的宗旨是腹壁的缺损可以依靠腹壁自身的肌肉组织来覆盖，这一点对保存和维持腹壁的原有功能是至关重要的。由于 CST 修补主要是依靠两侧腹壁肌肉分离开向中间移动来达到的。所以，CST 主要适应于前腹壁中间部位的缺损。CST 的手术适应证包括：前腹壁筋膜和软组织薄弱；腹内线痛疝环不超过半月线；腹壁疝嵌顿不宜采用补片者；患者有较强的美容需求。禁忌证包括：腹直肌萎缩或缺损；腹壁存在造瘘口或溃疡、严重瘢痕、腹壁肿瘤；CST 修补术后的复发疝；伴有不能耐受手术的全身疾病。

（三）组织分离技术操作步骤

1. 腹壁皮下组织的分离 在腹直肌前鞘和腹外斜肌腱膜的表面进行充分分离，两侧达腋前线，上缘至剑突下，下缘到耻骨联合。附着在胸壁上的腹外斜肌也需切断以最大程度松弛腹直肌。

2. 切开半月线及分离肌肉 一般需在半月线外侧 2cm 处取平行于半月线的垂直切口。深约 1cm，显露腹内、外斜肌腱膜间的无血管间隙并向外分离，将腹直肌与相连的腹内斜肌、腹横肌肌群向中线牵拉移行，这样可在剑突下区分离 5cm，腰部水平 10cm。耻骨上区 3cm；若腹壁缺损较小，仅这样切开一侧的半月线即可。

3. 腹直肌后鞘的切开 如双侧切开分离后仍不能无张力关闭缺损，还可翻起腹直肌，在旁开中线 1～2cm 的腹直肌鞘边缘纵行切开腹直肌后鞘，从腹白线后的腹膜向两侧分离，以使腹直肌展平进一步获得 2～4cm 的移行范围。

4.缝合正中线重建腹白线　宜采用结实的不吸收线连续缝合。两侧腹外斜肌与皮瓣间分别放置闭式引流管。

（四）CST 手术注意事项

（1）术前需 CT 扫描和肠道准备，术中采用全身麻醉。

（2）应用 CST 解剖的平面要十分清楚，游离要充分；切开半月线时要注意深度，以免切断或损伤支配腹直肌的运动神经；在切开腹直肌后鞘时，需注意保护腹壁神经与供应腹直肌的血管。

（3）分离腹外斜肌腱膜时，防止损伤腹内斜肌和半月线腱膜及神经血管，以免并发半月线痛。

（4）须保留腹直肌前筋膜的完整性，以便能牢固缝合腹中线。

（5）由于对皮瓣组织进行了广泛的分离，术后要充分引流，一般需 7 天，当 24 小时引流量连续 2 天少于 30ml 时方可拔除引流管。

（6）术后减少腹胀，避免咳嗽，配带腹带早期下床活动；应用腹带加压包扎 4～6 周，可促进皮下组织与肌肉层的黏合，以减少死腔形成和皮下积液感染的发生。

（五）CST 的不足与改进

单纯应用 CST 进行腹壁重建，在保持完整腹内斜肌腱膜及支配腹直肌神经完整性的同时，重建了腹白线，使腹壁达到一定的强度，但是由于 CST 改变自身组织解剖结构的特点，较大的中线腹壁缺损实施 CST 后，新的薄弱区会在半月线区域形成，这也会增加疝发生的风险。短期随访（5 年以内）结果表明，单纯应用 CST 修复疝的复发率约为 11%。因此，还常常需要在肌肉前面或肌肉的后面用人工材料（补片）进行加固，这一过程称之为补片的加强。

由于 CST 操作的解剖范围广泛，伤口相关并发症成为了其最主要的并发症，如血肿、伤口破裂、皮瓣坏死、积液及感染等，其发病率为 4%～50%。双侧操作区皮下放置引流管可有效降低相应并发症的发病率。

三、常用疝修补材料

（一）疝修补材料的发展

在疝修补术发展史上曾作为疝修补材料被应用的有：金属材料，包括细银丝、不锈钢丝、钽纱网、钴铬合金等；非金属材料，包括福蒂森网（经拉伸和皂化的醋酯长丝）、矽状网、聚四氟乙烯、聚乙烯纱布、碳纤维、尼龙、硅胶、铁氟龙等；早期的生物材料，包括鼠、牛、鹿、鲸等动物的肌腱，患者自身的筋膜、皮肤等。这些材料对疝外科的发展确实发挥过一定作用，但也因其自身的不足而逐步被淘汰，主要原因有组织相容性差，易引起感染和炎症反应，并可形成脓腔或窦道，植入物易断裂，有潜在致癌危险等。目前被国内外学者广泛接受的疝修补材料的特性主要包括：有较好的组织相容性和亲和力；在组织液中不引起物理变化；无化学活性；不存在炎症和异物反应；无致癌性；不产生过敏或致高敏；具有较强的张力强度；能耐受机械扭曲；能耐受感染；可消毒；能被随意裁剪；较柔软和服帖。临床上尚无一种疝修补材料能够完全达到上述要求，但已有多种材料被证实与人体具有良好的组织相容性，基本符合要求，并已在临床上广泛应用。

（二）常用疝修补材料的分类

当前常用的疝修补材料可分为两大类：人工合成生物材料和生物补片。

1. 人工合成生物材料　核心是聚合体，常用的基本聚合体包括聚丙烯、聚酯、聚四氟乙烯、聚羟基乙酸、聚乳酸羟基乙酸及复合材料等。

（1）聚丙烯补片（Polypropylene Mesh.Marlex，PP）：由聚丙烯纤维编织而成，为单层网状结构，是目前最常用的腹壁缺损修补材料。目前国内市场上销售的聚丙烯网有三种：Marlex 网片（Bard 公司产品），为单丝股网片；Prolen 网片（Ethicon 公司产品），为双丝股网片；Surgipro 网（美国外科公司产品），为多丝股网片。

聚丙烯有编织和非编织两种，又按编织纤维的粗细和网孔的不同分为标准补片和轻质补片，聚丙烯与组织之间的愈合是穿插样长入的，就像钢筋、混凝土-样凝合在一起，聚丙烯网允许细菌、白细胞和吞噬细胞自由通过，聚丙烯虽然没有抗感染的能力但是有耐受感染的能力，轻度污染的伤口可以使用聚丙烯，即使出现感染也不可怕，只需通畅引流，大多能够愈合，实在不能完全愈合会形成慢性窦道，3个月至半年后行窦道切除加部分补片切除即可。聚丙烯和组织完全愈合牢固约需要3个月时间，聚丙烯和组织之间一旦愈合，想完整地把聚丙烯取出几乎是不可能的，也是不需要的，因此，有专家认为聚丙烯补片可用于嵌顿疝的一期修补。

在过去的50年里，聚丙烯网片对外科领域产生了巨大的影响，无数患者因为有了它而生命得以延续，许多外科疑难问题因为它的应用而解决，它已被证实是当今外科领域里最受欢迎的植入体。尽管如此，聚丙烯网片在应用中也存在着一些问题：①在用于腹壁全层缺损修补时，补片要与内脏组织隔离，要求医生具有一定的认识及手术基础；②如果进行大面积的腹壁缺损修补，如处理不当，后期的瘢痕收缩会造成网片扭曲，其不规则的表面可能刺激并损伤周围组织，引起感染或皮肤窦道形成。

（2）聚酯补片（又称涤纶补片，Polyester Mesh.Dacron，Mersilene）：1939年发明，是乙烯二醇（ethylene glycol）和对苯二酸（terephthalic acid）的聚酯聚合体，有两种商品补片：Dacron 网片，单丝股网片；Mersilene 网，多丝股网片。1956年 Wolstenholme 首先采用商用的涤纶布进行19例疝修补，均无并发症痊愈，结果很受鼓舞，遗憾的是没有长期随访报告。与聚丙烯网片相比，聚酯网片柔韧性好，但抗张力能力仅为前者的1/3。来自美国 Tufts 大学腹部切口疝患者应用材料修补远期并发症分析表明，聚酯网片修补的复发率为34%，感染率为12%，肠梗阻为12%，最为严重的是肠瘘，16%发生率。他们的结论是聚酯网片不宜再使用于疝修补。但法国的学者不同意他们的结论，故这种材料目前主要在法国广泛应用，其他国家及国内较少使用。由于涤纶丝为纤维结构，在抵御感染方面不及单丝的聚丙烯网，近年来有被后者取代的趋势。

（3）膨化聚四氟乙烯补片（Expanded Polytetrafluoroethylene patch，e-PTFE）：

1963 年日本人使用特殊工艺处理制成了膨化聚四氟乙烯，此材料 1975 年首先被介绍使用于人工血管，1983 年开发出膨化聚四氟乙烯软组织补片（soft tissue patch，STP）并用于临床。此补片为微孔性生物材料，与腹腔脏器接触时不易形成粘连为其优点。但成纤维细胞及巨噬细胞不易掺合进补片中，故修补后的牢固性及抗感染能力也不及聚丙烯和聚酯网，此网一旦感染，大部分需移去补片。但近年来 Gore 公司为克服 ePTFE 补片弱点，对该材料进行了改进，生产出了两种新产品：① MYCROMESH 材料：这种材料即有微孔的细纤维面，又有规则间隙的打孔眼。这些大孔有利于组织迅速长入固定网片。这类材料目前多用腹股沟疝修补。② DUALMESH 材料：这种补片在与脏器接触面上仍保持原有平滑微孔面特点，而在筋膜接触面上制成灯芯绒状，表面为脊和凹陷相间。这种结构有利于组织快速长入固定。Gore 公司还研制出了 Gore -Tex 系列产品的另一种产品，e-PTFE 材料的单层双面产品，一面为 MycroMesh 结构，允许组织长入，另一面为 DualMesh 结构，阻止组织长入，一面接触内脏，另一面接触腹壁组织，结构更加合理。e-PTFE 材料产品使患者舒适，但是价格昂贵。

（4）聚羟基乙酸（Polyglycolic acid，Dexon）和聚乳酸羟基乙酸（Polyglactin，Vicyl）：起初是作为已成功使用的缓慢吸收的缝合材料的副产品被发现的，在 90 天左右被完全吸收。临床上最早报道用于修补受伤的脾和肾。此类材料不能单独作为腹部疝永久性修补材料，可作为腹膜缺损修补材料和有污染创面的腹壁切口疝和缺损的暂时性修补材料，可以在不引起并发症的情况下临时恢复腹壁连续性，帮助患者度过疾病的危险期，再用不吸收补片进行二期修补。

（5）复合材料：除单纯材质补片外，应用复合技术制备的复合疝修补材料目前也已广泛应用于临床，更多见于腹壁疝修补术中。目前常用的有聚丙烯网与 ePTFE 材料相结合的补片及聚丙烯网与可吸收材料相结合的补片。前者的特点是兼顾了聚丙烯网和 ePTFE 材料的特点，即聚丙烯网组织长入好，植入后在腹壁生长牢固，而 ePTFE 材料可放入腹腔内与内脏接触，有较好的防粘连作用。因此，这类材料分为与腹壁接触面和与内脏相接触面，它们常作为巨大腹壁切口疝的修补材料。但这类补片的缺点是材料较厚，固定后腹壁的顺应性差，另外因含有 ePTFE 成分，抗感染能力低下，一旦创面有感染常需要移去补片。后者以聚丙烯网为骨架，再用可吸收的补片进行复合，其目的有三：①减少异物（聚丙烯）的用量；②防粘连；③抗感染作用。须指出的是这类复合补片价格昂贵，临床应用可能受到限制。

2. 生物补片　基础材料是取自同种异体或异种异体的组织，经过处理后留下的细胞外基质，其全名为"脱细胞细胞外基质（aeellilar extracellular matrix）"。整个技术的制备和使用理念是：原材料采用脱细胞技术，去除能引起宿主免疫排斥反应的所有成分，完整保留了细胞外基质和立体支架结构，吸引宿主细胞在支架上生长，分泌新的细胞外基质成分，形成自身组织，完成对缺损组织的修复和重建（图 10-6）。

生物补片以天然真皮基质为基础采取脱细胞处理形成三维支架结构，这种"细胞支架"具有吸引宿主细胞在其内部生长并能分泌新的细胞外基质的特性，这使其具有强大的组织缺损修复能力，这种立体支架结构称为脱细胞细胞外基质。生物补片所具有的形态特征与正常组织细胞生长所需的微环境极为相似，植入人体后，随着宿主细胞的进入及再血管化的发生，补片本身的成分逐渐降解并改建为与植入部位相应的组

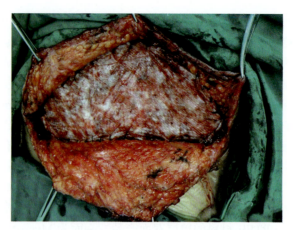

图 10-6　生物补片在腹腔开放腹壁缺损时的应用

织。早期血管化也使其抗感染能力增强，有文献报道即使发生感染也不必将补片取出。此外，生物补片植入后将诱导成纤维细胞长入且分泌出置换异体胶原的自体胶原，达到与宿主组织"无差别整合"的效果。可见，生物补片组织修复过程是"内源性"的，这一特性也决定其具有较好的组织相容性、抗感染及防粘连特性。

生物补片广泛地应用于疝外科，主要包括切口疝及腹壁缺损的修复重建。生物补片克服了人工合成补片术后感染、肠粘连及肠瘘等缺点。生物补片在感染的腹壁缺损修补方面效果尤为可观。在何种情况下应用生物补片进行腹壁缺损修补，至今也没有统一定论。然而，有学者认为生物补片应修补较复杂的、可能污染或已经发生感染的腹壁缺损。有研究对 2 例腹壁缺损并伴感染患者进行分析，应用猪小肠黏膜下层生物补片，2 例患者感染均逐渐好转至吸收，术后均一期愈合，随访无慢性疼痛及腹壁异物感，无腹壁疝等并发症。

在腹腔开放患者进行腹壁重建时，应根据患者具体情况考虑：是否需要选择补片及选择何种补片。若患者腹壁缺损较小，能直接缝合，则不考虑加入补片，因为补片本身为异物，可能出现感染等并发症。若患者仅为单纯腹壁重建，无合并瘘等感染或巨大缺损等复杂情况，则可考虑选择较便宜的人工合成补片，经济容许也可选择生物补片。若合并感染等复杂情况，则可酌情选择生物补片。

四、补片植入位置

采用补片修补腹壁缺损时，把补片放置在腹壁哪一层结构中能够最大限度地减少复发率和并发症是目前疝外科的重要课题。如果腹膜能够在无张力的情况下闭合，应先缝合腹膜，然后再根据缺损范围的大小选择合适的补片置于腹膜外、肌肉或筋膜前。置入的补片边缘要超过腹壁缺损缘 3 ～ 5cm，用不可吸收的缝线在补片与缺损边缘及腹膜间断缝合，针距 0.5 ～ 0.7cm。如果腹膜不能够对合，应使用以下方法修补。

（一）肌后筋膜前（腹膜前）补片置入法

肌后筋膜前（腹膜前）补片置入法（Sublay）是把补片置于腹壁肌层深面和腹膜之间或腹直肌和腹直肌后鞘之间的间隙中，由 Rives 首先报道，后被 Wantz 和 Stoppa

等做了改良，现文献中多称为 Stoppa 修补法。其手术要点为：①切除原切口手术瘢痕，处理疝囊及疝内容物，确定肌筋膜的缺损后，在腹直肌和腹直肌后鞘之间游离，注意保护腹直肌后鞘向腹直肌供应的血管。②选择合适补片置于腹壁肌层深面和腹膜之间或腹直肌和腹直肌后鞘之间的间隙中，补片要超过肌腱膜缺损外缘 5～8cm，上下应达到 5～6cm，以便补片尽可能与正常组织接触。③补片应固定。临床实践表明，单凭腹内压产生的并置缝合效应并不足以保证补片在手术后的前几个月内，始终都处于正确的位置。因此补片应固定缝合。Stoppa 主张将缝线穿过腹肌，通过皮肤钮扣孔穿出，然后打结固定，缝线通常选用 2-0 Prolene 线。④在植入补片之前应关闭腹腔。一般来说，只要正确和广泛地游离腹直肌后鞘，大部分患者都能将筋膜关闭。但对于一些特别巨大的切口疝，由于环口较大，关闭筋膜层十分困难，此时可用可吸收材料关闭缺损，如有大网膜时可将其置于脏器和补片之间，如无大网膜则采用膨体聚四氟乙烯补片作修补材料。⑤缝合关闭补片前的肌腱膜层；若无法关闭，可将筋膜缘与补片缝合数针固定，补片前放置引流管。这种方法优点在于补片不接触腹腔内器官，肠粘连、肠梗阻和肠瘘等并发症较少。

（二）肌前补片置入法

肌前补片置入法（Onlay）是把补片置于肌腱膜上，双圈缝合固定。手术要点为：①切除原手术切口瘢痕至腹外斜肌腱膜，分离至缺损边缘 5～8cm 并成周圈样，切开疝囊，回纳疝内容物，切除大部分疝囊后关闭疝囊。②补片应比肌筋膜缺损缘的直径大 4cm 以上，用 1-0 Prolene 线间断缝合固定。③双圈缝合。内圈缝合位于肌筋膜缺损缘上或稍靠外一点；外圈缝合位于补片外周缘内 1cm 处。每针缝合间隔 1cm。④采用闭式引流。这种方法补片离皮面较近，容易感染，而且补片易被腹压推起，导致复发。因此仅适用于那些肌筋膜后间隙难以分离的患者。

（三）缺损处补片置入法

缺损处补片置入法（Inlay）指 e-PTFE 或聚丙烯补片直接与肌筋膜缘连续缝合修补。切除手术瘢痕，处理疝囊和疝内容物，疝环缘周围瘢痕组织全部切除，露出正常肌组织和腱膜组织，按缺损大小修剪补片，补片与肌筋膜缘连续缝合，进针点距补片缘和肌筋膜缘至少 1cm。皮下置引流，抗生素预防性使用 48 小时。此法复发率较高，临床上较少使用。

（四）腹膜内补片置入法

腹膜内补片置入法（Underlay）指将补片直接置于腹腔内与腹腔脏器接触。这种方法适用于切口疝巨大而腹膜难以关闭者。优点为置网容易，可避免形成血肿及浆液囊肿，腹膜抗感染能力和吸收能力均较强，腹膜与补片在腹腔中重合部位易发生粘连，减少局部积液和感染的可能，腹膜与补片缝合固定，降低了切口张力，有利于切口愈合，减少术后并发症。其手术要点为：①应选用膨体聚四氟乙烯或复合补片修补，复合补片的聚四氟乙烯材料面应面对肠管，先用 2-0 Prolene 线将补片与腹膜间断缝合；②为避免补片刺激肠祥引起粘连，可在补片与脏器间覆盖一层网膜；③疝环缘与补片做周圈间断缝合，针距 0.5～0.7cm，缺损周缘的完整筋膜接触补片 5cm。

五、自体组织移植技术

自体组织移植技术利用自体组织移植修复腹壁缺损是腹壁外科的另一项重要技术，包括阔筋膜张肌（tensor faciae latae，TFL）、腹直肌、腹外斜肌、背阔肌及股直肌等各种组织瓣均可用于Ⅱ与Ⅲ型腹壁缺损的修复与重建。组织瓣的选择应遵循简单、实用，将牺牲的正常组织减少到最低限度为原则。带蒂组织瓣保留了组织的血供，修复效果好，其牢固的筋膜和带血管蒂组织能够抵抗腹内压。但其长宽比例、旋转幅度及移位距离均受到一定的限制，因而只能用于特定部位的腹壁缺损修复。带蒂 TFL 是腹壁修复重建中最常使用的一种组织瓣，主要用于 M2～3 及 L 区缺损的修复；上部带蒂腹直肌皮瓣可用于 M1～2 及 U 区缺损的修复，下部带蒂腹直肌皮瓣则主要用于 M2～3 及 L 区缺损的修复；带蒂腹外斜肌皮瓣主要用于 L 区缺损的修复；带蒂背阔肌皮瓣可用于 U 区缺损修复；带蒂股直肌主要用于 M2～3 及 L 区缺损的修复。与带蒂组织瓣不同，游离组织瓣可用于各个部位的腹壁缺损修复，但由于需要通过显微外科技术进行血管的重建吻合，其技术要求高，操作复杂，手术时间长，因而需要在专业的腹壁外科中心进行。大网膜瓣是一种特殊的自体组织瓣，制备简单，血管、淋巴管供应丰富，但由于其本身不具备抗张力强度，因此需联合其他组织移植或植入材料进行腹壁缺损的修复重建。早年南京军区总院曾应用带蒂肠肌浆层片修补腹壁缺损取得了满意的效果。

六、重建术式的选择

腹壁修复重建术式的选择取决于腹壁缺损的类型，此外还应考虑缺损的大小，以及缺损创面与周围组织有无污染或感染及其程度。对于Ⅰ型腹壁缺损，大多数情况下可以通过广泛的皮下游离而行直接的皮肤拉拢缝合或游离植皮闭合创面。

对于皮肤完整性依然存在的Ⅱ型腹壁缺损，肌筋膜层的修复是腹壁重建的关键，因此应用植入材料修复成为其主要的修复重建方式，各种合成及生物补片均可用于此型腹壁缺损的修复。对于位于 M 区的Ⅱ型腹壁缺损，CST 技术是另一种可选择的术式，CST 辅以合成或生物补片加强可以显著提高修复重建效果。当缺损同时合并严重污染或感染时，则不宜使用合成补片进行修复，可应用生物补片或自体组织移植进行缺损修复。

对于腹壁全层缺失的Ⅲ型腹壁缺损，带有皮肤自体组织移植是首选术式，根据缺损部位选择不同的带蒂肌皮瓣，能够达到同时修复肌筋膜层与覆盖皮肤的目的，在带蒂肌皮瓣不能满足修补需求的情况下也可选用游离肌皮瓣进行腹壁缺损的修复重建。但组织移植本身的抗张力强度有限，术后疝发生率可高达 30%～40%，可修复手段主要是自体组织（如 TFL）联合补片的方式。

第八节 术后处理

一、单纯腹壁重建

患者仅为单纯较小的腹壁重建，可不必使用抗生素，腹壁缺损较大，特别是使用生物材料修补术后，应使用有效抗生素 1～2 天，巨大腹壁缺损 3～4 天，对伴有创面污染的病例，术后抗生素使用时间应适当延长，以保证伤口一期愈合。

要保证引流的通畅，并经常观察引流量和引流物颜色。根据引流量在术后 3 ～ 5 天内拔除引流管（引流量应少于 20ml/d）。手术创面大、引流物多时，可适当延长引流时间。

术后 1 周内患者可在床上做适当活动，1 周后可下地行走。因所有生物材料在加固腹壁术后第 1 个月均未获得最大的抗张力和抗收缩力作用，术后最好用腹带加压束扎 2 周，后继续打腹带 2 ～ 3 个月。术后 6 个月内属结缔组织愈合期，故此期内应禁止所有体育活动和重体力劳动。

二、合并有消化道重建

对于合并有消化道重建的患者，其术后则需要更为细致的监测与处理。

1. 术后 24 小时内应预防休克的发生　同时行消化道及腹壁重建手术，术中丢失的血量与体液较大，术后腹腔内仍可能不断地有渗血、渗液，也有少数患者在术中即发生了低血容量休克，可持续至术后。因此，应严密检测患者的生命体征，观察引流管颜色，及时补充血容量，维持内环境稳定。

2. 重视营养支持　腹腔经过消化道重建，术后应重视营养支持，继续使用肠外营养直到患者恢复肠内营养。

3. 保持引流通畅　由于合并肠瘘，为污染伤口，且腹壁剥离面大，出现术后感染可能性大，良好通畅的引流可减少感染的发生。

4. 抗生素的使用　消化道重建及腹壁重建时污染可能性大，且术后患者运动功能恢复较慢，术后出现肺炎可能性高，故术后应继续使用一段时间抗生素，一般术后 3 天左右。如无明显感染征像可撤除。

5. 其他　包括预防肺等其他脏器功能损伤。

第九节　术后常见并发症

腹腔开放患者进行腹壁及消化道重建手术耗时长、剥离面大，对机体打击大，其术后常合并有以下并发症。

一、疼痛

由于手术剥离面大，患者在麻醉消退后常会感觉创面疼痛，难以忍受。

二、术后出血

（一）腹腔内出血

腹腔内出血原因是血管结扎不够确切或腹腔内有感染或吻合口瘘，使裸露的血管受腐蚀而出血。如果术后发现患者有失血的临床表现，腹腔引流管又有较多的新鲜血引出即可确诊。非手术治疗多难奏效，多数应立即再手术止血。

（二）消化道出血

正常情况下上消化道手术后可有少量出血，一般 24 小时不超过 300ml。24 小时的出血多为手术造成，如结扎线过松、连续缝合针距过大、缝合处黏膜撕裂等；术后 4 ~ 6 天的出血多为吻合口处黏膜坏死脱落；若出血发生在术后 10 ~ 20 天，多为缝线处感染或黏膜下脓肿腐蚀血管所致。

三、静脉血栓及肺栓塞

术后患者长期卧床，肥胖、年龄、慢性心功能不全、妊娠等因素可增加血栓栓塞的危险。浅静脉血栓常有红、肿、热、痛等浅静脉炎的表现，多因输入有刺激性的药物如 KCl 或输液时间过长所致。浅静脉血栓虽很少脱落，但其可向深静脉蔓延，引起深静脉血栓。深静脉血栓多发生于小腿三头肌部及大腿。小腿后方及足底压痛检查、静脉造影及超声检查等有助于诊断。积极的预防是降低发病率及死亡率最重要的因素，常用的方法是每日活动下肢，减少腓肠肌及大腿肌的压迫。预防静脉血栓的常用药物：肝素、华法林、阿司匹林、右旋糖酐。深静脉血栓的诊断一旦确定，应立即开始抗凝治疗，抗凝药物包括普通肝素、低分子肝素、华法林等。对大腿部的栓塞，主张积极手术治疗。术后患者如突然出现胸痛、呼吸急促、心率加快，应考虑肺动脉栓塞的可能。对查体可疑肺动脉栓塞者，应尽早行肝素疗法。治疗包括：吸氧、解痉药物、镇痛及星状神经节阻滞等。

四、切口感染或切口周围组织坏死

术后切口引流不畅，血肿形成；局部感染；切口内遗留无效腔；组织缺损或肿胀致切口在高张力下缝合后裂开等。若合并其他感染、疖肿、龋齿等，在手术创伤后，身体抵抗力下降的情况下，发生血源性感染。患者皮下剥离面大，易损伤皮肤血供，导致伤口周围皮肤缺血坏死。

五、腹壁切口裂开

切口裂开可分为腹壁各层全部裂开及部分裂开。腹壁切口裂开的原因：①年老体弱，营养不良；②缝合技术欠佳，伤口对合不好，缝合时腹膜撕裂等；③术后发生肺部并发症，咳嗽频繁使腹内压增加；④术后发生腹胀，或腹腔有感染发生肠麻痹；⑤腹壁切口感染；⑥营养不良，影响愈合而裂开。腹壁切口裂开多发生于术后 1 周左右，突然用力致腹压增加时，患者感觉切口剧痛和切口突然松开。检查时见切口裂开，有淡血性液体从切口溢出或有肠管、网膜从切口脱出。处理原则：对较小的切口裂开，患者危重不能耐受手术者，可用无菌纱布覆盖并用胶布拉拢、固定、外层加强包扎。伤口完全裂开并有肠管或网膜脱出者，需立即到手术室在良好的麻醉下进行缝合，缝合时可用合金丝粗丝线进行腹壁全层缝合。

六、肺炎

精神状态差、仰卧位、胃肠功能低下的患者易发生吸入性肺炎，抬高床头、使用抗酸药物有助于避免吸入性肺炎的发生。一旦发生后，需静滴有效的抗生素及有效的排痰。

七、腹腔脓肿

腹腔脓肿是急性腹膜炎局限化的结果，常见感染的原因为：①腹腔内脏器破裂，污染腹腔；②手术时遗漏伤情，尤其胃后壁、贲门部、胰腺、十二指肠、升结肠和降结肠的固定部位，直肠损伤易漏诊漏治；③腹腔内遗留异物；④污染严重的腹腔未彻底清洗，术毕腹腔内未放置引流或引流不畅。腹腔内脓肿最多见的部位是盆腔、膈下和肠祥间，腹腔内一旦形成脓肿，应积极进行脓腔引流。

八、再发肠瘘

再发肠瘘常见的原因有：①探查时将肠破裂漏诊或处理不当；②胃肠缝合技术欠佳；③腹腔内有严重感染或异物存留；④腹腔引流物位置不合适，使肠壁受压发生坏死穿孔，胃肠吻合口愈合不良。有肠液、气体或食物从创口排出，或从创面直接观察到破裂的肠管，外翻的肠黏膜，是肠瘘的主要临床表现。及时去除流出的肠液，以减轻对瘘口周围组织的腐蚀作用，使炎症迅速消退，瘘口可以逐渐愈合。

九、腹壁切口疝

腹壁切口疝原因有：①感染未能控制，伤口感染导致愈合不良；②患者营养状态差，合成代谢低下，伤口难以愈合；③腹壁重建技术欠佳，皮肤未能贴合。在控制原发病的基础上，如患者情况许可，应以手术治疗为主。具体手术时机根据患者情况评估。

十、粘连性肠梗阻

粘连性肠梗阻主要表现为机械性肠梗阻，手术后近期发生的粘连性肠梗阻应与手术后肠麻痹恢复期相鉴别，后者多见于术后 3～4 日，肛门恢复排气后，症状自行消失。手术不能消除粘连，相反术后必然还要形成新的粘连。术后早期发生的粘连性肠梗阻多为纤维素性粘连，容易被吸收，多采用非手术治疗；粘连性肠梗阻仅在下列情况时考虑手术治疗：①经非手术治疗不见好转甚至加重；②疑为绞窄性肠梗阻；③反复发作的粘连性肠梗阻。

手术方式的选择：粘连带或小片粘连可行简单的粘连松解术；广泛粘连不易分离，且易损伤肠壁浆膜引起渗血或肠瘘，并再度引起粘连；对那些未引起梗阻的部分，不应分离；必要时可采用小肠折叠排列术。如一团肠祥紧密粘连无法分离，可行肠切除吻合术；若无法切除，可行肠短路手术。

（吴　磊）

参 考 文 献

Darehzereshki A, Goldfarb M, Zehetner J, et al.2014.Biologic versus nonbiologicmesh in ventral hernia repair: a systematic review and meta-analysis.World J Surg, 38(1): 40-50.

Johnson EK, Tushoski PL.2010.Abdominal wall reconstruction in patients withdigestive tract fistulas.Clin Colon Rectal Surg, 23(3): 195-208.

Kirkpatrick AW, Roberts DJ, DeWaele J, et al.2013.Intra-abdominal hypertension and the abdominal compartment syndrome: updated consensus definitions and clinical practice guidelines from the World Society of the Abdominal Compartment Syndrome.Intensive Care Med, 39(7): 1190-1206.

Lisiecki J, Kozlow JH, Agarwal S, et al.2015.Abdominal wall dynamics after component separation hernia repair.J Surg Res, 193(1): 497-503.

Muysoms FE, Miserez M, Berrevoet F, et al.2009.Classification of primary and incisional abdominal wall hernias.Hernia, 13(4): 407-414.

Ramirez OM, Ruas E, Dellon AL.1990. "Components separation" method for closure of abdominal-wall defects: an anatomic and clinical study.Plast Reconstr Surg, 86(3): 519-526.

Slade DA, Carlson GL.2013.Takedown of enterocutaneous fistula and complex abdominal wall reconstruction. Surg Clin North Am, 93(5): 1163-1183.

第十一章　腹腔开放合并肠空气瘘的防治

腹腔开放（open abdomen，OA）是指剖腹术后未缝合皮肤和筋膜，腹腔敞开并施行暂时腹腔关闭的措施。随着对腹腔高压的病理生理、腹腔间隙综合征（ACS）危害的认识的提高，在合并腹腔高压的腹腔感染患者，腹腔开放的应用逐渐增多，同时也随着损伤控制理念由原先的腹部创伤患者逐渐向非创伤腹部外科拓展，目前腹腔开放疗法在临床上获得越来越多的认可，腹腔开放已成为救治严重创伤、重度腹腔感染、腹腔间隙综合征的重要治疗手段。

腹腔开放具有减轻腹腔内压力、防止 ACS 的发生、防治 MODS、便于清除感染坏死组织、及时止血、可以及时发现肠外瘘等并发症的优点。然而腹腔开放后护理工作量大，易继发肠空气瘘（enteroatmospheric fistula，EAF），而且后期出现的腹壁切口疝也需要进一步手术治疗，其中肠空气瘘是随着腹腔开放疗法的应用后出现的一种新型瘘。

一、肠空气瘘的定义

肠空气瘘是一种新型的瘘，区别于管状瘘与肠皮肤瘘（唇状瘘）。肠空气瘘表现为肠管破裂，肠瘘口直接暴露于空气中，周围没有皮肤、皮下组织、大网膜、其他肠管等组织的覆盖，这样肠液由瘘口流出会直接污染腹腔开放创面（图 11-1）。肠空气瘘是腹腔开放的常见并发症之一，其发生率为 5% ～ 19%。

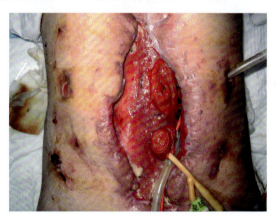

图 11-1　肠空气瘘

二、肠空气瘘的发生原因

肠空气瘘的发生与肠道本身病变，以及腹腔开放后的处理措施相关。肠空气瘘在合并炎症性肠病、重症急性胰腺炎、憩室炎、肾功能障碍、营养不良、肠道缺血的患者发生率高。Sven Richter 等回顾性研究了 2010 年 4 月至 2011 年 8 月两家医院共

81 例接受腹腔开放疗法并使用负压伤口处理技术（negative pressure wound therapy，NPWT）进行临时关腹的患者，其中 55 例未合并肠瘘的患者在使用 NPWT 的过程中有 5 例患者出现肠空气瘘，有 4 例患者在使用 NPWT 后出现肠空气瘘，肠空气瘘的发生率为 16.4%（9/55）。同时文章中分析了肠空气瘘的发生因素，包括炎症性肠病、憩室炎、重症急性胰腺炎、胆管炎、放射性损伤、营养不良、急性肾功能障碍、慢性肾衰竭、腹主动脉瘤破裂、腹部创伤、恶性肿瘤、缺血性肠病、接受过激素治疗等众多因素，结果显示仅憩室炎是预示肠空气瘘易发的关键因素。

肠空气瘘的另一个关键因素是腹腔开放后的治疗，如长期暴露于空气中导致肠管干燥、肠管浆膜面与敷料粘连、更换敷料时肠壁浆膜层撕脱、腹腔内异物残留及肠道创伤等。腹腔开放疗法应用于临床的早期，显示出巨大的优越性，包括主动引流、降低腹腔压力、改善肺功能等一系列优点，并且可以显著降低严重腹腔感染患者的死亡率，与此同时，也发现腹腔开放疗法会带来肠空气瘘的发生，由于缺少相应的治疗护理对策，一旦发生肠空气瘘，就成了临床治疗上的噩梦。

腹腔开放后需要临时关腹（temporary abdominal closure，TAC），理想的 TAC 预期能达到以下目标：扩大腹腔容积，降低腹内压，保护腹腔内容物尤其是肠管的继发性损伤，既有充分的腹腔引流效果、又能保持腹腔湿润，避免体液大量丧失，可以逐渐拉拢腹壁，保护切口边缘组织结构，筋膜关腹率高，同时也希望 TAC 能迅速实施、与肠管之间不形成粘连或轻度粘连、护理简单、不需要频繁更换敷料、材料来源广泛、价格便宜、性价比高、便于转运。达到腹腔开放的目的，即降低腹腔内压、控制腹腔感染源，同时不带来如肠空气瘘这样的并发症是临床上的主要追求目标。

腹腔开放概念最早由 Ogilvie 在 1940 年发表在 *Lancet* 杂志上，当时针对的是战场上腹部爆炸伤、腹壁缺损、无法关腹的患者，使用的材料也是非常简单的、战场上容易得到的 light canvas（帆布）或者是 stout cotton（棉织物）。1979 年的报道仍然使用的是简单纱布垫覆盖的方法。20 世纪 80 年代开始随着材料学的发展，临时关腹材料及技术也在不断进展。

根据 TAC 采用的方法，大体可分为三大类：皮肤关闭法、筋膜关闭法、负压辅助关腹法。皮肤关闭法是腹腔开放早期使用的方法，包括：不缝合筋膜层、直接连续缝合皮肤；用多把巾钳夹闭皮肤关闭切口；将拉链、3L 袋或其他合成材料直接与皮肤缝合暂时关闭腹腔；其后发展出只缝合皮肤法（skin-only）。这类并发症较多，如皮肤坏死，尤其是肠瘘的发生率可达到 15%～50%。

筋膜关闭法指将暂时性关腹材料与腹壁筋膜层缝合，依靠关腹材料的张力限制腹壁筋膜回缩。随着内脏水肿的消退，腹腔内容物逐渐回缩至腹腔，此时可将关腹材料从中间剪开，再重叠缝合，这样避免再次缝合关腹材料于腹壁筋膜层，同时也能维持其一定的张力，达到逐渐拉拢腹壁筋膜的效果，为后期确定性腹腔关闭创造条件。这类关腹法经常使用的材料包括 Vicryl、聚丙烯网、可扩张性聚四氟乙烯（ePTFE）及生物补片等，有些为编织材料，网孔较多，引流腹腔的效果满意，而且网片下方的肉芽组织能够透过网片生长，易于后期在其表面直接植皮，修复创面，因此广泛用于 TAC，其缺点是不能保留水分，容易造成肠管浆肌层干燥，而且肠管与网片直接接触，也容易导致肠管浆肌层损伤，所以肠瘘的发生率较高，有报道甚至高达 75%。所以如果有大网膜可以利用，则将其铺在肠管与网片之间，减少肠管损伤，降低肠瘘的发生。

　　由于筋膜关闭法是将关腹材料与切口边缘的筋膜组织缝合，导致壁层腹膜与肠管之间形成粘连，使得确定性筋膜关腹时拉拢腹壁较为困难。同时，如果关腹材料与腹壁筋膜缝合不当，也可能造成筋膜组织损伤甚至坏死。正是认识到筋膜关闭法的上述不足，因此现已单独使用，多与负压辅助技术联合应用。

　　1990 年 Wittmann 提出 Wittmann 关腹法（Wittmann Patch），在此基础上，1995年 Barker 等提出了负压辅助关腹技术，两者原理相近，都是采用"三明治"结构，结合负压吸引。底层用大幅的多孔塑料膜或者聚丙烯网片覆盖于肠管表面，将内脏与壁层腹膜隔开，中间层用无菌纱垫填于切口内，在其两侧边缘各放置一根负压吸引管，表层用无菌贴膜将切口密封。负压吸引管接持续负压吸引，将切口内渗液及时吸出，避免感染，并可将切口逐渐拉拢。其后出现的商业化的 VAC 也是采用上述原理和结构，只是将无菌纱垫换成聚氨酯海绵，每隔 48～72 小时更换海绵，根据创面大小进行适当修剪，并用专用的真空泵进行负压抽吸。采用负压辅助关腹法时确定性筋膜缝合关闭腹腔的时间明显短于其他方法，筋膜愈合率明显升高，同时肠瘘的发生率显著降低，有报道仅为 0～9%。

　　在 VAC 的基础上，临时关腹技术进一步更换为负压疗法（negative pressure wound therapy，NPWT），目前已经成为临时腹腔关闭中应用最广泛的技术，NPWT 能积极引流含毒素或细菌的腹腔积液，能够提高筋膜和腹壁关闭率。由 VAC 基础上发展出来的新型的 NPWT 技术 ABThera™ 现已应用于腹腔开放患者，有报道 115 例应用 ABThera™ 的腹腔开放患者，筋膜关腹率达到 92%（106/115），死亡率为 17%（20/115），肠空气瘘的发生率为 3.5%（4/115）。

　　有研究统计了三种 TAC 技术的效果、死亡率及肠空气瘘的发生率，结果显示皮肤关闭法早期筋膜关闭率为 12.2%～82%，死亡率为 19%～58.4%，肠空气瘘的发生率为 0～14.4%；筋膜关闭法早期筋膜关闭率为 18%～93%，死亡率为 7.7%～43%，肠空气瘘的发生率为 0～26%；负压辅助关腹法早期筋膜关闭率为 31%～100%，死亡率为 14%～44%，肠空气瘘的发生率为 1.2%～15%。应该说目前 TAC 技术是在进步，但肠空气瘘仍然是难以完全避免的并发症。

　　当然 NPWT 仍有一定的并发症，正如美国食品及药物管理局（FDA）于 2009 年专门发文提醒临床医生注意 NPWT 的严重并发症。在 2007～2009 年两年间，FDA 收到使用 NPWT 治疗后出现的 6 例死亡和 77 例出现损害的病例报告，其中出血是最严重的并发症，6 例死亡病例均是严重出血所致，另有 17 例出现不同程度的出血；27 例患者出现感染，32 例患者敷料嵌入创面内，因此 FDA 强调需要谨慎使用 NPWT 技术。2011 年 FDA 进一步提出伤口有焦痂的坏死组织、未处理的骨髓炎、腔内瘘、伤口肿瘤组织、裸露的血管、神经、吻合处、器官等情况是 NPWT 的禁忌证。所以对于腹腔开放后应用 NPWT 仍需谨慎，其并发症肠空气瘘的发生仍然是临床医生需要关注的问题。

三、肠空气瘘的预防

　　因为肠空气瘘多发生于腹腔开放后的临时关腹阶段，因此如何保护腹腔开放创面、预防肠空气瘘的发生是临时关腹阶段的目标之一。临时腹腔关闭所采用的技术会影响患者的生存率、并发症发生率及最终筋膜关闭的时间。理想的临时腹腔关闭技术应满足以下条件：保护腹腔器官、防止内脏膨出、积极引流腹腔内感染或毒性液体、防止肠瘘的形成、避免筋膜损伤、保持腹壁完整、再次手术方便安全且能促进最终的腹腔关闭。所以 TAC 的技术及材料也一直在改进中，以期能达到更高的筋膜关腹率、更低的死亡率及更低的肠空气瘘的发生率。

除了通过 TAC 技术的改进来降低肠空气瘘的发生外，腹腔开放创面的保护也是预防肠空气瘘发生的关键。无论是使用皮肤关闭法、筋膜关闭法还是负压辅助关腹法来临时关腹，如果有大网膜可以利用，则将其铺在肠管外，这样可以减少肠管损伤，降低肠空气瘘的发生。当然还可以在腹腔开放创面喷涂生物蛋白胶或者富含血小板的水凝胶来保护创面。Bo Zhou 等的实验结果显示使用富含血小板的水凝胶能明显促进创面新生血管生成，创面 TGF β1、VEGF 浓度明显升高，肌成纤维细胞计数、肉芽组织厚度、血管密度及血流灌注明显增加。

四、肠空气瘘的危害

与传统类型的肠外瘘一样，肠空气瘘也会带来肠液丢失，引起水电解质紊乱、酸碱失衡、肠功能障碍、肠内营养实施障碍等并发症，肠空气瘘的特点是一旦发生后，肠液漏出会污染开放创面，可以引起创面感染，严重者甚至会引起全身的脓毒症，同时也导致临时关腹难度增加，筋膜关腹率明显下降，而且患者死亡率明显升高。

五、肠空气瘘的治疗策略

对于肠瘘而言，目前治疗大体可分为三个阶段。第一阶段，一般在肠瘘发生一周内，治疗重点是控制感染源、应用抗感染药物、维持内稳态平衡、肠外营养、器官功能维护等；而在其后进入第二阶段，需要对瘘的位置、形态进行评估，并对营养支持方式进行评估，一般是 2 周至 1 月；第三阶段是 1~3 个月，治疗重点是促进肠瘘自行愈合，对于肠瘘未愈合的患者行择期确定性手术。

相较于常见的肠瘘，肠空气瘘是在腹腔开放后出现的，因此治疗肠空气瘘的同时需要进行腹腔开放的治疗，与常见肠瘘类似，肠空气瘘也需要阶段性治疗。肠空气瘘同样也可以分为三个阶段，在 2 周内的第一阶段，同样需要控制感染源、应用抗感染药物、维持内稳态平衡、肠外营养、器官功能维护等，同时要进行腹腔开放创面的保护；在 2 周至 6 个月的第二阶段，需要对瘘的位置、形态进行评估，尽力将肠空气瘘转变为肠皮肤瘘，对营养支持方式进行评估，努力肠内营养，关闭腹腔开放创面恢复肠腔正常内环境；对于 6 个月之后的第三阶段，手术时机成熟后进行择期确定性手术，同期进行肠瘘切除及腹壁重建术。

在整个治疗过程中，如何控制经肠空气瘘瘘口流出的肠液，避免肠液污染开放创面引起的创面感染，甚至全身的脓毒症，是临床医生一直面临的难题。目前文献报道的处理方式，一类是肠瘘口内放置引流管进行被动引流（图 11-2），另一类是在瘘口套置造口袋，引流肠液，将肠空气瘘转变为肠造口。这两类方法主要是着眼于引流肠液、保持创面清洁，但不足之处在于会导致肠液丢失，尤其是高流量瘘，大量肠液丢失会带来水电解质紊乱，同时无法顺利有效实施肠内营养。

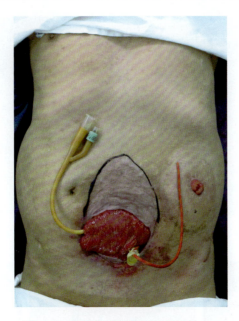

图 11-2 肠空气瘘时肠液收集回输

　　为了控制肠空气瘘肠液漏出并顺利实施肠内营养，我们将黎介寿院士针对肠皮肤瘘发明的片堵法应用于肠空气瘘患者。片堵法应用的是薄层硅胶片中间衬是聚丙烯网片，厚度约 0.1mm，优势在于堵片有一定的弹性，这样就放置于肠腔后，可以沿着肠腔壁舒展开，起到临时恢复肠道连续性的目的，同时为了防止堵片在肠腔内的移位，在堵片中间部位缝线吊置于瘘口上方。进行片堵前需要明确远端肠管的通畅性，如果远端有梗阻进行近端瘘口的片堵后可能诱发急性的肠梗阻症状。放置堵片的时候需要明确瘘口两侧肠管的走行、肠腔的大小，并根据肠管的走行及肠腔的大小修剪堵片，使堵片能与瘘口两侧的肠腔内壁紧密贴附，吊置堵片时需要注意吊置的强度，防止强度过大，引起肠管的缺血甚至形成新的肠瘘图 14-3 ～图 14-5。

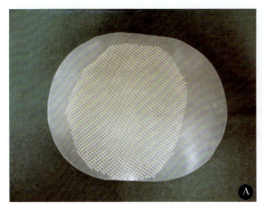
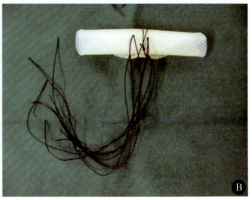

图 11-3 堵片是一片柔软的薄层硅胶片，中间层为聚丙烯网片（A）；为了能够顺着 EAF 瘘口放置于肠腔，将硅胶软片卷曲（B）

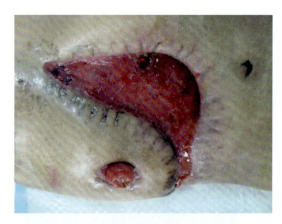

图 11-4 左上部腹腔开放创面可见一处肠空气瘘，有肠液流出

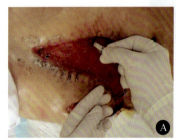 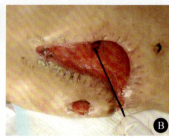 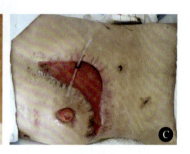

图 11-5 将硅胶片卷曲，经过瘘口放置于肠腔内（A）；堵片展开，贴附于肠腔内壁，将瘘口隔绝（B）；通过吊线固定硅胶片。成功实施片堵后没有肠液经瘘口流出，起到肠腔隔绝的作用（C）

我们将片堵法应用于腹腔开放后肠空气瘘患者，发现其具有非常多的优点，包括恢复肠道的连续性、不需要引流肠液、可以轻松地保持腹腔开放创面的清洁，最关键的是可以恢复并充分利用肠内营养。

六、肠空气瘘的营养支持

多中心研究结果显示合理的肠内营养可以提高腹腔开放患者筋膜关腹率、降低死亡率及并发症的发生。而在腹腔开放合并肠空气瘘的患者，由于肠管与腹壁的致密粘连，腹腔内呈冰冻状，直接修补肠空气瘘口因张力存在导致成功率低。曾有报道，在 EAF 瘘口处用纤维蛋白胶辅助固定脱细胞真皮基质覆盖，干湿敷料换药，控制感染后皮片移植成功治愈肠空气瘘，但其后未见其他相关报道，我们临床上亦尝试，但未能获得成功。故目前认为 EAF 一般无法自行愈合，需要等待 6 个月以上行确定性手术，因此实施并充分利用肠内营养在整个治疗过程中具有重要意义。肠内营养可以改善营养状况、促进肠蠕动功能恢复、维护肠黏膜屏障功能、减少肠道细菌易位，尤其关键的是肠内营养可以改善肠管质量，并有助于肠粘连的松解。对此，我们建议结合肠液收集回输或者前文提到的片堵法来减少肠液丢失，努力恢复肠内营养。

（王革非）

参 考 文 献

Bosscha K, Hulstaert PF, Visser MR, et al. 2000. Open management of the abdomen and planned reoperations in severe bacterial peritonitis. Eur J Surg, 166(1): 44-49.

Burlew CC, Moore EE, Cuschieri J, et al. 2012. Who should we feed? Western Trauma Association multi-institutional study of enteral nutrition in the open abdomen after injury. J Trauma Acute Care Surg, 73(6): 1380-1387；discussion 1387-1388.

Girard S, Sideman M, Spain DA. 2002. A novel approach to the problem of intestinal fistulization arising in patients managed with open peritoneal cavities. Am J Surg, 184(2): 166, 167.

Goverman J, Yelon JA, Platz JJ, et al. 2006. The "Fistula VAC, " a technique for management of enterocutaneous fistulae arising within the open abdomen: report of 5 cases. J Trauma, 60(2): 428-431；discussion 431.

Jamshidi R, Schecter WP. 2007. Biological dressings for the management of enteric fistulas in the open abdomen: a preliminary report. Arch Surg, 142(8): 793-796.

Keramati M, Srivastava A, Sakabu S, et al. 2008. The Wittmann Patch s a temporary abdominal closure device after decompressive celiotomy for abdominal compartment syndrome following burn. Burns, 34(4): 493-497.

Ogilvie WH. 1940. The late complications of abdominal war wounds. Lancet, 2: 253-256.

Schecter WP, Ivatury RR, Rotondo MF, et al. 2006. Open abdomen after trauma and abdominal sepsis: a strategy for management. J Am Coll Surg, 203(3): 390-396.

Sriussadaporn S, Sriussadaporn S, Kritayakirana K, et al. 2006. Operative management of small bowel fistulae associated with open abdomen. Asian J Surg, 29(1): 1-7.

Wang G, Ren J, Liu S, et al. 2013. "Fistula patch"：making the treatment of enteroatmospheric fistulae in the open abdomen easier. J Trauma Acute Care Surg, 74(4): 1175-1177.

第十二章 腹腔大出血的治疗

腹腔大出血指 24 小时内腹腔出血量大于或等于 1 个血容量（blood volumes）或 3 小时出血量大于或等于 0.5 个血容量。腹腔大出血的病死率因发病原因和患者的情况不同有所差别，文献报道腹腔大出血总体病死率在 10% 左右。如处理不当或延误治疗，可造成严重后果。

第一节 腹腔大出血的原因

腹腔大出血主要发生于四种情况，即创伤性、自发性、手术过程中和手术后。创伤性腹腔大出血包括创伤性脾破裂、肝破裂、血管损伤、肾破裂、胰腺十二指肠损伤及术后出血。在闭合性腹部创伤中，肝脾破裂占腹内实质性器官损伤的首位，由于肝与脾组织质地脆软，受外力作用后极易破裂出血。若腹部受到过大外力作用，暴露在腹腔内的大中小动脉一旦受损破裂，出血量多，可以直接流到腹膜外组织间隙内，形成腹膜后或盆腔巨大血肿。胰腺、十二指肠损伤、肾破裂主要是先形成腹膜后血肿，随着血肿的增大，破裂后流入腹腔。

一、创伤性腹腔大出血

世界范围内，创伤是 5 ～ 44 岁年龄人群的主要死亡原因，占总死亡人数的 10%。2002 年欧洲与创伤相关的死亡人数为 800 000 例，是总死亡人数的 8.3%。由于创伤患者主要是年轻人，造成了劳动力丧失、死亡和伤残，给社会造成巨大的负担。尽管创伤治疗水平在提高，但不可控制出血导致患者死亡占创伤相关死亡的 30% ～ 40%，通过早期处理不可控制出血可能是降低院内死亡率的主要方法。

交通伤是骨盆损伤的主要原因。机动车车祸伤引起大约 60% 的骨盆骨折，其次为高处坠落伤 23%。其他原因为摩托车车祸伤或机动车致行人损伤。不稳定型骨盆损伤与腹腔脏器损伤具有相关性。严重骨盆损伤与头部外伤的关系，以及伴随的胸部、腹部、尿道及骨骼损伤均有报道。高能量损伤对骨盆和各器官将产生更大的损伤，高能量损伤患者需要更多地补液或输血，且超过 75% 的患者伴随头部、胸部、腹部或泌尿系损伤。不稳定型骨盆骨折会引起严重的出血，是严重骨盆骨折患者的主要死亡原因。骨盆骨折占全身骨折的 1% ～ 3%，对于多发性创伤的患者来说，骨盆骨折的发生率达到 25%。

二、自发性腹腔大出血

自发性腹腔大出血多见于异位妊娠破裂、肝癌自发性破裂、出血坏死性胰腺炎，绞窄性肠梗阻及出血坏死性小肠炎和血管瘤破裂。以肝癌自发性破裂，异位妊娠破裂最常见。这类腹腔出血一般无明显的外伤史。而有相应的病史，多有腹膜炎的表现。

三、手术中腹腔大出血

术中腹腔大出血是外科手术中经常遇到而处理颇为棘手的一个问题，若处理不当会延误治疗，往往导致不良预后。手术中短时间内大量失血多源于操作意外或手术部位血运丰富，游离组织所致。在活动性出血得以控制的前提下，大量失血后术区出血主要来自小血管和毛细血管。进一步止血非常困难，可表现为难以遏制的术区渗血、针眼出血、已闭合血管再出血等。这种情形的出现主要与两方面因素有关：术者对大量失血所致凝血因子缺乏重视不足，未予及时补充；不恰当地反复施予外科干预措施，导致出血更为严重。由于同时伴有机体凝血功能异常，所以单纯依靠电灼、缝合等外科手段往往效果不佳，甚至"越止越出"，或已止血的部位再次出血。如此几经反复，不仅术者可能会产生急躁情绪，而且还会给大量失血后极度衰弱的患者带来生命危险。

腹膜后肿瘤切除术、骶前大出血、肝叶切除是术中大出血的最常见情形。腹膜后肿瘤无论是良性还是恶性，其生物学特性多为膨胀性生长，一般不浸润血管，包膜较完整，肿瘤没有特定的供血血管。但腹膜后肿瘤体积较大，对临近血管不可避免地造成压迫，使之移位、变形和狭窄，血管壁则较少浸润。随着肿瘤的增大和长时间压迫，肿瘤与血管壁可形成粘连，使管腔闭塞，进而代偿性地形成大量的侧支循环血管及供应肿瘤的营养血管，术中对这些血管的分离和处理便成了能否切除肿瘤的关键。例如，巨大的腹膜后肿瘤患者经长时间的手术，术中出血多，患者丢失了大量的凝血物质，同时大量输血时输入了许多抗凝物质，患者的凝血机制紊乱，切除肿瘤后的创面不断渗血，即使局部使用明胶海绵或止血纱布，有时也无法控制。

骶前大出血是骶前静脉丛或骶椎体静脉破裂引起的非搏动性出血，是中低位直肠癌根治术中的最严重的并发症之一，发生率可高达 3%。骶前静脉丛是由两侧骶外侧静脉、骶正中静脉和其间的交通静脉组成的静脉网络。位于骶前筋膜（Waldeger 筋膜）深面，附在骶骨的骨盆面上，与直肠固有筋膜之间形成疏松的纤维结缔组织间隙。骶椎椎体静脉在椎体浅部形成静脉窦结构，口径为 2～5mm，有时甚至异常粗大（约 16%）。其前方穿出骨质汇入骶前静脉丛，后方的静脉窦分支经椎体骨松质与骶管静脉丛相连，经两侧骶外侧静脉或骶正中静脉连接髂总静脉，最终汇入下腔静脉。由于整个椎体静脉系统不仅无功能性静脉膜瓣存在，而且与上下腔静脉，特别在横膈下与下腔静脉存在广泛的交通支。因此，骶前静脉的静水压甚至可达下腔静脉压力的 2～3 倍，即使在中心静脉压为 0 的情况下，其压力也可达 60mmHg 左右。一旦破裂，即使是小的破裂口，也可引起大出血。骶前静脉丛紧贴骨面、位于椎静脉系统最低位，血管壁薄，大多数无静脉瓣膜，血运丰富，弹性差，故损伤后止血较困难。手术中技术因素是骶前大出血的主要原因，具体表现在术中未进入正确解剖层次和术中用钝性盲目分离骶前间隙。90% 骶前出血是手术操作不当造成的，分离直肠后壁时，应始终在骶前筋膜的腹侧，沿直肠筋膜进行，并且无论是钝性还是锐性分离，均应在直视下操作，逐步深入，既要保持骶前筋膜的完整，又要清除直肠周围的脂肪淋巴组织，直到尾骨尖或肛提肌平面，方可避免骶前出血的发生。病变因素是骶前出血的另一原因，骶前区直肠癌可因直接浸润造成直肠后壁和骶前筋膜部分和广泛粘连，骶前区静脉血管充血水肿，甚至有盆腔静脉曲张，手术会加大局部缺血。骶前静脉大出血一般来势凶猛，呈"泉涌"状，或弥漫性渗血，往往无法辨认出血部位，患者可在短时间内出现出血性休克。近年来缝扎止血法已少用，因判断可能出错，并可能于缝扎、电凝过程中损伤骶椎椎体静脉导致出血更加凶猛。

在行肝叶切除时，术中极易发生而又最危险的不良事件是大出血。常见的有肝周和大面积肝创面出血、大面积粗糙面出血、大血管损伤或撕裂大出血、肝周邻近器官创面大出血、凝血功能障碍创面大量渗血、巨大肿瘤破裂出血等。术中并发大出血的主要原因有直接损伤肝内大血管和肿瘤的破裂。如术野显露差，当瘤体巨大紧贴肝内大血管，特别是无完整包膜呈浸润性生长的肿瘤，在切肝时，由于肿瘤的遮挡，可操作的空间受限，而肝静脉的管壁菲薄，极易捅破、撕裂或剪破造成大出血。有的肿瘤虽不大，但部位很深，视野狭小，操作困难，容易撕破、剪破瘤体基底部的大血管导致难以控制的大出血。位于第二肝门、中肝上段、腔静脉旁、尾叶等肝深部的肿瘤，术野显露差，术中处理不当，极易出现险情。过度牵拉肝撕破大血管多见于右半肝或右后叶较大肿瘤切除时，当游离右肝周韧带和肝裸区，将右肝向左翻转显露术野时，如过度牵拉极易撕裂该处的肝组织、肝右静脉或右肾上腺静脉发生大出血。当术野有严重粘连，在手术探查或分离粘连时，若操作粗野，极易分破肝组织或捅破瘤体而发生大出血。此时若乱行钳夹止血，必会造成肝或肿瘤更严重的破损，导致难以控制的大出血。多见于肿瘤位于膈顶、肝裸区等显露困难的部位和肝动脉化疗栓塞（TACE）术后、再次肝手术或有肿瘤破裂史导致肝周有严重粘连的患者。

四、术后腹腔大出血

腹腔感染是术后腹腔大出血的重要原因，如重症急性胰腺炎行坏死组织清除术后、腹部手术后发生肠瘘等情况。重症急性胰腺炎引起的腹腔内大出血是少见但致命的并发症，其发病率不足 2.5%，但死亡率达 37.9% ～ 87.9%，是急性胰腺炎的主要死亡原因之一。这类患者发生大出血后往往合并有代谢性酸中毒、低体温、凝血功能障碍甚至 MODS，难以承受时间较长的手术，同时组织炎症水肿明显，无法进行缝合结扎，因此需要尽快控制腹腔出血，同时控制腹腔感染并引流肠液或者脓液。

第二节　腹腔大出血的诊断

一、影像学诊断

对于创伤性腹腔大出血患者强调早期诊断，已经发现使用快速超声检查方法（focussed assessment sonography trauma，FAST）在急诊腹部闭合性创伤的初期诊断中具有较好的监测效果，成功率较高，且检查时间短。Farahmand 等对 138 例患者的回顾性研究表明，低血压患者（收缩压低于 90 mm Hg），FAST 检查显示腹腔内为活动性出血，经过初期补液治疗，血流动力学仍不稳定，则可能需紧急手术治疗。一项对 400 例腹部钝性伤后低血压（收缩压低于 90 mm Hg）患者的前瞻性研究得出相似结论，FAST 探及腹腔内液体达到一定量是紧急手术的准确指征。另外，Rozycki 等对 1540 例患者

（1227 例钝性伤，313 例穿透伤）的回顾性研究表明，早期 FAST 诊断创伤性低血压患者的敏感度及特异度接近 100%。FAST 提示腹腔内有游离液体的许多患者可安全地进一步行多层螺旋 CT（multi-slice spiral computed tomography，MSCT）检查。正常情况下，非急诊成年患者需血流动力学稳定才可行 MSCT 检查。Rozycki 等对 1540 例患者的回顾性研究结果表明，就诊时超声检查阳性而血压正常的 50 例患者中 24 例（48%）通过非手术治疗取得成功。这个结果支持 FAST 后应行腹部 MSCT 检查进一步明确诊断，而不应立即行剖腹探查术。Lindner 等在一篇回顾性研究中，指出只要患者血流动力学稳定，不管超声及临床检查结果如何，均需行 MSCT 检查。众多文献表明，MSCT 在急性大出血患者的诊断中发挥着越来越大的作用。Weninger 等回顾性比较了 2 组 370 例患者，表明运用 MSCT，（21±9）分钟即可明确诊断损伤程度，而通过传统方法明确诊断可能需要（41±27）分钟。根据已建立的标准，如美国外科医师学会制定的标准，只有血流动力学稳定的患者才可考虑行 CT 检查。MSCT 检查期间，应监测所有生命体征，各种抢救治疗继续进行。对于血流动力学不稳定的患者，超声、胸部及骨盆 X 线摄片等影像学检查可能有益。如可行超声或 CT 检查，极少需行腹腔灌洗。血流动力学不稳定患者，要充分考虑行影像学检查所需的搬运及成像时间。

二、实验室检查

除了初期临床评估之外，各种实验室检查，包括全血细胞计数、血细胞比容，血气分析及乳酸盐检测都可在床旁进行。

血细胞比容测定是诊断创伤的一项基本检查。过去 10 多年，血细胞比容对于严重创伤及隐性出血的诊断价值一直存在争议。血细胞比容的结果容易受输液及输红细胞等抢救措施的影响，这是其主要缺点。对 524 例创伤患者的回顾性研究发现，入院时血细胞比容测定对需手术治疗的创伤性出血患者诊断的敏感度很低，仅为 0.5。两个前瞻性诊断研究明确了连续血细胞比容测定诊断严重创伤的敏感度。Paradis 及同事发现患者就诊 0～15 分钟及 15～30 分钟血细胞比容变化的均值在严重创伤（$n=21$）与非严重创伤（$n=39$）患者之间有显著性差异。在 15～30 分钟时，血细胞比容降低大于或等于 6.5% 对于诊断严重损伤具有很高特异度（0.93～1.0），但敏感度极低（0.13～0.16）。有些作者发现就诊时血细胞比容正常也不能排除严重创伤的可能性。Zehtabchi 等将连续测定血细胞比容的时间延长至就诊后 4 小时。在就诊 4 小时之内，需要输血的患者均排除在该研究之外，在剩下的 494 例患者，就诊 0～4 小时，血细胞比容降低超过 10% 的患者诊断严重创伤具有很高的特异度（0.92～0.96），但诊断严重创伤的敏感度极低（0.09～0.27）。在此研究中，4 小时后血细胞比容下降具有很高特异度。连续测定血细胞比容，其下降趋势可反应活动性出血，但大量出血的部分患者早期连续测量血细胞比容可无变化。

血乳酸测定是评估及监测出血及休克程度的敏感指标。从 20 世纪 60 年代开始，血清乳酸就作为出血性休克的诊断及预后指标。糖无氧代谢产生的乳酸是反应组织缺氧、灌注不足及失血性休克严重程度的间接指标。Vincent 等通过 27 例失血性休克患者前瞻性研究了连续乳酸测定预测患者生存率的价值，结果表明乳酸浓度变化可客观反应患者对治疗的效果。建议对于失血性休克患者多次测量乳酸，这是反应患者预后的一个可靠指标。Abramson 等对多发伤患者进行了一项前瞻性观察研究，评估了乳酸清除率与患者生存率的关系。创伤后 48 小时内死亡的患者（$n=25$）未包括在此研究内。余下的 76 名患者，比较了存活患者及 48 小时后死亡患者乳酸恢复正常的时间。24 小时内乳酸水平恢复至正常范围（≤ 2 mmol/L）患者生存率为 100%。如果乳酸在 48 小时内恢复正常，则生存率降至 77.8%，乳酸高于 2 mmol/l 超过 48 小时，则患者生存率仅为 13.6%。Manikis 等对 129 例创伤患者的研究肯定了这一结论。死亡患者初始乳酸比存活患者乳酸浓度高，乳酸超过 24 小时恢复正常，提示患者发生创伤后器官功能衰竭。总之，初始乳酸及连续乳酸检测是预测创伤患者死亡率的可靠指标。

碱缺失（base deficit，碱剩余）是评估及监测出血及休克程度的敏感指标。动脉血气分析测量碱缺失可间接评估组织灌注不足引起的酸中毒。Siegel 对 185 例肝钝性伤患者进行研究表明，初始碱缺失可独立地预测创伤后死亡发生率。对 3791 和 2954 例创伤患者进行 2 项大样本回顾性研究证明，初始碱缺失是反应组织灌注不足严重程度及持续时间的一个敏感指标，同时可预测创伤后并发症及死亡发生率。Davis 等将碱缺失程度分为三类：轻度（-5 ～ -3 mEq/L），中度（-9 ～ -6 mEq/L），重度（< -10 mEq/L）。根据这个分类，确立了就诊时碱缺失值与初始 24 小时内需要输血及创伤后发生器官功能衰竭或死亡的显著相关性。Davis 等在另一个回顾性研究中发现，动脉血气分析的碱缺失比 pH 可更好地作为预测患者死亡率的一个指标。结果表明碱缺失是反应创伤程度及创伤后死亡率的一个敏感指标，尤其在年龄大于 55 岁的患者。然而目前尚缺乏关于碱缺失与治疗效果关系的大样本前瞻性研究。尽管碱缺失及血清乳酸与休克及抢救存在很好的相关性，但对于严重创伤患者，两者之间未显示严密的相关性。因此，在评估创伤性休克时推荐对两者独立进行分析。

腹腔大出血患者需要监测凝血功能，有研究显示与相同程度创伤的凝血功能正常患者相比，严重创伤伴凝血功能紊乱的患者治疗效果更差。收缩压低于 70 mmHg 预示着可能出现凝血功能障碍，这是大出血的直接影响或是严重创伤的继发影响。

第三节 腹腔大出血的处理

发生腹腔急性大失血后短期内未得到积极救治，有 32.6% ～ 59.5% 的创伤患者将死于失血性休克。因此及时有效的止血手段及及时的扩充血容量，恢复有效循环血容量是治疗的重点。

一、腹腔大出血的外科治疗

因进行性出血而需急诊手术止血的创伤患者，其受伤与手术间隔时间越短，患者生存机会越大。尽管还没有随机对照研究证明这一点，但有许多回顾性研究支持这一观点，对穿透性血管损伤引起的严重失血性休克或严重失血患者这一点尤为重要。Blocksom 等对十二指肠损伤的一项回顾性研究认为，快速复苏及外科手术止血极其重要，是决定预后的影响因素之一。Ertel 等对 80 例濒临死亡或持续血流动力学不稳定的多发性创伤患者进行的一项回顾性研究，也支持早期进行手术固定骨盆骨折或手术止血。Hill 等通过引进创伤教程及规定失血性休克患者在急诊科 60 分钟就诊时间限制，明显降低了死亡率。通过对手术室死亡的 537 例患者回顾性研究，Hoyt 等得出结论：延长术前时间是引起死亡的一个原因，这种原因引起患者死亡可通过缩短术前诊治时间避免。目前尚无高质量的资料表明患者初始出血量对治疗结果有影响，然而临床经验认为不可控制的出血预后较差。

对出血部位明确的失血性休克，如初期抢救措施无效，则需紧急行手术止血。穿透性损伤出血部位可能很明确，需要手术止血的可能性更大。对 106 例腹部血管损伤的回顾性研究中，41 例枪击伤患者来院时均呈休克状态，均需立即在手术室进行手术止血。在一个类似的研究中，271 例枪击伤患者均紧急行剖腹探查术表明，枪击伤患者出现严重低血容量休克征象时尤其需要早期手术止血。对于小部分腹部刺伤患者，同样需要早期手术止血。越南战争中枪击伤或爆炸性金属穿刺伤的资料也支持此类发生休克患者需要早期手术止血。

二、腹腔大出血的损伤控制性治疗

严重创伤患者通常存在生理功能内环境严重紊乱，常并发低体温、代谢性酸中毒、凝血障碍等致死三联征。早期行确定性手术必然会加重患者的继发性损伤。如何既有效地控制原发损伤，又最低限度地减少手术带来的继发损伤是创伤救治的关键。损伤控制性外科（damage control，DC）是严重创伤患者救治理念的一个巨大的进步，自从 1993 年 Rotondo 等首次提出损伤控制性外科理念以来，在越来越多的手术中显示了其优越性，提高了创伤患者的存活率。其核心思想是将外科手术看做是整体治疗的一个部分，而不是治疗的终结，并认为严重创伤患者的预后是由其生理极限所决定，而不是靠外科医师进行解剖关系的恢复换来的。基本思路就是通过各种暂时性措施维持患者最基本的生命状态，通过复苏纠正各种代谢紊乱，提高患者耐受确定性手术的能力，最后通过确定性手术或分次的确定性手术来挽救患者的生命。

在腹腔脏器中，肝脏是一个最常受创伤的器官。随着治疗策略的进步，目前的观点认为 80% 以上的肝损伤均能通过非手术治疗成功。在近十年，肝损伤导致的死亡率明显下降，与治疗策略包括损伤控制性外科技术的推广和应用、动脉介入栓塞治疗、外科技术的进步等密切相关。肝钝性伤可以表现为血流动力学平稳，这部分患者仅需留院观察；也可表现为全身血流动力学紊乱，这部分患者则需急诊剖腹止血。因为绝大多数钝性伤导致的肝损伤都较轻（Ⅰ 或 Ⅱ 级），因此此类患者暂不需紧急手术，而只需严密观察生命体征。非手术治疗包括 CT 引导下穿刺引流、内镜逆行胰胆管造影（ERCP）、血管造影栓塞等措施。超过 2/3 的严重肝损伤（Ⅲ、Ⅳ、Ⅴ 级）伴血流动力学不稳定的患者则需接受急诊手术进行剖腹止血。按照损伤控制性外科的原则，手术的主要目的是止血，具体措施包括：肝周纱布填塞、Pringle 手法控制肝门、较少使用的心房和腔静脉分流等。在出血量大、出血不明的紧急情况下，很难实行准确的控制方法，可以大块纱垫压迫的方法暂时控制止血，不可在血肿中盲目钳夹。待出血暂时得到控制，快速补充血容量后，再在手术野暴露良好的情况下行确定性止血。如出血点隐匿，解剖位置不清楚或广泛出血，无法进行确定性止血，或者患者情况不稳定，不允许较长时间寻找控制出血点时，则可用大纱垫直接填塞，压迫止血。

在钝性伤中，脾脏是仅次于肝脏易受累及的器官。在 20 世纪 50 年代以前，几乎所有的脾损伤，均接受脾切除术。随着人们对很多接受脾切除术后的婴幼儿发生严重凶险感染的认识，开始对脾脏的免疫功能也有了进一步的深刻理解，保脾手术逐渐普及开来。脾修补术的方法有脾包膜修补缝合、电刀或氩气刀止血、止血纱布的应用、大网膜包裹破损脾脏等，再出血率通常低于 2%。当然随着动脉介入栓塞治疗的普及，脾损伤修补术的地位在下降。目前脾损伤治疗的共识是，脾损伤后的非手术治疗需特别谨慎，而且也没有肝损伤后的非手术治疗那么普及。

由于解剖位置较深，且前面有较多周围组织保护，胰腺损伤是比较少的，通常占腹部外伤的 5% ～ 7%，是否合并主胰管的损伤是决定胰腺损伤预后的最主要因素。早期死亡的发生多与合并有腹部血管损伤有关，后期死亡多与脓毒症相关。按照损伤控制性理念，有效的外科引流是胰腺损伤最主要的术式选择。在血流动力学不稳定、全身炎性反应很重的情况下，对胰腺损伤的患者行胰十二指肠切除是非常冒险的。很多患者不能耐受如此大的手术创伤，而在简单填塞止血、放置有效引流管后回到 ICU，积极纠正内环境紊乱，待生命体征得到改善后再行确定性的手术治疗。填塞止血除有直接压迫止血的优点外，还可在出血暂时控制后，行选择性动脉造影，以明确止血点是否被控制或寻找出血部位做进一步止血措施，如栓塞或再次手术对止血点做确定性处理。对合并有主胰管横断的患者，通常推荐行远端胰腺部分切除联合脾切除，而不是做复杂的胰肠吻合术，其原因在于近端剩余的胰腺实质足够避免术后可能会出现的胰腺内分泌与外分泌功能不足。

对于腹部血管损伤，外科医生如何灵活地应用损伤控制原则是比较矛盾的。一方面，腹部血管损伤带来的难以纠正的大出血，很快地会导致机体全身多器官功能的衰竭，必须尽快手术止血；另一方面，血管重建是非常精细、费时的手术，要求非血管外科的创伤科医生在短时间内完成手术是比较困难的。作为外科医生，必须意识到如果没有纠正患者凝血障碍、酸中毒、低体温，控制大出血，即使血管重建手术做得再完美，对患者的预后都是无效的。针对腹腔不可结扎的大血管，如腹主动脉、门静脉、肠系膜上动静脉、髂外动静脉的损伤，按照损伤控制原则，可在血管断端插入临时分流管，同时解决止血和维持远端肠管血供两个最重要的难题。送到 ICU，积极纠正内环境紊乱，待病情平稳后，再行确定性的血管吻合术，恢复解剖学的完整性。针对腹腔可结扎的血管，如髂内动静脉的损伤，可快速地通过外科结扎的方法来达到止血的目的。对肝后下腔静脉损伤，一般地为防血肿进一步增大，按照损伤控制原则，首选肝周填塞止血，待出血停止、生命体征得到纠正维持后再移除纱布。填塞无效时，可选用胸管或气管插管做心房 – 下腔静脉分流手术，但其死亡率仍高达 50% ～ 80%。

三、限制性液体复苏

在救治军事战争、冲突中伤病员的过程中促进了外科学尤其是创伤外科的发展及治疗策略的演变。以前被广为接受的液体复苏和外科救治理念已在最近几次战争中遭到否决，并被新的创伤外科救治理念和液体复苏理念所代替。损伤控制性外科和损伤控制性复苏的提出，以及在最近几次局部战争中的应用，极大地提高了战伤救治的成功率。从美军的经验看，在伊拉克战争和阿富汗战争期间，仅有 10% 的伤员死亡，而在第一次海湾战争和越南战争中有多达 24% 的伤员死亡。

损伤控制性复苏的概念是在总结战争时期伤员救治经验基础上提出的，强调在损伤控制原则的指导下，遵循允许性低血压和止血性复苏这两个策略，有效地对严重创伤患者进行液体复苏。作为损伤控制性复苏的第一部分，允许性低血压策略重点强调在院前急救阶段，严格控制液体输入量，维持一定血压水平，如收缩压 90mmHg，而不以恢复生理血压为目标。止血性复苏作为第二部分内容，强调将血制品作为早期液体复苏的一线液体，取代以往经验性的晶体复苏观念，来纠正内在的急性创伤性凝血功能障碍和预防可能发生的稀释性凝血障碍。同时，氨甲环酸和活化凝血因子Ⅶa 的输注也包含在止血性复苏里面。损伤控制性复苏的概念与损伤控制性外科理念是一脉相承、相互融合的，而手术后再行复苏的理念已被最新的将手术和复苏协同进行的理念所完全代替。

（一）控制性低血压策略

在 20 世纪，作为失血性休克的主要治疗目标，外科医生通常会经静脉大量输注液体以期恢复人体生理状态下的正常血压。当时的观点认为，若不及时、尽量纠正失血性休克，恢复生理血压，会导致全身有效携氧能力的下降，组织器官缺血、灌注不足，最终导致不可逆的器官功能障碍。然而，临床医生逐渐认识到过度的静脉液体复苏本身会影响机体的凝血功能，甚至加重出血，这就促使临床医生不得不重新评估上述已广泛接受的观点。允许性低血压的概念就是在这样的背景下提出来的，它强调在控制出血的前提下，必须严格控制甚至减少液体输注量，同时允许末端脏器处于非最佳灌注的状态。虽然缺乏足够的证据，但目前所有的临床指南都倾向于在创伤患者中应严格控制静脉输液量，并且这一策略也在现代几次战争的伤员救治中得到应用。美国国立卫生研究院已将允许性低血压策略编入非战时院前救治的诊疗程序里，它强调对于无颅脑损伤的患者，若能触及桡动脉搏动，即应停止静脉液体输注。高级创伤生命支持系统的指南也强调在权衡出血和组织有效灌注之间的平衡以后，建议将血压控制在比正常低的水平（如 90mmHg），即能维持组织器官的灌注。

（二）止血性复苏策略

损伤控制性外科的一个主要目标就是止血，而合理的液体复苏策略在此过程中起着尤为重要的作用。在危重症患者的代谢性酸中毒、低体温、凝血功能障碍组成的"致死三角"中，纠正凝血功能障碍是最为重要的，其常用措施包括及时补充新鲜冰冻血浆和血小板、正确使用重组活化凝血因子Ⅶa、适当输注冷沉淀和氨甲环酸、补充钙丢失等。

目前美军和英军采用的液体复苏指南建议对于需要大量输血的严重创伤患者以 1∶1 的比例输注新鲜冰冻血浆与红细胞悬液。在伊拉克战争中，美军的经验证明早期、足量输注新鲜冰冻血浆能减轻创伤性休克导致的急性凝血功能障碍，认为以 1∶1 的比例输注新鲜冰冻血浆与红细胞悬液，较传统的 1∶8 比例而言，可将死亡率绝对值降低 46%。随后，对美国、德国和平时期钝挫伤和穿通伤伤员资料的回顾性分析也得出了类似结论。

美军总结了最近数次战争的复苏经验后，同样推荐以 1∶1 的比例输注血小板和红细胞悬液。结合输新鲜冰冻血浆的经验，国外军事医学方面的指南推荐在需要大量输血的情况下应输全血，认为更有利于机体复苏。但必须认识到上述意见并没有充分的证据支持，目前只有 2 项回顾性研究结果，均显示血小板和红细胞悬液按 1：1 输注后的存活率高于按 1：4 和 1：2 的比例输注。然而，仍需要更多的动物实验和前瞻性临床试验来作为确凿的证据。

在认识到凝血功能障碍在创伤救治中的地位后，出现了大量关于新型止血药物、材料的研究。活化凝血因子Ⅶa 作为人体凝血系统重要的组成部分，最初主要应用于血友病患者，然而随着研究的深入，创伤外科医生和监护病房医生将这一新药应用在严重创伤患者的凝血障碍治疗中，取得了意想不到的结果。在 1996 年欧洲首次报道临床使用活化凝血因子Ⅶa 后，出现了多个将其应用于非血友病患者的个案报道和小样本临床试验，包括肝硬化、肠瘘和自发性颅内出血等。Khan 等回顾性分析了 13 例创伤和手术后不可控出血的患者，认为给予活化凝血因子Ⅶa 后能有效、安全地止血，同时可明显地减少治疗后的输血总量。美国陆军报道，在严重创伤、需大量输血的伤员中，早期应用活化凝血因子Ⅶa 可降低死亡率。关于此药的多中心、随机、对照临床研究也显示，活化凝血因子Ⅶa 可显著降低钝挫伤患者的输血量。这些结果均显示了活化凝血因子Ⅶa 在非血友病患者中积极的治疗作用，而且如果应用得当，完全可以避免过度凝血可能导致的栓塞并发症。虽然目前 FDA 尚未批准将纠正创伤性凝血功能障碍作为应用Ⅶa 的指征，但这并不妨碍其临床应用。但此药价格昂贵，且有产生动脉栓塞的可能，在一定程度上限制了其大规模推广。

在严重创伤患者中，纤维蛋白原的不足早于其他凝血因子，因此及早补充冷沉淀显得尤其重要。欧洲的指南推荐血浆纤维蛋白原低于 1.0g/L 时，应考虑输注冷沉淀或纤维蛋白原。

随着对创伤性休克导致的急性凝血功能障碍的研究不断深入，目前认为机体纤溶系统亢进也是导致凝血功能障碍的主要原因之一。虽然氨甲环酸可明确减少择期手术患者的失血量，但其在创伤患者这一特定人群中的作用尚无足够证据支持。2013 年 CRASH-2 研究总结 20 000 余例创伤患者的资料后，将氨甲环酸推荐作为创伤后首选止血剂，但其不足之处是首次给药必须在伤后 3 小时内。

大量输血通常预示创伤患者预后不佳。在两项独立的回顾性临床研究中，住院期间输注超过 10 单位红细胞悬液的患者，死亡率为 39%；而在刚入院 24 小时内接受 50 单位以上血液成分的患者，其死亡率升至 57%。大量输血通常定义为"在 24 小时内连续输注 10 单位以上的红细胞悬液"，亦有文献将上述定义细化，将"12 小时内输注 6 单位红细胞悬液或最初 24 小时内输注超过 50 单位血液成分"定义为大量输血。

凝血功能障碍被认为是创伤患者死亡的主要原因之一，它通常由稀释性或消耗性凝血因子下降引起，同时，低体温、酸中毒也能加重凝血功能障碍的程度。创伤后即有凝血功能障碍的发生，为了突出凝血障碍在创伤患者救治中的地位，国外有学者提出"早期创伤诱发的凝血功能障碍"、"急性创伤性凝血功能障碍"、"急性创伤休克的凝血功能障碍"等概念。临床研究发现多达 25% 的创伤患者，在创伤后立即表现出凝血酶原时间（PT）的延长，且 PT 延长可作为预后的独立预测因素之一。以上研究虽为回顾性总结分析，但均严格限制目前已知的对死亡率有影响的因素，因而比较有说服力。但是，关于此类患者其他凝血因子的异常，是否合并纤溶系统的亢进，以及前瞻性的临床研究尚未见报道，同时也缺乏创伤后早期发生凝血障碍机制方面的研究。

大量输血方案（massive transfusion protocol，MTP）对需要大量输血的患者非常必要，它可减轻代谢性酸中毒、低体温、凝血功能障碍的程度，有效运送患者需要的血液成分，促进临床医生和输血服务部门的团结协作，预防在危重、紧急情况下出错，并最终将患者诊疗过程规范化。每个医疗机构应根据本单位的实际情况制订相应的输血方案。

在20世纪，复苏和输血方案通常就是以输注大量晶体或非蛋白胶体作业开始，然后按照以成分治疗为基础的输血方案，根据实验室结果及时确定输注的血液成分、输注的量和时机。此方案要求实验室能及时、准确地报回结果，供临床医生分析。与传统的PT和活化部分凝血酶时间（activated partial thromboplastin time，APTT）比较，血栓弹力图（thromboelastography，TEG）可更全面、准确地反映全血凝血状态，因而能实时、定量地指导输血成分和时机的选择。以成分治疗为基础的方案的一个典型例子就是若血红蛋白低于80g/L，PT延长至原来的1.5倍，血小板低于50×10^9/L，纤维蛋白原低于1.0g/L时，应考虑输注血液成分。

近年来，MTP已经转变为按预定比值输注血液成分方案，通过早期输注补充足够的凝血因子，减少晶体的输注量，消除定制、准备和血液输注等时间的延迟，以期减轻和治疗凝血功能障碍。多数MTP均采用此方法，按预设的输血比例准备足够多的输血包，持续供应直到出血停止或患者死亡。2005年美国由外科医生、麻醉科医生、血液病医生、输血科专家等人员组成的专家组制订了严重创伤患者大量输血的指南，确定应按1∶1∶1的比例输注红细胞、血浆和血小板。随后的研究证实，此方案可纠正由于早期液体复苏导致的凝血功能障碍，改善预后，并规范血液输注过程。按照此方案等比例地混合实验室分离出来的血液成分，似乎与将全血直接用于复苏有相同的效果。上述从战伤救治中总结的经验，在腹腔大出血患者的抢救中同样取得了良好的效果。

（三）腹腔开放疗法在腹腔大出血中的应用

目前损伤控制的适应证已经由创伤危重患者拓展至非创伤危重患者，包括脓毒症休克、严重腹腔感染、腹腔大出血、腹腔间隙综合征、急性肠系膜血管病变、重症急性胰腺炎等，对于合并腹腔高压的腹腔大出血患者，可以联合应用腹腔填塞与腹腔开放。早前我们的经验即显示腹腔负压填塞是处理腹腔感染合并大出血的有效治疗方式，对于合并腹腔高压的腹腔大出血危重患者，联合腹腔填塞与腹腔开放取得良好的效果。这组20例腹腔感染合并腹腔大出血患者均合并有凝血功能障碍（PT>16s），其中18例（90%）患者出现低体温（<35℃），19例（95%）患者发生代谢性酸中毒（pH<7.2），全部患者均出现血流动力学不稳定，需要血管活性药物维持血压，平均输血量为（3590.0±1631.4）ml。14例患者在腹腔负压填塞后关闭腹腔，另6例行腹腔开放。最终20例患者中16例得到治愈，治愈率达80%，显示出良好的治疗效果。

最近Mutafchiĭski等的报道也显示在腹腔大出血患者应用损伤控制性外科理念联合腹腔开放疗法取得了良好的治疗效果。作者应用损伤控制性外科理念处理114例严重腹部爆炸伤中合并大出血的12例患者，最终8例患者生存，生存率达到66.7%（8/12），这部分存活患者平均年龄28.5岁，创伤危重评分35.5。其中11例患者使用了腹腔开放疗法，6例使用了V.A.C（KCI）技术，5例使用负压关腹，这11例患者中7例存活，6例患者经过平均1.3次更换敷料后在3.5天后进行筋膜关腹，早期筋膜关腹率达到85.7%，仅1例患者通过皮肤缝合形成切口疝，最终通过手术治愈。

（王革非）

参 考 文 献

黎介寿. 2006. 腹部损伤控制性手术. 中国实用外科杂志, 26(8): 561, 562.

黎介寿. 2009. 对"损伤控制性外科"的理解. 中华创伤杂志, 25(1): 4.

任建安, 黎介寿. 2007. 损伤控制性复苏. 中国实用外科杂志, 27(8): 593, 594.

王革非, 任建安, 李宁, 等. 2009. 联合活化重组Ⅶ因子和腹腔填塞在损害控制中的应用. 创伤外科杂志, 11(1): 15-17.

Dutton RP. 2012. Resuscitative strategies to maintain homeostasis during damage control surgery. Br J Surg, 99(S1): 21-28.

Ott MM, Norris PR, Diaz JJ, et al. 2011. Colon anastomosis after damage control laparotomy: recommendations from 174 trauma colectomies. J Trauma, 70(3): 595-602.

Roberts I, Shakur H, Coats T, et al. 2013. The CRASH-2 trial: a randomised controlled trial and economic evaluation of the effects of tranexamic acid on death, vascular occlusive events and transfusion requirement in bleeding trauma patients. Health Technol Assess, 17(10): 1-79.

Rotondo MF, Schwab CW, McGonigal MD, et al. 1993. Damage control: an approach for imp roved survival in exsanguinating penetrating abdominal injury. J Trauma, 35: 375-382.

Stone HH, Fabian TC. 1979. Management of perforating colon trauma: randomization between primary closure and exteriorization. Ann Surg, 190(4): 430-436.

Wang GF, Li YS, Li JS. 2007. Damage control surgery for severe pancreatic trauma. HBPD INT, 6(6): 569-571.

第十三章　脓毒症与多器官功能障碍综合征

脓毒症和多器官功能障碍综合征（MODS）是危重患者的主要死亡原因。据美国疾病控制中心2001年统计，美国每年约有75万人发生脓毒症，超过22.5万人因此死亡。因此，临床医师有必要提高对脓毒症和MODS的诊治水平。本章将从脓毒症及MODS的概念、发病机制、病理生理机制、临床表现、诊断监测及防治几方面进行阐述。

第一节　基本概念

1991美国胸科医生学会和危重病医学会等讨论和制定了脓毒症及相关疾病的标准化定义并推荐在今后临床与基础研究中应用新的概念及标准。该定义根据机体对感染的临床表现和各器官系统出现功能障碍的情况，把患者区分为从菌血症、脓毒症、严重脓毒症、脓毒性休克直至MODS这样一个疾病严重程度逐渐加重的过程。该定义和有关修订的SIRS和脓毒症的临床症状，有助于临床医生早期发现脓毒症和给予早期治疗。而且，对我们加深对炎症、脓毒症、MODS发病机制及防治途径的认识具有十分重要的意义。目前，脓毒症及相关术语的概念和定义逐渐被临床医师所接受及采纳。

一、感染

感染（infection）原被定义为：病原性的或潜在病原性的微生物侵入正常时无菌的组织、体液或体腔的过程。但这个定义是有缺陷的，病原微生物造成感染所侵入的环境未必一定是无菌的，可以是有菌的（如假膜性结肠炎）；感染表现也未必一定是由微生物引起的，可以由细菌毒素所致。必须强调，临床上许多感染即使没有细菌学证据也不能排除，包括脓毒症在内，允许在缺乏细菌学证据的情况下给予高度怀疑。

二、菌血症

菌血症（bacteremin）指循环血液中存在活体细菌，其诊断依据主要为阳性血培养。同样，也适用于病毒血症（viremia）、真菌血症（fungemia）和寄生虫血症（parasitemia）等。

三、全身炎症反应综合征

全身炎症反应综合征（systemic inflammatory response syndrome，SIRS）指任何致病因素作用于机体所引起的全身炎症反应，患者有2项或2项以上的下述临床表现：①体温＞38℃或＜36℃；②心率＞90次/分钟；③呼吸频率＞20次/分钟或$PaCO_2$＜32mmHg；④外周血白细胞计数＞12×10^9/L或＜4×10^9/L或未成熟细胞＞10%。

SIRS是机体对各种损害产生的炎症反应，可由感染引起，也可由一些非感染性因素（如胰腺炎、严重创伤、烧伤等）所致。SIRS是感染或非感染因素导致机体过度炎症反应的共同特点，MODS 则是 SIRS 进行性加重的最终后果。因此，就本质而言，SIRS 作为一临床病理生理反应，是 MODS 的基础，也是导致 MODS 的共同途径。SIRS 在发展过程中表现出明显的序贯性：炎症反应综合征的表现越强烈，发生重度脓毒症和（或）脓毒性休克的可能性越大。

四、脓毒症

脓毒症（sepsis）指由感染引起的 SIRS，证实有细菌存在或有高度可疑感染灶。脓毒症可由任何部位的感染引起，临床上常见于肺炎、腹膜炎、胆管炎、泌尿系统感染、蜂窝织炎、脑膜炎、脓肿等，尤其是院内感染。与革兰阳性微生物相比，革兰阴性菌更容易导致脓毒症的发生，40% ～ 60% 的革兰阴性菌血症和 5% ～ 10% 革兰阳性菌和真菌的菌血症将发展为严重脓毒症和脓毒性休克。但是并非所有脓毒症患者都有阳性的血液微生物培养结果，大约有半数的脓毒性休克患者可获得阳性血培养结果。

"septicemia"译为"败血症"，以往泛指血中存在微生物或毒素。这一命名不够准确，歧义较多，容易造成概念混乱。为此建议不要再使用这一名词。

五、严重脓毒症

严重脓毒症（severe sepsis）指脓毒症伴有器官功能障碍、组织灌注不良或低血压。

六、脓毒性休克

脓毒性休克（septic shock）指在严重脓毒症患者给予足量液体复苏仍无法纠正的持续性低血压，常伴有低灌注状态或器官功能障碍。低灌注可表现为（但不限于）乳酸酸中毒、少尿或急性意识障碍。脓毒症所致低血压是指无其他导致低血压的原因而收缩压＜ 90mmHg 或较基础血压降低 40mmHg 以上。值得注意的是，某些患者由于应用了影响心肌变力的药物或血管收缩剂，在有低灌注状态和器官功能障碍时可以没有低血压，但仍应视为脓毒性休克。脓毒症、严重脓毒症及脓毒性休克是反映机体内一系列病理生理改变及临床病情严重程度变化的动态过程，其实质是 SIRS 不断加剧、持续恶化的结果。其中，脓毒性休克可以认为是严重脓毒症的一种特殊类型，以伴有组织灌注不良为主要特征。脓毒性休克是在脓毒症情况下所特有的，与其他类型休克的血流动力学改变有明显不同。其主要特点为：体循环阻力下降，心排血量正常或增多，肺循环阻力增加，组织血流灌注减少等，属分布性休克一种类型。

第二节　发病机制及病理生理

脓毒症的发病机制仍然是重症医学邻域研究的热点与难点之一。根据循证医学的研究结果，尽管采取了小剂量糖皮质激素、活化蛋白 C、强化胰岛素治疗、早期目标性液体复苏治疗等方案，并且脏器功能支持的水平有所加强，但是临床治愈率仍未有大的提高，死亡率始终徘徊在 30% ～ 50%。究其原因，关键问题是有关脓毒症及脓毒性休克的根本发病机制尚未明了，它涉及复杂的机体全身炎症网络效应、基因多态性、免疫功能障碍、凝血及组织损害，以及宿主对不同感染病原微生物及其毒素的异常反应等多个方面，与机体多系统、多器官病理生理改变密切相关。

一、细菌内毒素与脓毒症

在脓毒症的发病机制中，一般认为细菌的内毒素对其发生发展可能具有促进作用。大量研究揭示，内毒素具有极广泛而又复杂的生物学效应，脓毒症、MODS 病理生理过程中出现的失控炎性反应、免疫功能紊乱、高代谢状态及多器官功能损害均可由内毒素直接或间接触发。

内毒素是革兰阴性细菌细胞壁的脂多糖（lipopolysaccharide，LPS）成分，见于细胞壁的外膜，细菌溶解时被释放。脂多糖分子包含三个部分：最外层是一系列低聚糖，根据细菌种类不同具有多种结构和抗原性；中间区域的低聚糖在革兰阴性菌中具有相似性，抗原多样性较少；最内部分是脂质 A，见于需氧和厌氧的革兰阴性杆菌，具有高度的免疫活性，被认为与内毒素的大多数毒性作用有关。

内毒素从革兰阴性菌释放出来后与 LPS 结合蛋白（LBP）结合，这种结合可大大加强内毒素的生物学作用。LBP 复合物随后作用于单核细胞、巨噬细胞表面的特异性 CD14 受体，通过激活 Toll 样受体 -4（TLR 4）和随之触发联级反应，活化核因子 κβ（NF-κβ），后者作用于细胞核使之释放细胞因子。此外，内毒素还可激活补体系统和凝血反应。

初步证实，革兰阳性菌、真菌、病毒和寄生虫病原体的成分也通过激活其他相应的 TLRs 触发一系列级联反应，释放 TNF-α 和其他细胞因子。目前认为，TLR 是机体天然性免疫反应的重要环节，激活后所释放的细胞因子在机体抗病、修复和愈合中起重要作用。健康时，促炎性（proinflammatory）因子与抗炎性（antibinflammatory）因子的活性处于精微的平衡状态。但当前者释放过多，则可致 SIRS，甚至脓毒症和脓毒性休克。

二、炎症介质与脓毒症

现已明确，脓毒症的基本原因是感染因素激活机体单核 – 吞噬细胞系统及其他炎性反应细胞，产生并释放大量炎性介质。脓毒症时，内源性炎性介质，包括血管活性物质、细胞因子、趋化因子、氧自由基、急性期反应物质、生物活性脂质、血浆酶系统产物及血纤维蛋白溶解途径等相互作用形成网络效应。一旦失控，可引起全身各系统、各器官的广泛损伤。细胞因子是由效应细胞分泌的细胞外信号蛋白，具有强大的生物学活性和调节自身细胞、邻近细胞和远隔部位细胞行为的作用。细胞因子通常可分为促炎细胞因子和抗炎细胞因子，其中肿瘤坏死因子 -α（TNF-α）可能在脓毒症的发生、发展中具有重要作用。健康人体注射内毒素后可在血浆中测出游离 TNF-α，并诱发许多类似革兰阴性菌感染的症状；动物注射抗 TNF-α 单克隆抗体具有保护作用，特别是在给予内毒素之前注射抗体时。但 TNF-α 并非单独发挥作用，内毒素和上述细胞因子可广泛影响各种细胞（包括内皮细胞、中性粒细胞、淋巴细胞、肝细胞和血小板等）和血浆成分（如补体、凝血系统等），导致各种内源性介质（IL-1、IL-6、IL-8、PAF、前列腺素、白三烯等）进一步释放，从而触发对机体有害的级联反应。

三、免疫功能紊乱与脓毒症

近年来的研究提示，免疫功能紊乱在脓毒症发生、发展过程中具有重要作用，脓毒症的发生、发展和机体过度释放众多炎症介质，导致失控性全身炎症反应和免疫功能紊乱密切相关。严重脓毒症及 MODS 后期，患者免疫力往往减弱，尤其是细胞免疫功能严重受抑。脓毒症免疫功能紊乱的机制，一方面是 T 细胞功能失调，即炎症介质向抗炎反应漂移，另一方面则表现为细胞凋亡与免疫无反应性。调节性 T 细胞（Treg）作为免疫系统的重要调节细胞之一，在脓毒症复杂的免疫调节网络中主要发挥着对细胞免疫的抑制作用。脓毒症时机体表现为 Treg 水平持续增高，从而加剧免疫无反应状态，表现为对抗原刺激不发生反应性增殖并且也不分泌细胞因子 IL-2。因此，清除机体内过多的 Treg 可能是免疫调理脓毒症的新思路。目前的观点认为，在脓毒症中机体启动致炎反应的同时也启动了抗炎反应，只是在炎症发展的不同阶段两者作用主次不同，表现为早期以炎症反应为主，晚期则以抗炎反应为主或表现为混合抗炎反应。其中值得关注的是，全身炎症反应能够导致多种免疫细胞凋亡程序发生改变，后者反过来又进一步造成或加剧了免疫炎症反应紊乱。所以，无论实施抗炎或免疫刺激，单一治疗均不足以有效逆转免疫炎症反应紊乱，而应该是抗炎和免疫刺激治疗并举值得进一步研究。

四、凝血功能紊乱与脓毒症

在脓毒症发生发展过程中凝血活化、炎症反应及纤溶抑制起相互作用，其中凝血活化是脓毒症发病的重要环节。凝血酶联接触系统的激活和吞噬细胞的活化使机体产生相同的炎症反应，两者相互作用，互为因果，形成恶性循环。内毒素和 TNF 通过诱发巨噬细胞和内皮细胞释放组织因子，可激活外源性凝血途径，被内毒素激活的凝血因子Ⅻ也可进一步激活内源性凝血途径，最终导致弥散性血管内凝血（disseminated intravascular coagulation，DIC）的发生。重要器官的微血管内血栓形成可导致器官功能衰竭，而凝血因子的消耗和继发性纤溶系统的激活可导致凝血功能障碍，使患者出现异常出血症状。而目前已观察到脓毒症患者体内凝血抑制剂水平明显下降，且国外动物实验已证实，在脓毒症动物模型中给予凝血抑制剂替代治疗后动物死亡率明显下降。因此，补充抗凝物质，重新恢复凝血平衡，而同时又可能终止失控的全身炎症反应，无疑成为治疗脓毒症及 MODS 的新的有效的治疗方法。

五、肠道细菌/内毒素移位

自 20 世纪 80 年代以来，人们注意到机体最大的细菌及内毒素储存库——肠道，可能是原因不明感染的来源地，肠道细菌/内毒素移位所致感染与随后发生的脓毒症及 MODS 密切相关。大量研究表明，严重损伤后的应激反应可造成肠黏膜屏障破坏、肠道菌群生态失调及机体免疫功能下降，从而发生肠道细菌移位/内毒素血症，触发机体过度的炎症反应与器官功能损害。即使成功的复苏治疗在总体上达到了预期目标，但肠道缺血可能仍然存在，并可能导致肠道细菌/内毒素移位的发生。因此，肠道因素在脓毒症发生发展中的作用不容忽视。

六、基因多态性与脓毒症

脓毒症患者的临床表现呈现多样性，包括实验室生化指标差异很大。临床可以见到两个受到同一种病原微生物感染的患者，其临床表现、预后截然不同。脓毒症的临床表现多样性与环境因素、疾病的过程等固然相关，但遗传因素对脓毒症的发生、发展起了重要的作用。德国的 Frank 教授在国际上首次报到了 TNF 基因多态性与脓毒症易感性、转归的相关性研究这一结果，从此掀起了从分子遗传学水平上研究炎症介质基因多态性在脓毒症发病机制、防治作用的热潮。不难理解机体对致病菌微生物入侵后是否产生免疫应答、应答的强弱及炎症介质释放方式一定程度上受到遗传因素影响，基因多态性将影响个体细胞因子产生水平、免疫应答反应强度、全身性炎症反应和脓毒症的发生与发展。CD14 启动子 C-159T 基因多态性与机体对脓毒症的易感性相关，可导致脓毒症患者处于免疫麻痹状态；TT 基因型是患者预后不良的高危标志物，也是脓毒症机体免疫应答反应异常的相关易感基因。

第三节　临床表现与诊断标准

一、临床表现

脓毒症患者一般都会表现出 SIRS 的一种或多种症状。最常见的有发热、心动过速、呼吸急促和血液白细胞增加。以往的标准认为只要具备其中两项即可初步诊断为 SIRS，但是 2001 年"国际脓毒症专题讨论会"认为 SIRS 诊断标准过于敏感，无特异性，并且将脓毒症的特征做了较多的更改，以更好地反映脓毒症的临床表现（表 13-1），虽然这些指标均无特异性诊断价值，但当用其他原因无法解释这些指标异常时，则可考虑脓毒症的可能。总结起来，脓毒症患者的临床表现可分为三类：原发感染灶的症状和体征，全身炎症反应的症状，以及脓毒症进展后出现的休克、进行性器官系统功能障碍等。

表 13-1　脓毒症可能的症状和指标

全身反应	发热、寒战、心动过速、呼吸加快、白细胞总数改变
感染表现	血清 C 反应蛋白或前降钙素增高
血流动力学改变	心排血量增多，全身血管阻力降低，氧摄取率降低
代谢变化	血糖增高，胰岛素需要量增多
组织灌注变化	皮肤灌注改变，尿量减少，血乳酸增高
器官功能不全	尿素氮或肌酐增高，血小板减少，高胆红素血症等

二、脓毒症诊断标准

在确定感染的基础上，同时表现有全身反应的临床表现、炎症指标、血流动力学指标、器官功能不全指标及组织灌注指标五个方面（表 13-2）。

表 13-2 脓毒症临床诊断标准

感染 * 已确定存在或高度怀疑，并具备以下某些情况 #

全身情况

    发热（体温 >38.3℃）

    低温（体温 <36℃）

    心率 >90 次 / 分或 > 年龄正常值之上 2 个标准差（SD）

    呼吸急促（R>90 次 / 分）

    意识障碍

    明显水肿或液体正平衡（24 小时持续超过 20ml/kg）

    高血糖症（血糖 >7.7mmol/L，原无糖尿病）

炎症参数

    WBC 增多（WBC>12×10^9/L）

    WBC 减少（WBC<4×10^9/L）

    WBC 计数正常但伴有不成熟细胞 >10%

    血浆 C 反应蛋白 > 正常值 2 个标准差

    血浆前抑钙素 > 正常值 2 个标准差

血流动力学参数

    低血压 #（SBP<90mmHg，MAP<70mmHg，或成人 SBP 下降幅度 >40 mmHg，或低于年龄正常值之下 2 个标准差）

    混合静脉血氧饱和度（SvO_2）>70% #

    心脏指数 CI>3.5L/（min·m²）

器官功能障碍参数

    动脉血氧含量过低（PaO_2/FiO_2<300）

    急性少尿 [尿量 <0.5ml/（kg·h）]

    肌酐增高 >44.2μmol/L

    凝血异常（INR>1.5 或 APTT>60 秒）

    肠麻痹（听不到肠鸣音）

    血小板减少（<100×10^9/L）

    高胆红素血症（血浆总胆红素 >70μmol/L）

组织灌注参数

    高乳酸血症（>3mmol/L）

    毛细血管再充盈时间延长或皮肤出现花斑

    * 感染定义为微生物引起的病理生理过程。

    # SvO_2>70%，CI3.5～50.5L/（min·m²）在小儿均属正常。因此，两者不可用作诊断新生儿或小儿的指标。小儿脓毒症的诊断标准是炎症的表现加上感染（伴有高体温或体温：直肠温度 >38.5℃或 <35℃），心动过速（低体温患者可能不出现），并至少有以下器官功能障碍表现之一：意识改变、血氧含量过低、血乳酸水平增高或水冲脉。

    值得注意的是，从表 13-2 可以看出，表中所列诸多指标均非脓毒症诊断的特异性指标。各项指标都可能会出现于许多非脓毒症的内外科急慢性疾病过程中。因此，只有在这些指标难以用其他疾病解释时，才可用于考虑确立脓毒症的诊断。诊断标准也未强调在感染的基础上必须符合几条或几条以上表现才可诊断脓毒症，而是更加倾向于以异常的指标结合各临床专科的具体病情变化，以相对灵活的方式做出不拘泥于标准而更加符合临床实际的脓毒症临床诊断。

第四节　脓毒症的预防和治疗

与治疗其他病症的原则一样，治疗脓毒症最有效的方法应该以脓毒症发病机制为基础，遗憾的是脓毒症的发病机制目前尚不完全清楚。与病因治疗相比，针对脓毒症所致多系统和器官损害的支持性治疗在过去的几十年间却已经取得了长足的进步，并体现在能使患者的存活时间不断延长。支持治疗几乎涉及了全身所有的器官或系统，包括血流动力学支持、呼吸支持、控制病灶、抗菌药治疗、肾替代治疗、抗凝治疗、营养支持、恰当地使用镇静镇痛药、免疫调理，以及其他支持治疗等。2001 年一项由欧洲危重病学会（ESICM）、美国危重病学会（SCCM）和国际脓毒症论坛（ISF）发起的"拯救脓毒症运动"（surviving sepisis campaign，SSC）启动，2003 年 6 月 SSC 成员中的 44 位专家基于循证医学的标准共同制订了新的脓毒症治疗指南，提出了多达 40 余项成人和儿童脓毒症的治疗建议。2008 年初，在 2004 年的治疗指南基础上，来源于新的研究为再次发布脓毒症的治疗指南提供了循证依据。指南制订的循证医学依据主要来源于脓毒症发病机制的研究和大样本、多中心的临床随机对照研究（RCT）。纵观新的指南，主要以综合支持治疗为主，如早期液体复苏、控制感染、机械通气、维持器官功能稳定、激素治疗等。

一、监测

脓毒症的监测是治疗脓毒症不可缺少的组成部分。严重脓毒症和脓毒性休克具有一系列反映组织低灌注的临床表现，如 MAP 降低和尿量减少，皮肤温度降低等，这些征象可以作为脓毒性休克的诊断依据和观察指标，但这些指标的缺点是不够敏感，也不能较好地反映组织氧合。因此反映机体血流动力学和微循环的指标显得尤为重要。

（一）中心静脉压和肺动脉楔压

中心静脉压（CVP）和肺动脉楔压（PAWP）分别反映右心室舒张末压和左心室舒张末压，都是反映前负荷的压力指标。一般认为 CVP 8 ～ 12mmHg、PAWP 12 ～ 15mmHg 为脓毒性休克的治疗目标；因此，中心静脉导管应在严重感染诊断确立时尽早放置，而肺动脉漂浮导管的应用则需谨慎考虑。

（二）$ScvO_2$ 和 SvO_2

$ScvO_2$ 是早期液体复苏重要的监测指标之一，SvO_2 反映组织器官摄取氧的状态。在严重脓毒症和脓毒性休克早期，全身组织灌注就已经发生改变，即使血压、心率、尿量和 CVP 处于正常范围，此时可能已经出现了 SvO_2 的降低，提示 SvO_2 能较早地反映病情变化。一般情况下 SvO_2 的范围为 60% ～ 80%，在严重脓毒症和脓毒性休克患者，$SvO_2 < 70\%$ 提示病死率显著增加。临床上，SvO_2 降低常见的原因包括心排血量的减少、血红蛋白氧结合力降低、贫血和组织氧耗的增加。

（三）血乳酸

脓毒症时，组织缺氧使乳酸生成增加。在常规的血流动力学监测指标改变之前，组织低灌注和缺氧就已经存在，乳酸水平已经升高，研究表明血乳酸持续升高和APACHE Ⅱ评分密切相关，当脓毒性休克血乳酸＞4mmol/L时，病死率高达80%，因此乳酸可作为评价疾病严重程度和预后的指标之一。但是仅以血乳酸浓度尚不能充分反映组织的氧合情况，如在肝功能不全的患者，血乳酸明显升高。动态检测血乳酸浓度变化或计算乳酸清除率对于疾病预后的评价更有价值。

（四）组织氧代谢

胃肠道血流低灌注导致黏膜细胞缺血缺氧，H^+ 释放增加与 CO_2 聚积，消化道黏膜pH（pHi）是目前反映胃肠组织细胞氧合状态的主要指标。研究表明，严重创伤患者24小时连续监测pHi，pHi＞7.30的患者存活率明显高于pHi＜7.30者，当pHi＜7.30持续24小时，病死率高达85%。随着对休克患者局部氧代谢的研究，舌下 PCO_2 与pHi存在很好的相关性，并且可以在床旁直接观察和动态监测，成为了解局部组织灌注水平的新指标。

二、液体复苏

（一）早期液体复苏

脓毒症的血流动力学改变的基础是外周血管的收缩舒张功能异常，从而导致血流的分布异常，在感染发生的早期，由于血管的扩张和通透性改变，往往出现循环系统的低容量状态，表现为脓毒性休克（经过初期的补液试验后仍持续低血压或血乳酸浓度≥毒症的血流动力）。早期液体复苏有助于脓毒性休克患者的预后，根据前6小时目标化复苏能降低第28天病死率。指南推荐6小时早期复苏目标应达到：①CVP：8～12mmHg（机械通气患者为12～15mmHg）；②平均动脉压（MAP）≥65mmHg；③尿量≥0.5ml/（kg·h）；④中心静脉血氧饱和度（ScvO₂）≥70%或混合血氧饱和度（SvO₂）≥65% 血。在严重脓毒症或脓毒性休克患者前6小时内CVP达标，而ScvO₂或SvO₂未达到目标的要求时，应输入浓缩红细胞使血红蛋白（Hb）≥70g/L和（或）给予多巴酚丁胺［（不超过20μg/（kg·min）］以达到该治疗目标。

（二）液体管理

在液体的选择上，胶体和晶体液的效果和安全性上是相同的；而某些人工胶体可能增加急性肾衰竭的风险；晶体液的分布容积比胶体液大，为了达到同样的复苏效果而需要更多的晶体，从而导致水肿，因此液体的选择更多在于临床医生的经验。早期复苏完成后通常还需要进一步的液体治疗（主要是24小时内），同时应进行补液试验，只要患者血流动力学（如动脉压、心率、尿量）持续改善，就应该继续补液；对于怀疑有低血容量的患者进行补液试验时，应在30分钟内给予至少1000ml晶体液或者300～500ml胶体液；对于脓毒性休克患者，可能需要更快的补液速度及更大的补液量；当患者心脏充盈压（CVP或PANP）增高而血流动力学无改善时，应该减慢补液速度。24小时入量通常大于出量，所以入量/出量的比值对指导液体复苏并没有价值。

三、感染控制

（一）细菌培养

使用抗生素之前应尽快针对性留取标本送细菌培养。为了更好地识别病原菌，至少要获得两份血培养，其中至少一份来自外周静脉，另一份经每个留置导管的血管内抽取（导管留置时间＞48 小时）；对于可能是感染源的其他部位，也应该获取标本进行培养，如尿液、脑脊液、伤口分泌物、呼吸道分泌物或者其他体液（最好在适当的部位获得标本＞10ml）。

（二）抗生素的使用

确定严重脓毒症或脓毒症休克的最初 1 小时内，应尽早输注抗生素；在使用抗生素前应该进行病原菌培养，但不能因此而延误抗生素的给药；初始的经验性抗生素治疗应该包括一种或多种药物，且对所有可能的病原体［细菌和（或）真菌］有效，而且能够在可能的感染部位达到足够的血药浓度。抗生素治疗应每日进行再评估，以确保获得最佳的疗效，同时应防止耐药的发生、减少毒性并降低治疗费用。对已经或可能由假单孢菌感染引起的严重脓毒症患者应该联合使用抗生素；对伴有中性粒细胞减少的严重脓毒症患者应该经验性联合使用抗生素。严重脓毒症患者经验性使用抗生素的时间不宜超过 3～5 天，一旦获得药敏试验结果，应该尽快降级治疗，改用最有效的单药治疗。抗生素治疗的疗程一般为 3～7 天。对于临床反应较慢、感染灶无法引流或免疫缺陷（包括中性粒细胞减少症）的患者可能需要延长疗程。如果证实目前的临床症状是由非感染因素引起的，应该立即停止使用抗生素，以尽可能减少产生感染耐药病原体或发生药物相关不良反应的可能性。

（三）清除感染源

由于某些特定解剖部位的感染（如坏死性筋膜炎、弥漫性腹膜炎、胆管炎、肠梗死）需要采取紧急的治疗措施，所以应该尽快寻找病灶、做出诊断或排除诊断，并在发病后的最初 6 小时内完成；在此基础上，对所有严重脓毒症的患者都应该采取干预措施治疗感染源，特别是脓肿和局部感染灶的引流、感染坏死组织的清除、潜在感染器材的去除、或即将发生感染的微生物污染源的去除等。当需要采取干预措施处理感染源时，应该选择对生理功能影响最小的有效手段（如经皮穿刺引流脓肿要优于外科手术）。如果认为血管内器材是严重脓毒症或脓毒性休克可能的感染源，那么在建立其他的静脉通道后迅速去除该器材。

四、血管活性药物和正性肌力药物

脓毒症与脓毒性休克以高心排血量和低外周血管阻力并导致组织灌注不足为特征，其血流动力学的复杂性使支持目标的实现更为困难，因此在初始治疗的目标应为积极指导性液体复苏，即便在容量复苏的同时，亦可考虑合并应用血管活性药物和（或）正性肌力药物以提高和保持组织器官的灌注压。常用的药物包括多巴胺、多巴酚丁胺和去甲肾上腺素等。

（1）在低血容量没有得到纠正时，就应使用血管加压类药物以保证低血压时的血流灌注。

（2）在制订 MAP 治疗目标时应考虑到患者以前存在的并发症。

（3）去甲肾上腺素或多巴胺可作为纠正脓毒性休克低血压时首选的血管加压药物（在建立中心静脉通路后应尽快给药），肾上腺素、去氧肾上腺素或抗利尿激素不作为脓毒性休克的首选血管加压药物。

（4）如去甲肾上腺素或多巴胺效果不明显，将肾上腺素作为首选药物。

（5）目前尚无证据支持低剂量多巴胺可保护肾功能，一项大的随机临床试验和 Meta 分析表明，在比较低剂量多巴胺和安慰剂的作用时未发现明显差异。

（6）在条件允许情况下，尽快为需要血管升压药物的患者建立动脉通路，休克时，直接动脉测压更准确，数据可重复分析，连续的监测数据有助于人们根据血压情况制订下一步治疗方案。

（7）在出现心脏充盈压升高、心排血量降低提示心肌功能障碍时，应静脉滴注多巴酚丁胺，不主张使用增加心指数达超常水平的疗法。

（8）当患者左心室充盈压及 MAP 足够高（或临床评估液体复苏疗法已充分），而同时出现低心排血量时，多巴酚丁胺是首选的心肌收缩药物；如果没有监测心排血量，推荐联合使用一种心肌收缩药物和血管加压药如去甲肾上腺素或多巴胺；能够监测心排血量及血压时，可单独使用一种血管加压药如去甲肾上腺素，以达到目标 MAP 和心排血量。

五、皮质激素

脓毒症和脓毒性休克患者往往存在肾上腺皮质功能不全，血清游离皮质醇正常或升高，机体对促肾上腺皮质激素（ACTH）释放反应改变，并失去对血管活性药物的敏感性。近年研究表明，即使没有 ACTH 试验，只要机体对血管活性药物反应不佳，就可考虑应用小剂量的糖皮质激素。一般糖皮质激素可选用氢化可的松，在严重脓毒症或脓毒性休克患者每日糖皮质激素量不大于氢化可的松 300mg 量。

六、免疫治疗的前景

脓毒症的免疫调理治疗曾经使人们对改善脓毒症的预后寄予极大希望。但鉴于对脓毒症发病机制中"过度炎症反应"及其促炎细胞因子的认识，在实施长达 10 年之久，耗资近 10 亿美元，多达 200 余项抗炎的临床和实验研究后，并没有在临床获得预期效果的原因，造成自 20 世纪 90 年代中期以后，免疫调理治疗的研究陷入了低谷。在对这一失败反省的过程中，Bone 提出了著名的代偿性抗炎症反应综合征（CARS）假说，指出脓毒症的发生和发展是机体促炎与抗炎机制失衡所致，在两者交替制衡后，抗炎机制往往占优势，并导致免疫抑制。按照该假说，免疫调理治疗的任务是恢复促炎与抗炎机制的平衡，逻辑上通过上调促炎机制，或下调抗炎机制则有望逆转脓毒症的免疫抑制状态。Bone 的假说为研究脓毒症与免疫功能紊乱奠定了基础，但临床免疫治疗脓毒症的可行性还处于初级研究阶段，2004 年和 2008 年的治疗指南均未提及脓毒症的免疫调理。

七、集束化治疗

规范严重脓毒症和脓毒性休克的治疗，落实建立在循证医学基础上的治疗指南，对最后降低其病死率具有重要意义。早期目标性血流动力学支持治疗是严重脓毒症及脓毒性休克治疗的关键内容，但除了积极有效的血流动力学支持外，还需要同时联合其他有效的治疗，即集束化治疗（sepsis bundle）。将指南的重要治疗措施组合，形成一个套餐，有助于指南的实施。一般认为，早期集束化治疗包括早期血清乳酸水平测定；抗生素使用前留取病原学标本；急诊在 3 小时、ICU 在 1 小时内开始广谱抗生素治疗；如果有低血压或血乳酸＞ 4mmol/L，立即进行液体复苏（20ml/kg），如低血压不能纠正，加用血管活性药物，维持 MAP 低血压不能纠正；持续低血压或血乳酸＞ 4mmol/L，采取液体复苏使 CVP 达到 12mmHg，$ScvO_2$ ≥ 70%。血流动力学监测和治疗是早期集束化治疗的重要组成部分，应该在 1 ~ 2 小时内放置中心静脉导管，检测 CVP 和 $ScvO_2$，开始积极液体复苏，6 小时达上述标准，并通过监测和调整治疗维持血流动力学稳定。除此之外，早期集束化治疗还包括：积极血糖控制、糖皮质激素应用、机械通气患者平台压＜ 30 mmHg 及小潮气量通气等肺保护性通气策略，有条件可使用活化蛋白 C。

第五节　多器官功能障碍综合征

一、概念

多器官功能障碍综合征（multiple organ dysfunction syndrome，MODS）是严重创伤、感染、脓毒症、大手术、大面积烧伤、长时间心肺复苏术及病理产科等疾病发病 24 小时后出现的两个或两个以上的器官先后或同时发生的功能障碍或衰竭。即急性损伤患者多个器官功能改变不能维持内环境稳定的临床综合征，受损器官包括肺、肾、肝、胃肠、心、脑、凝血及代谢功能等，临床上 MODS 多数由脓毒症发展而来。"多器官功能障碍综合征"的概念最早来源是在 1973 年由 Tilney 报道腹主动脉瘤术后并发"序贯性器官功能衰竭"。1975 年 Baue 又提出了"序贯性器官功能衰竭综合征"，为 MODS 概念的确立做出了贡献。1977 年 Eiseman 将不同原发疾病导致的多个器官相继发生功能衰竭这一综合征命名为"多器官衰竭"（mul-tiple organ failure，MOF），并在此后十几年间一直被广泛采用。但这一传统命名主要描述临床过程的终结及程度上的不可逆。在概念上反映出认识的机械性和局限性，这种静止的提法忽略了临床器官功能动态的变化特征。1991 年，美国胸科医师协会（ACCP）和危重病医学会（SCCM）召开联席会议，共同倡议将 MOF 更名为"多器官功能障碍综合征"（MODS），目的是为了纠正既往过于强调器官衰竭程度，而着眼于 SIRS 发展的全过程，重视器官衰竭前的早期预警和治疗。

MODS 区别于 MOF：①前者指某些器官功能已不能有效维持内环境稳定的一种病

理生理状态，而后者是静态概念，危及生命，不能反映疾病发展过程；②前者强调临床过程的变化，随着病程发展，可早期发现，早期干预，既可加重，也可逆转，而后者则是前者的终末期表现。

二、病因及发病机制

MODS 是多因素诱发的临床综合征。其中严重的创伤、感染，以及在此过程中出现的低血容量性休克、脓毒症、感染性休克、再灌注损伤等，同时在支持治疗期间的某些医源性因素，如各种有创监测、抗酸治疗、抗生素或皮质激素使用不当等，均可诱发 MODS。

上述感染、创伤和缺血/再灌注损伤等不同的因素，除直接引起细胞损伤外，更重要的是通过激活内源性炎症介质的过度释放，炎性细胞的激活，组织缺氧和氧自由基的产生，肠道屏障功能破坏和细菌/毒素移位等，导致机体炎性反应失控。其中炎性反应是 MODS 发病机制的基石，内源性感染特别是肠源性感染与 MODS 发生密切相关，胃肠道是 MODS"相靶器官"，同时也是病因的"启动器官"。MODS 往往是多元性和序贯性损伤的结果，而不是单一打击的结果。1985 年 Dietch 提出 MODS 的两次打击学说，将创伤、感染、烧伤、休克等早期直接损伤作为第一次打击。第一次打击所造成的组织器官损伤有时虽然轻微，不足以引起明显的临床症状，但可激活机体的免疫系统。当病情进展恶化或继发感染、休克等情况时，形成第二次打击，使已处于预激活状态的机体免疫系统暴发性激活，大量炎症细胞活化、炎性介质释放，结果炎性反应失控，导致组织器官的致命性损害。在 MODS 发生、发展过程中，各器官病理生理的表现虽然各有特点，但应视为是全身性炎症反应在不同器官的表现，各器官有密切的牵连和相互影响，而不是孤立的。

三、MODS 的临床诊断及其严重程度评分

尽管 MODS 的概念已经取代了 MOF，但目前仍然缺乏国内外公认的 MODS 的统一诊断标准。但主要的诊断依据有：①临床的症状和体征；②依据患者的生理学和生物化学的测定参数。MODS 的临床表现在很大程度上取决于器官受累的范围，以及损伤是由一次打击还是由多次打击所致。

目前国际上对 MODS 的评分标准是 1995 年由 Marshall 提出的，其中涉及最常发生功能障碍的 6 个器官系统，并从中选出一个最具代表性的变量（表 13-3）。Marshall 等以 MODS 评分中每一器官系统变量的得分大于或等于 3 作为该器官系统衰竭的标准，研究 MODS 评分与衰竭器官系统的数量及 ICU 患者病死率之间的关系，发现两者都随 MODS 评分的增加而上升。

表 13-3 MODS 严重程度评分标准（Marshall，1995）

器官系统	分值				
	0	1	2	3	4
呼吸系统（PaO_2/FiO_2）	> 300	226 ~ 300	151 ~ 255	76 ~ 150	≤ 75
肾脏（血清肌酐）	≤ 100	101 ~ 200	201 ~ 350	351 ~ 500	> 500
肝脏（血清胆红素）	≤ 20	21 ~ 60	61 ~ 120	121 ~ 240	> 240

续表

器官系统	分值				
	0	1	2	3	4
心血管系统（PAHR）	≤ 10.0	10.1 ～ 15.0	15.1 ～ 20.0	20.1 ～ 30.0	> 30.0
血液系统（血小板计数）	> 120	81 ～ 120	51 ～ 80	21 ～ 50	≤ 20
神经系统（Glasgow 评分）	15	13 ～ 14	10 ～ 12	7 ～ 9	≤ 6

注：（1）计算 PaO_2/FiO_2 时不考虑是否使用机械通气、通气方式，是否使用 PEEP 及大小。

（2）血清肌酐的单位为 μmol/L，血清肌酐不考虑是否接受透析治疗。

（3）血清胆红素的单位为 μmol/L。

（4）PAHR=HR×RAP（右房压，或 CVP）/MAP。

（5）血小板计数的单位为 ×10^9/L。

四、MODS 防治原则

（一）预防

MODS 的发生不仅治疗复杂困难，耗费巨大，且死亡率很高，故应重在预防，早期发现，早期治疗，预防是最好的治疗。①对创伤、低血容量、休克患者，及时充分的复苏，提高有效循环血容量；合理使用血管活性药物以保证组织满意的氧合。②对于开放性创伤或术后感染，早期清创、充分引流是预防感染最关键的措施。③情况许可尽早进饮进食，保持肠道屏障的完整，防止菌群失调及移位，同时提供营养支持。④建立较完善的监测手段，尽早发现 SIRS 征象，尽可能限制炎性反应的发生，减轻缺血再灌注损伤和氧自由基的生成，同时积极预防和控制感染。⑤减少医源性致伤因素，合理应用抗菌药物，尽量减少有创性诊疗操作，加强病房管理，改善患者的免疫功能。

（二）治疗原则

所有 MODS 患者均应进入 ICU。迄今对 MODS 的病理过程缺乏有效的治疗手段，治疗主要是进行器官功能的支持。虽然能延长患者的生命，但很难改变预后。支持治疗的意义是尽可能地减轻器官损伤的后果，为进一步治疗赢得时间，应遵循以下原则。

1. 积极消除引起 MODS 的病因和诱因 控制原发病是 MODS 治疗的关键。①对于严重感染患者，应用有效抗生素，积极引流感染灶。②创伤患者，早期清创、充分引流，预防感染发生。③保护胃肠功能，避免肠胀气、肠麻痹的出现，及时予以胃肠减压或恢复肠道功能，防止细菌和毒素的移位和播散。选择性肠道去污技术（SDD）对降低感染率可能有一定作用。④休克患者，尽可能缩短休克时间，避免进一步加重器官功能损害。

2. 改善氧代谢，纠正组织缺氧 主要手段包括增加氧供、降低氧耗和提高组织细胞利用氧的能力。提高氧供是目前改善组织缺氧最可行的手段，需具备三个条件：①正常的血红蛋白含量；②通过氧疗，必要时呼吸机支持，使 $SaO_2 > 90\%$；③正常的心功能和有效循环血容量。可适当使用血管活性药物，维持 MAP 大于 60mmHg，以保证器官的灌注。降低氧耗易被忽视，可通过镇静、降低体温和呼吸机支持等手段实现。

3. 呼吸支持治疗 防治 ARDS 是 MODS 呼吸支持的重点。机械通气主要是支持患者的肺功能，为原发病的治愈赢得时间，同时避免进一步损伤肺组织。具体原则是：①选用压力控制的各种通气模式，将气道压（PIP）限制在 266mm Hg 以下。②选用小潮气量（V_T），并在一定范围内接受因此可能引起的高碳酸血症。③参考临床监测的各项指标，确定 V_T、PIP 及最佳 PEEP 值，实施肺开放。通气始终在"高 - 低位反折点"之间进行，即在肺功能残气量（FRC）最大、顺应性最佳的条件下通气。④应注意机械通气对肺功能、血流动力学及其他生理功能的不良影响，保证患者自主呼吸一定程度有其优越性。⑤警惕气道反应性过高者出现严重支气管痉挛。⑥应警惕输血所致的肺损伤。⑦对严重 ARDS 患者在病情允许情况下可考虑选择俯卧位或侧俯卧位。

4. 代谢支持与调理 MODS 患者处于高度应激状态，导致机体出现以高分解代谢为特征的代谢紊乱。机体分解代谢明显高于合成代谢，蛋白质分解、脂肪分解和糖异生明显增加，但糖的利用能力降低。在 MODS 早期，营养支持和调理的目的应当是提供适当的营养底物，防止细胞代谢紊乱，支持器官、组织的结构功能，参与调控免疫功能，减少器官功能障碍的产生。而在 MODS 后期，代谢支持和调理的目标是进一步加速组织修复，促进患者康复。

5. 对患者的救治必须有整体观点 机体是一个完整的整体，各器官相互联系和补充，共同完成人体的各项生理功能。各个器官之间通过神经、体液、细胞因子等各种介质构成的网络互相交流，并进一步形成各种反馈环路，影响彼此的功能。从整体的观点出发，针对脓毒症或 MODS 的治疗策略不仅仅是给予受损器官充分的支持和修复，更重要的是必须帮助机体重建已经紊乱的联系网络，恢复其正常的生理和谐。在针对原发病或损害治疗的同时还应积极对机体的神经内分泌、免疫、炎症、凝血、代谢等各方面进行适当的调节，促进器官之间的联系网络恢复正常。在抓主要矛盾的时候不应忽视次要矛盾。对于治疗措施，应看到其不利的一面，并采取相应的预防措施。

（吴　骏）

参 考 文 献

Angus D C，Linde-Zwirble W T，Lidicker J，et al.2001.Epidemiology of severe sepsis in the United States：analysis of incidence，outcome，and associated costs of care.Critical Care Medicine-Baltimore，29（7）：1303-1310.

Bone R C，Balk R A，Cerra F B，et al.1992.Definitions for sepsis and organ failure and guidelines for the use of innovative therapies in sepsis.Chest，101（6）：1644-1655.

Dellinger R P，Levy M M，Rhodes A，et al.2013.Surviving Sepsis Campaign：international guidelines for management of severe sepsis and septic shock，2012.Intensive care medicine，39（2）：165-228.

Rivers E，Nguyen B，Havstad S，et al.2001.Early goal-directed therapy in the treatment of severe sepsis and septic shock.New England Journal of Medicine，345（19）：1368-137.

Vincent J L，Moreno R，Takala J.，et al.1996.The SOFA（Sepsis-related Organ Failure Assessment）score to describe organ dysfunction/failure.Intensive care medicine，22（7）：707-710.

第十四章　残余腹腔感染的处理

第一节　病因及临床表现

一、病因

腹腔残余感染大多继发于腹部手术之后，由于腹腔渗出液未能被完全吸收消散，被肠系膜、肠壁、大网膜或腹壁等粘连予以包围，并且继发感染而形成。主要发生于胃肠道切除吻合或胆肠、胰肠吻合术后吻合口瘘，以及胆道、胃肠道、阑尾等脏器急性化脓性炎症或穿孔手术以后腹腔引流不充分，或腹腔出血后血肿继发感染。患者术前存在营养不良、免疫功能低下，或糖尿病未能有效控制时亦会引起腹腔残余感染。

腹膜对感染有很强的防御作用，因其能渗出大量吞噬细胞和中性多形核细胞，吞噬及包围进入腹腔的异物和细菌。腹膜渗液中还含有大量纤维蛋白原，当腹腔存在炎症时，纤维蛋白原受激活后成为纤维蛋白，纤维蛋白的沉积能封堵小的胃肠道穿孔，促进穿孔邻近的大网膜、肠管等相互粘连，包裹穿孔处脏器，从而避免炎症扩散。但这种纤维性粘连同时包含了大量细菌，影响了腹腔内液体的流动及细菌的清除，再加上肠内容物、坏死组织及异物的存留而导致腹腔内残余感染的形成。

残余感染的病原菌常来源于感染灶邻近的器官，胃肠道常见菌群见图 14-1。

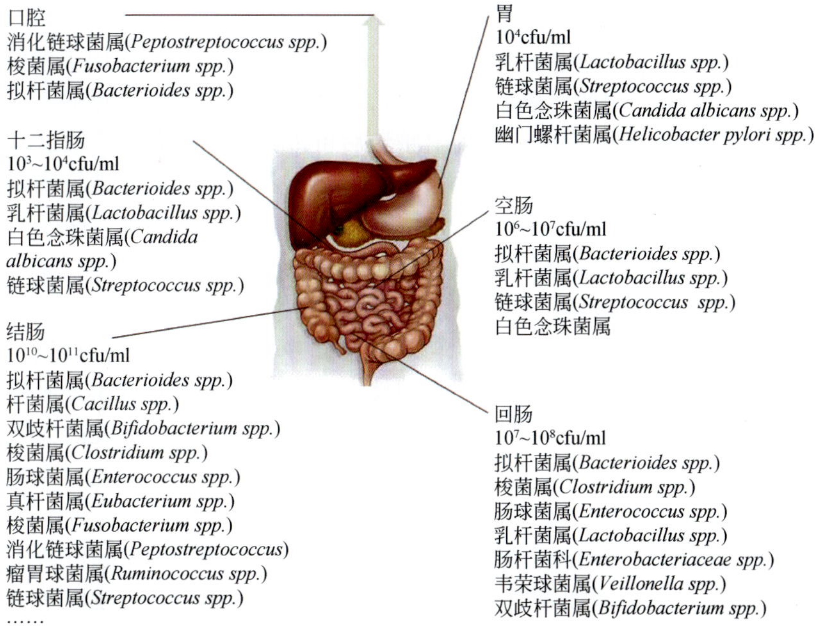

口腔
消化链球菌属(*Peptostreptococcus spp.*)
梭菌属(*Fusobacterium spp.*)
拟杆菌属(*Bacterioides spp.*)

十二指肠
$10^3\sim10^4$cfu/ml
拟杆菌属(*Bacterioides spp.*)
乳杆菌属(*Lactobacillus spp.*)
白色念珠菌属(*Candida albicans spp.*)
链球菌属(*Streptococcus spp.*)

结肠
$10^{10}\sim10^{11}$cfu/ml
拟杆菌属(*Bacterioides spp.*)
杆菌属(*Cacillus spp.*)
双歧杆菌属(*Bifidobacterium spp.*)
梭菌属(*Clostridium spp.*)
肠球菌属(*Enterococcus spp.*)
真杆菌属(*Eubacterium spp.*)
梭菌属(*Fusobacterium spp.*)
消化链球菌属(*Peptostreptococcus*)
瘤胃球菌属(*Ruminococcus spp.*)
链球菌属(*Streptococcus spp.*)
......

胃
10^4cfu/ml
乳杆菌属(*Lactobacillus spp.*)
链球菌属(*Streptococcus spp.*)
白色念珠菌属(*Candida albicans spp.*)
幽门螺杆菌属(*Helicobacter pylori spp.*)

空肠
$10^6\sim10^7$cfu/ml
拟杆菌属(*Bacterioides spp.*)
乳杆菌属(*Lactobacillus spp.*)
链球菌属(*Streptococcus spp.*)
白色念珠菌属

回肠
$10^7\sim10^8$cfu/ml
拟杆菌属(*Bacterioides spp.*)
梭菌属(*Clostridium spp.*)
肠球菌属(*Enterococcus spp.*)
乳杆菌属(*Lactobacillus spp.*)
肠杆菌科(*Enterobacteriaceae spp.*)
韦荣球菌属(*Veillonella spp.*)
双歧杆菌属(*Bifidobacterium spp.*)

图 14-1　消化道不同部位常见菌群

感染灶的位置多提示细菌的类别，如感染灶位于膈下和上腹部，细菌大多是肠道杆菌。感染灶位于下腹部和盆腔，主要是厌氧脆弱类杆菌和需氧肠道杆菌，亦可有其他类杆菌和梭状芽孢杆菌。腹腔开放后的残余感染的致病菌多为耐药菌，常培养出多种细菌，包括不常见的致病菌如白念珠菌、葡萄球菌等。

二、临床表现

腹腔残余感染多表现在手术后出现操作位置及毗邻的感染，以及非感染并发症症状和体征，可为全身性或局部性，甚至两者结合。膈下残余脓肿时患者除存在脓毒症全身的表现，如弛张型高热、心率增快，还可出现咳嗽、气促等呼吸窘迫症状，同时还可出现季肋部或上腹部钝痛及压痛，严重时还可出现局部皮肤水肿，皮肤温度升高或出现局部皮肤及皮下组织坏死。肠袢间脓肿时除全身感染症状外，患者可表现为腹胀或阵发性腹痛，肠鸣音减弱或消失，反复发作的肠梗阻症状，腹部可及压痛性包块。盆腔脓肿时因盆腔腹膜面积小，吸收毒素少，故患者全身中毒症状较轻。患者常有直肠或膀胱刺激症状，直肠前壁或阴道后穹隆可触及压痛性包块，严重者可出现会阴部或睾丸脓肿。

第二节 诊 断

为降低腹部术后腹腔残余感染导致的并发症及死亡率，必须做到早期诊断。诊断应结合病史、临床表现、实验室检查及影像学检查。腹部术后 3～5 天，患者仍有发热、白细胞计数及降钙素原持续增高或下降后又复升高等感染征象，排除血管内导管相关感染、肺部感染、泌尿系统感染、压疮等其他感染外，应考虑腹腔残余感染的可能，这时应进行详细的体格检查，并积极行辅助检查如超声、CT 等。

诊断性腹腔穿刺术是普外科临床上常用的一种诊断方法，特别适用于外科急腹症、腹部闭合性损伤的患者。对腹腔感染患者而言，诊断性腹腔穿刺是诊断腹腔脓肿的"金标准"，穿刺抽出脓液即可确诊。穿刺出脓液后可进行细菌培养及药敏试验，便于选择合适的抗菌药物。穿刺的部位应根据病史、临床症状和腹部体征进行确定，有时还必须结合腹部 CT 或 B 超的检查结果。尽量明确腹腔感染灶的位置、深度及与周围脏器的关系，确定距离脓腔最近的穿刺点，以避免损伤其他脏器和组织。穿刺时常规消毒穿刺野皮肤，取 5 或 10ml 注射空针，吸取 1% 利多卡因 5ml，先在穿刺点做一皮丘，然后垂直刺入，当刺破腹膜有落空感后轻轻抽吸，并可缓缓进针进行抽吸。注意抽吸力量不要过大，以免吸住周围组织出现假阴性。疑有针头堵塞时可注入无菌生理盐水后再抽或更换为长穿刺针头。穿刺结果阴性不等于能够完全证实腹腔内无损伤或无病变，而是应该在严密观察下，隔一定时间或在不同部位反复穿刺，以提高穿刺诊断率，减少其假阳性率及假阴性率。

临床上行诊断穿刺有时并不一定能够抽出脓液。如果穿刺抽出暗红色不凝血，应考虑腹腔内出血的可能。而如果抽出的血液颜色鲜红易凝固，这时就应考虑是否误穿入血管。如果抽出血性液体且有臭味，则提示腹腔内脏器有缺血性坏死病变，如肠绞窄、坏死性小肠炎、出血性胰腺炎等。抽出液中含有气体时，则应考虑空腔脏器穿孔或破裂的可能性。抽出气体若无臭味，提示可能来自上消化道；如有粪臭味，则提示可能来自下消化道。有时因误刺入肠管也会抽出气体，但一般气体的量不多。如有可疑应改变方向再抽。

影像学诊断是诊治腹腔开放术后腹腔残余感染的基石，其中 CT 检查是影像检查中的"金标准"，CT 诊断腹腔残余感染的正确率高达 90% 以上。检查前 2 小时口服造影剂可区分肠腔内及肠袢间的液体，亦可有助于判断是否有消化道瘘存在。CT 检查能明确感染灶的部位，了解毗邻脏器的相关变化，并可了解肠管壁的炎症水肿情况。存在腹腔脓肿时，CT 可区别脓肿内的液体和肠管及实质性组织脏器，判断液体的密度以区别于蜂窝织炎，同时可观察脓肿内有无气体，以及脓肿是否存在增厚的壁。一般认为，在脓肿形成的早期，CT 平扫可示肠袢间局限性的液体低密度区，呈类圆形或不规则形，增强检查可见脓肿壁部分显影清楚，并可见积液周围的线状强化影，为炎性充血的肠壁和肠系膜血管影。中晚期因脓肿发生坏死液化，被血管丰富的结缔组织包裹，可表现为中间低密度，边缘高密度的团块影，增强后大多可见脓肿壁呈均匀一致的明显强化，脓肿壁密度均匀但厚薄不一，而且脓肿内部通常无强化。脓肿内可因产气菌的分解而出现多个小气泡，当脓肿内出现较大的气液平面时，则应考虑肠穿孔的可能。CT 检查有助于临床医师结合患者的临床表现，正确定位腹腔残余感染的位置，决定治疗方案。

超声检查是除 CT 外最合适的检查，主要用于诊断肝脓肿、脾脓肿及盆腔脓肿等。由于肠道气体产生的干扰，超声对于中腹部的检查不敏感。在 ICU、创伤及血流动力学不稳定的患者中具有实用、无创、便于携带及诊断率高的特点。超声检查可明确病变部位、范围和脓肿形成情况及脓肿大小，正确率可达 85% ~ 95%，但腹腔有填塞物、肥胖、皮下气肿等可影响检查结果，更有甚者会产生假阳性结果。膈下残余感染的超声图像表现为膈下的无回声或低回声区，随着脓液的吸收，感染灶可出现不均匀分隔的图像。肠袢间残余感染当出现较大的脓肿时，超声图像较清楚，表现为肠管间密度不一或伴有液化的混合回声区。如肠腔内存在大量气体，常影响检查结果。盆腔残余感染的超声图像常表现为直肠前凹或膀胱子宫陷凹不规则包块，回声不均，可有部分液化，肛检或经阴道检查可触及压痛性包块，常有波动感。

其他影像学检查包括腹部平片、核素扫描及磁共振检查，但在腹腔残余感染时诊断多不敏感。腹腔残余感染时腹部平片主要表现为非特异性肿块影，腹腔内出现额外的气体及肠梗阻表现。

第三节　治　疗

腹腔残余感染的治疗方案包括积极处理感染源、合理使用抗菌药物及积极的支持治疗。

一、积极处理感染源

应尽可能地充分控制感染源，清除异物、脓性积液及坏死组织等。避免感染源继续污染腹腔，避免细菌与毒素不断入血。

（一）开腹手术引流

手术引流是治疗腹腔残余感染最直接、最有效的手段。在以往的临床治疗中，对于范围广泛的腹腔感染，尤其是继发于腹部肠管穿孔、腹部术后胃肠吻合口瘘的腹腔感染患者，手术往往是第一选择。在腹腔开放早期阶段，此时肠管游离，相互之间还未形成致密粘连，如存在腹腔残余感染，在患者全身情况允许而局部穿刺引流效果欠佳时，可考虑行手术清创引流。外科手术引流通常需要去除感染源、清除坏死组织、吸尽脓液。

手术引流要进行充分的术前准备，包括对患者全身状况的评估，通过相关检查（腹部 CT、腹部 MRI、腹部 B 超等）准确全面地对腹腔残余感染进行定位，同时选择合理的手术方案及正确的手术入路，与患者及其家属进行详细的沟通。

手术引流的方法包括经开放的腹腔引流和经腹膜外引流。经腹腔引流可明确清理腹腔的残余感染灶，方便放置引流管，但易引起感染扩散，有损伤腹腔内脏器的风险。经腹膜外引流多适用于侧腹壁或腹膜后的脓肿。

在术中探查感染源的时候，操作应尽量轻柔，仔细游离分解肠管间粘连，同时注意避免损伤感染灶周围的脏器组织。探查应细心，不能满足于一个感染源的发现，而应该积极寻找第二个乃至第三个可能存在的感染源。在探及感染源时，应综合感染源的解剖部位、局部炎症的严重程度、全身的感染反应及患者的基础情况来确定手术方案，常见的手术方式包括切除或修补病变、穿孔的脏器、切除感染器官（阑尾、胆囊）、清除坏死组织、切除缺血肠管、修补或切除创伤性穿孔脏器。

术中对于坏死组织的清创应适可而止，严格遵守"损伤控制"的原则。长时间的清创，力求清除所有坏死组织，往往会导致腹腔污染面积的进一步扩大，腹腔受细菌毒素污染时间延长，这必将引起细菌毒素大量入血，损害呼吸与循环，严重者可致 SIRS、脓毒症和脓毒症休克。因此在清创时应密切监视患者的生命体征。

在进行手术引流时，常常需进行腹腔冲洗治疗，即在术中使用大量生理盐水或者消毒剂冲洗腹腔，以达到消灭病灶细菌的作用。对于腹腔冲洗，曾经有过争论。原来认为腹腔冲洗会导致感染的扩散，因此反对腹腔冲洗。后来研究表明，广泛彻底的腹腔冲洗可从总体上减少对机体有害的细菌、脓液和坏死组织，减少残存感染灶和防止新的感染灶形成，因此针对腹腔感染的腹腔冲洗必须量大、彻底。还有文献报道，使用利福霉素、氯己定等制剂来进行腹腔冲洗，可以有效地改善患者的预后。虽然在腹腔感染清创引流术中，一般都推荐术中进行腹腔冲洗，但目前还存在一些疑问：①是否任何一种冲洗疗法，包括单纯的生理盐水冲洗，都有能力清除腹腔内的细菌；②相比单纯的生理盐水冲洗，添加抗生素或者消毒剂是否能够增强对腹腔内细菌的清除作用。虽然某些前瞻性实验证实，腹腔冲洗的效果与冲洗的药物有关，但也有文献报道腹腔冲洗对细菌的清除作用与添加的药物没有关系。

腹腔感染进行手术引流术后是否留置引流管目前尚未有定论。目前认为，如果原发的感染灶处理得当、坏死灶清除充分、腹腔冲洗彻底，术后则可不必放置引流，若原发感染源有再发感染的风险，或存在残留坏死组织，则需要放置引流。目前临床上常用的腹腔引流管有三种：①烟卷引流，为被动引流，优点是质地较软、吸附的作用较强。对周围肠管无压迫作用。烟卷引流多用于腹腔内渗液不多且较为稀薄者。但烟卷引流的纱布一旦湿透，引流效果会明显减弱，易导致腹腔内感染，且体外部分的敷料湿透后可污染腹壁切口，因此该引流方式目前已经很少使用；②乳胶管引流，由橡胶管或塑料管制成，外接负压引流袋，因此为主动引流方式。多用于腹腔渗出液较多、部位较深、手术创面较大的患者。乳胶管引流较烟卷引流的引流作用明显增强，可避免引流液污染敷料和腹壁切口。但乳胶管易堵塞，外接的引流袋的负压较小且无法调节，因此引流效果差强人意。③双套管引流，由一根进水管及两根引流套管组成，为主动引流。主要用于脓液较多、较稠或胃、肠、胆、胰瘘的引流。由于有外套管的存在，吸引时不会吸附组织而致引流管堵塞，负压大而且可以调节，同时还具有对局部组织的冲洗作用。目前临床应用较多且效果显著。

腹腔残余感染行外科手术引流，对患者造成的创伤较大、患者的经济负担较重，术中术后出现的并发症较多。而介入治疗避免了剖腹探查手术，对患者造成的创伤大大减少，可缩短住院时间，而且其并发症少，经济负担小，易于接受。在指南中，对于腹腔感染灶比较局限且脓液不过于黏稠的患者，穿刺引流的介入治疗已成为优于手术引流的首选。但是对于那些感染弥漫、脓液尚未局限，同时又合并组织坏死的患者，单纯经皮穿刺效果常常不理想；对于合并肠管穿孔或者急性腹膜炎的患者，除非患者基础情况无法耐受手术，一般都首先考虑开腹手术引流。

（二）经皮穿刺置管引流

B超引导下的介入治疗始于20世纪70年代，而CT引导的经皮脓肿穿刺引流则是由Gerzof等在1981年首次进行的。影像学引导介入穿刺技术经过了将近三十年的发展，目前在很多情况下已经可以代替手术成为腹腔感染灶定位引流的首选治疗方法。

相比手术引流，介入治疗具有安全、疗效肯定、住院时间短、并发症少等优点。据Golfieri回顾分析了多项对比经皮穿刺引流和手术引流的研究，结果发现经皮穿刺引流的疗效接近甚至超过了外科手术引流，而且患者术后的死亡率明显要低于外科手术。相比开腹引流而言，经皮穿刺对患者的生理干扰较小，不会引起明显的生理改变。对于某些基础情况较差的患者而言，如果行开腹手术，可能会加重病情，并且疗效也不一定令人满意。经皮穿刺引流后还可根据引流液的细菌培养及药敏实验结果，及时调整抗生素的使用，有效地改善患者的预后。

关于经皮穿刺置管引流的影像学介导方式，目前临床上最常用的主要是以B超、腹部CT引导为主。B超的费用低，没有射线，可在床旁进行，减少了危重患者搬运中可能带来的危险。但床边B超检查往往容易受到肠腔积气的干扰，而且对于某些比较小的脓肿容易漏诊。并且对置入的引流管的位置显示欠佳，无法根据B超定位将引流管放置至最佳位置。而腹部CT引导的最大的优点就是定位准确，尤其适用于病灶较深、较小时的情况。并且可以引导引流管放置至最佳引流的位置。在穿刺过程中，还能够同时观察局部的情况，对患者腹腔感染情况进行评价。不足之处是有X线辐射，费用较高，并且可能需要长途搬运，容易带来危险。

腹腔残余感染的患者首先进行床边B超或腹部CT检查，明确感染灶位置、脓腔大小、距离体表的深度及周围脏器的关系，确定距离脓腔最近的穿刺点和进针深度，注意入路要避免周围组织和重要脏器。常规消毒、铺巾后，以 1% 利多卡因进行局部麻醉，接下来的穿刺置管的方法一般可分为两种，即 Tandem-trocar 法和 Seldinge 法。

Tandem-trocar 法的操作方法大致如下：在引导下使用 20 号注射器针头穿刺至脓腔中，抽取脓液验证针头是否在位并送细菌培养及药敏实验，注意此时不能抽吸过多脓液，以免脓腔萎陷后增加后续置管的难度。根据注射针头刺入的深度和方向，再次置入穿刺导管针（德国 Mueller 公司），导管到位后便可拔除内芯，固定于体表。Seldinger 法的操作步骤为：使用 PTC 针（日本八光公司）进行穿刺，型号为 16G×250mm，内芯为实心金属针，金属针鞘带有刻度。PTC 针穿刺入感染灶后拔除内芯，用注射器抽取少许脓液送细菌培养及药敏实验，随后经金属针鞘置入导丝至病灶部位，接着顺着导丝缓慢拔除外鞘导管，沿着导丝插入扩张器，扩张 2～3 次后拔出扩张器，接下来沿着导丝置入猪尾巴导管（丹麦 Angiotech 公司），最后将导丝抽出，固定猪尾巴导管于体表，同时外接负压引流袋进行引流。

Tandem-trocar 法最大的优点是操作简单，耗时短；而其缺点主要有：导管侧孔少，脓肿巨大，内有分割时引流效率较差；Tandem-trocar 导管穿刺位置调整起来更加困难。而 Seldinger 法的优点是引流效率较高，适用于直径较大且多分隔的脓肿；操作时可控性高，适用于穿刺难度较高的脓肿。而其缺点主要包括：耗时较长；进导丝过程中有时会出现扭曲、打折的情况；扩张周围组织时可能会增加患者的疼痛感。临床上经皮穿刺置管引流使用得更多的主要是 Seldinger 法。

经皮穿刺置管引流后应每日观测引流液的性质和量。由于常规的穿刺导管管径较小，容易堵塞，因此需要每天经导管进行冲洗，也可根据药敏结果进行针对性的抗生素冲洗以达到局部治疗的作用，每天 1～2 次。脓肿的积液可加入 α- 糜蛋白酶进行冲洗。待临床症状消失、体温正常、引流管无脓液或仅有少量清亮引流液，经 B 超或 CT 检查确定脓腔基本消失或直径在 1～2cm 时可考虑拔除引流管。

（三）经腹腔穿刺器置双套管引流

常规的经皮穿刺引流导管如猪尾巴管，其管径较小，在临床应用中要求每天经导管进行冲洗，防止管腔堵塞。但在脓液过于黏稠或局部存在组织坏死的情况下，引流管仍然非常容易发生堵塞，影响感染灶的引流效果。而且，由于其管腔较小，外接引流袋的负压较小且无法调节，因此其引流效果往往无法令人满意。

21 世纪 70 年代，黎介寿院士在国内创新性地研制了双套管用于肠外瘘合并腹腔感染患者的腹腔冲洗引流，收到了良好的疗效。黎氏双套管由相互套叠的两根引流管及一根进水管组成。引流套管的外管由直径不同的医用硅胶管制成，腹腔端封闭为盲端，同时管身存在多个侧孔，目的：①防止坏死组织进入后堵塞引流管；②能够充分引流渗出液。内管可为普通输液管，外接可调节负压，是起引流作用的主要装备。与套管并行的还有一根进水管，可使用 8F/10F 红色导尿管与套管腹腔端进行缝扎固定。进水管外接无菌生理盐水，可起到持续冲洗的作用，进一步加强局部感染灶的冲洗引流效果。

经腹腔穿刺器置入双套管的步骤大致包括：首先通过腹部 CT 或 B 超对腹腔内感染灶进行定位，明确脓腔大小、距离体表的深度及与周围脏器的关系，确定距离脓腔最近的穿刺点和穿刺深度；常规消毒、铺巾后，以 1% 利多卡因进行局部麻醉；使用手术刀切开表面皮肤，通常切开 10 ～ 15mm；然后钝性分离皮下组织；使用注射器针头进行试穿，穿出脓液后送检细菌培养和药敏实验；根据注射针头刺入的深度和方向，使用 12mm 大小的腹腔穿刺器刺入脓腔；经穿刺器内腔置入合适管径的黎氏双套管；双套管在位后退出穿刺器；接负压及生理盐水行主动冲洗引流，确定引流通畅后妥善固定双套管。

黎氏双套管的管径较大，且具备可调节的负压吸引和持续冲洗功能，引流效果较猪尾巴管大大增强。临床工作中，行经皮穿刺置入猪尾巴管引流术后仍然存在腹腔感染症状的患者，往往在更换引流管为双套管后症状即能明显缓解。经腹腔穿刺器置入双套管引流腹腔残留感染灶，目前已经逐步成为腹腔感染介入治疗的一种新的选择。

二、合理使用抗菌药物

抗菌药物的应用在腹腔残余感染的治疗中起了非常重要的作用。即便是针对感染源及坏死灶进行了开腹手术引流或经皮穿刺引流，仍然需要进行抗生素的治疗，以防止切口感染和抑制感染灶细菌的繁殖。

腹腔感染病原菌与肠管穿孔或坏死的部位有关。原发病灶位于胃、十二指肠、空肠和上端回肠的腹腔感染，其病原菌主要包括革兰阳性菌和革兰阴性需氧和兼性厌氧菌。而下消化道定植了数百种菌种，细菌含量可高达 10^{11} ～ 10^{13} cfu/ml。末端回肠穿孔可导致革兰阴性厌氧菌和兼性厌氧菌感染，而结肠来源的腹腔感染，其病原菌可包括兼性厌氧菌和专性厌氧菌、革兰阴性兼性厌氧菌及其他的革兰阴性杆菌和肠球菌。因此下消化道病变导致腹腔感染时，抗菌药物的治疗谱通常需要覆盖需氧及厌氧的革兰阴性菌和需氧的革兰阳性球菌。

在选用合适的抗生素从而确保疗效的前提下，应该避免抗生素的滥用导致细菌耐药性增加。一般来说，除非感染源难以控制，已明确病原菌的抗感染治疗应限于 4 ～ 7 天。延长抗生素的治疗时间并不能进一步改善患者预后。未行抑酸治疗，或无恶性肿瘤，24小时之内控制感染源的急性胃、近端小肠穿孔患者，应行 24 小时抗感染治疗，且主要针对需氧革兰阳性球菌。急性胃、近端小肠穿孔手术延迟，罹患胃癌或接受抑酸治疗时，应该采用覆盖多种菌群的抗感染治疗。已在 12 小时内紧急处理的穿孔、钝性伤或医源性损伤造成的肠道损伤，有手术视野受肠内容物污染的，抗感染治疗的时间应小于 24 小时。无穿孔、化脓或局部腹膜炎的急性阑尾炎只需在 24 小时内预防性应用抗需氧、兼性厌氧和专性厌氧菌的抗生素。不推荐对未确诊的急性坏死性胰腺炎患者预防性应用抗生素。

腹腔感染的症状和体征缓解的患者，无论成人还是儿童，均无需再继续使用抗生素治疗。对于可以经口进食和无细菌耐药表现的患者，腹腔感染症状好转后可口服莫西沙星、环丙沙星联合甲硝唑、左氧氟沙星，或者口服头孢菌素联合甲硝唑，或氨苄西林 – 克拉维酸。在细菌培养和药敏结果提示致病菌只对静脉途径的药物有效的情况下，可行静脉治疗。对于院外的儿童患者，如果无需感染源的引流，而腹腔感染的症状持续存在，可考虑经肠外途径应用抗生素。总的来说，对于腹腔感染患者来说，抗生素的使用应该结合腹腔感染的具体部位、严重程度、细菌与药敏情况及抗生素的药效学和药代动力学等因素，选择合适的品种和正确的给药方法。

三、支持治疗

腹腔感染患者的支持治疗主要包括及时纠正水电解质和酸碱平衡紊乱、器官功能支持、改善患者营养状况、维护内环境稳定、提高其免疫力。其目的在于改善患者的一般情况，保证脏器氧供，避免组织低灌注，提高机体抗打击能力及促进感染症状好转。

腹腔感染灶中的微生物及其毒素、胞壁产物等可侵入血循环，激活宿主的各种细胞和体液系统，产生细胞因子和内源性介质，导致外周血管扩张，有效循环血量不足，可影响多个器官系统的血流灌注，导致组织细胞缺血缺氧、代谢紊乱，甚至诱发多器官功能障碍。因此，对于腹腔感染患者应密切监视血流动力学指标，及时行积极有效的液体复苏。在复苏过程中，无论是使用晶体液还是胶体液，在充分容量复苏的同时，还应使用血管活性药物，如多巴胺和去甲肾上腺素，改善血管舒缩功能，维持腹腔灌注压大于65mmHg。在复苏过程中要注意急慢性水过多。急性水过多可导致腹内压升高，进一步加重血流动力学异常和全身感染，导致恶性循环。而反复的复苏可以导致机体液体慢性积聚，可导致肠壁水肿和肺水肿，使患者基础情况恶化。在腹腔感染治疗过程中，还应注意维护机体呼吸功能、防治急性呼吸窘迫综合征，必要时及时行呼吸机支持通气，改善氧供和纠正呼吸性酸碱失衡。连续性肾脏替代疗法是一种通过体外循环血液净化方式连续清除水及溶质的一种血液净化治疗技术。其能够清除代谢产物和内源性毒物，改善血流动力学，有助于保护和恢复腹腔感染合并肾功能障碍患者的肾脏功能。但在临床应用中应密切注意防治导管相关感染。

腹腔感染患者的营养支持对其预后具有重要意义。一方面营养不良能够对机体多个器官及功能带来不良影响，降低机体免疫力和对疾病的抵御力；另外一方面，营养支持不仅能够改善患者营养状况，还具有调控免疫、减轻氧化应激、维护胃肠功能、减轻炎症反应的作用，因此有学者提出，应该将营养支持改称为营养治疗。其目的不再是单纯的维持热氮平衡，保持患者瘦肉体，而是为了维护脏器、组织和免疫功能，促进器官组织修补，加速患者康复。

在腹腔感染导致肠功能障碍的患者身上，由于无法经口饮食，肠外营养成为第一选择。但长期肠外应用可导致肠道多种功能特别是屏障功能受损，引起肠道细菌易位，诱发肠源性感染，使得肠道成为无法引流也不可能引流的脓腔。长期肠外营养同时还会引起肝功能损害，加重腹腔感染合并的肝功能障碍，增加治疗难度和影响患者预后。因此在临床实际中，应积极地反复尝试肠内营养。对于某些感染危重症患者，肠内联合肠外营养可能是较为实际的营养支持方式。

此外，如果患者有高血压、糖尿病、心脑血管疾病等基础疾病，则需要积极控制症状，预防并发症发生，以免加重病情。

四、腹腔残余感染的预防

自18世纪开展外科手术以来，尽管手术技巧和手术辅助器械的迅速发展及抗生素的广泛应用，术后腹腔残余感染仍然是外科临床中需要关注的一个问题。减少腹腔残余感染的发生，不仅能够减轻患者痛苦和经济负担，更重要的是改善患者预后、提高患者术后生存率。如何最有效地减少术后腹腔残余感染的发生，目前仍然未有明确定论。总的来说，应该包括如下原则。

1. 充分的术前准备 包括完善术前的相关检查，对原发病进行充分而详尽的评价，仔细讨论从而制订出完善的手术方案。在选择手术方案时，不应盲目追求最理想最圆满的手术方式，而应围绕损伤控制理论，尽量减少手术所带来的创伤、降低对机体正常组织的损害，以最低限度的创伤和打击换取最大程度的成功和患者的康复；术前还应注意改善患者营养状况，加强其功能锻炼，促进患者体质提升，提高患者的手术耐受性和机体免疫力；其他还包括术前抗生素应用和术前肠道准备。

2. 良好的术中操作 最关键的是提高自身的手术技巧；其次术中应坚持严格的无菌术和无菌隔离技术；操作时应小心分离肠管间粘连，钳夹正常组织应轻柔，使用拉钩和悬吊缝线以减少镊子使用，从而减轻组织的损伤；仔细探查感染源，避免无效腔存在，对炎症坏死组织进行彻底清创和切除；对原发病变如穿孔、肠瘘进行修补或切除等，吻合口必须有良好的血运，缝线间不能过宽或过窄，断端闭合完整，避免黏膜外翻，必要时做残端减压；术中止血要彻底，避免血肿形成。

3. 术中腹腔冲洗和放置预防性引流 术中广泛彻底的腹腔冲洗可以减少细菌、脓液和坏死组织，减少残存感染灶和防止术后腹腔残余感染的发生，因此目前临床上腹部手术临关腹前均推荐进行多次腹腔冲洗，冲洗液需量大以保证冲洗效果。对于炎症坏死组织未能完全清除干净、残端或吻合口因炎症水肿或瘢痕等原因处理欠满意及术后可能出现较多渗液者均应预防性放置安全引流。

4. 必要的术后治疗 包括术后合理应用口服或静脉抗生素，抑制腹腔内细菌繁殖、防止手术部位感染；早期肠外及肠内营养支持，促进术后体质恢复，增强组织愈合能力和机体抵抗力，从而减少腹腔残余感染的发生。

（顾国胜）

参 考 文 献

顾国胜,任建安,陈军,等.2011.经腹腔穿刺器置双套管引流治疗腹腔脓肿.中华胃肠外科杂志,14(7): 24, 25.

任建安.2014.腹腔开放疗法在严重腹腔感染中的应用.中华消化外科杂志,13(7): 508-510.

任建安.2011.复杂腹腔感染诊断与治疗策略.中国实用外科杂志,31(9): 871-873.

任建安,黎介寿.2007.严重腹腔感染的综合治疗.中国实用外科杂志,27(12): 940-942.

赵允召.2013.胃肠道手术后腹腔感染诊治策略.中国实用外科杂志,04: 303-306.

Gu G, Ren J, Yuan Y, et al. 2011. An Innovative Technique for Intra-Abdominal Abscess Drainage using a Sump Drain by Trocar Puncture. Am Surg, 77(8): E166, 167.

Golfieri R, CapPelli A. 2007. Computed tomography-guided percutaneous abseess drainage in coloproctology: review of the literature. Tech Coloproctol, 11: 197-208.

Harisinghani MG, Gervais DA, Hahn PF, et al. 2002. CT-guided transgluteal drainage of deep pelvic abseesses: indications, technique, procedure-related complications, and clinical outcome. Radiographics, 22: 1353-1367.

Mazuski J E, Solomkin J S. 2009. Intra-Abdominal Infections. Surg Clin N Am, 89: 421-437.

第十五章　抗感染药物的合理使用

目前临床常用的抗感染药物达数百种，滥用抗感染药的现象时有发生。抗感染药物虽可防病治病，然而应用不当则会引起毒性反应、变态反应、二重感染和细菌耐药等。因此，如何获得抗感染药物的最佳疗效，避免副作用，成为合理应用抗感染药物的核心问题。

第一节　抗感染药物合理应用原则

一、抗感染药物合理应用的基本原则

（一）正确诊断是合理选用抗感染药物的基础

对感染性疾病的诊断应根据临床医生的临床经验，以及必要的病原学检查和细菌敏感性试验结果。一份完整的诊断应包括感染的部位或器官、可能引起感染的细菌及病原微生物对药物的敏感性。病原学的检查结果和细菌药敏试验都是选择药物的重要依据，这对败血症、感染性心内膜炎及免疫缺陷患者合并感染时的选药、用药尤为重要。不同抗感染药物有不同的抗病原体谱、作用特点和适应证，临床应避免无指征或在指征不明确的情况下应用抗感染药。在作用基本一致的抗感染药中，应尽量选用毒副作用小的药物。对一般感染，宜单一用药。一般而言，不同器官感染的致病病原体不同，诊断时应予以注意。例如：

（1）肺部感染早期通常由肺炎链球菌和流感杆菌引起，继发感染则常为大肠杆菌和铜绿假单胞菌所致；有肺脓肿时，应考虑厌氧菌感染。

（2）泌尿系统感染的致病菌约 80% 为大肠杆菌。

（3）女性生殖系统感染常由链球菌或厌氧菌引起。

（4）肠道感染的致病菌以大肠杆菌、沙门菌属和厌氧菌最为常见。

（5）软组织损伤后的感染、疖、痈，以及其扩散到骨、关节的感染以金黄色葡萄球菌为主。

（6）乳腺炎或乳腺脓肿，需考虑是否为金黄色葡萄球菌感染。

（7）二重感染多为真菌感染。

（8）皮肤感染和眼部感染常由病毒引起。

诊断时还要考虑是否为院内感染。院内感染通常具备以下特点：革兰阴性菌感染率高（可达 50% ～ 60%）；耐药金黄色葡萄球菌、铜绿假单胞菌、克雷伯杆菌、沙雷菌等多见；某些细菌对常用抗感染药已产生耐药性；患者抵抗力低下。

（二）根据致病病原体的特点选药

人们对抗感染药物的反复应用造成耐药的问题，以及对药物的作用和不良反应的

认识是一个逐渐深入的过程；病原体对抗感染药物的敏感性或耐药性、抗感染药物的抗感染谱，甚至适应证和不良反应始终处于动态变化之中；加之抗感染药物发展迅速，新的抗感染药物不断涌现，因此，临床医生应当不断学习，及时掌握抗感染药物的动态。选药时应当分析病原体与抗感染药物间的相互关系，根据病原体对抗感染药物的固有耐药性及获得性耐药性，结合药物敏感性试验选择药物。在药敏及病原学检查未得到结果之前而诊断相当明确者可先进行经验性治疗，根据药物的药效学及药物代谢动力学特点、不良反应及药源、价格等因素综合考虑。得到药敏结果后再根据治疗临床效果的经验决定是否调整用药。致病病原体明确时，可选用针对性强的窄谱抗感染药，以增强疗效，减少副作用。致病病原体不明确时，选用抗感染药物应趋向广谱，但此类药物特异性差，副作用多，应注意患者的机体状态。

选药时要在考虑感染严重程度的同时，考虑患者的年龄、性别、生理、病理及免疫状态，特别要注意特殊人群（新生儿、老年人、妊娠与哺乳期妇女）及肝肾功能减退、重度营养不良、低蛋白血症与免疫缺陷的患者，正确确定抗感染药的品种、剂量和疗程，确保用药的安全性。新生儿的肝药酶系统发育不健全、肾功能欠完善，可显著影响药物的代谢和排泄，用药时应按日龄调整剂量及给药间隔。老年人生理功能偏低，用药后血药浓度较高，半衰期延长，因此老年患者应减少剂量。孕妇选用药物时应注意其对胎儿的影响。多数抗感染药物经肝脏代谢，再由肾脏排泄。肝、肾功能障碍时应避免使用或慎用经肝脏代谢或对肝、肾有害的抗感染药物，调整给药剂量和给药间隔时间。

二、严格控制抗感染药物的预防应用

抗感染药物的预防应用很常见，其用量约占临床总应用量的 30% ～ 40%，但有明确指征者仅见于少数情况。合理的预防性应用必须有明确的指征，针对可能发生的感染，有目的性地选用抗感染药，方可得到预期的效果。预防性应用的指征包括如下情况：结肠手术前应用氨基糖苷类抗生素及甲硝唑杀灭肠道细菌，防止术后感染；风湿性心脏病或其他心脏病患者在拔牙或进行其他手术的前后，应用青霉素预防细菌性心内膜炎；切除感染病灶时，应用致病菌敏感的抗感染药防止感染扩散；复杂的外伤或战伤时，应用青霉素预防气性坏疽；尿路感染有复发可能时，应用抗感染药物；烧伤患者有发生感染的可能，以及对某些危重患者进行口腔护理时，应当预防性合理使用抗生素等。

清洁手术、清洁 - 污染手术、污染手术的预防性用药指征如下：

（1）清洁手术手术野无污染，通常不需预防用抗感染药物，仅在下列情况时考虑预防用药：①手术范围大、时间长、污染机会增加；②手术涉及重要脏器，一旦发生污染将造成严重后果者，如头颅手术、心脏手术、眼内手术等；③异物植入手术；④高龄或免疫缺陷者等高危人群。

（2）清洁 - 污染手术指上下呼吸道、上下消化道、泌尿生殖道手术，或经以上器官的手术，由于手术部位存在大量人体寄生菌群，手术时可能污染手术野造成感染，因此需预防应用抗感染药物。

（3）污染手术指由于胃肠道、尿路、胆道体液大量溢出或开放性创伤未经扩创等已造成手术野严重污染的手术，需预防应用抗感染药物。

缺乏针对性的预防用药一般得不到预期效果，还可能引起耐药菌株的产生或其他不良后果。例如，病毒性疾病、心力衰竭、休克或无菌手术时应用抗感染药，通常是有害无益的。

三、抗感染药物的联合应用

抗感染药物联合应用的目的是提高疗效、降低毒性、延缓或减少耐药性的产生。联合应用中所选择的每种抗感染药均应有所依据，要有针对性。选药时要考虑相互作用对药效的影响。毒性相同或相似的药物不宜联合应用。避免多种抗感染药的联合使用，一般情况联合选用两种药物即可，不宜超过3种。不合理的联合用药不仅降低疗效，而且增加不良反应或增加细菌产生耐药性的机会。

按病原菌作用的性质，抗感染药物分为4类（表15-1），不同类别的联合应用常可获得协同、相加、无关或阻断作用等不同结果（表15-2）。

抗感染药物的联合应用，应具备如下指征：

（1）单一抗感染药难以控制混合感染者如胃肠穿孔后产生的感染性腹膜炎。

（2）严重感染或伴有严重毒血症或休克者单用一种抗生素难以控制。

（3）病因不明而又危及生命的严重感染宜先扩大抗感染范围进行治疗，同时积极进行细菌学诊断，然后根据药敏结果调整用药。

（4）抗感染药难以达到部位的感染如结核性脑膜炎。

（5）耐药菌感染或慢性感染如结核病、慢性尿路感染或细菌性骨髓炎等。

表 15-1　抗感染药物按对细菌作用的性质分类

分类	药物
I类	青霉素类、头孢菌素类、单胺菌素类、碳青霉烯类、万古霉素、利福霉素类、喹诺酮类
II类	氨基糖苷类、多黏菌素类、杆菌肽
III类	四环素类、大环内酯类、氯霉素类、林可霉素类、呋喃类
IV类	磺胺类

表 15-2　抗感染药物联合应用的结果

伍用情况	联合应用的结果
I类 + II类	常可获得协同作用
I类 + III类	可能发生阻断作用
I类 + IV类	常为无关结果
II类 + III类	常可获协同或相加作用
II类 + IV类	可获相互或协同作用
III类 + IV类	可获相互作用
同类联合应用	增加毒性反应，因诱导灭活酶产生，竞争同一靶位而出现阻断作用

四、抗感染药物体内过程特点与临床合理用药

药物的体内过程是药物发挥药理作用、产生治疗效果的基础。临床制订用药方案时，应当根据抗感染药物的体内过程的规律进行。

（一）根据抗感染药物的体内过程规律选择药物

许多抗感染药物吸收后主要分布在血液、浆膜腔和血液供应丰富的组织和体液中，而在脑组织、脑脊液、骨组织、前列腺、痰液中难以达到有效浓度。因而在选择治疗感染性疾病药物时，不但要考虑致病病原体的差异性，还要考虑感染器官的差异性。所选择的抗感染药不仅是感染病原体的敏感药物，而且能够分布到靶部位，在感染的器官能达到有效浓度。流行性脑脊髓膜炎致病菌为脑膜炎双球菌，多种药物对脑膜炎双球菌有抗感染活性，选药时除考虑药效学作用外，还要考虑药物能否通过血－脑屏障。磺胺嘧啶容易透过血－脑屏障，多数脑膜炎双球菌菌株对该药仍敏感，是治疗该病的首选药；机体在正常情况下青霉素不易透过血脑脊液屏障，在脑膜有炎症情况下，一般剂量时脑脊液的浓度可达血浆浓度的 10%～20%，大剂量时可达有效水平，因此青霉素是治疗流行性脑脊髓膜炎的常用药物；头孢曲松钠和氯霉素均较易进入脑脊液，故也是治疗该病的常用药物。多数抗感染药物在尿液中可达较高浓度，治疗单纯性尿路感染时可选用毒性小、价格低廉的口服抗感染药物。一般情况下，抗感染药物可在体腔内达有效治疗浓度，除非有厚壁脓腔形成，无需直接向腔内局部注入药物。

选药时亦应根据药物代谢动力学特点考虑用药后可能出现的不良反应，如氨基糖苷类、四环素类和喹诺酮类抗感染药易透过胎盘屏障，可能对胎儿造成损害，故妊娠期不宜应用这些药物。

抗感染药物的体内过程也是选择给药途径的依据。生物利用度高的药物，可口服给药用于治疗敏感病原体所致的轻、中度感染。治疗重度感染时，为避免各种因素对药物转运与转化的干扰，常采取静脉途径给药以保证疗效。

（二）根据最低抑菌浓度估算抗感染药物在体内的有效浓度

抗感染药物的疗效取决于其在感染部位的组织和体液中能否达到杀灭或抑制病原体生长的浓度。血液中的药物浓度与组织或体液中的药物浓度虽然有区别，但又是密切相关的。在制订抗感染药物给药方案时通常以抗感染药物对致病病原体的最低抑菌浓度（MIC）和血药浓度的关系作为主要依据，MIC 值低表明病原体对该药敏感，MIC 值高则提示病原体对药物敏感性差或耐药。一般而言，抗感染药物的组织或体液浓度常为血药浓度的 1/10～1/2。因此，若使感染灶内药物浓度达有效杀灭或抑制水平，血药浓度应为 MIC 的 2～10 倍。药物对病原体的 MIC 各不相同，因此需根据药敏试验结果（即抗感染药物的 MIC）选择抗感染药物，确定给药剂量、间隔时间及疗程等。

（三）抗感染药物的血药浓度监测

治疗药物监测通过测定治疗药物在患者血中或其他体液中的浓度，根据药物代谢动力学原理和计算方法制订个体化给药方案，包括药物剂量、给药间期和给药途径，以提高疗效和降低不良反应，达到有效和安全治疗的目的。应用抗感染药物时，需要进行药物监测的有如下几种情况：

（1）药物毒性大，其治疗浓度与中毒浓度接近者，如庆大霉素、妥布霉素、阿米卡星、奈替米星、万古霉素、氯霉素等。

（2）肾功能减退时易发生毒性反应者如氟胞嘧啶、磺胺甲噁唑、甲氧苄啶等在肾功能减退时易引起中毒。

（3）青霉素类、头孢菌素类、大环内酯类药物毒性低，安全范围广，通常不做常规药物监测，一般在治疗剂量范围内根据病情调整剂量，使药物达有效浓度，而不发生毒性反应。但在特殊情况下大剂量应用时，需进行血药浓度监测。例如，需确定感染部位（如脑脊液中）是否已达有效药物浓度；浓度过高时有导致毒性反应发生可能时，可测定青霉素在脑脊液中的浓度，如肾功能减退患者伴发严重感染需用大剂量青霉素时，为防止脑脊液内药物浓度过高而发生中枢神经系统毒性反应，进行脑脊液及血药浓度监测并根据监测结果调整给药剂量。

五、给药途径、剂量和疗程的确定

不同的给药途径各有其优点和适应证。生物利用度高的口服或肌内注射可用于轻、中度感染，严重感染患者则常需静脉给药。宜按药物代谢动力学计算的结果，制订给药方案。剂量宜适当，过小不能产生治疗作用，过大不仅造成浪费，而且容易诱发不良反应。抗感染药物应足剂量、足疗程地应用。在取得稳定的疗效后可停止使用，中途不可随便减量或停药，以免治疗不彻底使疾病容易复发，或诱导耐药菌株产生。抗感染药的疗程依感染性质而定。一般急性感染体温恢复正常，症状消失后继续用 2～3 天；体质好、急性感染病程不易迁延者（如急性肠炎），病情基本控制后 1～3 天即可停药；急性感染应用抗感染药物后临床疗效不显著者，应考虑在 48～72 小时内改用其他抗感染药物。严重感染如心内膜炎、急性骨髓炎，疗程可达 4～8 周；脓毒血症病情好转，体温正常 7～10 天后可停药。这里提出的用药时间仅供确定疗程时参考，临床确定停药或继续用药要根据全面的临床检查及具体的分析调整。例如，有免疫缺陷的患者比健康人需要治疗的时间要长；一次给予有效抗感染药物可能治愈下尿路感染，但在治疗肾内感染时，则需要较长的治疗时间，一般需几周才能治疗成功。

第二节　常用抗感染药物分类及作用特点

一、β－内酰胺类抗生素

β－内酰胺类抗生素是指化学结构中具有内酰胺环的一类抗生素，根据其结构特点可分为青霉素类、头孢菌素类和其他 β－内酰胺类。β－内酰胺类抗生素是临床上广泛应用、安全而有效的一类重要抗感染药物。

（一）青霉素类

1. 分类

（1）天然青霉素主要包括青霉素（苄青霉素、青霉素 G）、普鲁卡因青霉素和苄星青霉素等。主要对革兰阳性球菌和杆菌（A、D 组溶血性链球菌、不产生 β－内酰胺酶的金黄色葡萄球菌、肺炎球菌、肠球菌、白喉棒状杆菌、炭疽杆菌、李斯特菌、破伤风梭菌、产气荚膜杆菌、肉毒杆菌、双歧杆菌属及丙酸杆菌属等）、革兰阴性球菌（脑膜炎双球菌、淋病奈瑟菌、卡他莫拉菌中不产生 β - 内酰胺酶的敏感菌株）、螺旋体（梅毒螺旋体、钩端螺旋体）及放线菌属等有强大抗感染活性；对分枝杆菌、支原体、衣原体、立克次体、真菌和原虫等无效。

（2）耐酸青霉素主要为青霉素 V。抗感染活性较青霉素弱，60% 药物可自胃肠道吸收，主要适用于轻症患者，也可用于预防风湿热的复发。

（3）耐酶青霉素类主要包括甲氧西林、苯唑西林、氯唑西林、双氯西林和氟氯西林等。主要对耐药和不耐药的葡萄球菌（金葡菌和凝固酶阴性葡萄球菌）有良好的抗菌作用，对其他细菌的抗菌活性弱于青霉素。体外抗感染活性以氟氯西林最强（对金黄色葡萄球菌的作用可达 100%），其次是双氯西林（对金黄色葡萄球菌的作用可达50%），甲氧西林最差。

（4）广谱氨基青霉素类主要包括氨苄西林、阿莫西林、舒他西林、匹氨西林、巴氨西林等。氨苄西林最常用，抗感染活性与青霉素相似，对链球菌属的作用弱于青霉素，对肠球菌属的活性则强于青霉素，对流感杆菌、沙门菌属、志贺菌属、大肠杆菌及其他肠杆菌属、类杆菌属也有一定的抗感染活性。对 β - 内酰胺酶不稳定，80% 以上革兰阴性杆菌对其耐药。口服吸收较少（<1/3），以静脉给药多见。阿莫西林的作用与氨苄西林基本相似，其中对淋球菌、溶血性链球菌、肺炎球菌等的作用强于氨苄西林，对痢疾杆菌、志贺菌作用弱于氨苄西林。口服吸收好（可达 90%），常口服给药。

（5）广谱羧基青霉素类主要包括羧苄西林和替卡西林。抗感染谱和氨苄西林相仿，对革兰阳性菌的作用弱，对革兰阴性菌的作用强，对铜绿假单胞菌的作用强于氨苄西林。替卡西林常与其他抗铜绿假单胞菌抗生素合用或与酶抑制剂联合应用。

（6）酰脲类青霉素类主要包括呋苄西林、阿洛西林、美洛西林和哌拉西林等。抗感染谱与氨苄西林相似，对铜绿假单胞菌作用强于羧基青霉素类。

（7）抗阴性杆菌青霉素类主要包括美西林、匹美西林和替莫西林等。对肠杆菌属有良好的抗感染作用，对革兰阳性菌、铜绿假单胞菌和类杆菌属无抗感染活性。美西林与其他 β - 内酰胺类合用常有协同作用，匹美西林需水解形成美西林后才有抗感染活性。替莫西林的主要特点是对 β - 内酰胺酶稳定。

（8）青霉素类抗生素与酶抑制剂联合制剂：临床常用的酶抑制剂有舒巴坦、克拉维酸（棒酸）和，对广谱 β - 内酰胺酶和部分超广谱 β - 内酰胺酶均有抑制作用。青霉素类抗生素与酶抑制剂联合制剂主要有优力欣（氨苄西林／舒巴坦 0.5g/0.5g）、奥格门汀（阿莫西林／克拉维甲酸 250mg/125mg，2∶1，500mg/125mg，4∶1）、替曼汀（替卡西林／克拉维甲酸 3.0g/0.2g，15∶1）和哌拉西林／他唑巴坦（4.0g/0.5g，8∶1）等。

细菌对青霉素类易产生耐药性，其机制主要有：细菌产生 β - 内酰胺酶，使青霉素类水解、灭活；非水解屏障机制，仅见于产生 I 型 β - 内酰胺酶的铜绿假单胞菌、肠杆菌等；靶位的变化；细菌细胞壁对青霉素类的渗透性减低。

2.药理作用 青霉素类抗生素主要通过与菌体上的青霉素结合蛋白（PBPs）相结合，后者可活化细胞壁中转肽酶和羧肽酶。PBP 与青霉素结合后可丧失活性，导致细胞壁肽链交联中止，影响正常糖肽结构的形成，从而抑制细胞壁的合成，通过细菌自溶酶使细菌溶解、死亡，发挥抗感染作用。

3.临床药物代谢动力学 不同青霉素类药物由于其对酸稳定性和蛋白结合率不同，

其口服吸收程度也有较大差别。甲氧西林对酸不稳定，奈夫西林不易被胃肠道吸收，故两者不能口服。苄星青霉素对胃酸稳定，但口服吸收不完全。双氯西林、氨苄西林和阿莫西林对酸稳定，口服较易吸收。阿莫西林和氯唑西林口服后分别有 75% ～ 90% 和 50% 可经胃肠道吸收，1 ～ 2 小时可达血药浓度高峰；氟氯西林和苯唑西林口服可吸收，30% ～ 50% 可经胃肠道吸收，0.5 ～ 1 小时可达血药浓度高峰。大多数口服青霉素类（阿莫西林除外）的吸收受食物影响，故应至少在饭前 1 ～ 2 小时服用。大多数青霉素类注射给药后吸收迅速而完全，由于大剂量肌内注射可引起刺激和局部疼痛，通常采用静脉途径给药。普鲁卡因青霉素肌内注射吸收慢，2 小时方达血药浓度高峰，苄星青霉素肌内注射吸收更慢，48 小时才达血药浓度高峰。

青霉素类可广泛分布在体液和组织，在细胞中的浓度低于细胞外液浓度。青霉素分布广泛，以肾、肺中浓度最高，在大多数组织中的浓度与血清浓度相同，也可进入胎盘和炎症组织，不易透过眼、前列腺及骨组织和血 - 脑屏障。血中药物仅部分以游离形式存在，游离药物量取决于青霉素类的血浆蛋白结合率高低，以阿莫西林最低，仅为 17% ～ 20%，青霉素为 45% ～ 65%，氟氯西林、苯唑西林和氯唑西林为 90% ～ 94%。

青霉素类可从肾脏迅速排泄到尿中，其中 10% 经肾小球滤过，90% 经肾小管分泌。青霉素和苄星青霉素主要以原形从尿液中排出，氯唑西林有 40% ～ 50%、氟氯西林和阿莫西林有 50% ～ 60%、普鲁卡因青霉素有 60% ～ 90% 以原形从尿中排出。青霉素类半衰期较短，均在 0.5 ～ 1.5 小时之间，如青霉素半衰期为 0.5 小时，氨苄西林和光谱青霉素为 1 小时。但肾衰竭时，青霉素的半衰期可延长至 10 小时，因此，对于经肾脏清除的青霉素类，其用药剂量必须按肾功能进行调整，如果肌酐清除率低于 10ml/min，则剂量可调整至正常剂量的 1/4 ～ 1/3。奈夫西林主要经胆汁排泄，苯唑西林、氯唑西林和双氯西林既经肾脏排泄又经胆汁排泄，故肾衰竭时服用这些药不必调整剂量。也有少量药物可经其他途径排泄，如青霉素有 3% ～ 15% 的血清药物从唾液和乳汁排泄。

4. 药物相互作用　与丙磺舒、阿司匹林、磺胺、吲哚美辛合用可抑制青霉素从肾小管的排泄，可增加血药浓度，延长作用时间。与华法林合用可增强其抗凝作用。与氨基糖苷类抗生素合用，可使后者效价降低。与四环素、氯霉素和红霉素合用可产生阻断作用。与重金属铜、铁和汞有配伍禁忌。与考来烯胺、考来替泊合用可减少其吸收。

5. 适应证

（1）青霉素目前仍主要用于治疗多种革兰阳性菌感染（如白喉杆菌、厌氧球菌、梭状芽孢杆菌、溶血性链球菌、肺炎球菌和螺旋体等感染）；也可用于脑膜炎球菌、敏感淋球菌等革兰阴性菌所致的感染。

（2）不耐酶的青霉素 V 主要用于轻、中度感染。

（3）耐酶青霉素类主要用于对甲氧西林敏感或耐药的葡萄球菌感染。

（4）氨苄西林主要用于伤寒杆菌、某些沙门菌属、奇异变形杆菌、李斯特菌属、肠球菌属和流感杆菌等感染。阿莫西林主要用于口服给药的患者。

（5）对于铜绿假单胞菌、多数肠杆菌属和厌氧菌属感染，由于羧苄西林、替卡西林等剂量较大，目前临床应用较多的为哌拉西林，替卡西林与克拉维酸的复方制剂亦广泛应用。

6. 不良反应与注意事项

（1）不良反应：青霉素类抗生素的毒性虽然很低，但却可产生各种不良反应，从而限制其在临床上的广泛应用。

1）过敏反应：以皮疹最常见，也可表现为药疹、药物热、接触性皮炎等，而以过敏性休克最为严重。过敏反应主要包括 3 种形式：立即反应，一般发生在给药后 30 分钟内，出现手掌、腋下或全身发痒，皮肤发红，荨麻疹，咳嗽，呕吐，不安，严重者可有发热、腹泻、腹痛、血管神经性水肿、呼吸困难、低血压、心律失常、休克等反应；快速反应，发生在给药后 1 ～ 72 小时内，表现为发热、荨麻疹、皮肤潮红、血管性水肿、喉头水肿、哮喘等症状；延迟反应，多发生于注射后 72 小时，表现为血清样反应、水肿、神经炎、剥脱性皮炎、肾炎等。过敏性休克发生快，死亡率高，一旦发生过敏性休克，应立即皮下或肌内注射 0.1% 肾上腺素 0.5ml，若第一次注射肾上腺素无效，可重复一次，同时静脉注射氢化可的松或地塞米松 50 ～ 100mg；伴有呼吸困难时，可静脉注射氨茶碱 0.25 ～ 0.5g，同时可采取人工呼吸、气管切开、保温及应用呼吸兴奋药或升压药等相应的措施来改善患者的一般状况。

2）毒性反应：少见，鞘内注射和全身大剂量的应用（每天 2000 万 ～ 2500 万 U）可引起腱反射增强、肌肉痉挛、抽搐、惊厥、昏迷等神经系统反应（称为青霉素脑病），常见于老年人和肾功能减退患者；偶可诱发精神失常；少数患者应用普鲁卡因青霉素后可出现焦虑、发热、呼吸急促、高血压、心率快、幻觉、抽搐、昏迷等反应；臀部肌内注射可发生坐骨神经损伤，个别患者可出现截瘫。

3）赫氏反应（又称吉海反应）：常见于梅毒初始治疗时，一般在给药后 2 ～ 8 小时发生，主要表现为发热、头痛、心动过速、局部病变加重等反应，可在 12 ～ 24 小时内自行消失。应用肾上腺皮质激素可减轻该反应。

4）造血系统反应：大剂量应用（每天 4000 万 U 或尿毒症患者每天 1000 万 U）可引起溶血性贫血及白细胞减少，干扰血小板功能和纤维蛋白原转变为纤维蛋白，使抗凝血酶Ⅲ活性增加，导致凝血障碍。

5）二重感染：长期、大剂量应用可引发由金黄色葡萄球菌、革兰阴性杆菌、白念珠菌及其他对青霉素不敏感致病菌引起的二重感染。

6）胃肠道反应：口服可引起恶心、呕吐、腹泻等胃肠道反应，氨苄西林与阿莫西林可发生假膜性肠炎。

7）其他：大剂量应用半合成青霉素时，常可引起肝脏转氨酶一过性升高；也可引起一定的肾损害，如肾衰竭、间质性肾炎等；可出现水、电解质平衡紊乱，如高钠血症、低钾血症等。

（2）注意事项

1）青霉素类药物包括口服制剂，使用前必须先做青霉素皮肤试验；门诊注射青霉素类抗生素的患者注射后应观察 30 分钟；尽量不要自己单独使用该类药物，必备急救药品。

2）可经乳汁排出，使婴儿致敏，用药期间宜停止哺乳。

3）静脉注射或滴注不宜与其他类药物同时应用，以免引起相互作用。

4）氨苄西林在浓溶液或碱性溶液中易失去活性，稀释后则较稳定。

5）氯唑西林忌眼科局部应用。

7. 禁忌

（1）凡对青霉素或半合成青霉素有过敏史者禁用；有过敏性疾病或正处于高敏状态的患者原则上不用。

（2）有肝功能和肾功能障碍的患者禁用。

（二）头孢菌素类

头孢菌素类是一组母核为 7- 氨基头孢烷酸的 β - 内酰胺抗生素，由 Brotzu 于 1945 年发现，1955 年 Niudum 分离出头孢菌素 C 并确定化学结构，1961 年成功提纯头孢菌素的母核，1962 年第一个头孢菌素类药物——头孢噻吩上市，1970 年第一、二代头孢菌素应用于临床，1980 年第三代头孢菌素应用于临床，20 世纪 90 年代口服头孢菌素和第四代头孢菌素上市。因头孢菌素类具有抗感染谱广、抗感染作用强、对青霉素酶稳定、过敏反应少等特点，现已成为临床上广泛应用的一类抗生素。

1. 分类　根据抗感染谱和抗感染活性，头孢菌素类可分为四代。

（1）第一代头孢菌素常用的药物

1）注射用药，包括头孢噻吩、头孢噻啶、头孢唑啉、头孢替唑、头孢乙腈、头孢匹林、头孢硫咪和头孢拉啶等。应用最早、对产 β - 内酰胺酶葡萄球菌作用最强的是头孢噻吩，但其对耐甲氧西林的金黄色葡萄球菌无效；应用最广、对革兰阴性杆菌作用最强的是头孢唑啉，其抗阳性球菌作用与头孢噻吩相似；头孢噻啶有一定肾脏毒性。

2）口服用药，包括头孢拉啶、头孢氨苄、头孢羟氨苄、头孢来星、头孢曲嗪和头孢沙定等。口服头孢拉啶、头孢氨苄与头孢羟氨苄的生物利用度高（可达 90%），主要用于敏感菌的轻、中度感染。

（2）第二代头孢菌素主要药物

1）注射用药，包括头孢呋辛、头孢孟多、头孢替安、头孢尼西、头孢雷特、头孢氮氟、头孢西丁、头孢美唑和头孢替坦等。最常用、对 β - 内酰胺酶最稳定的是头孢呋辛；头孢美唑与头孢西丁对厌氧菌属有较好的抗感染活性，后者是第二代头孢菌素中抗感染作用较弱的一种，主要用于厌氧菌感染，常与林可霉素等其他抗生素联合应用。

2）口服用药，包括头孢呋辛酯、头孢克洛、氯碳头孢和头孢普罗等。头孢呋辛酯口服吸收好，不受食物影响，可用于轻、中度感染的门诊患者；头孢克洛作用与头孢呋辛酯相似，但对 β - 内酰胺酶的稳定性略差。

（3）第三代头孢菌素主要药物

1）注射用药，包括头孢他啶、头孢噻肟、头孢曲松、头孢哌酮、头孢唑肟、头孢甲肟、头孢磺啶、头孢地嗪和头孢匹胺等。头孢他啶对革兰阴性杆菌抗感染作用强，对 β - 内酰胺酶稳定，是临床最常用、效果最好的一种第三代头孢菌素；头孢唑肟、头孢地嗪、头孢甲肟作用与头孢噻肟相似；头孢匹胺对铜绿假单胞菌感染有效；头孢地嗪可影响免疫系统。

2）口服用药，包括头孢克肟、头孢托仑匹酯、头孢泊肟酯、头孢布烯、头孢他美酯、头孢特仑酯和头孢地尼等。头孢托仑匹酯对革兰阳性球菌的作用，特别是对产 β -

内酰胺酶的耐药金黄色葡萄球菌作用优于头孢克肟，不良反应少，主要用于中、重度感染患者；头孢泊肟酯抗感染作用与头孢托仑匹酯相似，且不良反应多；头孢布烯、头孢他美酯抗感染谱窄，但对敏感菌的中度感染、部分重症感染有效。

（4）第四代头孢菌素主要是注射用药：包括头孢吡肟和头孢匹罗。头孢吡肟肌内注射吸收快，生物利用度可达100%，主要分布在细胞外液，用于敏感菌所致的各种感染。头孢匹罗不良反应发生短暂，可自行消失。

（5）β-内酰胺酶抑制剂与第三代头孢菌素的联合制剂：主要为注射用药，头孢哌酮/舒巴坦（1：1）。

2. 药理作用

（1）第一代头孢菌素主要作用于革兰阳性球菌（包括产β-内酰胺酶的金黄色葡萄球菌），对大肠杆菌、奇异变形杆菌、肺炎球菌、沙门菌属和志贺菌属也有一定活性，对β-内酰胺酶稳定性不及第二、三代头孢菌素；对铜绿假单胞菌、产气杆菌、吲哚阳性变形杆菌、枸橼酸杆菌、假单胞菌、沙雷菌属、脆弱拟杆菌等无效。

（2）第二代头孢菌素对革兰阳性菌的作用与第一代相仿或略差，对革兰阴性杆菌的作用则较强，对肠杆菌属、铜绿假单胞菌有抗感染作用，对β-内酰胺酶比较稳定，对肾脏毒性也较低。

（3）第三代头孢菌素对肠杆菌属有强大的抗感染活性，但不动杆菌属、枸橼酸杆菌属、沙雷菌属的部分菌株对其耐药。对葡萄球菌属（包括产酶菌株）的敏感性略低于第一代，对溶血性链球菌、肺炎球菌、流感杆菌和奈瑟菌属则有较高的敏感性，体内分布广泛，对组织的穿透力强，在脑脊液中浓度高，对肾的毒性略低于第一、二代。

（4）第四代头孢菌素低浓度时即表现出杀菌作用，杀菌力强，对革兰阳性球菌、产β-内酰胺酶葡萄球菌属的活性强于第三代，但弱于第一代；对枸橼酸菌属、肠杆菌属、沙雷菌属较敏感，对铜绿假单胞菌、假单胞菌属也有抗感染作用；对β-内酰胺酶稳定；对细菌细胞膜的穿透作用强于第三代头孢菌素。

（5）β-酰胺酶抑制剂与第三代头孢菌素的联合制剂抗感染作用明显增强；对革兰阳性、阴性菌包括肠杆菌属的抗感染作用强于第三代头孢菌素，对有些菌种的抗感染作用与第四代头孢菌素相似，主要用于一般耐药菌引起的重症感染。

3. 相互作用　头孢菌素类与强效利尿药、氨基糖苷类抗生素联合可加重肾损害，与丙磺舒合用，导致体内血药浓度升高。

4. 适应证

（1）第一代头孢菌素主要用于耐青霉素金葡萄球菌感染及革兰阴性杆菌引起的各种感染（呼吸系统、泌尿系统、胆道感染及皮肤、软组织感染等的感染）及各种感染的轻症治疗。

（2）第二代头孢菌素主要用于治疗克雷伯菌属、变形杆菌属、肠杆菌属等所致的各种感染；亦可用于流感杆菌、肺炎球菌、各种链球菌引起的呼吸道感染。

（3）第三代头孢菌素主要用于肠杆菌属引起的严重全身感染；如败血症、肺炎、骨髓炎等；革兰阴性杆菌引起的脑膜炎；铜绿假单胞菌引起的感染；可作为病原菌尚未查明的严重感染经验用药。

（4）第四代头孢菌素主要用于革兰阳性球菌、产酶且对第二、三代头孢菌素耐药的革兰阴性杆菌所致感染。

5. 不良反应与注意事项

（1）不良反应

1）过敏反应：主要表现为皮疹、瘙痒、荨麻疹、发热等，很少发生过敏性休克。5%～10% 的青霉素类过敏者对头孢菌素类也发生过敏反应，故应避免使用或慎用头孢菌素。

2）血液系统反应：偶见白细胞、中性粒细胞、红细胞及血小板减少，嗜酸粒细胞增高；头孢哌酮、头孢噻肟与头孢吡肟可引起凝血障碍，如凝血酶原时间，出、凝血时间延长等；与其他抗凝血药、水杨酸制剂、非甾体抗炎药等合用可增加出血的危险性。

3）消化系统反应：口服制剂常可引起胃肠道反应，如恶心、呕吐、腹泻；可引起 SGPT、SGOT、ALP 与胆红素升高；应用头孢哌酮时多可引发假膜性肠炎。

4）局部反应：注射部位出现疼痛，静脉滴注可发生静脉炎。

5）肾毒性：可出现肌酐升高、尿量减少、蛋白尿和血尿。

6）中枢神经系统反应：大剂量应用可发生抽搐等神经系统反应。

（2）注意事项：对头孢菌素过敏者禁用，对 β - 内酰胺类抗生素过敏的患者慎用；肾功能不全者慎用，必须使用时应调整剂量与治疗间隔时间，头孢噻吩、头孢唑啉肾毒性较大，应避免剂量过大，与其他肾毒性药物联合应用时能做肌内注射；连续使用 2 周以上患者应注意观察是否有菌群失调，避免发生二重感染。

（三）其他 β - 内酰胺类

其他 β - 内酰胺类抗生素主要分为头霉素类、碳青霉烯类、单环 β - 内酰胺类和氧头孢烯类。

1. 头霉素类 是自链霉菌获得的 β - 内酰胺抗生素，主要包括拉氧头孢、氟氧头孢、氯碳头孢。拉氧头孢具有广谱、对革兰阴性菌作用强、对酶稳定、维持时间长的特点；氟氧头孢则对革兰阳性、阴性菌均有强大的作用，对铜绿假单胞菌无效；氯碳头孢对耐甲氧西林的金黄色葡萄球菌无效。

2. 碳青霉烯类 特点是化学结构中除噻唑环中 C2 和 C3 间有不饱和双键外，其在 1 位的硫原子被甲基所取代，因而对肾脱氢肽酶稳定，并有一定的抗生素后效应。另外，其对人体中不含的靶体蛋白和青霉素结合蛋白有良好的选择性毒性。主要包括亚胺培南、帕尼培南、美罗培南、亚胺培南／西司他丁等。亚胺培南的抗感染谱极广，对革兰阳性和阴性菌、多重耐药菌、铜绿假单胞菌有强大的抗感染活性；帕尼培南对青霉素敏感和耐药的金黄色葡萄球菌的作用强于亚胺培南；美洛培南可单独使用，对中枢神经系统毒性低，酶诱导作用低，可用于中枢神经系统感染和中枢神经系统障碍的感染患者；法罗培南作用与头孢菌素相似，对铜绿假单胞菌无效；亚胺培南／西司他丁，前者在肾脏可被肾肽酶破坏，后者是肾肽酶的抑制剂，其特点是广谱、强效、耐酶，对需氧、厌氧革兰阳性与阴性球菌、杆菌均有强大抗感染作用，对 β - 内酰胺酶不稳定，有神经毒性、肾毒性，易出现二重感染。

3. 单环 β - 内酰胺类 特点是对革兰阳性菌、厌氧菌的作用弱；对革兰阴性菌的作用强。主要包括氨曲南、卡芦莫南。氨曲南抗感染谱窄，仅对革兰阴性菌有强大作用，对革兰阳性菌无抗感染作用，对铜绿假单胞菌有良好的作用；卡芦莫南对 β - 内酰胺酶高度稳定，很少产生耐药。

4. 氧头孢烯类抗生素　为新类型 β - 内酰胺抗生素，主要包括拉氧头孢、氟氧头孢、氯碳头孢。拉氧头孢具有光谱、对革兰阴性菌作用强、对酶稳定、维持时间长的特点；氟氧头孢则对革兰阳性、阴性菌均有强大的作用，对铜绿假单胞菌无效；氯碳头孢对耐甲氧西林的金黄色葡萄球菌无效。

二、氨基糖苷类抗生素

氨基糖苷类抗生素系指化学结构中含有 2 个或 3 个氨基糖分子和一个氨基醇环、由配糖键相连接而成的含多个阳离子的苷类抗生素。目前按其来源可分为：源于链霉菌属氨基糖苷类，如链霉素、新霉素、卡那霉素、妥布霉素、核糖霉素等；源于小单胞菌属氨基糖苷类，庆大霉素、西索米星、阿司米星等；半合成氨基糖苷类，如阿米卡星、地贝卡星、奈替米星、阿贝卡星和异帕米星等。

（一）药物相互作用

不同品种的氨基糖苷类药物合用可增加耳毒性、肾毒性和神经肌肉阻断作用。与头孢菌素、多黏菌素合用，可增加肾毒性。与顺铂、呋塞米、万古霉素、依他尼酸合用可增加耳毒性和肾毒性。与异烟肼、利福平合用可增强抗感染作用，减少耐药菌株的产生。庆大霉素与茶苯海明合用可掩盖耳毒性。

（二）适应证

氨基糖苷类主要用于敏感的需氧革兰阴性杆菌所致严重全身感染；亦可用于葡萄球菌属或病原未查明的严重感染。在多数情况下，常与其他抗感染药联合应用，如与哌拉西林联合治疗铜绿假单胞菌感染，与青霉素联合治疗肠球菌心内膜炎或败血症，与头孢菌素类联合治疗肺炎杆菌感染，与苯唑西林联合治疗葡萄球菌属感染等。

（三）不良反应及注意事项

1. 不良反应

（1）耳毒性：包括耳蜗听神经损害与前庭功能障碍。前者多见于新霉素、卡那霉素、阿米卡星，出现耳鸣，进行性听力减退至完全丧失；后者多见于链霉素、庆大霉素、妥布霉素，出现眩晕、共济失调等反应。

（2）肾毒性：可出现蛋白尿、管型尿、血肌酐升高、血尿素氮升高等肾功能异常，严重时可发生少尿、急性肾衰竭。用药剂量大、疗程长及与其他肾毒性药物合用均可产生肾毒性。

（3）神经肌肉阻滞作用：可引起血压下降，呼吸肌麻痹而抑制呼吸。

（4）过敏反应：常见皮肤瘙痒、皮疹等，偶可发生过敏性休克。

（5）周围神经炎：如面部麻木，有针刺感，或面部烧灼感，严重时可出现全身麻木。

（6）其他反应：偶见中性粒细胞、血小板减少、嗜酸粒细胞增多、贫血、血清氨基转移酶升高、恶心、呕吐、头痛、视物模糊等反应。

2. 注意事项

（1）对本类药物过敏者禁用；老年人、儿童如非特殊必要，原则上不用。

（2）妊娠、脱水、重症肌无力、帕金森病、肾功能不全患者慎用。

（3）当疗程超过 7～10 天时，肾功能不全、老人、严重失水等患者，最好监测血药浓度；不能监测血药浓度时，应根据肌酐清除率或血肌酐值调控给药剂量。

（4）避免与具有耳、肾毒性的药物合用，如两性霉素 B、万古霉素、头孢噻吩、多黏菌素、利尿药、依他尼酸等；避免与肌松药合用。

三、大环内酯类抗生素

大环内酯类是一类具有 12～22 个碳内酯环化学结构的抗生素。自 1952 年红霉素上市以来，迄今发现的大环内酯类抗生素已超过 100 多种。按其母核结构中所含碳原子数目的不同，可分为 14、15 和 16 元环大环内酯类抗生素。主要包括红霉素、罗红霉素、克拉霉素、地红霉素、阿奇霉素、吉他霉素、交沙霉素、麦迪霉素、乙酰螺旋霉素、罗他霉素。

1. 药物相互作用　大环内酯类与口服避孕药合用可使后者作用降低；与卡马西平、华法林、阿司咪唑等 H_1 受体阻断药，甲基泼尼松龙，茶碱合用可使血浆清除率降低，血药浓度升高；与地高辛合用可延长后者的作用时间；与林可霉素、克林霉素、氯霉素合用有阻断作用；与三唑仑、咪达唑仑合用可降低后者的清除率而增加其作用。

2. 适应证　临床上主要用于肺炎支原体感染、军团菌病、衣原体感染（妊娠期泌尿生殖系统衣原体感染、婴儿期衣原体肺炎和新生儿眼炎等）、白喉（用于副百日咳杆菌携带者的治疗及其预防）、链球菌感染（治疗化脓性链球菌引起的咽炎、猩红热、丹毒）。一般用于轻、中度感染，严重感染时可作为其他药物的替代治疗。

3. 不良反应与注意事项

（1）不良反应少而且轻微

1）消化系统：恶心、呕吐、胃部不适等不良反应。以红霉素胃肠道刺激反应最为明显，常在用药后 10～12 天出现，可出现氨基转移酶增高、胆红素增高、黄疸等，停药后可自行消退，罕见假膜性肠炎和二重感染。

2）过敏反应：偶见皮疹、药热、嗜酸粒细胞增多。

3）耳毒性：静脉给药，浓度过高时可引起耳鸣和暂时性耳聋。

4）局部反应：静脉给药可能引起静脉炎，药液外漏可引起局部硬结、剧痛，甚至坏死。

（2）注意事项

1）对本类药物过敏者禁用。

2）肝、肾功能不全者；孕妇及哺乳妇女慎用。

3）避免与具有耳毒性的药物联合应用。

4）与肝药酶抑制剂如卡马西平、茶碱、地高辛、环孢素、华法林等合用，注意药物之间相互作用，调整剂量。

5）局部刺激性大，不做肌内注射。

6）葡萄球菌和肺炎链球菌对红霉素耐药性已明显增长，选用本类抗生素前应做细菌敏感试验。

四、喹诺酮类

喹诺酮类抗感染药是一类以 1，4- 二氢 -4- 氧 -3- 喹啉羧酸为基本机构的全合成抗感染药物，第一个喹诺酮类药物萘啶酸发现于 1962 年，开辟了治疗感染性疾病的一个新途径。

1. 适应证

（1）第一代喹诺酮类：萘啶酸抗感染谱窄、抗菌力弱、血浆浓度较低，仅对大肠杆菌、变形杆菌属、沙门菌属、志贺菌属的部分菌株具有抗感染作用。初始仅用于治疗泌尿系统感染，现已被淘汰。

（2）第二代喹诺酮类：吡哌酸抗感染活性有所提高，对肠杆菌属细菌的作用增强，对铜绿假单胞菌也具较弱抗感染活性，仅限于治疗肠道和尿路感染，现亦少用。

（3）第三代喹诺酮类：诺氟沙星、依诺沙星、氧氟沙星、培氟沙星、环丙沙星、氟罗沙星、洛美沙星、芦氟沙星等，抗菌活力明显增强，对各种肠杆菌属、流感杆菌均具有强大的抗感染作用，对铜绿假单胞菌等假单胞菌属、不动杆菌属作用较强，对革兰阳性菌也具一定作用，对厌氧菌不敏感或耐药，血浆药物浓度高，组织和体液内分布广。

口服诺氟沙星可治疗全身感染，但其抗感染作用弱，不及环丙沙星与氧氟沙星。环丙沙星的抗感染作用最强；氧氟沙星抗感染作用与环丙沙星相似，且口服同剂量氧氟沙星的血药浓度高于环丙沙星，但对某些细菌如阴沟肠杆菌、铜绿假单胞菌、淋球菌、金黄色葡萄球菌作用比环丙沙星稍弱；依诺沙星、氟罗沙星与培氟沙星的不良反应比较多，氟罗沙星与培氟沙星抗感染作用较强，对敏感菌引起的感染可获得满意疗效。

（4）第四代喹诺酮类：托氟沙星、司巴沙星、左氧氟沙星、格帕沙星、曲伐沙星、莫西沙星等，抗菌谱更广，对厌氧菌的抗感染活性增强，不良反应少。

2. 相互作用　与咖啡因、华法林和茶碱合用，可使它们的不良反应增加；与抗酸药络合而减少其从肠道吸收；可螯合二价和三价阳离子，如钙、镁、锌等，因而不能与含有这些离子的食品和药物同服；氯霉素、利福平与之可发生阻断作用；与丙磺舒合用可使其血药浓度和毒性增加。

3. 不良反应与注意事项

（1）不良反应：以培氟沙星和环丙沙星的不良反应最多见。

1）胃肠道反应：最为常见，出现恶心、腹泻，便秘等。

2）神经系统反应：包括头痛、头晕、失眠、耳鸣、嗜睡等症状，多不严重，一旦发生，应立即停药。

3）过敏反应：可见皮疹、瘙痒、荨麻疹、血管神经性水肿。

4）肝功能异常：可见血清氨基转移酶、碱性磷酸酶升高，胆红素一过性升高。

5）其他：骨关节软骨病变，脚跟炎，跟腱炎，光敏反应，QT 延长（见于格帕沙星，已撤销申请），低血糖症（见于坦马沙星，已取消上市），溶血性尿毒综合征（仅见于坦马沙星），急性肝坏死（见于曲伐沙星）。

（2）注意事项

1）对喹诺酮类过敏者、小儿、孕妇禁用。

2）有过敏疾患或对光敏感者、肝功能异常者、肾功能减退者慎用。

3）有癫痫病史者应在医护人员观察随访下使用。

4）避免与茶碱、氢氧化铝、氧化镁等抗酸药，以及非甾体抗炎药等合用。

五、抗病毒药

病毒不同于细菌等病原微生物，是寄生于细胞内、直径为 $20 \sim 300nm$、以核酸为中心、以蛋白质为外壳的、没有细胞结构的微生物。从引起疾病的流行病学和临床特点可分为呼吸道病毒、肠道病毒、肝炎病毒、痘类病毒和疱疹病毒等。病毒导致的感染在腹腔开放患者中较为少见，本章将不予讨论。

六、抗真菌药

由真菌引起的感染性疾病称为真菌病或霉菌病，主要分为全身性真菌病、皮下真菌病和浅表性真菌病。近年来，由于免疫抑制剂、肾上腺皮质激素、广谱抗生素的广泛应用，以及获得性免疫缺陷综合征（AIDS）的患者数的增加，全身性真菌病的发病率呈明显持续上升趋势。病死率可达 80% 以上，并以白念珠菌的继发感染最为多见，因此有效控制全身性真菌感染具有重要临床意义。

抗真菌药根据化学结构分为 5 类：多烯类、咪唑类、烯丙胺类、抗生素类及其他。多烯抗生素类抗真菌药主要包括两性霉素 B、制霉菌素、曲古霉素。咪唑类分为唑类和三唑类，前者包括克霉唑、益康唑、咪康唑、酮康唑和伊曲康唑等；后者包括氟康唑和伏立康唑。烯丙胺类包括萘替芬、特比萘芬。抗生素类如灰黄霉素。其他药物有氟胞嘧啶、西卡宁、托萘酯等。

（一）常用抗真菌感染的治疗药物

1. 两性霉素 B 为广谱抗真菌药，其中对粗球孢子菌、荚膜组织胞质菌、光滑假丝酵母、孢子丝菌属、巴西芽生菌、新型隐球菌、皮炎芽酵母、白假丝酵母和其他假丝酵母，以及曲霉属的多种曲霉具有抗感染活性。对热带念珠菌、丝孢酵母、镰孢、部分曲霉属和波伊假霉样真菌无效。

临床上主要用于治疗全身性真菌感染，如严重和中度隐球酵母脑膜炎、严重皮炎芽酵母感染、球孢子菌病、荚膜组织胞质菌病、假丝酵母感染及镰孢感染等。常与氟胞嘧啶联合应用，可增加疗效，减少两性霉素 B 服药量而相应减轻不良反应。

不良反应：本药是毒性最大的抗生素，每天总剂量不应超过 1.5mg/kg。可出现毒性反应（伴有寒战、发热、头痛、呕吐、贫血、厌食、静脉炎等），肾毒性（最严重，伴有肾小球滤过率和肾小管功能降低，低血钾、高镁血症，有蛋白尿、颗粒管型尿），低血压、全身抽搐、心房颤动、急性黄疸、肝功能障碍、白细胞减少、血小板减少、鞘内注射可引起炎症反应、头痛、背部及下肢疼痛、感觉异常、神经麻痹、排尿困难、视力障碍、化学性脑膜炎等。

2. 制霉菌素 为广谱抗真菌药，对白念珠菌、新型隐球菌、荚膜组织胞质菌、芽生菌、毛癣菌、表皮癣菌等有效，以对念珠菌属的抗感染活性最高。对细菌、原虫及病毒无作用，但对阴道滴虫有一定作用。临床上主要用于治疗皮肤、黏膜和肠道念珠菌的感染。

不良反应：局部应用时少见，口服后可引起暂时性恶心、呕吐、食欲缺乏、腹泻等胃肠道反应。肌内或静脉注射毒性太大，故一般不采用。阴道栓剂可引起白带增多。

3. 克霉唑（三苯甲咪唑） 为广谱抗真菌药，对念珠菌、曲霉菌、隐球菌、粗球孢子菌、芽生菌癣菌和荚膜组织胞质菌、阴道滴虫和某些革兰阳性细菌等有效，对皮肤真菌的抗感染谱和抗感染活性均与灰黄霉素相似，而对内脏致病真菌作用不及两性霉素 B。临床上主要用于局部用药治疗各种浅部真菌感染或皮肤黏膜的念珠菌感染，如外用治疗耳部真菌病、阴道念珠菌感染、体癣、手足癣及阴道滴虫病等；或以口腔药膜治疗口腔念珠菌病。

不良反应：常见胃肠道反应，需中止治疗。可伴有头晕、头痛、失眠、精神抑郁、幻觉、定向障碍等神经系统症状。偶见白细胞减少，谷丙转氨酶升高等。

4. 联苯苄唑 对二相性真菌、皮肤丝状菌、酵母状真菌、毛癣菌、曲菌和白念珠菌等多种真菌有效。对多种革兰阳性菌有一定抗感染活性，其中对革兰阳性球菌作用强于杆菌。临床主要用于皮肤癣菌病，如股癣、足癣、花斑癣、浅表念珠菌病和糠秕孢子菌毛囊炎，外用治疗甲癣、耳真菌病、脂溢性皮炎、酒糟鼻及念珠菌性龟头炎等。

不良反应：局部过敏反应（接触性皮炎、一过性轻度皮肤变红），烧灼感、瘙痒感、脱皮及龟裂。

5. 咪康唑（双氯苯咪唑，霉康唑） 为广谱抗真菌药，对曲霉菌、芽生菌、荚膜组织胞质菌、星形奴卡菌和巴西小孢子菌有效，对革兰阳性球菌和杆菌也有一定的作用。主要局部应用治疗阴道、皮肤或指甲的真菌感染，特别是皮肤癣菌病和皮肤念珠菌病。口服治疗肠道念珠菌感染。

不良反应：主要有厌食、恶心、呕吐、腹泻、低热、头晕、皮肤瘙痒和皮疹等变态反应，多见于静脉注射给药，快速滴注时可出现心律失常，严重者发生心跳、呼吸停止。

6. 益康唑（氯苯咪唑） 对皮肤癣菌、皮肤念珠菌、阴道念珠菌、酵母菌、曲霉菌及双相型真菌等有效。对葡萄球菌、链球菌、破伤风杆菌等革兰阳性细菌也有抑制作用。目前主要局部应用治疗阴道念珠菌、酵母菌感染所致的阴道瘙痒和阴道炎症，以及皮肤或黏膜真菌感染，如股癣、发癣、手足癣、体癣、花斑癣等，也用于念珠菌性痱子样皮疹。与肾上腺皮质激素合用可提高其抗炎、止痒作用。

不良反应：局部刺激作用，个别患者用药局部有烧灼感，极个别患者出现头晕、心悸、皮肤瘙痒。

7. 酮康唑 对皮肤癣菌、假丝酵母菌、球囊酵母菌、副球囊酵母菌、皮炎酵母菌、二相性真菌、皮肤念珠菌、阴道念珠菌、散播性组织胞质菌、球孢子菌和胃肠道念珠菌等引起感染有效。对革兰阳性球菌、某些寄生虫（如恶性疟原虫和利什曼原虫）也有一定的抑制作用。临床用于全身、皮下、浅表的真菌感染治疗，预防白色念珠菌的感染。有报道亦可用于前列腺癌的治疗。

不良反应：胃肠道反应，皮疹，头晕，嗜睡，畏光；偶见肝氨基转移酶升高，黄疸；极少数人发生内分泌异常，常表现为男性乳房发育，可能与本品抑制睾丸素和肾上腺皮质激素合成有关。

8. 伊曲康唑 对组织胞质菌、假丝酵母菌、球囊酵母菌、副球囊酵母菌、皮炎酵母菌、着色酵母菌和曲霉菌有效。临床上首选用于治疗不危及生命的组织胞质菌病和芽生菌病,对曲霉病、念珠菌血症、隐球菌病和球孢子菌病、皮肤黏膜念珠菌感染也有良好疗效。

不良反应:有胃肠道反应,头痛,头昏,低血钾,高血压,水肿和皮肤瘙痒,偶见血清氨基转移酶升高。与利福平、苯巴比妥和苯妥英钠合用,可使伊曲康唑血浓度降低,但可使环孢素血浓度升高。与特非那丁、阿斯咪唑和西沙比利合用可产生危及生命的室性心动过速。

9. 氟康唑 对隐球菌属、念珠菌属、球孢子菌属、曲霉菌病和念珠菌病有效。但对芽生酵母菌、组织胞质菌和弥散性非脑膜球囊酵母菌感染的疗效低于其他唑类抗真菌药。首选用于治疗获得性免疫缺陷综合征患者的隐球菌性脑膜炎,也可用于获得性免疫缺陷综合征和癌症患者的口咽、食管假丝酵母菌感染、念珠菌性尿路感染。

不良反应发生率低,常见的是恶心、腹痛、腹泻、胃肠胀气、皮疹等。

10. 伏立康唑 对曲霉菌属、隐球菌属、念珠菌属、耐氟康唑的白念珠菌、克柔念珠菌、光滑念珠菌、皮炎芽生菌、粗球孢子菌、巴西副球孢子菌和荚膜组织胞质菌等均有效,但对申克孢子丝菌效果差。临床用于治疗口咽念珠菌病及急、慢性侵袭性曲霉菌病,肺及颅内隐球菌病。对多种耐氟康唑、两性霉素 B 的真菌全身感染有显著治疗作用。

不良反应主要为胃肠道反应,其发生率较氟康唑低,患者更易耐受。

11. 萘替芬 对发癣菌、小孢子菌和絮状表皮癣菌、曲霉菌、孢子丝菌、念珠菌等有效,作于优于克霉唑、益康唑。主要用于局部真菌病,不良反应少见,偶见局部刺激症状和接触性皮炎。

12. 特比萘芬 对皮肤真菌、丝真菌、絮状表皮癣菌、念珠菌、二态形真菌等有效,主要用于阴道念珠菌感染、皮肤真菌感染。不良反应少,可见胃肠道反应和皮肤过敏反应,偶见经期失调、肝功能不全、白细胞减少等。

13. 氟胞嘧啶 对制念珠菌属、隐球菌属、假丝酵母菌、光滑球拟酵母菌、烟色曲霉菌和申克孢子丝菌有效,对皮炎芽生菌、荚膜组织胞浆菌和粗球孢子菌无效。主要用于隐球菌病、念珠菌病和着色霉菌病,疗效不如两性霉素 B。但对于隐球菌性脑膜炎,有较好的疗效;对念珠菌关节炎、心内膜炎及念珠菌皮肤黏膜感染等疗效欠佳。与两性霉素 B 合用对念球菌和隐球菌有协同作用。

不良反应:胃肠道反应,偶见血清氨基转移酶升高及碱性磷酸酶升高,有时肝细胞发生坏死,白细胞及血小板减少,头痛,头晕,精神错乱,幻觉及脱发。氮质血症患者常有骨髓中毒现象。

14. 灰黄霉素 对表皮癣菌属(絮状表皮癣菌)、小孢子菌属(头癣小孢菌、犬小孢菌、石膏样小孢菌)和毛癣菌属(深红色发癣菌、断发癣菌和疣发癣菌)有效,对念珠菌属及其他引起全身感染的真菌没有抗感染作用。主要用于治疗各种皮肤癣菌引起的头癣、手癣、足癣、体癣和指(趾)甲癣等。

灰黄霉素的不良反应较多,包括:神经症状(伴有嗜睡、疲倦、头晕、晕厥、精神紊乱、视力障碍、外周神经炎等),消化道症状(上腹不适、恶心、呕吐、腹泻、胃部烧灼感、肠胀气、口干、口角炎、舌痛、黑色舌苔等),皮肤反应(荨麻疹、感光过敏、扁平苔藓、红斑、多样性红斑疹、水疱型及麻疹样皮疹,以及全身性红斑狼疮等),血液系统反应(白细胞减少、中性粒细胞减少、单核细胞增多、出现点状嗜碱性细胞),过敏反应(血清病综合征、血管神经性水肿、药热等）；暂时性蛋白尿、管型尿、心动过速。

15. 西卡宁　对皮肤癣菌（毛癣菌属、表皮癣菌属、小孢子菌属）均有抑制作用，用于表浅真菌感染，疗效与口服灰黄霉素相似，但不良反应少，仅有少数患者出现皮肤刺激现象。

16. 托萘酯　对多种真菌引起的表浅真菌感染有效。常用 1% 乳膏及 2% 软膏治疗体癣、手足癣、花斑癣。

第三节　病原体的耐药性

一、病原微生物耐药性的现状

从青霉素开始用于临床，到其他各种抗感染药物的广泛应用，既往许多疾病得以控制。但随着病原微生物的不断变异，耐药菌株的出现及抗生素的滥用，感染性疾病的治疗出现了新的问题。

许多病原微生物的耐药性不断增加，进而造成药物效价下降甚至药效消失。众所周知，在 20 世纪 40 年代应用青霉素治疗败血症的剂量为每天 4 万 U，而到了 90 年代，治疗敏感菌株引起的严重感染时所用青霉素的剂量达到每天数百万甚至上千万 U，剂量增加了数百倍。又如，1995 年在美国金黄色葡萄球菌中已约有 90% 菌株对 β - 内酰胺类抗生素耐药，万古霉素成了唯一治疗多重耐药金黄色葡萄球菌感染的抗生素。据世界卫生组织统计：全世界约有 4 千万人携带耐药菌，其中对人类生命构成威胁的至少有 3 种细菌，即粪肠球菌（Enterococcus faecalis）、结核分枝杆菌（Mycobacterium tuberculosis）和铜绿假单胞杆菌（Pseudomonas aeruginosa）。因此，医生应充分认识病原体耐药机制，增强合理使用抗感染药物的意识，减少病原体耐药性的发生与发展。

二、病原体耐药性的机制

病原体耐药性可分为固有耐药性与获得耐药性两类。固有耐药性是由细菌的基因决定的，亦称天然耐药性。肠道阴性杆菌对青霉素、铜绿假单胞杆菌对氨苄西林，以及链球菌属对庆大霉素均属天然耐药。获得耐药是指细菌在接触抗生素后，通过某种机制，产生不被药物杀灭的抵抗力。获得耐药性大多由质粒介导，但也可由染色体介导。获得耐药性随着许多新抗生素的不断开发和应用变得越来越复杂。这种耐药病原体的传代、扩散及不断变异形成高度多重耐药。

细菌对抗生素的获得耐药性机制包括：产生降解抗生素的酶或钝化酶改变抗生素的结构；改变抗生素发挥作用的靶位蛋白的构型，使之不能识别；细胞膜屏障与主动流出机制。

（一）产生降解抗生素的酶或钝化酶改变抗生素的结构

细菌通过合成及释放灭活酶或钝化酶机制产生耐药性。其中尤以 β - 内酰胺酶引起的耐药性最为重要。

1. 产生 β – 内酰胺酶　是多数致病菌对 β - 内酰胺类抗生素产生耐药的主要机制。该酶破坏 β - 内酰胺环，使抗生素失活。革兰阳性菌中的金黄色葡萄球菌的耐药菌株能产生 β - 内酰胺酶（以青霉素酶为主）。革兰阴性菌所产生的 β - 内酰胺酶在革兰阴性杆菌耐药性的产生中占重要地位。β - 内酰胺酶可分为染色体介导酶和质粒介导酶两种。前者如头孢菌素酶、头孢呋辛酶和广谱酶等。近年来陆续分离的质粒介导酶已近 30 种，其中以 TEM-1 最为常见。随着 β - 内酰胺酶类抗生素新品种的临床应用，新的 β - 内酰胺酶也不断产生。这些酶常在革兰阴性杆菌中由染色体基因编码。阴沟肠杆菌、弗氏柠檬酸杆菌、黏质沙雷菌和铜绿假单胞菌等细菌均能很容易地在 *ampc* 基因调节下突变形成变异株，产生多种大量的 β - 内酰胺酶。

近年报道的超广谱 β - 内酰胺酶（ESBL）系主要由肠杆菌（以大肠杆菌和克雷伯杆菌为代表）的 β - 内酰胺酶基因经过点突变而编码的新的 β - 内酰胺酶。ESBL 至少有 40 余种。它们由质粒介导，易于传播，可水解所有青霉素类、头孢菌素类、单酰胺类甚至氨基糖苷类抗生素，产生耐药性。但这些细菌对碳青霉烯类和头霉素类抗生素仍敏感。有报道临床大量使用第三代头孢菌素容易诱发 ESBL 菌株的暴发流行，因此应严格限制第三代头孢菌素的使用。

碳青霉烯类抗生素，如亚胺培南及美罗培南，是产超广谱 - 内酰胺酶，以及高产 AmpC 酶肠杆菌科细菌感染治疗最有效的药物。但是，近年发现的 KPC（klebsiella pneumoniae carbapenemase，KPC）型碳青霉烯酶的产生是目前引起肠杆菌科细菌对碳青霉烯类抗生素耐药的主要原因。KPC 酶在肠杆菌科细菌中发现最多，但最近在铜绿假单胞菌、荧光假单胞菌和鲍曼不动杆菌等非发酵细菌中也发现了该酶。产 KPC 型碳青霉烯酶细菌在全世界范围内的快速流行令人担忧，且极易以克隆播撒的方式快速传播。因此，合理选择抗菌药物治疗方案及有效地控制院内感染极为重要。

近年发现了能过量产生 TEM 和 SHV 型 β - 内酰胺酶的细菌，如嗜麦芽黄单胞菌。某些其他细菌能产生含锌的 β - 内酰胺酶，该酶又称为金属酶。金属酶能破坏多种青霉素，甚至能破坏碳青霉烯类。目前，除了金属螯合剂外，未发现对金属酶有抑制作用的药物，因此产金属酶菌株的感染在治疗上尚属空白。针对病原菌产生 β - 内酰胺酶的耐药机制，目前在药物治疗与临床应用方面有如下进展：与 β - 内酰胺酶抑制剂联合应用，如特异性 β - 内酰胺酶抑制剂能抑制耐药菌株产生的 β - 内酰胺酶。由棒状链霉菌产生的克拉维酸，只有微弱的抗微生物活性，但对细菌产生的许多 β - 内酰胺酶均有强大的抑制作用。克拉维酸能抑制金葡菌产生的质粒介导的 TEM 和 SHV 型 β - 内酰胺酶、脆弱拟杆菌染色体介导的Ⅳ型 β - 内酰胺酶等，但对革兰阴性杆菌染色体介导的Ⅰ型 β - 内酰胺酶没有特异性抑制作用。近年来，又有新的 β - 内酰胺酶抑制剂问世，如舒巴坦、三唑巴坦。它们是 β - 内酰胺酶自杀性抑制剂。常用的 β - 内酰胺酶抑制剂与 β - 内酰胺类抗生素的联合制剂有阿莫西林 / 克拉维酸、替卡西林 / 克拉维酸、氨苄西林 / 舒巴坦、头孢哌酮 / 舒巴坦和哌拉西林 / 他唑巴坦。

（1）与脱氢肽酶抑制剂联合应用　哺乳动物细胞产生的肾脱氢肽酶（DHP-1）有水解亚胺培南的作用，西司他丁钠盐可阻断 DHP-1 的水解作用。亚胺培南与西司他丁钠盐的联合制剂，可避免亚胺培南在肾脏的代谢。

（2）耐 β - 内酰胺酶的抗生素通过改变青霉素的侧链，从化合物分子结构上加以改进，以增强其抗 β - 内酰胺酶水解的能力。例如，甲氧西林、苯唑西林、双氯西林等均能对抗金黄色葡萄球菌产生的青霉素酶；又如，羧苄西林具有抗 I 型染色体介导的产 β - 内酰胺酶的铜绿假单胞菌活性。头孢菌素类抗生素如头孢西丁、头孢替坦、拉氧头孢钠及碳青霉烯类抗生素如亚胺培南等对许多 β - 内酰胺酶稳定。但这种稳定是相对的，嗜麦芽黄单胞菌、气单胞菌和脆弱拟杆菌产生的 β - 内酰胺酶均能破坏碳青霉烯类抗生素。

2. 钝化酶的作用

（1）现已发现针对氨基糖苷类抗生素的钝化酶有 20 余种。常见的氨基糖苷类钝化酶，如乙酰化酶（AAC）、磷酸化酶、腺苷化酶（AAD），能将氨基糖苷类抗生素的游离氨基乙酰化，将游离羟基磷酸化、核苷化，使药物既不易进入菌体内，也不易与细菌内靶位（核糖体 30S 亚基）结合，从而失去抑制蛋白质合成的能力。

（2）对氯霉素的耐药性主要是由于质粒编码的乙酰基转移酶所致。某些金黄色葡萄球菌、表皮葡萄球菌、D 组链球菌和肺炎链球菌，以及革兰阴性菌如流感嗜血菌均可产生此酶。该酶可使氯霉素转化为无抗感染活性的代谢物。

（3）红霉素耐药基因 *enmAM* 位于转座子 Tnl1545 上，与葡萄球菌、链球菌编码 RNA 甲基酶的基因密切相关，能使 23S 核糖体 RNA 改变，对红霉素的亲和力降低。这是对大环内酯类和林可霉素类抗生素产生耐药的共同机制。

（二）改变抗生素发挥作用的靶位蛋白构型

细菌改变抗生素靶位蛋白构型的方式有 3 种：改变靶位蛋白与抗生素的亲和力，使抗生素难以与之结合；增加靶蛋白数量，使未结合的靶蛋白仍能维持细菌的正常形态与功能；产生敏感菌所没有的新的靶位蛋白对抗生素产生耐药性。β - 内酰胺类抗生素杀菌作用的靶位是青霉素结合蛋白（PBP）。PBP 与细菌的形态和功能有关，为维持细菌生命所必须，在细菌生长繁殖过程中起重要作用。β - 内酰胺类抗生素与细菌内膜 PBP 结合，可改变细菌的形态与功能，引起细菌死亡，这是其抗感染作用的重要机制之一。耐药菌株的 PBP 与 β - 内酰胺类抗生素的亲和力下降，因而出现耐药。由 PBP 介导的耐药性在革兰阳性菌中比革兰阴性菌更常见，其中最常见的是耐甲氧西林金黄色葡萄球菌（MRSA）。耐药性一旦出现，同源的 PBP 染色体基因可部分转移到相关的菌株，在细菌中快速扩散（克隆扩散）而造成严重耐药问题。消除 PBP 介导耐药性的途径包括：寻找 MRSA 的 PBP 快速扩散抑制剂；改造现有抗生素结构，以及应用 β - 内酰胺酶类抗生素的混合物攻击不同的 PBP 以达到杀伤细菌的目的。

（三）细胞膜屏障与主动流出机制

1. 细胞膜屏障机制　细胞膜和细胞壁构成细菌的防御屏障。细菌可通过改变细菌外膜孔蛋白的组成或数量改变其通透性，从而增强外膜的屏障机制。革兰阴性菌细胞通过改变细菌细胞膜蛋白，降低其通透性，提高细胞膜屏障功能，阻碍抗生素进入菌体细胞内，减少抗生素吸收。多数革兰阴性菌在通过外膜屏障对抗感染药物产生不同程度的耐药性同时，也产生 β - 内酰胺酶，此酶与耐药菌的细胞膜屏障机制可产生明显的协同作用，进一步增强耐药性。例如，铜绿假单胞菌对 β - 内酰胺类抗生素耐药，一般认为就是由于细胞膜通透性下降及 β - 内酰胺酶活性增强的协同作用所致。另外，铜绿假单胞菌的多重耐药性（MDR）也是细胞膜屏障机制与多重主动流出机制共同存在的结果。

2. 主动流出（active efflux）机制 细菌体内存在多种主动排出系统。该系统由细菌细胞膜上的蛋白质构成，通过主动转运机制将不同结构的抗生素排出菌体细胞。具有主动流出机制的致病菌有大肠杆菌、金黄色葡萄球菌、表皮葡萄球菌、铜绿假单胞菌、空肠弯曲杆菌等。能被细菌流出机制泵出菌体外的抗感染药物有四环素类、氟喹诺酮类、大环内酯类、氯霉素及 β - 内酰胺类等。多数学者认为细菌的主动流出机制与其他耐药机制（如产生灭活酶的机制）同时存在，从而形成多重耐药性。在临床分离的耐药株中，已发现旋转酶突变与主动流出耐药机制共同存在，有多重耐药机制同时共存的菌株容易产生对药物的高度耐药。

第四节 抗感染药物在腹腔开放合并腹腔感染人群中的应用

腹腔感染应用抗感染药物的目的在于清除感染灶内细菌、减少复发的可能、尽快促进感染症状的消退。在治疗开始前，应尽可能收集脓液、穿刺液等标本送细菌涂片染色、培养和药物敏感试验，然后根据感染的部位和性质，结合当地细菌耐药情况，开始经验性治疗。

一旦获得细菌培养和药物敏感试验结果，则需调整用药，但避免盲目根据检验结果对号入座，要坚持临床为主的原则。严重感染时可在原方案基础上加用药敏报告敏感的抗感染药。

一、经验性治疗的时机

一旦怀疑腹腔感染，在诊断明确及培养结果出来前就应当开始抗生素治疗。腹腔感染抗感染治疗的目的在于消除致病微生物，防止复发及缩短病程。感染性的致病微生物可以造成外科手术伤口的严重污染，在手术前即开始有效的抗感染治疗是十分重要的，这样可以防止手术部位的继发感染。

抗生素应当在液体复苏完成后给予，这样脏器可以保证足够的灌注，药物在体内可以更好的分布。特别在应用氨基糖苷类抗生素时，肾灌注较差时可以加重药物的肾脏毒性。

二、经验性抗感染方案的选择

源于胃、十二指肠、胆道系统及小肠近端的感染可由革兰阳性菌、革兰阴性菌需氧菌及兼性致病菌引起。小肠末端穿孔造成的感染可由革兰阴性兼性厌氧菌引起。这种类型的穿孔常发展成局限性脓肿，只有在脓肿破裂后才形成腹膜炎，常见的厌氧菌有脆弱类杆菌。源于结肠病变的腹腔感染可由专性及兼性厌氧菌引起，常见致病菌为链球菌及肠球菌。目前最常见的革兰阴性兼性厌氧菌为大肠杆菌。经验性治疗社区获得性腹腔感染应针对肠道的革兰阴性兼性厌氧菌及对内酰胺酶敏感的革兰阳性菌。源于小肠末端、结肠及胃肠道穿孔的感染应选用对抗兼性厌氧菌的抗生素。

几种针对革兰阴性菌的广谱抗生素临床研究证实有效，但对于社区获得性感染的患者来说是不利的，不合理的应用这些药物会导致耐药性的发生。特别是那些用于重症监护室的院内感染的药物，不应被常规的用于治疗社区获得性感染。

抗感染谱较窄的药物，如氨苄西林/舒巴坦、头孢唑啉或头孢呋辛/甲硝唑、替卡西林/克拉维酸、厄他培南，与价格较高、抗感染谱更广、毒性更大的抗革兰阴性菌的抗生素相比，更适合轻到中度社区获得性感染的患者。

氨基糖苷类药物治疗的范围相对较窄，且伴有耳毒性及肾毒性。因为有毒副作用较小且疗效相似的药物可选，氨基糖苷类药物不推荐常规治疗社区获得性腹腔感染。这些药物可用于对内酰胺类药物过敏的患者。结合当地院感培养的菌株类型，氨基糖苷类抗生素可作为医院相关性腹腔感染的经验性治疗的首选用药，氨基糖苷类药物的个体化给药对于腹腔感染的患者而言，是最佳的治疗方案。头孢唑啉或头孢呋辛不推荐使用，因为已发现脆弱类杆菌对这些药物产生了耐药性。对于脆弱杆菌感染而言，应用已反复证实有细菌耐药的药物治疗，效果不佳。

三、抗感染疗程

确定感染的抗感染治疗应当持续到感染的临床征候消失，包括体温、白细胞计数、降钙素原、白介素-6及消化道功能恢复正常。在结束抗感染治疗时已无感染临床症状的患者，随后治疗失败的危险较低。对于治疗5～7天后，腹腔感染的临床症状仍持续或周期性出现的患者而言，应当重新诊断，包括进一步CT或超声检查。对于持续或周期性腹腔感染的患者来说，需要额外的介入治疗来控制感染源。若患者有持续的临床症状，但经过仔细检查后并未发现新的或持续的感染证据，需要终止抗感染治疗。

四、抗真菌治疗指征

20%的胃肠道急性穿孔患者可以分离到白假丝酵母菌或其他类真菌。只要真菌感染痊愈，就可以不用抗真菌药物，除非患者近期因肿瘤、脏器移植接受免疫抑制治疗或合并炎症、手术后或复发的腹腔感染。

只有假丝酵母菌感染明确，才需要采取针对假丝酵母菌的抗感染治疗。如果白色假丝酵母菌感染明确，氟康唑是最合适的选择。对于氟康唑耐药的菌株感染，治疗宜选用两性霉素B、卡泊芬净或伏立康唑。后两种药物与两性霉素B相比毒性较小，但有明确的肾功能损害。

五、抗肠球菌感染指征

社区获得性腹腔感染的患者经常分离出肠球菌，但是没有一项研究证实某种药物在治疗肠球菌感染方面有优势。因此，对于社区获得性腹腔感染的患者来说，不需要常规抗肠球菌感染。医院获得性感染的患者需要给予针对肠球菌的抗感染治疗。应根据药敏试验选用合适的抗感染药物。

六、高危人群

预后较差的腹膜感染患者不仅死亡率高，感染复发的可能性也大。此类高危患者的共同特征可包括较高的 APACHE Ⅱ分值、营养状态差、严重的心血管疾病及不能有效控制的感染源。同样的，因器官移植、肿瘤或炎症接受药物治疗导致免疫抑制的患者，应当接受更广谱的抗感染治疗。其他急、慢性病的患者或许同样存在免疫抑制情况，对于这些患者而言，可以应用抗感染谱更广的药物，包括亚胺培南 - 西司他丁、美洛培南、哌拉西林 / 他唑巴坦、环丙沙星加甲硝唑、三代 / 四代头孢类加甲硝唑。术前等待时间及抗感染治疗时间（12 天）延长是抗感染失败导致感染复发的重要因素，同时意味着对经验性抗感染药物产生耐药或许是感染的原因。这些患者应当按院内感染来处理。

第五节　抗感染药物在特殊人群中的应用

患者的病理、生理及免疫状况可影响药物的作用，即使同一种抗感染药物在不同的患者体内，其吸收、分布、代谢与排泄过程也有差异，在选用时应予重视。特别是对特殊人群，用药需遵循个体化原则。

一、肾功能减退患者抗感染药物的应用

（一）基本原则

许多抗感染药物在人体内主要经肾排出，而某些抗感染药物具有肾毒性，肾功能减退的感染患者应用抗感染药物的原则如下。

（1）尽量避免使用肾毒性抗感染药物，确有应用指征时，必须调整给药方案。

（2）根据感染的严重程度、病原菌种类及药敏试验结果等选用无肾毒性或肾毒性低的抗感染药物。

（3）根据患者肾功能减退程度，以及抗感染药物在人体内排出途径调整给药剂量及方法。

（二）抗感染药物的选用及给药方案调整

根据抗感染药物体内过程特点及其肾毒性，肾功能减退时抗感染药物的选用有以下几种情况（表 15-3）。

（1）主要由肝胆系统排泄或由肝脏代谢，或经肾脏和肝胆系统同时排出的抗感染药物用于肾功能减退者，维持原治疗量或剂量略减。

（2）主要经肾排泄，药物本身并无肾毒性，或仅有轻度肾毒性的抗感染药物，肾功能减退者可应用，但剂量需适当调整。

（3）肾毒性抗感染药物避免用于肾功能减退者，如确有指征使用该类药物时，需进行血药浓度监测，据以调整给药方案，达到个体化给药；也可按照肾功能减退程度（以内生肌酐清除率为准）减量给药，疗程中需严密监测患者肾功能。

表 15-3　肾功能减退感染患者抗感染药物的应用

抗感染药物					肾功能减退时的应用
红霉素、阿奇 霉素等大环 内酯类 利福平 克林霉素 多西环素	氨苄西林 阿莫西林 哌拉西林 美洛西林 苯唑西林	头孢哌酮 头孢曲松 头孢噻肟 头孢哌酮/舒巴坦	氨苄西林/舒巴坦 阿莫西林/克拉维酸 替卡西林/克拉维酸 哌拉西林/三唑巴坦	氯霉素 两性霉素 B 异烟肼 甲硝唑 伊曲康唑口服液	可应用，按原治 疗量或略减量
青霉素 羧苄西林 阿洛西林 头孢唑啉 头孢噻吩	头孢氨苄 头孢拉定 头孢呋辛 头孢西丁 头孢他啶	头孢唑肟 头孢吡肟 氨曲南 亚胺培南/西司他丁 美罗培南	氧氟沙星 左氧氟沙星 加替沙星 环丙沙星	磺胺甲噁唑 甲氧苄啶 氟康唑 吡嗪酰胺	可应用，治疗量 需减少
庆大霉素 妥布霉素 奈替米星 阿米卡星 卡那霉素 链霉素	万古霉素 去甲万古霉素 替考拉宁 氟胞嘧啶 伊曲康唑静脉 注射剂				避免使用，确有 指征应用者调 整给药方案*
四环素 土霉素	呋喃妥因 萘啶酸	特比萘芬			不宜选用

*需进行血药浓度监测，或按内生肌酐清除率（也可自血肌酐值计算获得）调整给药剂量或给药间期。

二、肝功能减退患者抗感染药物的应用

肝功能减退时抗感染药物的选用及剂量调整需要考虑肝功能减退对该类药物体内过程的影响程度，以及肝功能减退时该类药物及其代谢物发生毒性反应的可能性。由于药物在肝脏代谢过程复杂，不少药物的体内代谢过程尚未完全阐明，根据现有资料，肝功能减退时抗感染药物的应用有以下几种情况（表 15-4）。

（1）主要由肝脏清除的药物，肝功能减退时清除明显减少，但并无明显毒性反应发生，肝病时仍可正常应用，但需谨慎，必要时减量给药，治疗过程中需严密监测肝功能。红霉素等大环内酯类（不包括酯化物）、林可霉素、克林霉素属此类。

（2）药物主要经肝脏或有相当量经肝脏清除或代谢，肝功能减退时清除减少，并可导致毒性反应的发生，肝功能减退患者应避免使用此类药物，氯霉素、利福平、红霉素酯化物等属此类。

（3）药物经肝、肾两途径清除，肝功能减退者药物清除减少，血药浓度升高，同时有肾功能减退的患者血药浓度升高尤为明显，但药物本身的毒性不大。严重肝病患者，尤其肝、肾功能同时减退的患者在使用此类药物时需减量应用。经肾、肝两途径排出

的青霉素类、头孢菌素类均属此种情况。

（4）药物主要由肾排泄，肝功能减退者不需调整剂量。氨基糖苷类抗生素属此类。

表 15-4　肝功能减退感染患者抗感染药物的应用

抗感染药物				肝功能减退时的应用
青霉素 头孢唑啉 头孢他啶	庆大霉素 妥布霉素 阿米卡星等氨基糖苷类	万古霉素 去甲万古霉素 多黏菌素	氧氟沙星 左氧氟沙星 环丙沙星 诺氟沙星	按原治疗量应用
哌拉西林 阿洛西林 美洛西林 羧苄西林	头孢噻吩 头孢噻肟 头孢曲松 头孢哌酮	红霉素 克林霉素	甲硝唑 氟罗沙星 氟胞嘧啶 伊曲康唑	严重肝病时减量慎用
林可霉素	培氟沙星	*异烟肼		肝病时减量使用
红霉素酯化物 四环素类 氯霉素 利福平	两性霉素 B 酮康唑 咪康唑 特比萘芬	磺胺药		肝病时避免应用

*活动性肝病时避免应用。

三、老年患者抗感染药物的应用

由于老年人组织器官呈生理性退行性变，免疫功能也减退，一旦罹患感染，在应用抗感染药物时需注意以下事项。

（一）老年人生理特点的改变影响抗感染药的药动学及药效学

老年人各脏器功能减退，血流动力学改变，尤其是与药物代谢、排泄密切相关的肝肾处于潜在性功能低下状态，其药动学与青壮年相比有许多不同，直接或间接影响药物疗效。主要表现在以下方面：

1. 吸收　老年人唾液分泌减少，口腔黏膜吸收降低，舌下给药吸收较差；胃黏膜萎缩，胃酸分泌减少，胃液 pH 升高，胃排空减慢，胃肠血流下降，胃肠蠕动减慢，药物滞留时间延长，胃肠道不良反应增加。某些抗感染药物由于胃液 pH 升高可影响口服药物的吸收而使疗效降低，如伊曲康唑、磺胺类药物、乙胺嘧啶等会因为胃液 pH 升高而吸收减少；而另一些抗感染药物如大环内酯类红霉素、青霉素类的口服药物可能会因为胃液 pH 升高而吸收增加导致血药浓度升高出现不良反应。老年人消化功能比较脆弱，很易受一些药物的干扰而出现消化功能障碍，如大环内酯类红霉素、交沙霉素等可能降低食欲，引起恶心、呕吐或腹胀、便秘、腹泻等，使本来已经衰弱的身体更加虚弱。老年患者的体力活动减少，局部血流量下降会导致肌内注射药物吸收减少。

2. 分布　随着年龄的增加，老年男性脂肪组织占总体重的比例会增加 18% ～ 33%，在老年女性中会增加 33% ～ 48%，而细胞外液和细胞内液占整个身体的含水量会减少

15%，所以影响脂溶性药和水溶性抗感染药的分布容积和消除半衰期。脂溶性较大的药物表观分布容积（V_d）增大，药物蓄积作用时间持久；水溶性较大的药物V_d减少而血药浓度升高。对于那些长期使用利尿剂的老年患者，由于细胞外液的水分减少，使血清药物浓度升高，特别是患有营养不良、严重虚弱或进行性疾病时更为明显。

3. 代谢　普通人年龄超过30岁后，每1年心排血量降低为0～1%。肝脏、肾脏和胃肠道的血流量随着年龄的增加而减少。因功能性肝细胞减少，肝P450药酶活性降低，药物代谢效能下降，对少数需经肝脏转化才具活性的药物，药效降低；肝细胞灭活能力下降，一些经肝脏代谢的药物可使血药浓度升高或消除时间延长，如在老年人中大环内酯类抗感染药物、三唑类抗真菌药的半衰期会延长。在剂量相同时，老年人比青年人更易出现毒副作用，而对于有肝脏疾病的老年人更应慎用这些药物。

4. 排泄　老年人肾脏的肾单元随年龄而减少，肾小球滤过率及肾血流量均减少50%左右。80岁以上老年人肾单元仅为青年人的1/3，肌酐清除率降至青壮年的1/3以下，因而使药物的排泄受到限制。由于老年人的肾清除率下降，一些主要经肾脏排泄的药物血清半衰期及C_{max}（或AUC）会增加，如老年人使用青霉素类、头孢菌素类抗感染药的半衰期和AUC是年轻人的1.5～5倍，因此老年人应根据肾功能调整剂量（但头孢哌酮、头孢曲松除外，这两种抗感染药主要通过肝脏代谢）；氧氟沙星和左氧氟沙星主要通过肾脏排泄的药物，其清除半衰期也延长，老年人多剂量给药会在体内蓄积，特别是年龄超过80岁和肌肉明显萎缩的非常衰弱的老年人，应该考虑调整剂量。老年人使用氨基糖苷类、糖肽类抗感染药替考拉宁、万古霉素时应根据血药浓度监测结果及肌酐清除率调整剂量，实行个体化给药。此外，老年人饮水量少也不利于药物排泄。老年人蛋白质摄入量减少，尿趋碱性，使碱性药物在碱性尿中容易再吸收，这些因素都可提高某些药物在血浆中的浓度和延长半衰期，从而出现药物的蓄积、超量反应和毒副作用。

老年患者肾功能下降，在使用抗感染药时根据老年患者的肌酐清除率相应的调整剂量，可有效地减少不良反应，一项抗感染药剂量调整的研究显示，1044名住院患者（＞80岁）在使用抗感染药时，34%的患者剂量调整不正确，其中三代头孢菌素和庆大霉素剂量调整不正确性分别占50%和65%。特别是＞85岁的老年患者，在使用抗感染药时均应调整剂量实行个体化给药。

5. 药物耐受性　老年人由于肝肾功能减退影响药物在体内的吸收、代谢和排泄，改变了机体对药物的反应性和耐受性。老年人对药物耐受性趋向降低，女性比男性更显著。如氧氟沙星、司帕沙星及氟罗沙星等中枢神经系统的失眠、烦躁不安等不良反应发生率及严重程度均较年轻人明显；老年人神经系统易受损且恢复能力差；如对氨基糖苷类药物（庆大霉素、阿米卡星、卡那霉素）更加敏感，对第八对脑神经的损害更为突出，听力损害等毒副作用发生率比年轻人高3倍。

（二）老年人感染性疾病的临床特点

老年人免疫功能下降，感染发病率明显高于青壮年。由于脏器生理功能老化，一旦发生感染，如果未能及时正确治疗，病情将迅速恶化，严重者难以渡过应激状态，易发生多脏器功能衰竭致死，必须加深认识。

1. 常驻菌群变化与自源性感染增多 老年人口腔和咽部常驻菌中 α-链球菌及 γ-链球菌减少，对外来细菌抵抗定植能力减弱，常表现为肠道革兰阴性杆菌在咽部，甚至整个上呼吸道定植，故老年社区获得性肺炎和 COPD 患者急性感染时，其致病菌不是年轻人常见的革兰阳性球菌，而是革兰阴性杆菌。高龄老人吞咽及咳嗽反射削弱，误吸引起的吸入性肺炎，常为需氧及厌氧菌混合感染，故选择经验性抗感染药物与年轻人不同。老年人肠腔菌群中的双歧杆菌减少，甚至消失，而产气荚膜梭状杆菌、乳杆菌、类杆菌和肠杆菌增多，造成肠功能紊乱，表现腹泻和便秘。治疗这类腹泻，抗感染药物无效，口服双歧杆菌活菌胶囊有效。老年人不适当应用抗感染药物极易引起抗感染药物相关性腹泻。此时，需停用原用抗感染药物，警惕难辨梭状杆菌引起的感染性腹泻。老年人感染的致病菌，与非老年人相比，条件致病菌、弱毒力细菌和肠道革兰阴性杆菌所占比例明显增高。在住院患者中，特别是重症监护病房，老年患者常是多重耐药菌的攻击对象。随着老年人器官萎缩，退化的皮肤黏膜屏障功能衰退，各种管道（呼吸道、泌尿道、胃肠道和胆道）内常驻菌群变化等原因，病原菌可通过黏膜屏障进入血液至身体其他部位，因为其病原体来自宿主体内，故称为内源性感染。例如，原有的陈旧肺结核病灶，当机体免疫功能下降时，可再次活动，并可迁移至其他器官，这也是老年肺结核发病率居高不降的原因之一。

2. 老年感染的特征

（1）老年人感染性疾病常与非感染性疾病同时并存，故常同时出现一个或多个脏器功能性或器质性病变，使临床症状及体征复杂化，造成诊断及鉴别诊断困难。例如，肺炎患者的主诉不是呼吸系统症状，肺部感染诱发的心力衰竭表现却为肺炎的首发症状。败血症患者没有高热，神智精神改变可成为家属发现的主要表现，极易延误诊断及治疗。

（2）老年人感染性疾病的临床症状及经过不典型，常缺少有诊断意义的主诉和体征，个体差异较大，易造成漏诊和误诊。如发热是感染的基本症状，但老年人体温调节功能差，感染时可无高热，甚至不发热，或发热时无发热感觉；肺炎时可无明显的咳嗽咳痰，老年性肺气肿患者肺炎时，肺气肿体征可掩盖肺实变体征和 X 线胸片实变征象；泌尿系感染在老年人感染性疾病中，发病率仅次于呼吸道感染，位居老年感染中的第二位，男性因前列腺增生继发感染或前列腺炎，女性因雌激素水平降低和下尿道 pH 改变，感染率均显著高于非老年人。泌尿系感染的症状常不典型，有尿路刺激症状者仅占总病例数的 1/3，易造成漏诊；胆道感染的临床症状轻重不一，以上腹部隐匿性不适病例占多数，胆囊萎缩者多于肿大者，伴有肝功能异常时，常误诊为肝炎；自从广泛应用血管留置导管，心导管等介入性操作以来，细菌和真菌引起的败血症和感染性心内膜炎也不少见，老年人败血症的临床表现与非老年人不同，可无高热和毒血症状，需依靠血培养确诊，心内膜炎时很少出现典型的心脏杂音、皮肤黏膜瘀点、瘀斑和 Oslers 结节等小血管栓塞征和脾大也很少见，但大于 2mm 的心内膜赘生物即可通过超声心动图证实。

老年人感染时，白细胞总数和中性粒细胞核左移者不过半数，但C反应蛋白（CRP）阳性和血沉增快者占 2/3 左右，鉴于老年感染时临床表现很不典型，需要医生更加耐心追问病史，仔细查体，根据资料，做必要的辅助检查，争取早日确诊。

3. 多种药物联合治疗时，应注意其相互作用　大多数老年人往往身患多种疾病，如慢性心功能不全、糖尿病、青光眼、抑郁、高脂血症、高血压、失眠、骨关节炎等，需多种药物联合治疗，因此老年人的合并用药比年青患者常见而且品种多，且这种趋势还在增加。有报道，合用 1～5 种药时，药物不良反应（ADR）发生率为 18.6%，5 种以上的药物联合使用时，ADR 的发生率升至 81.4%。一项回顾性研究表明，在急诊就诊的老年人（≥ 65 岁）中 10.6% 的就诊者是由于药物不良反应。当用药数超过 5 个时，其不良反应的发生率最常见，而抗感染药是用药频率最高的一类药物，其不良反应的发生率占所有药物不良反应的 16.7%。合并用药最大的危险是药物有害的相互作用，其结果是导致直接或间接的药物不良反应。最新的一项研究表明，维拉帕米或地尔硫䓬与琥乙红霉素合用时，心脏猝死的发病率可增加 5 倍。

四、新生儿患者抗感染药物的应用

新生儿期一些重要器官尚未完全发育成熟，在此期间其生长发育随日龄增加而迅速变化，因此新生儿感染使用抗感染药物时需注意以下事项。

（1）新生儿期肝、肾均未发育成熟，肝酶的分泌不足或缺乏，肾清除功能较差，因此新生儿感染时应避免应用毒性大的抗感染药物，包括主要经肾排泄的氨基糖苷类、万古霉素、去甲万古霉素等，以及主要经肝代谢的氯霉素。确有应用指征时，必须进行血药浓度监测，据此调整给药方案，个体化给药，以确保治疗安全有效。不能进行血药浓度监测者，不可选用上述药物。

（2）新生儿期避免应用或禁用可能发生严重不良反应的抗感染药物。可影响新生儿生长发育的四环素类、喹诺酮类禁用，可导致脑性胆红素脑病及溶血性贫血的磺胺类药和呋喃类药避免应用。

（3）新生儿期由于肾功能尚不完善，主要经肾排出的青霉素类、头孢菌素类等 β-内酰胺类药物需减量应用，以防止药物在体内蓄积导致严重中枢神经系统毒性反应的发生。

（4）新生儿的体重和组织器官日益成熟，抗感染药物在新生儿的药代动力学亦随日龄增长而变化，因此使用抗感染药物时应按日龄调整给药方案。

五、小儿患者抗感染药物的应用

小儿患者在应用抗感染药物时应注意以下几点：

（1）氨基糖苷类抗生素：有明显耳、肾毒性，小儿患者应尽量避免应用。临床有明确应用指征且又无其他毒性低的抗感染药物可供选用时，方可选用该类药物，并在治疗过程中严密观察不良反应。有条件者应进行血药浓度监测，根据其结果个体化给药。

（2）万古霉素和去甲万古霉素：该类药也有一定肾、耳毒性，小儿患者仅在有明确指征时方可选用。在治疗过程中应严密观察不良反应，并应进行血药浓度监测，个体化给药。

（3）四环素类抗生素：可导致牙齿黄染及牙釉质发育不良。不可用于 8 岁以下小儿。

（4）喹诺酮类抗感染药：由于对骨骼发育可能产生的不良影响，该类药物避免用于 18 岁以下未成年人。

六、妊娠期和哺乳期患者抗感染药物的应用

（一）妊娠期患者抗感染药物的应用

妊娠期抗感染药物的应用需考虑药物对母体和胎儿两方面的影响（表 15-5）。

（1）对胎儿有致畸或明显毒性作用者，如四环素类、喹诺酮类等，妊娠期避免应用。

（2）对母体和胎儿均有毒性作用者，如氨基糖苷类、万古霉素、去甲万古霉素等，妊娠期避免应用；确有应用指征时，须在血药浓度监测下使用，以保证用药安全有效。

（3）药毒性低，对胎儿及母体均无明显影响，也无致畸作用者，妊娠期感染时可选用。青霉素类、头孢菌素类等 β - 内酰胺类和磷霉素等均属此种情况。

美国食品药品管理局（FDA）按照药物在妊娠期应用时的危险性分为 A、B、C、D 及 X 类，可供药物选用时参考（表 15-6）。

（二）哺乳期患者抗感染药物的应用

（1）哺乳期患者接受抗感染药物后，药物可自乳汁分泌，通常母乳中药物含量不高，不超过哺乳期患者每日用药量的 1%；少数药物乳汁中分泌量较高，如氟喹诺酮类、四环素类、大环内酯类、氯霉素、磺胺甲噁唑、甲氧苄啶、甲硝唑等。青霉素类、头孢菌素类等 β - 内酰胺类和氨基糖苷类等在乳汁中含量低。然而无论乳汁中药物浓度如何，均存在对乳儿潜在的影响，并可能出现不良反应，如氨基糖苷类抗生素可导致乳儿听力减退，氯霉素可致乳儿骨髓抑制，磺胺甲噁唑等可致胆红素脑病、溶血性贫血，四环素类可致乳齿黄染，青霉素类可致过敏反应等。因此治疗哺乳期患者时应避免选用氨基糖苷类、喹诺酮类、四环素类、氯霉素、磺胺药等。哺乳期患者应用任何抗感染药物时，均宜暂停哺乳。

表 15-5　新生儿应用抗感染药物后可能发生的不良反应

抗感染药物	不良反应	发生机制
氯霉素	灰婴综合征	肝酶不足，氯霉素与其结合减少，肾排泄功能差，使血游离氯霉素浓度升高
磺胺药	脑红素脑病	磺胺药替代胆红素与蛋白的结合位置
喹诺酮类	软骨损害（动物）	不明
四环素类	齿及骨骼发育不良，牙齿黄染	药物与钙络合沉积在牙齿和骨骼中
氨基糖苷类	肾、耳毒性	肾清除能力差，药物浓度个体差异大，致血药浓度升高
万古霉素	肾、耳毒性	同氨基糖苷类
磺胺药及呋喃类	溶血性贫血	新生儿红细胞中缺乏葡萄糖 -6- 磷酸脱氢酶

（2）妊娠期患者接受氨基糖苷类、万古霉素、去甲万古霉素、氯霉素、磺胺药、氟胞嘧啶时必须进行血药浓度监测，据以调整给药方案。

综上所述，合理应用抗感染药物既要依据不同抗感染药物的抗感染谱、使用方法与剂量，以及其在体内的药代动力学特点，并注意结合药敏试验结果，又要考虑患者

生理病理的具体状况。合理应用抗感染药,功在当代,利在千秋。

表 15-6 抗微生物药在妊娠期应用时的危险性分类

FDA 分类	抗微生物药			
A. 在孕妇中研究证实无危险性				
B. 动物中研究无危险性,但人类研究资料不充分,或对动物有毒性,但人类研究无危险性	青霉素类	红霉素	两性霉素 B	甲硝唑
	头孢菌素类	阿奇霉素	特比萘芬	呋喃妥因
	青霉素类+ β-内酰胺酶抑制剂	克林霉素	利福布丁	氨曲南
	磷霉素	乙胺丁醇	美罗培南	厄他培南
C. 动物研究显示毒性,人体研究资料不充分,但用药时可能患者的受益大于危险性	亚胺培南/西司他丁	氟康唑	磺胺药/甲氧苄啶	乙胺嘧啶
	氯霉素	伊曲康唑	异烟肼	利福平
	克拉霉素	酮康唑	利奈唑胺	
X. 对人类致畸,危险性大于受益	奎宁	乙硫异烟胺	利巴韦林	氟喹诺酮类

　　注:妊娠期感染时用药可参考表中分类,以及用药后患者的受益程度及可能的风险,充分权衡后决定。

　　A 类:妊娠期患者可安全使用;B 类:有明确指征时慎用;C 类:在确有应用指征时,充分权衡利弊决定是否选用;X 类:禁用。

(吴秀文)

参 考 文 献

王怀良 . 2004. 临床药理学 . 北京 : 高等教育出版社 .

Marshall JC. 2004. Intra-abdominal infections. Microbes and Infection, 6(11): 1015-1025.

Mazuski JE, Solomkin JS. 2009. Intra-abdominal infections. Surgical Clinics of North America, 89(2): 421-437.

Solomkin JS, Mazuski JE, Baron EJ, et al. 2003. Guidelines for the selection of anti-infective agents for complicated intra-abdominal infections. Clinical Infectious Disease, 37(8): 997-1005.

Solomkin JS, Mazuski JE, Bradley JS, et al. 2010. Diagnosis and management of complicated intra-abdominal infection in adults and children: guidelines by the Surgical Infection Society and the Infectious Diseases Society of America. Clinical Infectious Diseases, 50(2): 133-164.

第十六章　腹腔开放患者的代谢改变与营养支持

腹腔开放的治疗是腹部外科的一大挑战。该类患者由于病情特点常合并严重的腹腔感染、水和电解质紊乱、代谢紊乱及营养不良，腹腔开放本身及其并发症的复杂性导致了该类患者临床处理的困难，而随着对 ICU 重症患者的病理生理进程了解的逐渐深入，腹腔开放患者病程中的免疫、代谢及营养功能变化也成为了外科医生关注的热点。

第一节　腹腔开放与持续炎症免疫抑制分解代谢综合征

持续炎症免疫抑制分解代谢综合征（PICS）是一种近年来出现的用于解释部分危重患者病理生理进程的概念。认识外科重症患者病理生理过程及制订相应治疗措施一直都是外科学的热点话题之一。从 20 世纪 70 年代开始，随着重症医学的发展，以多器官衰竭（multiple-organ failure，MOF）、脓毒症（sepsis）、腹腔间隙综合征（abdominal compartment syndrome，ACS）为代表的一系列概念的提出加深了我们对于重症患者临床特征的理解，以全身炎症反应综合征（systemic inflammatory response syndrome，SIRS）、代偿性抗炎症反应综合征（compensatory anti-inflammatory response syndrome，CARS）为代表的概念的提出又从细胞分子水平提升了我们的认识。

目前，我们应用这一系列的概念已经可以初步的解释外科重症患者在急性期的病理生理过程，并成功应用于临床实践中。然而，仍然有一群患者的情况无法用现有的知识体系来很好地概括：如腹腔开放合并严重腹腔感染的患者。这类患者由于其病程的特殊性，其病情往往达不到晚期 MOF 的诊断标准，他们多以进行性的蛋白分解代谢、过度的脂肪消耗、营养状况极差、腹部创面愈合不佳、长期的免疫抑制及继发性感染为临床特征，通常预后不良。这些患者的存在使得我们有必要更加深入地反思和探索我们对于炎症反应这一基本概念的认识。最近，国际上有研究团队提出了持续炎症免疫抑制分解综合征（persistent inflammation and immunosuppression syndrome，PICS）这一概念来区分需要长期 ICU 监护的且预后不良的 MOF 患者。笔者结合多年来对腹腔开放的治疗经验，认为 PICS 的理念也能很好地应用于腹腔开放患者临床病理生理进程的解释当中。

一、炎症反应的认识过程与 PICS 的出现

20 世纪 70 年代，MOF 概念的提出标志着炎症反应开始有了现代意义上的认识。在那个时期，大多数的 MOF 是由于腹腔感染导致的，因此，感染被认为是 MOF 发生的原因。Polk 等也曾把 MOF 形象地描述为"不能控制的感染所导致的死亡的前奏"。到了 80 年代，随着腹腔感染诊断技术的提高、更有效的抗生素的使用、引流技术的发展，以及创伤和腹腔感染治疗理念的更新，感染导致的 MOF 患者数量逐年下降，人们也逐渐意识到，MOF 也可以继发于没有感染的创伤患者。为了描述这些没有明确的感染源

但又表现出炎症反应的患者，脓毒症（sepsis）这一概念被提出。

20 世纪 90 年代中期，腹腔间隙综合征（abdominal compartment syndrome，ACS）开始作为 MOF 的一个表现被逐渐认识到。与此同时，全身性炎症反应综合征（systemic inflammatory response syndrome，SIRS）这一概念开始被引入到脓毒症中，从细胞水平解释非感染性 MOF 的发生：即使没有感染，机体也可以通过释放内源性的调节因子，通过 Toll 样受体来刺激先天性免疫反应过程从而使得机体发生类似于感染时的反应，引起组织的损伤。

随后，SICU 中的 MOF 被进一步地细分为早期发生（early MOF）和晚期发生（late MOF）的两种形式。一次打击学说和两次打击学说都认为 SIRS 是引发早期 MOF 的关键，而 SIRS 后紧跟的一个免疫抑制的过程，被认为是导致继发性感染、晚期 MOF 发生的原因。近年来，包括"Glue Grant"，拯救脓毒症运动（Surviving Sepsis Campaign）等在内的依据循证医学而制定的指南相继出台，为脓毒症的诊治提供了一个可行的标准；但相应的，我们发现越来越多的脓毒症患者由于可控制的器官功能失调而需要长期的 ICU 监护。在这样的形势下，原有的概念已经不能够满足理论和实践的需要，由此，PICS 概念的提出成为对于炎症反应认识的必然趋势。

二、SIRS、CARS、PICS 与腹腔开放之间的联系

作为一对经典的概念，SIRS 和 CARS 也可以应用于解释 PICS 的发生。在 20 世纪，随着包括 IL-1、TNF-α 在内的促炎因子的发现，SIRS 的概念被提出。早期发生的先天性免疫反应功能紊乱被认为是脓毒症致死的原因。过量表达的促炎因子、多形核细胞的激活、内皮损伤，灌注不足和组织损伤都参与了引发早期 MOF 的过程。这一过程是由于病原相关分子受体（pathogen-associated molecular patterns，PAMPS）或损伤相关分子受体（damage-associated molecular patterns，DAPMS）与相应的配体结合，通过启动 TLR 或 NOD 信号通路，大规模的启动早期反应基因的表达和激活 NF-κ 信号通路来实现的。

与此同时，人们也逐渐开始认识到，脓毒症的过程不仅和炎症反应有关，也和免疫功能的丧失有关。与 SIRS 相对，CARS 这一概念也被提了出来。CARS 的分子生物学特征为体循环中包括 IL-10、IL-6 在内的抗炎因子，以及包括 IL-1ra、sTNFRI 在内的细胞因子配体表达增加。Christou 发现重症患者对于常见抗原可以不表现出一个延迟型的高度敏感的反应，在这些患者当中，T 细胞的增殖明显受到抑制。由此，CARS 被用来解释先天性和适应性免疫过程的缺失，包括抗原的呈递下降，巨噬细胞的功能减退，树突状细胞的凋亡和 Th1 到 Th2 细胞的表型转换等。至此，脓毒症的过程不仅表现为进行性的炎症反应，还表现为多种适应性免疫功能的缺失这一观点被广泛的接受。严重创伤和脓毒症患者预后较差的主要原因也可以归结于 SIRS 和 CARS 过程。

随着研究的深入，CARS 过程作为 SIRS 反应的一个补偿现象这一说法受到普遍的质疑。在一些脓毒症的模型当中，阻断早期的促炎反应对于抗炎反应或适应性免疫的抑制都没有作用。受到质疑和反思的还有 CARS 发生于 SIRS 之后这一理念。Osuchowski 等首先报道了在由细菌引起的脓毒症模型中，抗炎因子和促炎因子可以同时产生这一现象。也有研究从基因组层面发现严重创伤的患者体内与 T 细胞反应及抗

原呈递相关的基因表达下调，抗炎基因和促炎基因的表达均被上调。据此，Glue Grant 提出了一个新的模型来取代传统的 SIRS-CARS 理论，在这一模型中，两个过程可以同时发生。这也就意味着，炎症反应与免疫抑制可以同时表现在一个患者上。此外，传统的 SIRS-CARS 理论还认为早期发生的促炎反应会随着 CARS 过程的发展而被终止。实验表明，免疫抑制的重症患者，炎症是持续的，但随着时间的进展会逐渐减弱。持续的炎症反应以血浆 IL-6 上升，持续的急性期反应、中性粒细胞增加、幼稚粒细胞增加、贫血、淋巴细胞减少、心动过速等为特征。虽然这些患者免疫系统被严重抑制，但是炎症反应仍然在继续，这也意味着 PICS 可以应用目前被普遍接受的理论加以解释。更为重要的是，这个过程需要由脂肪和蛋白质分解所产生的能量。如果没有强有力的能力供给，持续的分解代谢会导致继发的脂肪减少，更加加重了机体功能的紊乱。

伴随着重症医学理念的进步，腹腔开放患者的死亡率逐年下降，其并发症的治疗理念也在不断更新。MOF 的治疗策略已经由强调不同的 MOF 的表现形式过渡到防止最小的致死性表现的角度。虽然有所提高，但是初始激进性的治疗仍导致了当前患者即使不发生晚期的 MOF 也预后较差。更不幸的是，许多本来可以从 ICU 中治疗康复的患者由于各种尚不明了的原因处于持续的可控器官功能障碍、分解代谢、营养状况差、继发感染状态，使得他们不得不长期在 ICU 中，直至死亡。传统的 SIRS/CARS 理念并不能对其进行完美的解释，而 PICS 可以成功描述并解释这种现象，而且，鉴于 PICS 和晚期 MOF 在理念上的部分重叠，应用 PICS 取代晚期 MOF 这一概念成为一种可能。

三、PICS 的临床特征及其在腹腔开放治疗理念中的应用

PICS 描述的是具有下述四大特征的一类患者：①病程长；②持续的慢性炎症反应状态；③免疫抑制明显；④分解代谢旺盛。

Moore 教授提出了如下的诊断标准来判别 PICS 的患者：① ICU 住院时间大于 10 天；② C 反应蛋白 >150μg/dl；③淋巴细胞计数小于 0.8×10^9/L；④住院期间体重下降大于 10% 或 BMI 小于 18；⑤肌酐升高指数小于 80%；⑥白蛋白小于 3.0g/dl；⑦前白蛋白小于 10mg/dl；⑧维生素 A 结合蛋白小于 10μg/dl。其中，病程的长短用 ICU 住院时间来体现，免疫抑制状态和慢性炎症状态的判定依赖于 C 反应蛋白和淋巴细胞计数，其余指标用于区分不同的代谢状态。

随着技术的进步，在有条件的医院可以应用分子手段来检测重症患者是否满足 PICS 的诊断标准。ELISA 技术的应用使得评估如 IL-6、IL-10 等炎症因子水平及降钙素原（PCT）成为可能，应用流式细胞术区分细胞的亚型在 PICS 的判定中也能起到重要的作用。通过检查 HLA-DR，或 $CD14^+$ 细胞表面的 CD80/CD86 的表达可以判断细胞是否处于抑制状态。同样的，也可以检查 T 细胞的抑制分子：PD-1、CTLA-4、BTLA 和 HVEM。此外 Glue Grant 的研究使得在基因层面上的检查，以及基因表达和临床预后的关联性分析成为可能。

就目前而言，即使在腹腔开放患者中 PICS 被认识到，治疗仍然是比较困难的，成功恢复正常生理功能的患者数量极少，主要的原因在于：①早期发现 PICS 仍较困难；② PICS 发生的病理生理学机制尚不明确；③对于这一现象的治疗手段仍不明朗。每一次新概念的提出都引领着外科感染及重症医学领域理念的更新、技术的进步、学科的

发展。虽然目前 PICS 的诊断标准仍然存在争议，相应的治疗理念还没有形成，但我们相信，正如 Federic Moore 教授在文中描述的那样，阐明 PICS 仍然具有重要的意义。

第二节　正常甲状腺功能病态综合征

一般情况下，当机体受到强烈刺激时，会出现以交感神经兴奋、儿茶酚胺分泌增多和下丘脑、垂体 - 肾上腺皮质分泌增多为主的一系列神经内分泌反应，以适应强烈刺激（表 16-1）。

表 16-1　应激时激素和神经递质的变化

激素和神经递质变化	激素和递质
分泌增多	儿茶酚胺（肾上腺素、去甲肾上腺素、多巴胺）
	促肾上腺皮质激素释放因子（CRF）
	促肾上腺皮质激素（ACTH）
	糖皮质激素（肾上腺）
	β - 内啡肽、生长素、催乳素
	胰高血糖素
分泌受抑制	抗利尿激素
	肾素、血管紧张素、醛固酮
	组织激素：前列腺素、血栓素、激肽
	细胞因子：白细胞介素 -1
	胰岛素

其中，儿茶酚胺对许多激素的分泌有促进作用（表 16-2）。儿茶酚胺分泌增多是引起应激时多种激素变化的重要原因。

表 16-2　儿茶酚胺对激素分泌的作用

激素	作用	受体
ACTH	促进	β、α（？）
胰高血糖素	促进	β、α（？）
胰岛素	促进	α
生长素	促进	α
甲状腺素	促进	β
甲状旁腺素	促进	β
降钙素	促进	β
肾素	促进	β
促红细胞生成素	促进	β
胃泌素	促进	β

而我们在临床实践中发现在面对腹腔开放这一强烈的应激时，体内激素水平变化并不完全符合上述变化规律，比较常见的是甲状腺激素水平的下降，通常以 T_3 下降为主，且 TSH 并不升高。这种情况被称之为正常甲状腺功能病态综合征，或非甲状腺疾病综合征（nonthyroidal illness syndrome，NTIS）。1975 年，纽约爱因斯坦大学医学中心内

分泌研究室的 Bermudez 等发现，在 34 例无甲状腺疾病的住院患者中有 24 例（70.6%）患者血清中 T_3 水平下降，当时将这种现象称为"低 T_3 综合征（low triiodothyronine syndrome，LT_3 S）"。1978 年 Rubenfeld 将这种甲状腺功能正常患者的血清 T_3 水平减低的现象定义为："甲状腺功能正常的病态综合征"（euthyroid sick syndrome，ESS）。1997 年 Chopra 提出用非甲状腺疾病综合征（nonthyroidal illness syndrome，NTIS）来描述这一临床现象，现已基本得到共识。有文献报道，44% 危重病例伴有甲状腺激素异常，以 LT_3 S 最常见，其与患者的预后密切相关。认识和掌握 NTIS 及其所伴随的甲状腺功能检查上的变化，对于防止误诊、误治非常有必要。

甲状腺是内分泌腺体中唯一具有强大储存能力，以及能相对缓慢释放激素的腺体，甲状腺素由甲状腺分泌，是循环中主要的甲状腺激素，约占全部甲状腺激素的 92%，正常血浓度为 0.5 ～ 1 μg/L，99% 以上的 T_4 与血浆结合蛋白结合，仅 0.03% 的 T_4 处于游离状态，游离 T_4 具有代谢活性，结合蛋白上 T_4 位点可通过三碘甲状腺原氨酸树脂吸附试验间接测定。正常情况下，40% 的 T_4 于外周组织（主要为肝脏和肾脏）中在 5- 脱碘酶催化下，从外环 5- 拉脱碘转变成更具活性的三碘甲状腺原酸氨 T_3rT_3，这是 T_3 的主要来源。仅 15% ～ 20% 的 T_3 由甲状腺直接分泌。T_3 的正常血浓度为 0.01 ～ 0.02 μg/L，99% 以上与蛋白结合。T_3 的生物学活性为 T_4 的 3 ～ 5 倍；另外，约有一半的 T_4 在 5- 脱碘酶的作用下，从内环 5- 位脱碘生成 rT_3。rT_3 与 T_3 的分子结构差异甚小，但生物学活性却明显不同，仅为 T_4 的 1%。正常 rT_3 水平为 0.002 ～ 0.004 μg/L，T_3 也在 5- 脱碘酶的作用下脱碘生成不具生物活性的 T_2，这种活性可被多种药物（如糖皮质激素、胺碘酮、胆囊造影剂）和代谢改变（如饥饿、危重疾病）所抑制。

甲状腺激素的产生主要受两种机制的影响，第一是促甲状腺激素（TSH），第二是甲状腺细胞内碘水平 TSH 由前垂体分泌，血清中 T_3、T_4 水平对 TSH 的释放起负反馈调节作用。TSH 的分泌还受下丘脑的神经递质——促甲状腺激素释放激素（TRH）的刺激，通过刺激前垂体促甲状腺细胞的腺苷酸环化酶来起作用。TRH 对 TSH 的作用可以被某些抑制因素如多巴胺、生长激素抑制因子和糖皮质激素所抵消。

甲状腺激素的主要功能是维持人体的生长和发育，提高基础代谢率，增加氧的消耗，促进血红蛋白氧的解离及组织对氧的利用，影响糖类、脂肪、蛋白质代谢的中间过程。

甲状腺素是甲状腺分泌的重要激素，它有促进营养代谢、体格生长、大脑发育、完善神经和心血管功能等诸多作用。甲状腺素测定包括五项内容：血清总 T_3（TT_3）、总 T_4（TT_4）、游离 T_3（FT_3）、游离 T_4（FT_4）和 rT_3。上述指标的高低，直接反应甲状腺的功能状态，升高表示功能亢进，降低表示功能减退。由于目前国家尚没有统一的甲状腺功能正常值，患者可参照化验单上的参考值，评价自己的甲状腺功能是否正常。

由于总 T_3 和总 T_4 在妊娠、服避孕药时可增高，在接受雄激素和泼尼松治疗、肾病综合征、肝衰竭、服用苯妥英钠等药物时可减低，因此不能仅凭这两项指标的高低诊断甲亢。游离 T_3、游离 T_4 不受上述因素影响，是目前诊断甲亢、甲减最准确的化验指标。目前，多数医院将总 T_3、总 T_4、游离 T_3、游离 T_4 一起检查，目的是对一些少见病况做鉴别诊断之用。若遇到总 T_3、T_4 与游离 T_3、T_4 有矛盾时，应以游离 T_3、游离 T_4 为准。游离 T_3 在甲亢早期或甲亢复发初期较早升高，对早期诊断甲亢意义较大。游离 T_4 升高虽然晚于游离 T_3，但在甲减时最先降低，故对早期诊断甲减优于游离 T_3。95% 以上的

rT_3 由总 T_4 在周围组织代谢时脱碘形成，甲亢时与总 T_3、总 T_4 同步升降，对甲亢诊断和疗效判定有一定意义。

促甲状腺激素（TSH）由垂体产生，有促进甲状腺滤泡细胞产生总 T_3、总 T_4 的作用。TSH 的高低受甲状腺激素负反馈控制，甲亢时，TSH 降低，甲减时，TSH 升高。

一、腹腔开放患者甲状腺功能变化的常见类型

（一）低 T_3 综合征

低 T_3 综合征是危重症患者甲状腺功能异常最常见的类型，约见于70%的住院患者，表现为总 T_3 水平降低、总 T_4 正常、TSH 水平正常或降低，有时 TSH 对 TRH 刺激试验的反应极度低下，提示存在促甲状腺细胞水平的缺陷。

低 T_3 是危重疾病甲状腺激素代谢改变最早期的表现，通常在发病后24小时内出现，并随疾病严重程度增加而下降更明显。在 NTIS 的危重症患者，甲状腺 T_3 生成正常，但外周组织产生 T_3 减少，是导致血清 T_3 水平低下的根本原因。

（二）低 T_3、T_4 综合征

约50%的低 T_3 患者有 T_4 的降低，TSH 正常，以及 TSH 对 TRH 刺激试验反应正常或降低。当疾病持续存在时，可发生总 T_4 明显下降而 T_3RU 增加。总 T_4 水平是临床预后的一个最佳预测指标。在 ICU 中，约20%的患者有此综合征。

（三）高 T_4 综合征

在急性精神疾病患者，常可见总 T_4、FT_4 及游离甲状腺指数（FTI）升高，T_3 正常，TSH 正常或升高。这些患者无甲状腺肿及抗甲状腺抗体。上述实验室的异常通常是短暂的，随着疾病的恢复在数天至数周内消失。

二、NTIS 的发生机制

NTIS 可在很多临床状态下发生，如饥饿、创伤、感染、心脏疾病、肾脏疾病及肝脏疾病等。目前，有关其发病机制尚不十分明确，可能与以下机制有关。

（一）下丘脑 - 垂体 - 甲状腺轴异常

NTIS 患者的血清 TSH 浓度大都处于正常范围，这主要是由于疾病状态下垂体对外周血 T_3、T_4 的反应能力下降所致。有学者认为在中枢性甲状腺功能减退征（简称甲减）和重症疾病状态下，不仅 TSH 对甲状腺激素释放激素的应答减弱，TSH 的脉冲分泌也相对减少，从而减弱了对甲状腺的刺激。NTIS 患者的尸检中发现位于下丘脑旁室核的促甲状腺激素释放激素（thyrotropin releasing hormone，TRH）基因表达减少，认为 TRH 不仅能调节 TSH 和甲状腺激素的合成，而且是调节下丘脑 - 垂体 - 甲状腺（hypothalamus pituitary thyroid，HPT）轴设定点的关键所在。因此，目前多数学者认为 NTIS 存在 HPT 轴功能的改变。

（二）外周甲状腺激素代谢障碍

在正常人群中，20% 的 T_3 由甲状腺分泌，80% 的 T_3 由 T_4 在外周组织中经脱碘作用而生成。NTIS 患者中，甲状腺分泌 T_3 正常，但由 T_4 转化而来的 T_3 减少，以往的相关研究推测其与脱碘酶的活性改变有关。在各种危重疾病中，处于应激状态的机体组织分泌大量的儿茶酚胺、糖皮质激素、皮质醇等，使 1 型脱碘酶（type 1 deiodinase，D1）和 2 型脱碘酶（type 2 deiodinase，D2）活性受抑或含量下降，从而导致外周组织中 T_4 转化为 T_3 减少，致使血清 T_3 浓度下降，这在以往被认为是 NTIS 发生的关键。T_4 的内环脱碘酶被激活，T_4 转换为血清 rT_3 增加，同时 D1、D2 活性受抑制或含量下降使血清 rT_3 代谢分解亦减少，故而血清中血清 rT_3 浓度升高。虽然 T_4 转变为 T_3 受到抑制，但其余途径的代偿可使 T_4 浓度保持正常或稍下降。

（三）甲状腺激素结合蛋白的改变

T_3 和 T_4 释放入血后，以两种形式在血液中运输，即与血液中蛋白质结合和呈游离状态，两者之间可互相转变，保持动态平衡，以满足机体需要。近期的一项研究发现，在急性病模型中血清 T_3、T_4 的降低先于 D1 活性的降低，表明早期这些激素的下降在很大程度上可能是由于一种急性期反应引起的血清甲状腺激素结合能力的降低。因此有研究认为潜在的甲状腺激素结合功能紊乱可能在 NTIS 的发病机制中起到了一定的作用；研究还显示，低血浆白蛋白和高 APACHE 评分是肠瘘患者发生 NTIS 的高危因素。这种抑制与血清游离脂肪酸的量有一定关联。血浆白蛋白能与多种化合物结合，其中包括脂肪酸，后者能替代甲状腺激素与甲状腺激素结合球蛋白（thyroxine binding globulin，TBG）结合。NTIS 患者血浆白蛋白降低，故脂肪酸对 T_3，T_4 的竞争力增加。

（四）rT_3 受体的调节作用

有学者观察到 NTIS 患者外周血单核细胞及肝组织中 T_3 受体信使核糖核酸量的测定证实，NTIS 时组织中 T_3 受体表达水平的升高是维持甲状腺功能正常的关键原因，并认为 T_3 主要是通过 T_3 受体而发挥其组织效应的。T_3 受体由原癌基因 cerb A 编码，当 NTIS 患者细胞内和循环 T_3 浓度降低时，cerb A mRNA 表达上调，合成更多的 T_3 受体，核受体位点的增加对维持组织正常的甲状腺功能是必要的，是机体的一种代偿反应。如 T_3 受体 mRNA 水平的变化能引起受体蛋白增加，则这种变化可能是维持 NTIS 患者正常甲状腺功能状态的一个重要环节。

（五）细胞因子的作用

相关研究表明，炎性细胞因子可在下丘脑、垂体或其他组织水平影响 TSH、TRH、T_3 和甲状腺结合球蛋白的合成，同时降低 D1 活性和细胞核 T_3 受体的结合能力，从而使甲状腺功能发生和 NTIS 相似的变化。例如，IL-1 通过氧化应激降低 D1、D2 活性，导致 T_3 生成减少及血清 rT_3 清除降低；另外，IL-6 还可通过 JAK/STAT 通路诱导 D3 活性，使甲状腺激素灭活。早期研究发现，给人体和动物模型输注肿瘤坏死因子或 IL-1 能模拟 NTIS 的甲状腺功能异常。但这种甲状腺功能的改变属于细胞因子引起的全身反应，抑或是由细胞因子直接引起，尚难以确定。

（六）硒缺乏

人体有 2 种主要含硒酶，即 D1 和谷胱甘肽过氧化酶（glutathione peroxidase，GPx）。硒缺乏降低了甲状腺中的 GPx 活性，因而损伤了甲状腺细胞抵抗自由基氧化损伤的防御能力，而在碘被活化成 T_4 过程中又需要自由基介导；此外，硒缺乏降低了甲状腺中的 D1 活性，从而减少了 T_4 的代谢活化进而降低了 T_3 产量。在重症疾病状态下，硒缺乏则更容易发生 NTIS。

三、NTIS 的临床表现

在 NTIS 中低 T_3 综合征较常见，占住院患者的 25% ~ 50%。低 T_3 综合征的特点是血清 T_3 水平降低，而甲状腺本身功能正常。一般认为该综合征是各种疾病状态下出现的一种自我保护机制，在甲状腺激素中血清 T_3 主要参与机体的分解代谢，所以血清 T_3 水平的降低，对于保护机体减少消耗是非常重要的。动态检测表明，NTIS 时血清 T_3、T_4 水平可随原发病的恶化而更趋向低下，随其缓解而回升。在慢性心力衰竭患者，游离 T_3 下降常是病情严重的标志之一。低 T_3 综合征见于慢性肝病，急性或慢性感染，肾脏、心脏和肺脏疾病，肿瘤、外科手术后；也见于大剂量激素治疗、新生儿和一些消耗性疾病，如未控制的糖尿病、饥饿患者，以及进食中热量少等，对健康志愿者空腹饥饿状态进行观察发现，在禁食 2 日内，机体处于负氮平衡，糖原异生作用使机体蛋白质分解成为葡萄糖，36 小时后血清 T_3 逐渐下降，尿氮排泄也相应减少到最低程度，2 日后脂肪酸成为主要能量来源。如果人为给被观察者服 T_3 达到饥饿前健康水平，2 日后尿氮排泄并不减少，反而相应增加，这间接表明，T_3 下降是机体在恶劣情况下改变氮平衡的一种保护性变化。低氧血症也可引起低 T_3 综合征，严重呼吸道疾病患者出现低氧血症时伴发低 T_3 综合征，其主要因素有：①缺氧刺激下丘脑 - 垂体 - 肾上腺皮质系统，皮质醇合成和释放增加，皮质醇抑制 TSH 释放，同时进一步抑制外周组织将 T_4 转化为 T_3，从而造成血清 T_3 降低；②COPD 合并严重感染、重症肺炎和支气管哮喘时，可以产生一系列炎症细胞因子，如 IL-22 和 IL-26，有可能抑制 T_4 脱碘成为 T_3，导致血清 T_3 降低，但细胞因子的作用有待于进一步研究。除了血清 T_3 下降外，危重患者会发生血清 T_4 低下，称为低 T_4 综合征。这种情况的发生与疾病严重程度和疾病种类有关，严重感染、心脏疾病、恶性肿瘤、烧伤、严重创伤、脓毒血症和休克会发生低 T_4 综合征，其发生有的需要数日至数周，如严重创伤、脓毒血症、感染休克的患者，最快的在数小时内发生。在重症监护病房的患者，低 T_4 的程度反映了患者的预后，T_4 低下程度和疾病的预后有关，和死亡率成反比。对这种患者，给予口服外源性 T_4 治疗，不仅不能纠正临床症状，还往往对疾病的预后不利。

四、NTIS 的诊断

临床上要注意鉴别 NTIS 和存在甲状腺疾病的患者，正确的处理决定于正确的诊断。诊断的困难在于确定患者是有甲状腺功能减退症（甲减）还是属 NTIS。判断原发性甲减最敏感的指标是 TSH，通常是明显增高，相反，NTIS 则是 TSH 被抑制，当 TSH 正常或轻度增高时则要根据病情判断。甲减患者如同时有急性和慢性疾病时也可出现低或正常低限的 rT_3。比较困难的是与中枢性甲减的鉴别诊断，血清皮质醇水平有助于明确诊断，NTIS 患者为增高，而中枢性甲减的患者为降低或处于正常低限。对于高 T_3、T_4 或高 T_4 综合征的诊断要除外甲状腺功能亢进症（甲亢），尤其是 T_4 型甲亢。对于低 T_3 综合征或低 T_3、T_4 综合征要除外甲减，尤其是继发性或第三性甲减（又称下丘脑性甲减），必要时行 TRH 兴奋试验，TSH 延迟增高为下丘脑性甲减，TSH 在增高的基值上进一步增高为原发性甲减，而 NTIS 时往往是 TSH 被抑制不增高，可作鉴别。垂体性甲减 TRH 兴奋试验 TSH 也不增高，但其可有其他垂体功能不足的表现以作鉴别。原发性甲减还有其他实验室检查异常如胆固醇、乳酸脱氢酶、肌酸激酶等升高。诊断时还应尽量搜寻能够表明先期存在甲状腺疾病的体征，如甲状腺肿、甲状腺手术瘢痕，浸润性突眼或胫前黏液性水肿；而甲减时的心率过低或甲亢时的心率过高和手、足细颤震颤都可以提供重要的线索，特别是无其他病因可以解释这些征象时。一个疑诊为 NTIS 的患者，如果 TSH 浓度高于 20 mU/L，则要偏重考虑诊断原发性甲减，而 TSH 浓度低于 0.103 mU/L，仅有中等程度增高的 T_3 和 T_4 时，则要偏重于甲亢的诊断。

五、NTIS 的治疗争议

在 NTIS 的治疗方面不同的学者有不同的观点。通常认为，NTIS 的治疗就是对原发疾病的治疗。早期认为，甲状腺激素替代治疗对 NTIS 患者是不需要的，因人为给予甲状腺激素治疗，提高血清甲状腺激素水平到正常范围并不能改善 NTIS 患者的预后，相反，人为地提高机体代谢率，促使机体负氮平衡，加重蛋白质消耗和增加心脏负荷，反而会使原发疾病恶化。但近年来，许多学者提出不同观点，Dulchavsky（1992年）发现肺泡 II 型上皮细胞中存在 T_3 受体，并证明在感染性休克所致大鼠 NTIS 模型中，补充外源性 T_3 可以促进 II 型上皮细胞表面活性物质的合成，显著地提高肺的顺应性。Bennett 发现大鼠 NTIS 模型的心脏收缩及舒张功能下降，并证实其与肌浆内质网三磷腺苷及肌球蛋白重链信使核糖核酸的下调有关，给予其外源性 T_3 可以恢复上述两物质的活性，并能防止 NTIS 状态下心脏功能的减弱。冠状动脉旁路手术患者往往存在 NTIS，当给予外源性 T_3 时可以使其心排血量增加，循环血管阻力下降，正性肌力药需要量减少。近年有人认为在常规心力衰竭的治疗基础上给予短疗程小剂量的甲状腺激素，有利于纠正顽固性心力衰竭，缩短疗程，Hamilton 等（1998 年）曾对进行性充血性心力衰竭患者给予 T_3 短期静脉注射，总量 $0.15 \sim 2.7 \mu g/kg$，发现患者无缺血和心律失常，无心率增快和基础代谢率增加，但心排血量明显增加，外周血管阻力显著下降，故其认为对严重心力衰竭患者短期静脉内注射小剂量 T_3 或小剂量口服 T_3 替代治疗对低 T_3 水平的高危心力衰竭患者是非常有利的。有作者证实外源性 T_3 可以改善存在 NTIS 的供体心脏功能，提高心脏移植的成功率。由此可见，对 NTIS 患者予甲状腺激素替代治疗的作用已成为当前研究的热点。

（胡 冬 韩 刚）

参 考 文 献

Bennett-Guerrero E, Jimenez JL, White WD, et al. 1996. Cardiovascular effects of intravenous triiodothyronine in patients undergoing coronary artery bypass graft surgery. A randomized, double-blind, placebo- controlled trial. Duke T_3 study group. JAMA, 275(9): 687-692.

Bermudez F, Surks MI, Oppenheimer JH. 1975. High incidence of decreased serum triiodothyronine concentration in patients with nonthyroidal disease. J Clin Endocrinol Metab, 41(1): 27-40.

Chopra IJ. 1997. Clinical review 86: Euthyroid sick syndrome: is it a misnomer. J Clin Endocrinol Metab, 82(2): 329-334.

Dulchavsky SA, Bailey J. 1992. Triiodothyronine treatment maintains surfactant synthesis during sepsis. Surgery, 112(2): 475-479.

Gentile LF, Cuenca AG, Efron PA, et al. 2012. Persistent inflammation and immunosuppression: a common syndrome and new horizon for surgical intensive care. J Trauma Acute Care Surg, 72(6): 1491-1501.

Hamilton MA, Stevenson LW, Fonarow GC, et al. 1998. Safety and hemodynamic effects of intravenous triiodothyronine in advanced congestive heart failure. Am J Cardiol, 81(4): 443-447.

Moore FA, Moore EE. 1995. Evolving concepts in the pathogenesis of postinjury multiple organ failure. Surg Clin North Am, 75(2): 257-277.

Osuchowski MF, Welch K, Siddiqui J, et al. 2006. Circulating cytokine/inhibitor profiles reshape the understanding of the SIRS/CARS continuum in sepsis and predict mortality. J Immunol, 177(3): 1967-1974.

Plikat K, Langgartner J, Buettner R, et al. 2007. Frequency and outcome of patients with nonthyroidal illness syndrome in a medical intensive care unit. Metabolism, 56(2): 239-244.

Xiao W, Mindrinos MN, Seok J, et al. 2011. A genomic storm in critically injured humans. J Exp Med, 208(13): 2581-2590.

第十七章　腹腔开放后患者的护理

腹腔开放是损伤控制外科的重要理论之一，不但用于腹部外伤和腹腔感染等普外科疾病的救治，也用于救治烧伤或液体复苏过程中产生的腹腔高压（intra-abdominal hypertension，IAH）。腹腔开放后，理想的处理程序是：第一阶段为暂时性腹腔关闭（temporary abdominal closure，TAC）阶段，先使用暂时关腹材料以限制腹腔的无限制开放与继发的肠外瘘。第二阶段中期关腹阶段，待腹腔开放的创面为肉芽组织所充填后，立即行皮肤邮票状植皮。第三阶段为消化道与腹壁永久重建阶段，经过 3～6 个月的等待，腹腔粘连松解，病人一般状况好转后即行确定性手术，切除肠外瘘肠段并重建消化道与腹壁。腹腔开放患者因具有伤口面积大、肠管暴露和手术创伤痛苦多等特点，若护理不当，极易继发暴露肠管的损伤、出血，筋膜及肠管坏死，甚至肠管破裂等，因此，对腹腔开放后的护理要求具有科学性和专业性，以促进患者的康复。

第一节　腹腔开放后患者的评估

一、健康史

（一）一般情况

患者年龄、性别、婚姻、职业及营养饮食状况。

（二）既往史

患者有无结核病、糖尿病、高血压等病史；有无酗酒、吸烟或吸毒史；有无药物过敏史；有无腹部手术史。

二、身体状况

（一）腹部情况

1. 视　评估患者腹壁创面部位、大小和有无脏器脱出；腹腔有无出血，出血的色、质、量等。

2. 触　有无腹部肌紧张、压痛和反跳痛，以及其程度和范围，直肠指诊有无阳性反应。

3. 叩　腹部有无移动性浊音，肝浊音界是否缩小或消失。

4. 听　有无肠鸣音消失、肠蠕动减弱或消失。

5. 问　有无腹胀加重、排气排便，直肠指诊有无阳性反应，了解腹部感染发生、演变及治疗情况。

6. 量　测量腹腔前后径、左右径比例、腹内压值等。

（二）全身情况

评估患者的生命体征和尿量变化，有无面色苍白、出冷汗、脉搏细速、血压不稳等休克的早期征象；有无很快出现体温升高、脉搏增快等全身中毒症状；还应了解各器官、系统功能如心肺脑肾功能，有无胸闷、心悸、呼吸困难及程度，有无头痛、呕吐、视盘水肿、颅内压升高的症状和体征，有无水肿等。

三、心理社会状况

对于腹部开放后患者的护理除了要求护理人员必须具备熟练的操作技能以外，还要针对患者的心理特点加强心理疏导。因腹部敞开可能使患者产生极度的痛苦、焦虑与恐惧，再加上某些不可避免的有创操作，如置鼻胃管、导尿管等，致使患者即刻出现恶心、呕吐、频频尿意等不适。因此，应及时向患者做好耐心细致的解释沟通工作。这要求护理人员必须具备高度的责任心和无私的同情心，以友善的态度和娴熟的技术取得患者对护理人员的信赖和依靠使其获得安全感，积极配合治疗，争取抢救时机。

四、辅助检查

（一）实验室检查

血红细胞、血红蛋白、血细胞比容、白细胞计数、中性粒细胞、血尿淀粉酶测定、炎症反应的指标。

（二）影像学检查

腹部 B 超、窦道造影、CT 检查。

第二节　病因及发病机制

正常情况下，人体腹腔压力（intra-abdominal pressure，IAP）与大气压接近，但存在明显的个体差异。世界腹腔间隙学会（The Abdominal Compartment Society）将正常 IAP 定为 5 ～ 7mmHg（1mmHg=0.133kPa）。任何原因导致腹腔内容物体积增加和腹腔容积减少都可以增加 IAP。当持续或反复病理性 IAP>12mmHg 即为 IAH。根据腹腔压力的不同，IAH 分四级，Ⅰ 级为 12 ～ 15mmHg（1mmHg=0.133kPa），Ⅱ 级为 16 ～ 20 mmHg，Ⅲ 级为 21 ～ 25mmHg，>25 mmHg 为 IV 级。如 IAP >20mmHg，合并有脏器功能不全或衰竭，则定义为腹腔间隙综合征（abdominal compartment syndrome，ACS）。IAH 不但限制腹式呼吸，减少机体氧供，而且对循环系统、消化系统、泌尿及中枢神经系统产生一系列严重影响。如不及时进行腹腔开放，将造成 ACS，导致一系列病理生理紊乱，甚至危及患者生命。因此，一旦达到 ACS 诊断标准，应立即进行腹腔开放；即使没有出现器官功能障碍，如果病人的 IAP 达到 20mmHg，也应通过内科手段降低腹内压，如果内科处理无效，则需要进行腹腔开放。

IAH 主要源于两类原因：腹腔疾病（或外伤）和腹腔外疾病。前者如腹部创伤、腹腔炎症及感染，由此导致的 IAH 称为原发性 IAH；后者如严重烧伤或液体复苏过程中过量补充晶体溶液所致，称为继发性 IAH。腹部损伤导致腹腔开放很常见，腹部损伤常伴有内脏损伤，腹腔实质性脏器或大血管损伤时，可因大出血而死亡；空腔脏器受损破裂时，常并发严重腹腔感染而威胁生命。降低腹部损伤患者的关键是早期、正确的诊断和及时、有效地进行腹腔开放。而腹腔疾病导致严重腹腔感染多发生于消化道破裂穿孔和肠吻合口瘘等继发的腹膜炎，也可发生于腹膜炎治疗后的复发性腹膜炎或持续性腹膜炎，即第三型腹膜炎。严重腹腔感染会导致炎症反应失控，引起全身炎症反应综合征（systematic inflammatory response syndrome，SIRS）和脓毒症，若处理不当或不及时实行腹腔开放，将引起器官功能障碍，甚至引发患者死亡。尽管常用手术、应用抗生素、维护器官功能、免疫调控和控制凝血等治疗措施，能使多数严重腹腔感染患者转危为安，但还有少数患者难以康复，病死率仍 >20%。对于原发性 IAH，处理目标不但要降低腹内压，更重要的是剖腹探查，充分引流腹腔，避免肠内容物、血液、腹腔渗出液及脓液等物质积聚，加重腹腔感染和 IAH，因此要积极进行腹腔开放。

继发性 IAH 如严重烧伤后，由于腹腔内或腹膜后大量出血、失血性休克以及大量液体复苏后内脏器官水肿、胃肠道扩张、腹水形成、腹腔内感染等因素，往往导致 IAP 在短时间内急剧升高，形成 IAH。又如重症急性胰腺炎（severe acute pancreatitis SAP）是胰腺因胰蛋白酶的自身消化作用而引起的疾病，病理过程复杂，病情凶险，是外科急腹症中最严重的疾病之一，具有起病急骤、发展迅猛、病情凶险和死亡率高的特点。早期即出现大量腹腔积液，其中多种胰源性有害物质对 SAP 的病程演变起重要作用。SAP 胰腺水肿、充血或出血、坏死等导致临床上出现腹痛、腹胀、恶心、呕吐和发热等症状。因此，对于继发性 IAH，腹腔内并没有原发病变，过量补液和全身炎症反应综合征等原因导致的内脏水肿是造成 IAH 的主要原因，处理重点除积极预防 IAH，提高复苏技术水平外，更倾向于先行内科处理，如内科处理措施无效，应积极采用外科手段开放腹腔。

第三节　临床表现

（一）症状

腹内压下降、肠管渗液、肠管破裂、轻微感染。

（二）体征

腹腔敞开，可见肠管暴露。

第四节　护理问题

（一）体液不足

与腹腔开放致腹腔渗液、腹腔出血和禁食有关。

（二）急性疼痛

与腹腔开放损伤有关。

（三）皮肤完整性受损

与腹腔开放后的创面有关。

（四）营养失调

低于机体需要量，与禁食、呕吐、胃肠减压和大量消耗有关。

（五）焦虑与恐惧

与担心疾病预后有关。

（六）自我形象紊乱

与腹腔开放的创面有关。

（七）体温过高

与腹腔感染有关。

（八）潜在并发症

出血、肠空气瘘、肠功能障碍、高分解状态、液体蛋白丢失、死亡三联征（低温、出血和凝血功能障碍）。

第五节　护理措施

一、IAP 的概述

IAP 是临床诊断和治疗疾病的重要生理学参数之一。各种因素引起腹腔压力持续升高均会导致 IAH，早发现早处理 IAH，防止 ACS 的发生，可以降低危重患者的死亡率。

IAH 会导致机体一系列病理生理的改变，对呼吸、循环、泌尿系统都会产生损害，甚至会导致 ACS 发生。及时准确测量患者 IAP，早发现、早处理 IAH，可有效避免因 IAH 而进一步产生对器官功能的损害，避免 ACS 发生，提高患者救治成功率。IAP 升高的常见原因有腹腔内感染、急性胰腺炎、复杂的腹腔血管手术、术后腹腔内出血、腹腔内血肿、盆腔内血肿或腹膜后血肿形成、严重腹水、肠梗阻、使用抗休克裤、腹腔内填塞止血、腹腔镜操作中腹腔内充气等。

二、IAP 监测的方法

（一）直接测量法

通过腹腔穿刺引流管进行测压。方法是将患者平卧，在无菌操作下进行，经腹腔穿刺引流管，将 25ml 无菌生理盐水注入腹腔内，以腋中线为零点，测量腹内压。此方法测量值准确，但此法是有创操作，加之大部分患者腹腔情况复杂，故临床使用较少。另外还可以通过腹腔镜直接测量腹腔压力。

（二）间接测量法

通过测量腹腔内器官的压力间接反映 IAP。方法包括：膀胱压力测量法；胃内压力测量法；上、下腔静脉压力测量法；腹围测量法；无创测量法。其中膀胱压力测量法是临床最常用的方法，已经成为间接测量腹腔压力的金标准。

三、IAP 监测的护理

（一）预防感染

预防感染的最重要措施之一是手卫生消毒，而洗手又是众多感染控制手段中的最基本的措施。操作前后医护人员需严格七步洗手，或使用含 70％乙醇的速干手消毒剂揉搓双手后戴无菌手套。临床测量 IAP 时，除无创间接测量法外，不论是直接或间接测量法，均需向腹腔或腹腔内器官置入管道，均为创伤性操作，易增加患者感染概率。其中通过测量膀胱压力来反映 IAP 的方法应用最广泛，需留置导尿管或膀胱穿刺管，而膀胱穿刺管较留置导尿管不易引起感染。因为反复打开导尿管与测压装置连接处注入灭菌生理盐水，容易发生泌尿系统逆行感染。所以临床测量压力时，使用三通来有效减少导尿管与测压装置连接处反复打开的次数。测量过程中严格执行无菌操作，测量前使用碘伏棉球或纱布将连接处消毒 2 遍。长期监测膀胱压力时，留置导尿管超过 3 天，建议更换膀胱穿刺管，并且换药 2 次 / 日，更换尿袋 1 次 / 日，更换一次性压力传感器 2 次 / 周，人工测量用具一次性更换。

（二）减少误差

2007 年，世界腹腔间隔室学会综合医学根据和专家观点，建立了 IAP 标准化监测方法和具有循证医学依据的临床诊治指南，推荐 IAP 测定的操作标准为：仰卧位，保持腹肌松弛，排空膀胱内尿液后注入最大量为 25ml 无菌生理盐水，以腋中线为 "0" 点，在呼气末测定膀胱内压力，并建议对具有高危因素的 ICU 患者常规行 IAP 监测。由于测量时存在各种因素的影响，均会导致 IAP 过高或过低，因此在测量过程中应尽可能减少误差。

1. 避免人为干扰因素　测量 IAP 受多种因素的影响，在腹腔施加任何外力都会使 IAP 增高，影响病情的判断，所以在测量 IAP 之前要充分评估有无使 IAP 增高的因素。而 IAP 测量为非临床常规监测项目，非 ICU 护士对 IAP 的概念、测量目的及其影响因素不清楚，不善于观察、判断、分析 IAP 的变化，测量时易出现误差。为减少误差发生，各不同 IAP 测量方法均以腋中线为调零点，还应注意以下两方面：

（1）体位的影响：体位改变（仰卧位、俯卧位、抬高床头等）对 IAP 有影响，当床头抬高＞20° 时 IAP 有明显增高。仰卧位测量的 IAP 可能低估了床头抬高的患者的真实 IAP，所以在非仰卧位时测量的 IAP 不能有力地解释其临床意义，尤其对于体质量指数增加的患者。因此，测量 IAP 一定要说明患者体位，以更好解释其临床意义。

（2）注水量的影响：关于测量膀胱压时注入无菌等渗生理盐水的量也存在着不同的观点。Fusco 等首次在人体进行 IAP 与膀胱压相关性的研究，认为膀胱容量小于 100ml 时，膀胱仅为一被动储存库，可以传递 IAP 而不附加任何一点来自其自己肌肉的压力；而且膀胱容积为 50ml 时，膀胱压与 IAP 的偏差最小，注入膀胱 50ml 无菌生理盐水后，膀胱压更能准确反映 IAP。李明岳等也证实当膀胱注入 50ml 无菌生理盐水后，膀胱压与 IAP 存在良好的直线相关，膀胱压与 IAP 大致相等。但注入 50～100ml 无菌生理盐水使 IAP 出现假性升高，故注入无菌生理盐水的量应控制在 50ml 以内。Cheatham 等还发现，连续测量 IAP 时，膀胱残余量影响测量压力。而 Malbrain 等和 Cheatham 等认为，仅向膀胱注入 25ml 无菌生理盐水，就足以使导管前端游离于膀胱内，可避免测压导管黏贴于膀胱壁；反之，过多液体注入膀胱内，本身产生一定阻力，就会影响测量的准确性。初静等同样认为，注入不适当的液体量影响 IAP 的准确性，从而影响治疗干预的效果。体重在 40kg 以下的患儿测量 IAP 注入液体量最少可为 4～6ml，最多为 25ml，可在注入无菌生理盐水后夹闭导管 30～50s 后测压。

2. 减少患者本身影响因素　IAP 的测量过程中，患者本身的疾病及病情变化也会影响 IAP 测量的准确度。杨新平等认为，正常 IAP 可能受性别和体质量指数影响，存在明显的个体差异，怀孕也可影响 IAP。患者烦躁不安、频繁咳嗽咳痰、呼吸困难、屏气等因素都会不同程度影响 IAP 的测量。直接测量 IAP 时，患者腹腔感染导致腹腔炎症时，腹壁的顺应性下降，上腹部高压不能完全下传，导致上腹部压力升高大于下腹部；发生肠粘连或腹膜粘连时，把腹腔间隔成若干小的间隙，每个间隙内压力都可能不同，会引起腹腔局限性高压，此时腹腔内的局部压力不能完全反映整个腹腔内压力。间接测量腹腔压的方法中，监测膀胱压时，膀胱本身因素会影响 IAP 的测量，如既往有膀胱手术史、膀胱肿瘤、膀胱炎、神经性膀胱等。尤其是原有腹部手术史，膀胱外伤是膀胱压测量的绝对禁忌证。

3. 排除外界影响因素　机械通气患者在测量 IAP 时，因将呼吸参数 PEEP 下调，或条件允许下脱离呼吸机片刻，以排除正压通气对 IAP 的影响，待测量完毕后再上调至预先数值或连接呼吸机。直接测量 IAP 中腹腔穿刺引流管异位和导管型号不同，也可引起测量 IAP 的偏差。另外患者使用腹带、棉被过重压迫腹部等都会使 IAP 增高。测量 IAP 管道有气泡、连接处渗漏、连接管折曲等因素也对测压结果有干扰。注入生理盐水温度 37～40℃为宜，过冷、过热及灌注速度过快均会刺激膀胱可使膀胱压增高。

四、暂时性腹腔关闭的护理

腹腔开放减压后，由于各种原因导致腹腔无法一期关闭，巨大腹壁缺损是临床医生面对的棘手问题。由于腹腔开放本身尚可带来各种并发症，如体液大量丧失、腹腔污染、内脏损伤、肠瘘形成、腹壁疝等，随着损伤控制外科理念的发展，产生了 TAC 技术，通过延迟关腹进而缓解和释放腹腔内压力，进而有效逆转多脏器功能障碍，可使心、肺、肾、肠道功能障碍在短时间内得到改善，为提高患者救治率、改善患者预后提供了有效的空间和时间。理想的 TAC 技术应满足以下条件：保护腹腔器官、防止内脏膨出、积极引流腹腔内感染或毒性液体、防止肠瘘的形成、避免筋膜损伤、保持腹壁完整、再次手术方便安全且能促进最终的腹腔关闭。

根据采用的方法不同，TAC 可分为三大类：关闭皮肤法，关闭筋膜法，负压辅助关腹法。

（一）TAC 的方法

1. 关闭皮肤法　关闭皮肤法是腹腔开放最早使用的方法，包括不缝合筋膜层、直接连续缝合皮肤；用多把巾钳互相间隔 1cm 在距两侧皮缘 1cm 处夹闭皮肤来关闭切口；将拉链、3L 袋或其他合成材料直接与皮肤缝合暂时关闭腹腔等。采用这类方法病人的生存率较没有实施腹腔开放者明显提高，但其并发症较多，如皮肤坏死，肠瘘的发生率可达到 15%～50%。腹腔张力直接或通过合成材料间接施加于皮肤上，容易造成皮肤坏死、感染、甚至内脏脱出。腹壁筋膜组织没有受到牵拉虽然避免了筋膜损伤，但容易回缩，后期确定性腹腔关闭难度较大。有些 TAC 引流腹腔的效果较差，还有些方法腹腔减压效果有限。有报道称，采用不缝合筋膜层，单纯用连续缝合或巾钳夹闭的方法将皮肤拉拢，实施暂时性腹腔关闭，ACS 的发生率高达 13%～36%。并发症多的原因之一是有些方法（如拉链）没有显著降低腹壁张力、增加腹腔容积、缓解 IAH。因此，关闭皮肤法简便易行，成本低廉，特别适用于 ACS 的暂时性处理，可使危重患者达到损伤控制的目的。

其中，巾钳夹闭关腹只在战时等紧急情况下搬运患者的过程中使用，或短时间内需要反复再进腹的病人。并非临床常规方法。波哥大法（Bogotá bags），是将肠外营养输液袋剪开成一张薄膜，也有人采用硅胶片或 Gortex 网片等合成材料，将其边缘与腹壁切口皮肤缝合起来，暂时性关闭腹腔。Bogotá 法取材方便，薄膜来源广，面积大，扩大腹腔容积的效果最为理想，且不易损伤肠管，不与之形成粘连，所以是目前仍在广泛使用的简易方法。但由于塑料薄膜不透水，引流效果差，并且由于其抗张强度有限，无法避免切口边缘尤其是筋膜层回缩，因此容易导致切口疝的形成。

2. 关闭筋膜法　关闭筋膜法指将暂时性关腹材料与腹壁筋膜层缝合，达到 TAC 目的，依靠关腹材料的张力限制腹壁筋膜回缩。采用这种方法关腹时，开始可以维持腹腔处于松弛的状态，避免关腹张力过大，随着内脏水肿的消退，腹腔内容物逐渐回缩至腹腔，此时可将关腹材料从中间剪开，再重叠缝合，既方便再进腹，也可以维持其一定的张力，达到逐渐拉拢腹壁筋膜的效果，为后期确定性腹腔关闭创造条件。由于不必担心腹壁筋膜层回缩的问题，因此确定性腹腔关闭在开腹后 50d 内均可进行，特别适用于腹腔开放时间长，预计1周内无法进行确定性腹腔关闭的病人。

这类关腹法经常使用的材料可以分为不可吸收材料及可吸收材料，不可吸收材料包括 Wittmann 补片、聚丙烯网、聚四氟乙烯（ePTFE）网，可吸收材料包括 Vicryl、猪小肠黏膜下层（small intestinal submucosa，SIS）、脱细胞真皮（human acellular dermis matrix，HADM）等。

聚丙烯网片是应用最为广泛的一类人工合成补片。由于聚丙烯网片孔隙大，利于周围组织长入及巨噬细胞的侵入，网丝内不易隐藏细菌，故抗感染力及固位性都较好，但此类材料与肠道直接接触后易造成肠粘连，甚至导致肠瘘而影响其使用，因而使用时需避免直接接触肠道。而膨体 ePTFE 补片为微孔性生物材料，与腹腔脏器接触时不易形成粘连、不易形成肠瘘，较聚丙烯网片更适用于保护暴露的脏器。但其缺点是不能保留水分，容易造成肠管干枯，而且肠管与网片直接接触，所以肠瘘的发生率高达75%，因此特别强调将大网膜铺在肠管与网片之间。

近年来脱细胞后的组织基质材料作为腹壁缺损的一种新型的生物修补材料开始用于临床。它通过充分游离腹壁成分，切开腹外斜肌腱膜及腹直肌前鞘将腹壁向腹中线牵拉，将两片材料分别缝合于创缘两侧，当两片上下重叠接触时，像尼龙搭扣一样紧密地搭在一起。随着器官水肿的逐渐减退，将两片分开，剪掉多余的补片，重叠搭在一起后使切口筋膜边缘互相靠近，最后可去除补片重新缝合，最终关闭切口。生物材料关闭筋膜的原理是：将同种、异种的组织经工艺处理后去除组织中含有的各种细胞成分，同时保留完整的细胞外基质框架结构，具有良好的柔软性及弹性，无致癌性，低抗原性，同时能够促进细胞生长、增殖和组织血管化重建，显示出良好的生物力学性能，且具有一定的抗感染能力。

由于存在不足，关闭筋膜法很少单独使用，多与负压辅助技术联合应用，其中最受青睐的是 Wittmann 关腹法（Wittmann Patch）。这种方法于1990年由 Wittmann 提出，具体做法是先在肠管与腹壁间铺一张足够大的多孔塑料膜，两侧达左右结肠旁沟，既避免肠管与腹膜粘连，又能保证充分的透水性，再将两张尼龙粘贴带分别缝于腹壁筋膜两侧，适当收紧后相互粘贴，关闭腹腔。在其表面填充纱垫，其中放置负压吸引管，表面用手术贴膜封闭伤口，构成"三明治"结构，术后负压吸引管接负压，每隔24～48h 将粘贴带撕开，拉紧后再重新粘合即可。待筋膜两边缘相距2～4cm 时一次性缝合筋膜，完成确定性腹腔关闭。这种方法既能够保持筋膜有一定张力，避免其回缩和反复缝合切割造成的筋膜损伤和坏死，又保证了切口的负压引流，而且肠管与切口不易粘连，反复进腹方便，大多数病人最终能够通过逐渐牵拉使切口靠拢，通过延期缝合完成确定性腹腔关闭。有报道称，采用这种方法一期确定性腹腔关闭的比例高达78%～100%，肠瘘的发生率只有4.2%。

3. 负压辅助关腹技术（vaccum assisted closure，VAC） VAC 是 Brock 等于1995年首先提出并应用于腹腔开放，其原理与 Wittmann 技术相似，采用"三明治"结构结合负压吸引。装置的底层用多孔的静脉输液袋或生物惰性薄膜铺于肠管表面，将内脏与腹壁隔开，中间层用无菌纱垫、海绵等填于切口内构成吸引介质，在吸引介质中放置多孔腹腔双套管，表层用生物半透性贴膜封闭创面，构成封闭负压系统。腹腔双套管接持续负压吸引，将切口内渗液及时吸出，避免感染，并可将切口逐渐拉拢。VAC

装置对皮肤、筋膜、肠管具有保护作用；保持腹腔容积；既可以充分引流、又能保持腹腔湿润、避免体液大量丧失；防止腹腔污染；防止腹壁筋膜回缩；防止腹内脏器与腹壁粘连等。负压封闭引流系统还可以通过改善创面血液循环；抑制创面细菌繁殖；促进创面肉芽组织的生长；减轻组织水肿；移除创面渗液以促进腹腔开放创面愈合。负压产生的机械牵拉作用还可以促进成纤维细胞的分裂增殖，加速创面的愈合。VAC尤其适用于内脏水肿、腹腔渗出量大或合并腹腔感染、肠瘘（尤其是结肠瘘或十二指肠瘘）、多脏器损伤或腹腔开放时间较长的病人。但商品化VAC价格昂贵，许多自制的VAC，将吸引介质由聚氨酯海绵更换为纱垫或吸水巾，只要满足其构造要点，同样具有上述优势。

（二）TAC的护理措施

1. 腹腔双套管的护理 　早期彻底腹腔冲洗和充分有效的腹腔引流是控制腹腔感染的关键。腹腔双套管作为主动吸引引流工具至关重要，但其护理在众多引流管中也是最耗时和最容易出现风险的。腹腔双套管在临床实际工作中常因被褥覆盖等自然重力压迫、外接引流管长短不对以及患者自我保护和护理工作不当而引起管道打折。

（1）目的

1）利用内外套管达到即可冲洗又可引流的目的。

2）主动负压引流去除残余坏死组织，减少腹腔、肠腔漏出液和腹腔并发症。

3）减少肠液、胰液和胰腺坏死组织及毒素对机体的损害。

（2）腹腔双套管的结构和使用（图17-1）

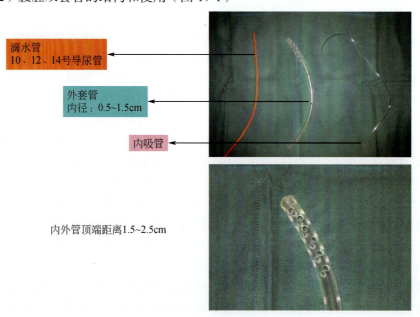

滴水管
10、12、14号导尿管

外套管
内径：0.5~1.5cm

内吸管

内外管顶端距离1.5~2.5cm

图 17-1　腹腔双套管的结构

1）腹腔双套管由出水管和进水管组成，出水管又包括外套管和内套管两部分。

2）出水管多选透明塑料管或硅塑管材质制成。外套管主要用于支撑瘘道，其内径为 0.5 ~ 1.5cm，长度可随需要而定，一般不超过 50cm。其顶端密闭，管子前端的管壁上有多个均匀的圆孔。内套管防止在外套管以内，其外径约为外套管内径的 1/2，顶端开放，不加侧孔，内外管的顶端保持一定距离，一般相距 1.5 ~ 2.5cm。内套管尾部连接持续负压装置。

3）进水管是和介于出水管内外管直径之间的硅塑管制成，放置在出水管的旁边，顶端较出水管的外套管深 1 ~ 2cm。进水管尾部连接输液器，持续滴注生理盐水，稀释双套管放置瘘道处的脓液或漏出的肠液以利于析出。

（3）护理措施（图 17-2）

1）妥善固定：使用 3M 胶布剪成分叉形状，按照交叉固定法将双套管紧密固定在皮肤上。保持各处连接紧密，理顺管道，防止脱落。

2）保持负压：为保证 TAC 效果，压力控制需在 125 ~ 400 mmHg。若压力过小，达不到吸引效果；压力过大，易引起封闭负压引流材料与创面贴附过紧、空隙缩小或无空隙而影响肉芽组织的生长。临床发现，当负压 <125 mmHg 时引流效果差。若敷料隆起，薄膜下出现积液，提示负压失效，应立即查找原因并报告医生，必要时重新置入引流装置。一般负压封闭引流可维持有效引流 5d 无须更换。

3）调节滴速：生理盐水冲洗液主要是稀释浓稠的肠液和分泌物，减少其对周围组织的刺激，同时有利于负压吸引的通畅。护士根据引流液的黏稠度、性状来调节冲洗液的流速。每根引流管每日冲洗量一般为 3000ml 左右，速度为 30 ~ 40 滴 / 分。若引流液黏稠，适当调快冲洗液的速度，而在瘘管形成、肠液流出减少后，冲洗速度可调慢。冲洗液以等渗生理盐水为主，若有脓腔形成或腹腔感染严重，可遵医嘱在冲洗的等渗生理盐水中按照 1 ：51 的浓度加入的 0.5% 的碘伏或对症抗生素药物。冲洗液可置于 37℃的恒温箱中，冲洗前取出，冲洗时尽量保持温度维持在 30 ~ 40℃，避免过冷造成的不良刺激。

4）体位引流：长期卧床易导致引流不彻底、坠积性肺炎、肌肉萎缩等，为加强引流效果患者一般取半坐卧位，每 2h 变换体位一次。

5）防止打折：保持引流管长度适当，防止患者翻身、活动时压迫、扭曲和移动管道，更换体位时随时调整滴水管和腹腔双套管的位置，保证有效吸引。如有坏死组织、血凝块或脓稠分泌物堵塞引流管，可固定引流管上端，再用力向下挤压引流管，或使用无菌生理盐水 20 ~ 30 ml 冲洗抽吸管道，注意无菌操作。

6）防止堵塞：双套管极易被粪便、脓液、血块或坏死组织等堵塞，定时检查管道、挤压引流管，及时清除双套管内的血凝块、坏死组织等。出现管腔堵塞，首先拔出内套管检查是否前端被血凝块或坏死组织堵塞，可用无菌纱布擦拭并挤压内套管前端；其次顺时针方向缓慢旋转松动外套管，若无效应通知医生，更换双套管。

7）观察记录：观察引流液的颜色、性质及量，引流液为血性液体通常不应超过 50 ~ 100 ml/h，且量逐渐减少。一旦发现吸引出大量新鲜血液时，应立即通知医生，检查创面内是否有出血。引流瓶应每天消毒，更换时严格执行无菌操作，用双血管钳交叉夹住伤口引流管，再接负压瓶，调好压力后才松开止血钳，防止漏气。观察患者有无畏寒、心慌气急、面色苍白等不良反应，一旦发现立即停止冲洗，通知医生，对症处理。

8）听吸引声：通过腹腔双套管对冲洗液吸引声判断引流效果，若吸引过程中听到明显"呼噜噜"的过气水声，表明引流效果良好，反之则立即检查管路。

9）保护皮肤：瘘口渗出的肠液具有较强的腐蚀性，不及时吸引或引流不畅时易造成周围皮肤糜烂、甚至溃疡和出血，因此，保持充分有效的腹腔引流、减少肠液的漏出和保持皮肤清洁、干燥是预防腹腔双套管周围皮肤损伤的首要措施。其次，选用中性皂液或温开水定期局部皮肤清洁后，喷洒无痛皮肤保护膜。若皮肤发生破损、糜烂后，清洁后可采取红外线或超短波等理疗处理。

10）告知家属：腹腔双套管是局部麻醉状态下放置，置管前担心疼痛和置管后护理知识的缺乏等心理都易导致患者焦虑和紧张情绪，护士应在医生操作前耐心解释，置管后加强宣教导管护理要点和注意事项，同时向患者说明病情、康复计划和腹腔双套管在治疗中的重要作用，提高患者对疾病的认识，充分调动患者的积极性，使其树立战胜疾病的信心。

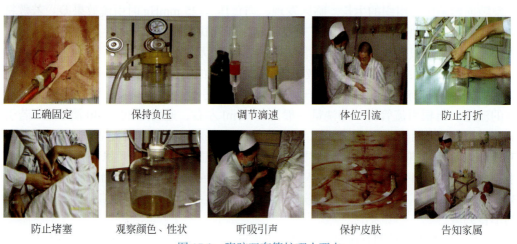

正确固定　　　　　保持负压　　　　　调节滴速　　　　　体位引流　　　　　防止打折

防止堵塞　　　观察颜色、性状　　　听吸引声　　　　　保护皮肤　　　　　告知家属

图 17-2　腹腔双套管护理十要点

2. 预防感染　腹腔开放行 TAC 患者，往往伴有 IAH 和严重的腹腔感染，创面敞开后，虽使用相关材料临时关闭腹腔，但大部分材料无抗菌作用，同时 TAC 不能形成一个绝对密闭的腹腔环境，环境及空气中的致病菌易进入伤口和腹腔内而诱发感染。目前最重要的有效预防措施是医护人员的手卫生。洗手是众多感染控制手段中的最基本、最重要的措施之一。严格六步洗手法或使用快速消毒剂揉搓双手，戴无菌手套。

3. 保温护理　致死三联征即低体温、酸中毒和凝血功能障碍，且三者之间相互影响。腹腔开放 TAC 患者，由于腹壁由缺口的存在，大量热量经腹壁缺口丢失，再加上输液、腹腔冲洗引流等，患者体温往往偏低。患者一旦出现低体温等致死三联征，往往预示患者面临死亡的危险。所以为防止腹腔开放后出现低体温状态，影响机体代谢和凝血，临床护理工作中保温尤为重要。可以使用保温毯或自制保温被覆盖患者，帮助患者在术后 2 h 内恢复正常体温，对体温＜ 35℃的患者采取积极复温措施，加温腹腔冲洗液至 38 ～ 40℃，创面以 36 ～ 37℃温纱垫覆盖。对输注的静脉液体、肠内营养（enteral nutrition，EN）等使用恒温器也将温度控制在 35 ～ 37℃。高热患者，可在其头部、大血管处用冰帽、冰袋行物理降温。

4. 腹部创面护理

（1）密切观察创面：经常检查透明贴膜的封闭情况，正常情况下，透明薄膜与创面周围皮肤应严密紧贴，尽量避免薄膜下积液。若瘪陷表示有效；若恢复原状表明膜下有积液，负压失效。因负压引流装置有干结变硬的特性，术后 48 h 要严密观察，发现异常及时通知医生，皮肤粘贴薄膜时避免过度牵拉及反复粘贴，预防张力性水泡的发生。

（2）保持创面湿润：护理肠管创面时动作应十分轻柔，先用温盐水浸湿纱垫或用凡士林油纱布覆盖，可通过不间断缓慢地注入生理盐水，在敷料与创面之间造成一个湿润的环境，防止肠管干燥引发肠瘘的发生。

（3）腹带加压包扎患者腹部，以减少患者在咳嗽等腹腔压力增加时，减少和适应腹壁切口牵拉张力，确保 TAC 的安全性。同时医务人员也可通过双手保护以达到患者咳嗽时减轻腹部切口张力。

（4）使用自制支撑架架于腹部之上后盖被，防止被子压迫创面，同时也便于引流和观察创面。

如医用泡沫材料紧贴创面，侧孔引流管管型清晰可见，引流液可随负压吸出，说明创面封闭良好；如与创面皮肤分离，贴膜下有气泡，看不清埋藏于医用泡沫材料多孔引流管的管型，说明薄膜漏气，应立即报告医生更换贴膜。

5. 液体平衡管理　腹腔开放患者，虽已行 TAC，但是不能完全阻止液体经腹腔切口丢失。使用精密尿量计准确记录 24 小时出入量，入量包括静脉输液、胃肠入液等，出量包括大小便、胃肠道消化液、出血、腹部伤口敷料渗液及不显性失水等液体。同时每日监测患者体重变化，将液体平衡控制在预定的范围内，以免短时间内过正过负，而致病情波动。液体入量过多，易导致患者 IAP 升高，增加腹部切开的张力，影响TAC 治疗效果。

五、中期关腹的护理

（一）概述

腹腔开放后肠管暴露于空气中，亦可带来脏器损伤、肠外瘘、水电解质及蛋白大量丢失等诸多并发症，应尽可能及时关闭开放的腹腔。但是对于其创面管理一直为临床难题，这些重症患者常常不能早期关腹，大部分只能待病情稳定创面肉芽生长良好后创面植皮二期修复腹壁。自体头皮取皮、移植修复腹壁创面可以保护肠管 . 减少蛋白质等的丢失，利于患者生理机能的恢复，并使得创面感染率大大降低，为后期的腹壁重建奠定良好的基础。由此可见，此阶段的创面护理起着承前启后的重要作用 . 其护理质量的高低将关乎下阶段手术的成败。

（二）自体头皮取皮、腹壁植皮术前护理

1. 术前评估

（1）一般情况：①一般资料：姓名、性别、年龄、职业及生活习惯、烟酒嗜好、女性患者的生育月经史；②入院时间、临床诊断；③患者的药物过敏史，目前的用药情况；④手术史及相关情况、生活史、家族遗传史等。

（2）身体状况：①患者营养状况；②重要器官功能状况；③疾病性质和程度。

（3）手术的耐受力：①全身状况是否良好；②内脏器官有无功能损害；③疾病对其全身影响程度；④手术损害大小判断。

2. 术前护理

（1）术前宣教：患者一旦确认手术后，家属和医生沟通后签署手术同意书，由麻醉师术前一天访视，讲解麻醉方式，麻醉后可能发生的反应，解释手术的目的和主要流程，消除患者和家属的疑虑，取得理解和配合。介绍术后可能留置的各种引流管，说明其作用和目的。

（2）常规术前护理

1）监测患者的生命体征，保持生命体征平稳。

2）术前常规补液，按医嘱做好各类药物的过敏使用；按医嘱抽血，完成交叉配血，做好术前备血工作。

3）常规患者术前需禁食 12 小时，禁饮 4 小时，术前一日晚遵医嘱灌肠。由于患者手术为头皮局部麻醉，无需禁食禁饮。

4）术前充分休息，保持良好的睡眠，必要时可给予镇静剂或安眠药。

5）术前晨日，根据手术需要插胃管、导尿管，术前 30min 遵医嘱用术前药。

6）注意观察患者病情变化，若出现感冒、发热、皮肤感染、女患者月经来潮，及时通知医生。

（3）头部供皮区护理：术前一天通知理发室，剃光头发，向患者做好解释工作，告知其目的，取得病人合作。剃头时注意不可损伤头皮完整性，做好术前备皮工作。术前 2 小时剃净头发，剃后用温开水将头皮洗净，并戴清洁帽。

（4）腹部植皮区护理：腹部创面肉芽清洁鲜红，无水肿，分泌物少。如分泌物较多，可每日用生理盐水湿敷创面 2 ～ 3 次，肉芽组织有增生或水肿，可以剪除或用 3% 高渗盐水湿敷。保持创面周围皮肤清洁，做好周围皮肤护理，腹内压降至正常值。告知家属准备好腹带等物品。

（5）心理护理：术前患者多为焦虑，一是对手术相关知识的不了解，二是对术后预后的担心。术前应尽力做好解释工作，最大可能地消除患者的担心。由于患者需从头皮取皮，因此会出现对自我形象的紊乱，护士应消除患者自卑的心理，保护患者，使患者能感受到尊重和关心。

（6）健康指导：指导患者深呼吸和有效咳嗽的方法，预防术后肺部并发症；指导患者自行调整体位和床上翻身，防止局部组织受压，发生压疮；指导患者练习床上大小便；术前戒烟，保持口腔卫生；注意休息，适当锻炼，提高机体免疫力，有助于术后的恢复。

（三）自体头皮取皮、腹壁植皮术后护理

1. 腹部创面植皮后护理

（1）植皮当天至术后第 3 天（图 17-3）：此阶段创面处于加压包扎状态，评估重点是创面敷料是否污染、加压固定是否牢固、松紧是否合适。对合并肠瘘患者，同时观察双套管是否在位通畅，负压瓶是否密闭，负压是否合适。

　　植皮后第 3 天逐层揭除敷料（留网眼纱布固定），观察所植皮片颜色，是否与肉芽创面贴合紧密，淡粉红色则代表皮片存活。

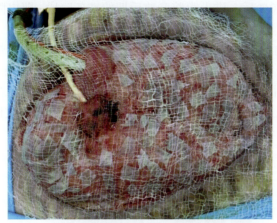

图 17-3　腹部植皮术后第 3 天情况

　　（2）植皮后第 4 ~ 7 天：此阶段创面处于暴露状态，评估重点是创面的湿度、皮片的色泽和有无感染。

　　常规创面护理：用生理盐水通过双套管的滴水管轻柔地滴注在创面上，2 次 / 日，缓和和清洗创面，同时通过双套管的负压引流管吸除清洗液。

　　此期创面若有脓性分泌物，则根据脓性分泌物的细菌培养结果选用抗生素局部湿敷；若有创面水肿应用 10% 氯化钠溶液湿；若创面分泌物较多，应用聚维酮碘清洗后，再用 0.9% 生理盐水滴注清洗；创面若有肠液污染，在常规创面处理的基础上保持黎式双套管的有效引流。

　　（3）植皮后第 8 ~ 21 天：此阶段营养支持手段由肠外转为肠内，合并肠瘘患者肠液量骤增，增加了护理的难度。无肠瘘患者肠蠕动的增加是对紧贴肠管的皮片的考验。评估重点在于引流是否通畅，皮片是否被肠液侵蚀，创面是否被肠液污染或烧灼，同时计算创面所植皮片的存活率，计算公式：存活率 ＝［（移植皮片总面积 – 皮片坏死面积）／移植皮片总面积］×100%，面积的测量均采用创面测量纸尺。

　　对于合并肠瘘患者常规创面处理，同时保持双套管有效引流；无肠瘘患者，在常规创面处理的基础上，使用烤灯照射植皮创面，以提高局部温度，促进皮片生长。烤灯距离创面 40 ~ 60cm，持续时间 10min，2 次 / 日。

　　若创面瘘口周围植皮有不同程度的肠液侵蚀，在上述创面护理的基础上，加强肠液引流，即在双套管无法充分引流外溢肠液时，一旦有肠液外溢，即增用负压吸引管进行手动吸引引流，继之用滴水管清洗瘘口周围附着于植皮区的残余肠液。当肠液外溢量大、腐蚀性强，瘘口周围创面被腐蚀面积较大时，应加强肠液的引流，应用烤灯照射，提高创面局部温度，并加强创面处理力度，由原先的 2 次 / 日增加到 3 次 / 日。此外，遵医嘱肌内注射生长激素，以促进蛋白质的合成，从而为移植皮片提供营养，促进其生长。同时，在每次创面处理后用重组牛碱性成纤维细胞生长因子外用溶液均匀喷洒在腹壁创面，以促进毛细血管再生、改善局部血液循环、加速皮片生长。

　　（4）植皮 21 天后：此阶段评估重点在于创面的皮片的覆盖情况，即创面所植皮片间是否融合(非植皮区是否有皮片爬行),并计算创面皮片的覆盖率,计算公式:覆盖率＝〔(创面除瘘区外的总面积－皮片未爬行到的面积)／创面除瘘区外的总面积〕×100%。当皮片覆盖率超过90%后,进入腹腔开放后期的准备阶段.即出院调养身体,以增强身体素质,等3～6个月后回院进行腹壁重建。

2. 头部供皮区的护理(图17-4) 在术后第3天逐层揭去纱垫及纱布,头部供皮区予以敞开,同时密切观察是否有渗血、渗液、脓性分泌物。若患者渗血、渗液较多,通过激光治疗仪(图17-5)照射,促进三磷酸腺苷生成,改善组织局部营养,激活病态组织进行修复,促进正常组织再生.创面愈合明显。若患者供皮区有脓性分泌物,用10%的氯化钠溶液行创面处理后,创面逐步愈合。

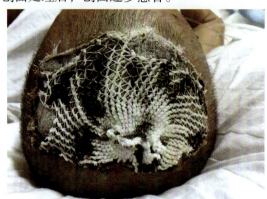

图17-4 头皮取皮术中及术后第3天头皮情况

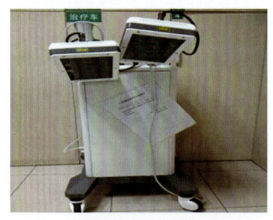

图17-5 激光治疗仪

3. 制动与功能锻炼 植皮当天腹部制动24h,避免移植皮片易位,但一直限制活动不利于患者恢复。早期的功能锻炼不仅能预防肺部感染、深静脉血栓的形成等,而且有助于EN治疗后营养素的吸收及转化,也利于创面的愈合及肠道功能的改善。植皮后第1天,协助患者在床上行四肢关节的主被动旋转、伸展等运动。术后第3天,开始指导并协助患者离床、在床边活动。术后第7天,开始指导并陪同患者外出活动。患者在开始下床功能锻炼前.由责任护士检查引流管,保护好瘘口及创面。

4. 心理支持 腹腔开放患者病情重,病程长,治疗费用高,患者及家属易情绪悲观、消沉，经常对治疗失去信心，易产生心理障碍。应将患者视为自己的朋友或家人，耐心地讲解腹腔开放的相关知识，并请积极乐观的病情相似的患者现身说教，同时调动其家庭和社会支持系统。

六、消化道重建及腹壁重建的护理

（一）概述

重建期，指腹腔开发患者进行中期关腹后，经过 3～6 个月，待腹腔粘连松解和病人一般状况好转后即行确定性手术，切除肠瘘肠段并重建消化道与腹壁。腹腔开放的时间越长，潜在并发症的机会越大，可能的并发症包括出血、感染、复发性 ACS、再灌注综合征等。

（二）消化道重建及腹壁重建术前护理

1. 一般护理　加强生命体征监测，严密监测尿量及出入量。

2. 负压引流护理　在瘘口内放置持续负压吸引管和滴液管，以充分稀释、引流溢出的肠液，减少肠液对瘘口周围组织的侵蚀，有利于炎症消退和瘘口愈合。正确安置引流管和滴液管的位置，调节负压 4～6.6kPa，每天等渗盐水冲洗液量：3000～5000ml，若肠液稠厚，刺激性强时，应加快冲洗速度；分别记录冲洗瓶和引流瓶内液量。保持引流通畅，防止引流管打折、堵塞等引起的引流不畅。若双套管有堵塞，可取出内套管清洗或转动外套管。

3. 术前禁食禁饮　术前 12h 禁食，6h 禁饮，给予静脉补液，以减少胃内容物的容量和酸度，预防麻醉期间的呕吐和误吸。

（三）消化道重建及腹壁重建术后护理

1. 监测生命体征　严密观察体温、心率、呼吸、动脉血氧饱和度及引流情况，及时发现和处理潜在的不利因素和术后并发症，是暂时性关腹术后护理的重要内容。对于本组患者，液体出入量、腹腔内压力及呼吸系统的监测是术后观察的重点，同时，应注意对酸碱平衡和电解质的监测。

2. 监测 IAP　监测 IAP 在 ACS 的治疗中有着重要的地位，腹腔内压力监测应持续进行于整个治疗过程中。术后所有患者均需常规测腹围、腹压，每日测量 3 次，并详细记录，准确描记变化趋势，以协助医生治疗。膀胱压是反映腹腔压力变化的可靠指标之一，且最为准确且易于施行。在进行 IAP 的监测时一定要严格无菌操作。本组均为危重患者，其局部和全身免疫防御功能明显减弱，更易感染，而测腹压时需反复多次将测压装置与导尿管连接，无疑增加了感染机会，因此，护士要加强无菌观念，认真做好消毒工作，防止交叉感染。

3. 营养支持　因较长时间不能经口进食，患者营养消耗较大。为使患者及时得到营养补充，应早期开始营养支持治疗。在肠道功能未恢复前可选择肠道去污，以消除肠内过度繁殖的细菌，并给予肠外营养（parenteral nutrition，PN）。严格无菌技术操作，预防导管相关感染，监测血糖、血脂、血氨及电解质改变，防止发生代谢紊乱。

当患者肠道功能逐渐恢复，出现肠蠕动后，可经胃或肠造口管给予 EN。根据患者的病情和肠道耐受情况选择适合的营养制剂，注意控制泵入速度、浓度、温度和量。防止出现腹胀、腹泻等并发症。

4. 切口护理 保持切口清洁，减少创面的污染和感染。对于有脂肪液化的切口应增加换药次数，在切口处覆盖银离子敷料，使用蝶形胶布固定牵拉，减少切口两侧皮肤的张力。

5. 液体平衡管理 准确记录患者 24 小时出入量，监测酸碱度和电解质指标，2 次 / 周，每周监测体重变化。

6. 并发症预防 预防感染、压疮、下肢深静脉血栓等并发症。由于长期卧床加之双腔管冲洗引流，制约了患者翻身和活动，故每 2h 帮助患者变换体位，拍背，鼓励患者咳嗽、咳痰；使用气垫床，骨突出位置给予托垫，保持床单位平整、干燥；床上功能锻炼每日 2 次。

7. 病房消毒 保持病房空气新鲜、流通；紫外线消毒病房 2 次 / 日；使用含氯消毒剂拖地，擦拭桌面、物品；保持床铺的清洁、干燥。医护人员在接触患者前后洗手，听诊器等医疗用物专人专用。

8. 心理护理 对于腹腔开放的患者，前期经历了腹腔开放、中期关腹、消化道重建及腹壁重建多次手术，心理承受能力极其低下，而进入第三期，患者的焦虑情绪稍有改善，对治疗成功的信心更加充足。此时继续鼓励患者积极配合治疗的最后一步；对于重建术后出现并发症的患者更应该给予精神的安抚和信心的重塑。

七、营养支持的护理

营养支持治疗是一种有效辅助性治疗，是维持机体正常生理功能，是救治过程中重要的治疗手段。由于严重腹部创伤、腹腔感染、SAP、腹膜后血肿等原因导致腹腔压力持续升高，患者无法正常关闭腹腔，采用腹腔开放使患者腹腔压力降低。但腹腔开放后患者多有代谢紊乱，其原因主要是禁食导致的饥饿状态，机体热量和营养物质摄入不足，同时应激反应使机体处于高代谢状态，机体通过肌肉蛋白质的快速动员达到组织修复、急性相反应、全身或局部抗感染的目的，因此患者对热量和营养物质的需求增加，如何在较长的凶险病程中实施有效营养支持，直接关系患者的生存。腹腔开放患者的营养支持有两种，即 PN 及 EN。腹腔开放患者多存在血流动力学不稳定、感染等病理生理改变，因此初期以液体复苏、清创缝合、损伤修复、抗感染为主，当血流动力学稳定时实施 PN 支持，当肠道恢复功能时应给予 EN 支持。

（一）PN

PN 是指通过静脉为无法经胃肠道摄取或摄取的营养物不能满足自身代谢需要的患者提供包括氨基酸、脂肪、碳水化合物、维生素及矿物质在内的营养素，以抑制代谢分解，促进合成代谢并维持结构蛋白的功能。所有营养素完全经 PN 获得的营养支持方式称为全肠外营养（total parenteral nutrition，TPN）。

1. PN 制剂

（1）葡萄糖是 PN 的主要能源物质，供能占非蛋白热量的 50% ～ 75%。特点：

①在总能量中所占比例最大；②节省蛋白质效果明显；③机体大脑神经细胞、骨髓质、白细胞及红细胞等必须依赖葡萄糖供能；④供能快而及时；⑤最终产物是水及二氧化碳，对机体无害；⑥可避免体脂被大量氧化而产生过多酮体。

（2）脂肪乳剂是另一种供能物质，供能占 20%～30%。主要生理供能是提供能量、构成身体组织、供给必须脂肪酸并携带脂溶性维生素。常用的脂肪乳剂有长链脂肪乳剂、中、长链脂肪乳剂，含橄榄油的脂肪乳剂，含鱼油的脂肪乳剂。

（3）氨基酸是 PN 唯一的氮源，作用是合成蛋白质；合成其他生理活性物质；通过分解而释放出能量。

（4）电解质常补充钾、钠、绿、钙、镁及磷。

（5）维生素是维持人体正常功能的一类小分子有机化合物，在体内不能合成或合成量不足以满足人体需要，常用制剂有水溶性维生素及脂溶性维生素。

（6）微量元素是人体内含量小于 0.01% 的无机盐，包括铁、铜、锌、碘、锰等共 14 种。

维生素和微量元素的主要作用：物质代谢的辅助因子，具有调节酶活性的作用；体内物质代谢的辅酶；基因调控，锌指可作为转录调控因子，调节基因表达；构成蛋白质空间结构；抗氧化剂。

2. PN 输注方法及途径

（1）输注方法：全合一（all in one，AIO）PN，是根据临床患者的病理生理情况，个体化地将患者所需的葡萄糖、脂肪乳、氨基酸、维生素、微量元素、电解质等多种营养物质科学地混合配置于一个袋子内（3L 袋），经静脉途径供应给患者治疗的一种全合一溶液。其优点是：①增加节氮效果，降低代谢并发症；②降低液体渗透压，使患者外周输注耐受力增加；③避免单瓶输注脂肪乳剂带来的副作用；④减少更换输液次数；⑤全封闭的输注系统减少了污染和空气栓塞的机会。

（2）输注途径

1）外周静脉导管：外周静脉是首选途径，具有静脉入路容易，护理方便，不存在中心静脉置管的风险和较为经济的优点。但由于 PN 渗透压较高，容易引起液体渗漏和外周静脉炎，因此输注时间不宜过长，并且应按照一级护理要求定时巡视，避免液体渗出和静脉炎的发生。

2）中心静脉导管（central venous catheter，CVC）：中心静脉导管指导管尖端位于上腔或下腔静脉的静脉导管，常包括经颈内静脉穿刺、经锁骨下静脉穿刺和经股静脉穿刺三种入路，其中经锁骨下静脉临床使用最广泛。优点包括：便于高渗透压或非血管相容性药物的输注；避免多次静脉穿刺带来的痛苦；保护周围血管；留置时间较长等。

常用的中心静脉导管有三种：①经皮插管置管型导管；②皮下隧道置管型导管；③植入性导管。

3）经外周植入的中心静脉导管（peripherally inserted central catheter，PICC）：PICC 主要是指通过肘部静脉将较细导管置入上腔静脉的导管。首选贵要静脉，其次肘正中静脉，头静脉。优点包括：可避免中心静脉导管置管并发症，留置时间较长和减少感染率。

3. 护理措施

（1）合理输注，控制输液速度，维持液体平衡。合理安排输液种类和顺序；加强观察和记录：观察患者有无水肿或皮肤弹性消失，尿量是否过多或过少，并予以记录。根据患者的出入水量，合理补液和控制输液速度。

（2）定期监测血清电解质及血糖水平，每周称体重，必要时进行氮平衡测定，以评价营养支持效果。

（3）静脉导管的护理，均使用透明敷贴固定，注意无菌操作，观察穿刺点及周围皮肤，每周消毒2次，更换敷贴。

（4）并发症的观察及护理

1）置管相关并发症

A. 气胸：当患者于静脉穿刺时或置管后出现胸闷、呼吸困难、同侧呼吸音减弱时，应疑及气胸的发生；立即通知医生并协助处理。包括胸部X线检查，根据气胸的严重程度予以观察、胸腔抽气减压或胸腔闭式引流及护理。

B. 血管损伤：在同一部位反复穿刺易损伤血管，表现为局部出现血肿，应立即退针并压迫血管。

C. 胸导管损伤：多发生于左锁骨下静脉穿刺时。穿刺时若见清亮的淋巴液渗出，应立即退针或拔出导管；偶尔发生乳糜瘘，多数患者可自愈，少数需作引流或手术治疗。

D. 空气栓塞：发生于静脉穿刺置管过程中或因导管塞脱落或连接处脱离所致。CVC或PICC穿刺时，应平卧位、屏气；置管成功后及时连接输液管道；牢固连接；输液结束应旋紧导管塞；导管要预冲无菌生理盐水。

E. 导管移位：锁骨下或其他深静脉穿刺置管后刻印导管固定不妥而移位。临床表现为输液不畅或患者感觉颈部、胸部酸胀不适，X线透视可明确导管位置。当静脉穿刺置管成功后必须妥善固定导管，一旦发生导管移位，立即停止输液，拔管和做局部处理。

2）感染

长期深静脉置管和PN，易引起到惯性和肠原性感染，需加强观察和预防，一旦患者出现寒战或体温＞38.5℃时，应立即通知医生，遵医嘱拔除导管做导管尖端培养、抽血培养及用药等。

A. 导管护理：消毒静脉穿刺部位和更换敷料，2次/周，加强局部护理。避免经导管抽血或输血。输液结束时，用肝素稀释液封管，以防导管内血栓形成和保持导管通畅。

B. 营养液的配置：营养液应在层流环境、按无菌操作技术配置；营养液避免因长时间暴露于阳光和高温下而导致变质；保证配置的营养液在24h输注完毕；PN输注系统和输注过程应保持连续性，不宜中断，以防污染。

C. 尽早经口进食或EN：TPN患者可因长期禁食，胃肠道黏膜缺乏食物刺激和代谢的能量而至肠黏膜结构和屏障功能受损、通透性增加，导致肠内细菌和内毒素移位，并发肠原性的全身感染。当患者胃肠功能恢复或允许进食的情况下，鼓励患者经口进食。

3）代谢并发症

A. 糖代谢并发症：高渗非酮性高血糖昏迷，临床表现为重度血糖增高伴高血钠和氮质血症及进行性意识障碍；持续输注高渗PN使血糖增高，当使用外源性胰岛素时易出现低血糖症状；所以应加强巡视，严密监测血糖。

B.脂肪代谢并发症：脂肪乳剂输入速度过快或总理过多并超过人体代谢能力时，患者可发生高脂血症或脂肪超载综合征；后者表现为发热、急性消化道溃疡、血小板减少、溶血等。一旦发生类似症状，立即停止输液。对长期应用脂肪乳剂的患者，应定期做脂肪廓清试验以了解人对脂肪代谢、利用能力。

4）血栓性浅静脉炎：多发生于经外周输注营养液时。可见输注部位的静脉成条索状变硬、红、肿、触痛，少有发热现象。给予局部湿热敷、更换输液部位或外涂可精辟吸收的具抗凝、消炎作用的软膏。由于氦氖激光可改善血液循环，加速代谢和消除炎性产物，能起到消炎、镇痛作用，因此，出现静脉炎时可使用氦氖激光照射炎症部位，2 次 / 日，15 分 / 次。

（5）健康宣教：长期摄入不足或因慢性消耗性疾病致营养不良的患者应及时到医院检查和治疗，以防严重营养不良和免疫防御能力下降。患者出院时，若营养不良尚未完全纠正，应继续增加饮食摄入，并定期到医院复诊。

（二）EN

EN 指经胃肠道，包括经口或喂养管，提供维持人体代谢所需营养素的一种方法。EN 能够提供营养，维护肠屏障，减轻应激，降低感染的发生，根据患者肠功能恢复情况，感染控制、水肿消退、外露肠管出现蠕动或闻及肠鸣音后开始 EN。

护理措施

（1）避免黏膜和皮肤损伤：长期留置鼻胃管或鼻肠管者，可因鼻咽部黏膜长时间受压产生溃疡。应每天用温水清洁鼻腔，再用油膏涂拭鼻腔黏膜，起润滑作用；对胃、空肠造瘘者，应保持造瘘口周围皮肤清洁干燥。

（2）预防 EN 并发症

1）腹泻导致腹泻的相关因素：①肠内营养的类型，其中乳糖、脂肪、膳食纤维的种类和含量都可能影响肠道对营养液的耐受性；②营养液的渗透压，当患者伴有营养不良或吸收不良时，高渗透压更易引起类似倾倒综合征的症状和腹泻；③营养液的输注速度和温度；④伴同用药，如抗生素可改变肠道内正常菌群的制衡作用而导致菌群紊乱等；⑤营养液或消化液污染及放置时间过长；⑥低蛋白血症，因血浆胶体渗透压降低，黏膜组织水肿，影响营养底物通过肠黏膜上皮细胞；同时，大量液体因渗透压进入肠腔而引起腹泻。预防腹泻的护理措施：①控制营养液的浓度选择合适的肠内营养制剂；②控制输注量和速度使用肠内营养泵控制速度；③保持肠内营养的温度使用恒温器；④用药护理遵医嘱用药；⑤避免肠内营养的污染及变质：肠内营养液打开 24h 内输注完毕，每天更换输注营养泵管，以免变质引起肠道感染。

2）恶心、呕吐：应调慢 EN 滴速或使用 EN 泵输注。

3）倾倒综合征：由于高渗液进入小肠，应降低速率和浓度。

4）堵管：喂养管常见堵塞原因：①营养液较黏稠，流速缓慢，黏附于管壁；②药物未经完全碾碎即注入营养管；③添加药物与营养液不相容，形成凝结块；④管径太细。为避免喂养管阻塞，于输注营养液前、后及连续管饲过程中每隔 4h 及特殊用药前后，都应用 20ml 温开水冲洗喂养管，营养液黏稠时应加强冲管，可 2h 冲管一次。药物经碾碎、充分溶解后直接注入喂养管，然后立即用温开水冲管，避免因加入营养液后与之不相容而凝结成块黏附于管壁或堵塞管腔。应定时冲洗喂养管，保持通畅。

（3）监测各指标。生命体征、监测血糖 1 次 /6h～1 次 /8h，监测肝肾功能、电解质及血浆蛋白，2 次 / 周，待情况稳定后改为 1 次 / 周，以便随时了解治疗效果和调整。

（4）功能锻炼。在患者卧床期间，要鼓励其每天做卧床三步操：①足泵运动：平卧，双腿伸直，一侧下肢足背用力向前过伸并绷直（类似芭蕾动作），再用力向里勾起，再换另一侧，如此双足反复交替；②搭桥运动：嘱患者双手握住床护栏，弯起双下肢，用力抬起臀部，使臀部、背部尽量离开床面，尽可能停留后再放下，如此反复；③缩唇呼吸：嘱患者将口唇呈口哨状，慢慢的吸气，直至吸不动为止 - 屏气 - 再用力呼出，全部呼完。每个动作每天完成 60 个为达标，也可分次完成。待患者血流动力学稳定或无出血等危险后即可帮助患者下床走动，并逐步增加登楼梯运动。运动量的增加应循序渐进，当心率＞ 120 次 / 分时，暂停活动。

（5）健康宣教

1）保持营养管通畅，避免打折、扭曲，每隔 2～4h 用温开水 20ml 冲管一次，避免营养管堵塞。

2）保持心情舒畅，加强功能锻炼。

3）若发现腹痛、腹胀、排便异常等现象及时告知医生。

（三）消化液回输

消化液回输是将引流出的肠液收集在无菌容器内，处理后经鼻肠管、空肠造瘘管等途径回输入患者肠道，以恢复消化液的胃肠循环和机体胆盐的肝肠循环，从而减少水、电解质和消化酶的丢失。

EN 合并消化液回输可有效地维持内环境稳定，消化液含有丰富的电解质和消化酶，是任何人工配置的液体无法比拟的。其大量丢失易引起水电解质紊乱和酸碱失衡，并影响肠道消化功能。有文献报道，肠液回输可有效地维持瘘口远端肠黏膜细胞的完整性，支持肠黏膜屏障，明显减少肠源性感染的发生，肠液回输可有效保持远端肠管形态，使肠管不萎缩，手术时更易分离和吻合，且有利于机体内环境的稳定。

1. 护理 引流的消化液不宜放置过久，防止与空气接触时间过长及温度过高而造成各种成分的破坏或污染。消化液回输要与 EN 同时进行，每次 300～500 ml，每 2～4 h 回输一次。收集消化液时应注意无菌操作，吊桶、量杯、引流袋及输注管路等要每日消毒、更换。

2. 消化液回输的方法

（1）方法一：精密引流袋收集和回输法

1）适应证：①胆道术后放置"道术型"引流管的患者；②因胆道阻塞或胆源性胰腺炎等行胆囊穿刺、胆囊造口的患者；③外伤或手术后放置十二指肠、高位空肠引流管的患者。

具体方法：将引流管出口处与用于记录每小时尿量的精密尿袋相连，引流袋悬挂在低于患者引流口 50～60cm 处，消化液首先流入带有刻度的计量器（与储液袋相通）中，每隔 1～2h 将计量器中的消化液记量，并直接倒入储液袋中。在储液袋底端的开口处直接连接 EN 泵管，经营养输注泵与 EN 液通过"通过型"管相连，按设定的速度共同输入空肠造口管、经皮内镜下空肠造口管和鼻肠管等，见图 17-6。

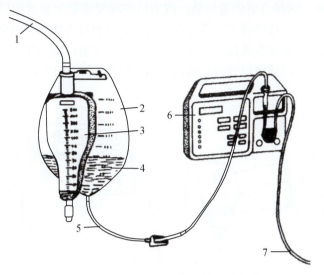

图 17-6　精密引流袋收集回输法示意图

1.引流管；2.储液袋；3.计量器；4.消化液；5.接营养泵；6.肠内营养泵；7.接患者营养管

（2）方法二：负压吸引瓶收集和回输法

1）适应证：该法适用于肠外瘘患者。要求肠液回输段肠襻必须 > 50 cm，并且腹腔感染得到控制、肠道功能开始恢复时方可使用。

2）具体方法：取 5000 ml 透明玻璃瓶，加专门定做的橡皮瓶塞。瓶塞开 3 个孔，分别插入三根管：一根管插入瓶塞以下 3cm 处，此管与中心负压吸引管相连，在玻璃瓶内形成负压环境；另一根管插至瓶塞以下 6cm 处，此管与放置于患者肠瘘瘘口的双套引流管相连，可随时将瘘出的肠液主动吸至玻璃瓶内；第三根管要插至负压瓶底部，并保证在引出肠液的液面以下，另一端直接与 EN 管相连，经过 EN 输注泵，将瓶内经压吸出的肠液与 EN 液共同输入远端肠管。见图 17-7。

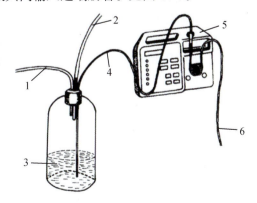

图 17-7　负压吸引瓶收集回输法示意图

1.接中心负压吸引；2.接患者双套引流管；3.消化液；4.接营养泵；5.肠内营养泵；6.接患者营养管

（3）方法三：肠造口袋收集和回输法

1）适应证　该法适用于有唇状瘘，且不便于放置引流管的患者。

2）具体方法　选择合适的造口袋，按造口护理要求贴于患者造口或瘘口处，除去造口袋出口处的夹子，直接将引流管与造口袋开口处相连并绑紧。剪断引流管与 EN 输注泵管前端，通过转换接头连接，经过 EN 输注泵，将造口袋内流出的肠液与 EN 液共同输入空肠造口管、回肠造口管或经瘘口直接置管等。见图 17-8。

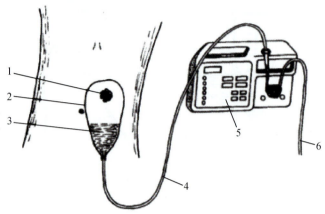

图 17-8　肠造口袋收集回输法示意图

1. 唇状瘘瘘口；2. 肠造口袋；3. 消化液；4. 接营养泵；5. 肠内营养泵；6. 接患者营养管

八、腹腔开放并发症的预防和护理

（一）液体和蛋白丢失

1. 液体丢失导致液体平衡失调　腹腔开放患者机体丢失大量体液和血液，使水、电解质、酸碱平衡失调，出现严重的脱水，血液浓缩和血容量减少，甚至休克。

护理措施

（1）严密观察病情变化应密切观察患者，及时发现体液失衡的临床表现。认真记录 24h 出入水量，为医生下达医嘱提供有效依据。观察记录患者的尿色、尿量，必要时记录每小时尿量。保证各引流管在位通畅，并注意各引流管引流液的性状、量及颜色。

（2）有计划进行补液水、电解质和酸碱平衡是机体维护内环境稳定，进行新陈代谢等一切生命的先决条件，一旦失衡，机体内环境的稳定性就随之改变，直接影响代谢活动。

（3）预防呕吐，患者不能进食，且有呕吐，频繁的呕吐造成大量水、Na^+、K^+ 和 Cl^- 的丢失。护士应掌握各种液体补充、药物输入的顺序、速度及药物的配伍禁忌。应补充当日需要量、前 1 天的额外丧失量和以往丧失量，但是，以往丧失量不宜在 1 天内补足，而应于 2～3 天，甚至更长时间内分次补给，以免过多液体进入体内造成不良后果。这对及时纠正肠梗阻患者水、电解质和酸碱失衡，降低病死率起到重要作用。

2. 蛋白丢失，造成低蛋白血症　护理措施：首先应治疗引起蛋白质摄入不足、丢失过多、分解亢进的原发疾病。若原发疾病无禁忌，可给予高蛋白质、高热量的饮食，使每日摄入蛋白质达 60～80g，保证充足热量供应。总之，低蛋白血症有皮肤受损的危险、有感染的危险、营养失调、低于机体需要量等护理问题，这些都是护理的重点、难点。除疾病本身外，食欲减退、蛋白摄入不足、吸收不良等也会丢失白蛋白，应给予合理的饮食，供给蛋白质时，可根据年龄、食欲与并发症的性质而决定其用量，不能进食者应遵医嘱静脉补充营养。必须认真做好基础护理，并不断总结经验。

（二）高分解代谢状态

由于感染的存在，必然会引起高分解代谢。抑制机体高分解代谢状态，首要控制感染。临床上给予的护理措施有：

（1）对于禁食患者，提高合理的营养底物，尽可能将机体组织的分解降低到合理水平，预防和减轻营养不良。

（2）通过针对特殊疾病的营养支持，降低炎症反应，增强肠黏膜屏障功能。

（3）成立营养小组，配备层流配液室、净化台，配制营养制剂严格无菌操作，配制后放入冰箱保存，24 h 内用完，输注前分次从冰箱内取出，并在室温下复温，营养液不能煮沸加热。

（4）输注营养液时根据不同的营养支持方式和途径，按照规范严格执行。

（5）定期监测机体代谢和营养指标，及时评估营养支持的效果。

（6）观察患者排便情况，若发生腹泻，及时调整营养液输注的温度、速度、浓度、剂量，并对症处理；若出现粪便干结、便秘则可适当增加纤维素含量，服用乳果糖等药物辅助治疗。

（7）做好基础护理，对于长期禁食的患者尤其加强口腔护理，2 次 / 天，避免炎症发生。

（三）肠功能障碍

肠功能衰竭是由于肠实质与（或）功能的丧失导致消化、吸收或与屏障功能发生严重障碍。当前，临床更多注意的是肠道屏障功能，这是肠道所具有的特定功能，它能防止肠道内细菌及细菌产物逸出肠道外，是由上皮、分子与免疫等组成的复杂功能。

护理措施如下。

1. 严密观察生命体征　预防肠黏膜缺血缺氧，维护肠黏膜屏障功能，危重患者需保证循环和呼吸功能的稳定，保证足够的血容量以预防肠黏膜缺血、缺氧。危重患者全身炎症反应，血管通透性增加，大量液体积聚在机体的第三间隙，使有效血容量减少，肠功能障碍引起的水、电解质吸收障碍，肠道积液，肠瘘、肠造口引起的胃液、胰液、肠液、胆汁和水分等的丢失造成水、电解质（尤其是钠和镁）和酸碱失衡。因此，护理中，需仔细记录患者每天的出入量，包括肠液、粪便的丢失量，尤其是尿量。口渴是脱水的早期表现，无明显原因心率加快，尿量减少往往是血容量不足的表现。中心静脉压的监测有利于判断是否存在血容量不足。如心率减慢，可证实为容量不足，可给予快速补液 200ml。小剂量多巴胺常用以改善内脏血流，改善肠黏膜的灌注量，还可改善代谢，进一步减轻肠黏膜损伤、禁食患者应给予胃肠黏膜保护药和抗酸药，对胃肠功能有恢复的患者可给予胃肠动力药（多潘立酮、西沙必利）促进胃肠蠕动，慎用吗啡等麻醉药品镇痛，以免加重胃肠功能障碍。

2. 选择性肠道去污染 对严重感染，休克等肠功能未恢复的患者，应用选择性肠道去污染的方法，防止肠道细菌过度生长、危重患者肠功能障碍，肠内细菌繁殖失控，小肠不能有效地将细菌和毒素排除、临床常采用肠道抗菌药如新霉素，庆大霉素，甲硝唑等以控制细菌生长、或采用机械清洗的方法，可给予硫酸镁或乳果糖口服导泻或等渗盐水不保留灌肠、护理重点需注意观察粪便的量和颜色，观察灌肠效果，严密观察体温和血象的变化。

3. 营养支持的护理 肠外营养虽可提供机体蛋白质和热能，但长期禁食状态会导致肠上皮绒毛萎缩，变稀，皱褶变平，肠壁变薄，使肠道屏障的结构受损，功能减退、肠内营养有利于维护肠组织与功能的完整性，增加门静脉血流，防止肠系膜血流减少、一些特殊营养物质，如谷氨酰胺是免疫组织和肠上皮细胞的主要营养物质，能促进肠黏膜增生，其效果已被临床和动物实验证实、Ω-3 脂肪酸能降低细胞因子的产生，有抗感染的作用，膳食纤维能促进肠黏膜的生长、肠外营养护理的重点在加强腔静脉管的护理，防止导管相关败血症，监测血糖或尿糖，观察全身皮肤的变化，及时发现各种代谢并发症、观察每天的胃液，肠液的量及腹胀，腹痛和肠鸣音等肠功能改变情况，胃管引流患者 24h 胃液 < 500ml，或胃潴留量 < 150ml，预示胃动力的恢复，出现肠鸣音说明肠道功能在恢复、危重患者肠功能的恢复往往早于胃功能的恢复，一旦肠功能恢复即给予肠内营养、对肠功能恢复而胃动力未恢复或重症胰腺炎患者，可在胃镜辅助下放置鼻十二指肠管或鼻空肠管，肠内营养时更需严密观察患者消化，吸收情况，观察肠内营养过程中并发症的发生，防止喂养管堵塞，脱位；呼吸机辅助呼吸和意识障碍患者防止误吸；观察有无腹痛，腹胀和腹泻，找出原因，及时调整营养液的配方，浓度、速度、温度和量，保证营养支持的效果。对合并高位肠瘘的患者可行胆汁、肠液回输，加强营养物质的消化、吸收，减少水、电解质的丢失。

4. 肠黏膜的营养康复治疗护理 大部分危重患者肠道功能随着病情的改善而逐渐恢复，而一部分患者由于肠道本身的问题（短肠综合征，慢性肠炎，放射性肠损伤），经合理治疗和营养支持仍不能恢复肠功能，可给予营养康复治疗。营养康复治疗是指应用特殊的外源性生长因子，如生长激素，胰岛素样生长因子 -1 和肠的特殊营养素，如谷氨酰胺，短链脂肪酸或膳食中的可溶性纤维等，诱导肠粘膜的增生，代偿作用，以改善肠蠕动和吸收功能，最终减少或停止肠外营养。护理重点在于保证按时给药，观察有无生长激素引起的血糖升高，患者能否耐受肠内营养，观察大便的性状，有无腹泻，便秘，黏液或脓血便，以了解肠功能恢复情况。

5. 心理和社会支持 危重患者伴肠功能衰竭时，往往面临许多严重而复杂的问题。如原发病，肠衰竭引起的生理、病理改变，长时间的营养不良，水和电解质失衡，感染，出血的危险，患者不仅有焦虑、抑郁的存在，而且有很强的失望、无助和挫折感。肠造口和瘘口的存在易引起患者自我形象紊乱。患者在长时间的住院期间，医护人员，尤其是护士是患者与社会接触的中心，应积极与患者沟通，给予心理支持，使患者建立战胜疾病的信心，并积极主动配合疾病的治疗和护理，提高患者的生活质量、护士首先应以高尚的品质，精湛的技术赢得患者的认同和信任；其次，加强对患者的健康教育，使其了解疾病的原因，为什么会出现各种症状，教会患者或家属如何应对身体和心理的不适，从心理上接受疾病，以积极主动的态度对待疾病；教会其如何观察身体上的变化，出现问题如何处理；教会正确护理造口和皮肤；加强与患者家属和重要社会关系的交流，使其能给予患者心理和身体方面的支持，满足患者爱与归属和自我价值实现的需要，这是患者生存的动力。

6.家庭护理 部分伴肠功能严重障碍（肠衰竭）的危重患者，在病情平稳，全身状况改善后，肠道功能并未恢复、往往需要长期的营养支持治疗和护理、家庭治疗因节省费用，并发症少，对日常生活和社会交往影响少而受到患者的欢迎、一旦决定行家庭治疗，护士应对患者及其护理人员进行培训，教会他们如何护理造口，皮肤和各种管道、家庭营养支持（home nutrition support，HNS）是最重要的部分，家庭肠外营养（home parenteval nutrition，HPN）患者及其护理人员必须熟悉 HPN，的技术和导管相关的并发症，如 PN 液的配制，输注技术，贮存方法以及出现并发症时如何处理等；家庭肠内营养（home enteval nutrition，HEN）患者及其护理人员必须熟悉如何评估喂养管的位置，管道的冲洗，加药方法及如何配制，贮存肠内营养液，维持和操作肠内营养泵、对家庭治疗护理的患者应定期进行全身状态尤其是营养状态的评估、许多肠功能障碍的患者（如短肠综合征）经 HNS 获得很好的效果、因此，严重肠功能障碍的患者 HPN 是一种必然趋势。

（四）出血

腹腔出血是腹腔开放常见的并发症，患者常合并凝血功能障碍，是造成围术期再次手术、死亡的重要因素。腹腔大出血是临床常见且处理非常棘手的难题，如果处理不当或者延误治疗，患者病死率可高达 50％ 以上。

护理措施：

1.密切观察病情，早期发现、早期确诊出血 患者出现下列病情变化应考虑腹腔内出血：

（1）手术患者出现休克、意识淡漠、四肢湿冷、收缩压 < 90mmHg（1mmHg=0.133kPa），或者脉压差 < 20mmHg，心率 > 100 次 / 分。

（2）腹腔引流管流出较多血性液体。

（3）腹腔穿刺出不凝血。

（4）血红蛋白进行性下降。

2.缓解患者焦虑和恐惧

3.维持液体平衡

（1）体位：取平卧位，卧床休息。

（2）补充血容量：建立多条静脉通路，快速输液、输血，当失血量达全身总血量的 20% 时，应输注右旋糖酐或其他血浆代用品。必要时输血，严格查对制度。

（3）遵医嘱用药。

（4）腹腔引流的观察和护理。

1）保持引流管引流通畅，妥善固定。

2）观察腹腔引流液颜色和性质的动态变化。正常引流液颜色的动态变化一般为开始有少量暗红色液体引出，逐渐减少且呈淡血性，然后过渡为淡黄色清亮液体。

3）腹腔引流液量的观察。每天用量杯准确测量腹腔引流液的量。第 1 个 24h 记录每小时引流液的量，以后每 6h 记录 1 次。直至拔除腹腔引流管。

（5）病情观察：严密监测血压、脉搏、尿量、中心静脉压和周围循环情况，并做好记录。

4. 术前护理

（1）严密观察潜在出血征兆，观察感染严重度评分、凝血机制降低（凝血酶原时间 > 16 s）、引流管暗红液体变成新鲜血液及伤口渗血不止等；心率增快达 120 次 / 分以上及休克前期症状的患者，有异常情况应立即报告医生，迅速做好抗休克急诊手术的准备。

（2）建立救治应急预案。

5. 术后护理

（1）损伤控制性外科的理念，首要环节是尽快复温、纠正酸中毒、维护凝血功能。

（2）基础护理：由于腹部多根双腔管冲洗引流，制约了患者的翻身和活动，易出现感染、压疮、下肢深静脉血栓等并发症。2 h 翻身一次，建立翻身记录卡，使用气垫床或防压疮垫，并在骨突出部粘贴防压疮贴，保持床单位平整、干燥，采用防漏水冲洗装置，减少床单潮湿。深静脉血栓评分高危患者，做好下肢静脉血栓的预防给其双下肢穿弹力袜或行防栓压力梯度仪治疗。

（3）心理护理：重视术后患者心理护理，耐心与患者沟通，了解患者的需求，及时做好解释工作，安慰家属。

（五）肠空气瘘（暴露肠管损伤）

肠瘘是一种严重并发症，患者大量消化液丢失。而肠空气瘘是腹腔开放患者中一种新型肠瘘，瘘口直接开口于空气，周围无皮肤及软组织，具有极大管理难度。肠瘘所致的机体应激使其无足量的能量、氮源及其他营养素来修复组织。护理措施：

1. 维持体液平衡

2. 控制感染

（1）体位：取半坐卧位。

（2）负压引流的护理：调节负压大小；保持引流管通畅；调节灌洗液的量及速度；观察记录引流液的色、质、量。

（3）营养支持。

（4）合理运用抗生素。

（5）腹腔双套管的护理：在创面低位处放置多根腹腔双套管，目的在于：及时吸走从高处滴下的液体，防止浸湿床单和被褥造成患者不适，引起压疮；持续冲洗吸引腹腔感染、渗出的液体，以达到治疗腹腔感染的目的。护理要点：①正确固定双套管，理顺并固定好引流管道，防止引流管折曲、脱落；更换体位时随时调整滴水管和腹腔双套管的位置，保证有效吸引；保持双套管的有效负压。②调节冲洗液滴速，一般每日的冲洗液总量为 3000 ～ 5000 ml/ 根（40 ～ 50 滴 / 分）。过快会使滴入的液体来不及被吸出，溢出创面造成周围皮肤受损；过慢则造成干吸而导致出血和引流不畅。③持续负压吸

引的压力一般为 –20 ～ –10 kPa，以能顺利吸出引流物为宜。负压过大，容易吸附导管周围组织导致出血；负压过小，会使引流不畅导致引流无效。

（6）瘘口周围皮肤的护理：保持充分有效的腹腔引流，减少肠液漏出；及时清除漏出的肠液，保持皮肤的清洁干燥，可选用中性皂液或 0.5% 氯己定清洗皮肤。

（7）心理护理：通过集体讲座或者个别辅导等办法向患者及家属解释肠空气瘘的发生、发展过程和治疗方法，并向患者介绍愈合良好的康复患者，通过患者间的经验交流，消除心理顾虑，增强对疾病治疗的信心，以积极配合各项治疗和护理。

（六）三联征（低体温、酸中毒、凝血功能障碍）

随着损伤控制的理念在危重创伤患者救治中的广泛应用和深入研究是创伤外科的重大进展。2006 年，Holcomb 提出了"损伤控制复苏（damage control resuscitation，DCR）"概念，由"损伤控制外科"的理论延伸发展而来，内容包括容许性低血压、止血复苏和损伤控制外科。

DCR 是处理严重创伤的综合治疗策略，其理论和具体措施也随着临床实践的逐渐演变而日趋完善。严重创伤患者通常存在生理功能内环境严重紊乱，常并发低体温、代谢性酸中毒、凝血障碍等致死三联征。

1. 低体温　低温指机体温度低于 35℃，是严重创伤和复苏过程中出现的病理生理改变。由于失血、大量液体复苏，体腔暴露使热量丢失增加，加之产热功能损害，严重创伤患者中心温度明显降低。低体温会导致心律失常、心搏出量减少、外周血管阻力增加、血红蛋白氧离曲线左移、氧释放减少；并且抑制凝血激活途径导致凝血障碍；低温还可抑制免疫系统功能。

护理措施：

（1）使用加温设备，调节室温：采用合理安全的体温检测方法，加强对患者皮肤温度、面色的观察，减少肢体暴露，使用电热设备如电热毯、空调，提高室内温度至 28℃。

（2）输入加热的液体：所有输液包括血制品输注前先加热，防止输注低温液体引起寒战，短时间内输入大量库血，会引起心律失常，甚至心脏骤停。但血液加热温度不能过高，否则引起血细胞破坏。静脉输注的液体加温至 37℃，会可改善低体温症状。

（3）呼吸机通气湿化加温：热化气体，利用呼吸恒温器加热吸入的氧气，预防呼吸道散热，可减少深部温度下降。

（4）加温水冲洗：需行腹腔冲洗的患者，使用温热液体冲洗腹腔，以减少体热的散失，保持患者体温恒定。

（5）及时更换患者潮湿的衣服和床单，注意保暖，保持床单位干燥舒适整洁。

（6）心理护理：加强心理疏导，缓解患者的紧张焦虑情绪。

2. 代谢性酸中毒　由于持续低灌注状态下细胞能量代谢由需氧代谢转换为乏氧代谢，导致体内乳酸堆积；升压药物及低温所致心功能不全进一步加重酸中毒；而酸中毒又进而损害凝血功能。

护理措施：

（1）纠正酸中毒的关键是去除病因、纠正休克、恢复组织灌注。

（2）加强生命体征、血清电解质水平改变和血气分析指标动态变化趋势的监测，定期评估患者的认知力和定向力，若出现异常及时通知医师，遵医嘱及时用药。

（3）预防并发症：临床上酸中毒主要应用碳酸氢钠，若过量可致代谢性碱中毒。当碳酸氢钠产生的 CO_2 会加重呼吸负担，其次酸中毒纠正后钙离子浓度亦会降低 10%，进而导致凝血功能和心脏血管收缩力减弱，有研究证实碳酸氢钠治疗休克并不合理。

3. 凝血机制紊乱 严重创伤失血的患者会丢失和消耗大量凝血因子，补液扩容造成凝血因子稀释，酸中毒和低温环境会抑制凝血因子、血小板功能，低钙加重凝血功能不全，导致急性创伤性凝血异常（acute traumatic coagulopathy，ATC）。低体温引起凝血酶、血小板量减少和功能损害，凝血因子Ⅴ、Ⅷ合成减少；纤溶系统激活，纤维蛋白原裂解产物大量增加；大量液体复苏引起的血液稀释又进一步加重了凝血障碍。

护理措施：

（1）出血的预防：①严密监测血小板、凝血酶原时间、活化部分凝血酶原值的变化；②移动患者动作易轻柔，避免肢体碰撞或外伤；③静脉穿刺、注射后应延长按压时间；④评估潜在出血风险及出血部位；⑤观察出血的主要表现形式、发展或消退情况，及时发现新的出血、重症出血及其先兆，结合患者的基础疾病及相关实验室或其他辅助检查结果，正确作出临床判断，以利于护理及抢救配合。

（2）输血的护理：出血明显者，遵医嘱输注浓缩血小板悬液、新鲜血浆或冷沉淀凝血因子等。输血前认真执行三查（输血前、输血中、输血后查对）十二对（姓名、性别、床号、住院号、血袋号、血型、血液数量、种类、交叉试验结果、血液有效期、血袋完整性和血液的外观）制度；血小板、冷沉淀凝血因子取回后，应尽快输注；新鲜血浆最好于采集后 6h 内输完。观察有无输血反应，如过敏反应、溶血反应等。美国最新临床实践指南建议，需要 DCR 的伤员早期输注全血最符合病理生理的需求，如成分输血时红细胞、新鲜冷冻血浆和血小板按 1：1：1 输注，可明显纠正 ATC 的发生。

（3）观察记录出血量和形状，配合医生做好止血抢救

（吴莉莉）

参 考 文 献

黄骞，赵允召，任建安，等 . 2013. 负压网片筋膜牵引技术在腹腔开放术后晚期筋膜关闭中的应用研究 . 中国实用外科杂志，33(1): 66-69.

黎介寿 . 2006. 腹部损伤控制性手术 . 中国实用外科杂志，26(8): 561-562 .

彭南海 . 2009. 腹腔负压填塞救治腹腔感染合并腹腔大出血患者的护理 . 解放军护理杂志，26(11B): 31-33.

任建安 . 2009. 腹腔开放治疗肠瘘并严重腹腔感染 73 例分析 . 中国实用外科杂志，2009,29(6): 481-484.

张伟伟，任建安，陈军，等 . 2010. 不同暂时性关腹材料对腹腔开放后创面愈合影响的研究 . 中国实用外科杂志，30(1): 53-56.

Chovanes J, Cannon JW, Nunez TC. 2012. The evolution of damage control surgery. Surg Clin North Am, 92(4): 859-875 .

Franklin ME, Alvarez A, Russek K. 2012. Negative pressure therapy: a viable option for general surgical management of the open abdomen. Surg Innov, 19(4): 353-363.

Pidcoke HF, Aden JK, Mora AG, et al. 2012. Ten-year analysisof transfusion in Operation Iraqi Freedom and Operation Enduring Freedom: increased plasma and platelet use correlates with improved survival. J Trauma Acute Care Surg, 73(6 Suppl 5): S445-S452 .

Regner JL, Kobayashi L, Coimbra R. 2011. Surgical Strategies for Management of the Open Abdomen. World J Surg, 17: DOI 10. 1007/s00268-011-1203-1207.

Wu Y, Ren J, Wang G, et al. 2014. Fistuloclysis improves liver function and nutritional status in patients with high-output upper enteric fistula. Gastroenterol Res Pract. 12: 941514.

第十八章 腹腔开放疗法后康复指导与随访

第一节 心理干预

近 30 年来，随着脏器功能支持水平的提高，腹腔开放疗法的逐渐普及，腹腔感染的总体病死率进一步降至 20% 以下。损伤控制外科理论的发展验证了腹腔开放疗法的合理性。腹腔开放疗法是一种治疗腹腔严重感染、腹腔高压的手术措施。它能有效地引流腹腔、解除腹腔高压，避免腹壁坏死、进一步清除腹腔内感染灶，解决了以前各种治疗方法不能解决的问题。通过腹腔反复灌洗还可以去除感染性积液、减少菌体数目，特别适用于重症弥漫性腹膜炎伴有多系统器官功能衰竭（MSOF）高危患者的治疗。然而腹腔开放疗法的治疗结束，并不代表着患者的完全康复。对于患者而言，腹腔开放作为长时间卧床的治疗手段，其不仅仅是身体上的创伤，同时在患者的心理上也会产生极大的影响。长期的治疗，加之患者不能正常的饮食等会使患者产生抑郁倾向，甚至发生创伤后精神紧张性精神障碍（PTSD）。因此腹腔开放疗法以后患者需行积极的康复指导，包括心理干预、饮食管理及后期并发症的处理。帮助患者恢复到正常的作息生活。

一、常见心理问题

腹腔开放疗法是一种有创的治疗措施，那么对于患者而言是一种严重的心理应激源，会出现焦虑、抑郁等心理障碍，这种心理障碍会加重病情，影响治疗效果。积极对患者进行心理分析并实施心理干预，是加快患者康复的有效方法。有报道显示腹部手术或腹部创伤后，患者可能会出现各种各样的心理障碍。心理状况的分析结果主要有以下几点：

（一）抑郁

腹腔开放疗法的患者需要长期卧床，接受治疗。不能进行社会活动，不能正常的饮食，甚至睡眠也会受到干扰。这些持续存在的不愉快的情感体验会使患者发生抑郁。抑郁在临床上主要表现如下：

1. 心境低落 主要表现为显著而持久的情感低落，抑郁悲观。

2. 思维迟缓 临床上可见主动言语减少，语速明显减慢，声音低沉，对答困难，严重者交流无法顺利进行。

3. 意志活动减退 患者意志活动呈显著持久的抑制。伴有焦虑的患者，可有坐立不安、手指抓握、搓手顿足等症状。

4. 认知功能损害 主要表现为近事记忆力下降、注意力障碍、反应时间延长等。认知功能损害导致患者社会功能障碍，而且影响患者远期预后。

5. 躯体症状 主要有睡眠障碍、乏力、食欲减退、体重下降、便秘、身体任何部位的疼痛等。自主神经功能失调的症状也较常见。体重减轻与食欲减退不一定成比例，少数患者可出现食欲增强、体重增加。

抑郁的评估可以用到抑郁自评量表（self-rating depression scale，SDS）（表18-1）。其特点是使用简便，并能相当直观地反映抑郁患者的主观感受。主要适用于具有抑郁症状的成年人，包括门诊及住院患者。它的评分标准与焦虑自评量表类似。抑郁的评估也可以用到 Montgomery-Asberg 抑郁量表（MADS）。在许多研究中，均证明它在评定疗效时比其他量表更佳，已有越来越多的国家和研究人员采用该量表。Montgomery-Asberg 抑郁量表（MADS）是一个 6 级量表，内容相当精炼，只有 10 项，即自述抑郁、观察到的抑郁、内心紧张、睡眠减少、食欲减退、注意力集中困难、乏力、无感受能力、消极悲观、自杀意念。

（二）恐惧和焦虑

腹腔开放疗法需要实行开腹手术，患者对突如其来的手术创伤缺乏心理准备，表现为极端紧张恐惧、焦虑、痛苦无助，甚至有濒死感。腹腔开放后肠管裸露，对很多患者而言难以接受。腹腔开放后患者易出现创伤后应激障碍（PTSD），表现为注意范围狭窄、重复性灾难体验、闪回症状、惊跳反应、睡眠障碍、情绪唤起障碍、社交回避和情感疏远综合征等。恐惧和焦虑是患者普遍存在的心理反应。焦虑的评估可以用到焦虑自评量表（self-rating anxiety scale，SAS）。这个量表是在 1971 年由华裔教授 Zung 编制的。从量表构造的形式到具体评定的方法，都与抑郁自评量表（SDS）十分相似，是一种分析患者主观症状的相当简便的临床工具。适用于具有焦虑症状的成年人，具有广泛的应用性。国外研究认为，SAS 能够较好地反映有焦虑倾向的患者的主观感受。这个测试是根据患者一周内的情绪体验和实践活动来回答的。

表 18-1　抑郁自评量表（SDS）

问题	等级评分（1～4分）
1. 我觉得比平常容易紧张和着急	
2. 我无缘无故感到担心害怕	
3. 我容易心烦意乱或感到恐慌	
4. 我觉得我可能将要发疯	
5. 我感到事事都很顺利，不会有倒霉的事情发生	
6. 我的四肢抖动和震颤	
7. 我因头痛、颈痛和背痛而烦恼	
8. 我感到无力而且容易疲劳	
9. 我感到平静，能安静坐下来	
10. 我感到我的心跳很快	
11. 我因阵阵的眩晕而不舒服	
12. 我有阵阵要晕倒的感觉	
13. 我呼吸时进气和出气都不费力	
14. 我的手指和脚趾感到麻木和刺激	
15. 我因胃痛和消化不良而苦恼	

问题	等级评分（1～4分）
16. 我必须频繁排尿	
17. 我的手总是温暖而干燥	
18. 我觉得脸发烧发红	
19. 我容易入睡，晚上休息很好	
20. 我做噩梦	

SAS 采用 4 级评分，主要评定症状出现的频度，其标准为："1"表示没有或很少时间有；"2"表示有时有；"3"表示大部分时间有；"4"表示绝大部分或全部时间都有。20 个条目中有 15 项是用负性词陈述的，按上述 1～4 顺序评分。其余 5 项（第 5，9，13，17，19）是用正性词陈述的，按 4～1 顺序反向计分。SAS 的主要统计指标为总分。将 20 个项目的各个得分相加，即得粗分；用粗分乘以 1.25 以后取整数部分，就得到标准分。按照中国常模结果，SAS 标准分的分界值为 50 分，其中 50～59 分为轻度焦虑，60～69 分为中度焦虑，70 分以上为重度焦虑。

（三）疼痛、烦躁

腹腔开放后，患者最想知道自己的真实病情和治疗效果。疼痛是患者普遍存在的问题，患者希望多用麻醉药来减轻疼痛，腹腔开放术后由于创伤与出血，身体虚弱，伤口剧痛，各种引流管、有创导管的置入，活动受限等，患者会感到烦躁，表现为语言不多、失眠、表情痛苦、不愿活动。对于患者的疼痛程度可用描述性疼痛的程度分级法（verbal rating scale，VRS）来评估。具体如下：0 级，无疼痛；Ⅰ级（轻度），有疼痛但可忍受，生活正常，睡眠无干扰；Ⅱ级（中度），疼痛明显，不能忍受，要求服用止痛药，睡眠受干扰；Ⅲ级（重度），疼痛剧烈，不能忍受，需要服用止痛剂，睡眠受严重干扰，可伴有自主神经紊乱或被动体位。

（四）缺陷、悲观心理

腹腔开放疗法虽保全了生命，解决了主要病情，但造成了机体生理功能破坏（如结肠、直肠造口术），给患者的心理和社会功能带来较大的负面影响，患者会产生严重的心理缺陷，出现明显的悲观、抑郁、自卑症状。

二、心理干预的基本概念

心理干预（psychological intervention）是指在心理学理论指导下有计划、按步骤地对一定对象的心理活动、个性特征或行为问题施加影响，使之发生朝向预期目标方向发展的过程。心理干预随着患者心理问题的严重程度可以分为：健康促进、预防性干预和心理治疗。关于健康促进的确切定义，目前最受公认的是《渥太华宪章》："健康促进是促使人们维护和改善他们自身健康的过程"。而世界卫生组织前总干事布伦特兰在 2000 年的第五届全球健康促进大会上则做了更为清晰的解释："健康促进就是要使人们尽一切可能让他们的精神和身体保持在最优状态，宗旨是使人们知道如何保持健康，在健康的生活方式下生活，并有能力做出健康的选择。"美国健康促进杂志的最新表述为，"健康促进是帮助人们改变其生活方式以实现最佳健康状况的科学（和艺术）。最佳健康被界定为身体、情绪、社会适应性、精神和智力健康的水平。生活方式的改变会得到提高认知、改变行为和创造支持性环境等三方面联合作用的促进。三者当中，支持性环境是保持健康持续改善最大的影响因素。"

对于腹腔开放疗法以后，在身体和心理都恢复良好的患者身上，我们可以进行健康促进，使其精神和身体状态保持最优，提高患者的生活质量。预防性干预面向的是高危人群，目的是减少发生心理障碍的危险性。当患者患有躯体疾病而无求治欲望或治愈信心，甚至将自己疾病看得过分严重，或者躯体疾病患者的心理反应等，都需要用个别心理治疗，通过安慰、支持、劝慰、保证、疏导和调整环境等方法来帮助患者认识疾病的性质等有关因素，调动患者的主动性来战胜疾病。在笔者所在科患者中，由于实行了腹腔开放疗法，长时间腹腔开放，长期卧床及非正常饮食都会对患者心理产生影响，造成他们情绪低落甚至对预后很悲观。这个时候心理治疗就显得异常的重要。心理治疗是针对已出现心理障碍的患者进行治疗，消除或缓解障碍。

现代社会越来越多的人认识到了心理健康的重要性，现在不论是心理治疗还是心理咨询在国内外都十分普及并且日益被社会认可，很多人都愿意接受专业人员的帮助，由于心理健康水平提高进而改善了自己的生活质量，这是一个很好的观念改变，心理治疗在人们心中不再是不愿见人的羞耻的事情。由于社会需要十分广泛而强烈，并且相当程度上心理治疗已经被社会所接受，通过越来越多的大众传播工具的提倡与倡导，全社会也越来越重视心理治疗，心理治疗不再是大众眼中神秘莫测的学科，加上现代生活压力如此巨大，心理问题也越来越普遍，开始有许多人接触并喜欢上心理治疗，并开始致力于从事和普及心理治疗，相关的专业人员越来越多，水平也越来越高。

在医院这样的环境中，患者面临的疾病所带来的痛苦、家人的负担、经济的原因等各方面的因素，导致患者心理健康出现危机。许多专家学者和医生也逐渐认识到了问题的严重性。患者心理的疾病不仅影响到身体疾病的康复，也给患者本人留下心灵创伤，使其无法很好地恢复其社会生活。因此，心理治疗的出现及很好的应用将会改善很多患者的预后，使他们更快更好地再次恢复正常的生活。然而一部分人对心理治疗还是存在着一些误区，他们认为心理治疗马上就可以看见疗效，虽然专业人员的心理治疗比患者自己自行解决自身心理问题要见效快很多，但是也不是一次两次治疗可以马上解决的。相反，如果对心理治疗抱有太高太强烈的期望，要求立刻见效，往往会适得其反。

现代的心理治疗通过长时间的发展与经验积累已经不再是一门单一的学科，在帮患者的时候不再是单纯的心理治疗，往往还综合了各方面因素，如结合家庭因素进行家庭治疗，并结合各理论流派。心理治疗不像身体疾病求医时那样讲求专家效应，每个治疗师的风格并不一样，专家也不一定适应或匹配你自身的性格个性特征，每个人都有选择适合自己的治疗师的权力，在治疗进行三五次或更早的时候你会感觉到治疗师是否与自己匹配，如果不合适可以终止治疗或者提出更换治疗师。现在有许多综合医院都已开设或正准备开设心理治疗科室，国内也已有多家精神心理专科医院，在专科医院进行心理治疗的益处是可以以更加专业的眼光及时帮助大家鉴别出是否需要服药或进行其他辅助措施。

三、心理治疗

心理治疗（psychotherapy）是由受过专业训练的治疗者，在一定的程序中通过与患者的不断交流，在构成密切的治疗关系的基础上，运用心理治疗的有关理论和技术，使其产生心理、行为甚至生理的变化，促进人格的发展和成熟，消除或缓解其身心症状的心理干预过程。

心理治疗的基本要素应该包括以下几点：治疗者必须是经过正规培训的；要按一定的程序进行；建立在密切治疗关系上的职业行为；要运用科学的心理学理论和技术；目的是消除或缓解身心症状，恢复心理、生理和社会功能。

心理治疗的基本过程包括三个阶段。初级阶段：收集信息、评估和确认患者的问题并且制订治疗方案。中级阶段：根据治疗方案，采取适宜的治疗措施帮助患者解决心理问题，达到预期的治疗目标。终极阶段：针对结束治疗所带来的问题，并且帮助患者迁移和巩固治疗效果。

心理治疗的基本原则：依赖性原则；整体性原则；发展性原则；个性化原则；中立性原则；中立性原则；保密性原则。

心理治疗的基本技术包括以下几点：

1. 倾听技术　是心理治疗的第一步，可以了解到困扰患者的烦恼所在。了解了情况，建立良好的治疗关系，从而才能更好地帮助患者。

2. 提问技术　是心理治疗的最常用方法，包括封闭式提问和开放式提问。提出问题，进一步发现患者的需求和症结所在，为制订治疗方案做准备。

3. 鼓励技术　表达治疗者对患者的接纳，对所述的事情感兴趣，希望按此内容继续谈下去。

4. 内容反应技术　内容反应也称释义或说明，是指治疗者把患者的主要言谈和思想加以综合整理后，反馈给患者。认真注意患者的基本信息，提纲挈领地向患者复述概括后的信息，然后观察反应，客观评估患者的肯定、否定和怀疑的反应。

5. 情感反应技术　是治疗者用词语表达患者所谈到的、所体验到的感受。侧重于情绪反应。澄清事件背后隐藏的情绪，推动对感受相关内容的讨论。

6. 面质技术　是对患者身上存在的矛盾当面提出质疑。协助对感受、信念、行为及情感深入了解。激励消除有意或无意的防御、掩饰心里并进行富有建设性的活动。促进患者实现言行，理想我和现实我的统一。了解潜能、优势并善加利用。

7. 解释技术　根据某一理论、科学知识或个人经验对患者的问题、困扰和疑虑做出说明，从而使患者从一个全新的角度来审视自己的问题，并借助新的理论和思想加深了解，产生领悟，促进改变。

8. 非言语性技巧　非言语交流的途径包括：身体姿态、肢体运动、目光接触、面部表情、皮肤接触、言语表情等。

四、心理干预的意义及应用

在笔者所在科患者中，由于患者有腹腔感染或腹腔高压，需行腹腔开放疗法。腹腔开放后，患者如果出现焦虑、烦躁等都需要进行心理干预。针对患者不同的负性情绪进行相应的干预。针对焦虑：主要采用国内外常用的认知行为疗法，同时教给患者自我放松的方法，如腹式深呼吸。对伴有失眠等情况者则利用磁带让患者接受渐进性肌肉放松训练（progressive muscle relaxation，PMR）。针对抑郁：主要利用理性情绪疗法的原理，帮助患者认识到其认知过程中所存在的自我贬低的思维方式并努力改变它，教给患者弹橡皮筋的方法及时阻断负向思维；此外，尽量让患者生活自理，增加其自我效能感；组织相同疾病的手术成功患者交流心得，改善其不良心境。针对患者心理问题产生原因的干预：纠正不当认知，即针对患者的不当认知实施的干预，主要是提供正确信息，帮助患者纠正其认知中的错误内容，使其认识到思维方式也是导致心理问题的原因之一。加强社会支持：针对患者的社会支持缺乏，帮助患者建立与家人的密切联系，鼓励患者多与家人、朋友及其他患者沟通，如实表达内心需求，同时帮助患者提高对社会支持的利用度。针对患者应对方式的干预：针对患者应对无效等问题，主要运用怀旧疗法的原理，与患者共同回顾既往的有效应对经历，在此基础上帮助患者进一步发展应对能力，学习新的应对技巧。

患者在接受腹腔开放疗法之前，常伴有重症甚至面临生命危险。因此患者常表现为恐惧和焦虑，身体上的不适会导致患者心理的抑郁与悲观，尤其当患者在许多家医院求医未果的时候，患者的信心受到很大的打击。这时候患者渴望及时的救治与身心痛苦的解除，更重要的是需要心理上的安慰和信心的建立。因此医生在迅速做好救治的同时要用亲切坚定的语言安抚患者，增加患者的安全感，为患者提供足够的心理支持，使其情绪稳定。

腹腔开放疗法前用通俗易懂的语言说明腹腔开放疗法的必要性、方法步骤、治疗的流程、预后等，提高患者及家属对疾病及腹腔开放的认识。消除其心理顾虑，顺应治疗计划，以良好心态接受腹腔开放治疗。一旦腹腔开放疗法进行以后，应该及时向患者及家属告知腹腔开放后的效果及下一步的治疗目标，传达有利的信息，以亲切诚恳的语言告诉患者腹腔开放疗法后的疗效，给患者以精神上的安慰和鼓励，即使腹腔开放疗法早期效果没有达到患者预期，也要及时与患者沟通，让患者看到已改善的现状，给患者希望，减轻患者心理负担，使患者以良好的心态配合治疗。

在腹腔开放疗法过程中，充分评估患者身体疼痛的原因和程度，体察和理解患者的感受，从每个具体环节来减轻患者疼痛，及时给予止痛药，耐心细致地向患者说明各种疼痛不适的原因，告诉患者疼痛不适会随病情好转逐渐减轻。疼痛反应不仅与其疾病种类、严重程度有关，还受心理因素的影响，患者情绪焦虑紧张、注意力过分集中、性格脆弱等可使疼痛反应加重、疼痛阈值降低。耐心安慰患者，鼓励患者提高对疼痛的耐受性，了解患者的需求，给予必要的帮助，满足他们的正当要求，指导患者应用放松技巧，如按摩、深呼吸等放松身心，转移其注意力，解除疼痛所造成的身心压力。

在笔者所在科患者当中，常常由于肠瘘引起腹腔感染、腹腔脹肿，患者疼痛难忍。因此除了及时解除患者身体上的疾患，也需要给予患者正面引导，让患者看到病痛解除后，疾病的改善情况，给患者以信心。由于腹腔开放疗法以后，患者面临着腹腔双套管的引流，肠内肠外营养管的置入，部分患者一时无法接受。因此，要向患者解释这些措施的必要性，让患者看到经过这些处理以后，其身体上的不适症状的改善，并且强化患者的共同意识，让他们知道进行腹腔开放疗法的患者都必须经历这样一个过程，排除他们内心的特殊感和羞耻感。腹腔开放疗法对患者而言不仅是一个身体创伤，而且还会使患者产生一系列心理障碍，消极情绪可影响其治疗效果和后期恢复。对于患者心理障碍的正确认识和有效干预可减轻其心理负担，增加对治疗的依从性，减少并发症的发生，达到良好的治疗效果。

第二节 饮食管理

饮食是人体维持生命的基础，健康的成年人每天要消耗 2000～3000kcal（1kcal=4.2kJ）热量。由于患者经历疾病的消耗，以及治疗过程中的各种负面因素的影响，其整个身体功能处于亚正常状态，如果不及时补足营养，会影响肌体对疾病的抵抗能力和机体的恢复和免疫能力。食物可以给人体提供大量的热量。不同的食物有着不同的功效。食物在给予患者能量的同时，也在调节着人体免疫、内分泌等功能。因此，均衡、足量的饮食对于维系人类生命活动及生理功能具有重要意义。

（一）腹腔开放疗法对患者机体的影响

1.神经内分泌方面 患者施行腹腔开放疗法，需要行手术开腹。在手术过程中，患者会经历失血、失液且在精神上受到打击，以及后期药物的使用等。这些因素都将会引起神经内分泌方面的变化。其中起到关键调节作用的是交感神经—肾上腺髓质轴，下丘脑—垂体—肾上腺皮质轴及肾素—醛固酮轴。肾上腺素及去甲肾上腺素的释放，可促进机体器官组织的代偿。同时，肾上腺皮质激素、抗利尿激素和生长激素也释放增加。皮质甾醇类分泌增多对患者机体有重要的意义。其能参与调节血管功能，协助维持血压，减少血管渗出，减轻炎症损伤等。

2.重要脏器方面

（1）心血管：患者经历开腹术后，在儿茶酚胺的影响下，身体发生一系列的代偿，为了维持血压，保障生命脏器的足量血流灌注，周围血管收缩、心搏出量减少。这将可能导致患者心肌缺血、心律失常或心力衰竭。

（2）脑：开腹术后，患者精神可能会紧张，引起失眠或反应迟钝、嗜睡等症状。甚至引起一系列精神上的症状，如焦虑、淡漠、抑郁等。

（3）肾：开腹术后，机体经历失血失液，导致肾脏灌注下降，并且在神经内分泌轴的调节下，肾小球滤过率会下降。临床上会出现少尿甚至肾功能受损的情况。

（4）胃肠：开腹手术及腹腔开放疗法的实施，患者胃肠道的消化、吸收功能都受到极大的影响。患者如果没有排便排气，提示肠道功能尚未恢复。有患者还可能会发生应激性溃疡。

3.代谢免疫方面 患者施行腹腔开放治疗后，机体能量消耗会增加，虽然术后给予肠外或肠内营养支持治疗，但是势必会动用机体内部能源。其不仅仅是能量不够，更会出现因手术创伤导致的相应的应激反应。有患者在术后可能会出现伤后"糖尿病"，也是由于应激反应的缘故。术后，患者蛋白质的水平会下降，无机盐水平会失衡，其机体免疫力也会下降。

（二）营养素的分类及作用

营养素（nutrient）是指食物中可给人体提供能量、构成机体和进行组织修复，以及具有生理调节功能的化学成分。凡是能维持人体健康，以及提供生长、发育和劳动所需要的各种物质称为营养素。人体所必需的营养素有蛋白质、脂肪、糖、无机盐（矿物质）、维生素、水和纤维素7类，还包含许多非必需营养素。七种营养素在人体可以发挥三方面的生理作用：其一是作为能源物质，供给人体所需要的能量（主要是蛋白质、糖类和脂类）；其二是作为人体"建筑"材料。供给人体所需要的能量，主要有蛋白质；其三是作为调节物质，调节人体的生理功能，主要有维生素、矿物质和膳食纤维等。这些营养素分布于各种食物之中，因此饮食应该均衡搭配，保证营养的全面。

1. 糖类 是热能的主要来源。糖经口入胃肠道以后，由淀粉酶和双糖酶水解，主要以单糖的形式被小肠吸收，大部分为葡萄糖，其余为果糖和乳糖。这些糖类转化为糖原的形式储存在肝脏和肌肉内。当机体需要时又会再次转化为单糖被利用。然而这些储存的糖原量很有限，24小时不进食就会消耗殆尽，从而调动机体骨骼肌内蛋白质和体内脂肪进行糖异生，转化为葡萄糖。这将导致患者各营养素的代谢紊乱。因此需要满足日常所需的糖类供给。糖类在自然界分布很广，人类主要的糖类来源为一些植物性的食物，如米、面、杂粮、薯类等。当然还需注意简单糖类食物与淀粉类食物在膳食中的比例，因为淀粉类糖类还含有膳食纤维。糖类不仅能给机体提供热能，并且能维持心脏、神经系统的正常功能，增强耐力，提高工作效率及对患者康复有重要意义。

2. 蛋白质 是生命的物质基础，是构成细胞的基本有机物，是生命活动的主要承担者。正常人每天机体蛋白质都会不可避免的消耗，如肌肉的伸缩、细胞脱落，身体的生长、组织的修复等。食物中的蛋白质经胃肠道中的蛋白水解酶作用，转化成肽类，最终以氨基酸的形式被机体吸收。蛋白质是建造和修复身体的重要原料，腹腔开放疗法后，患者康复阶段，机体对于蛋白质的需求会更高。蛋白质的主要来源是肉、蛋、奶和豆类食品，一般而言，来自于动物的蛋白质有较高的品质，含有充足的必需氨基酸。必需氨基酸约有8种，无法由人体自行合成，必须由食物中摄取，若是体内有一种必需氨基酸存量不足，就无法合成充分的蛋白质供给身体各组织使用，就会影响到患者后期的康复及生活质量。

3. 脂肪 是人体能量的储存形式。脂肪组织中90%是三酰甘油，某些不饱和脂肪酸，如亚油酸，不能由体内合成，必须通过体外补充。食物中的脂质摄入后在肠道内水解，变为乳糜小体。其由空肠黏膜、上皮摄取，经肠道淋巴小管进入淋巴系统，由胸导管进入血液。游离的短、中链脂肪酸不需要转化为乳糜小体而直接进入门静脉系统。脂蛋白可储存在肝内或直接在脂肪组织中水解，释放出脂肪酸，重新酯化成三酰甘油储存起来。脂类物质可为机体提供溶解于其中的必需脂肪酸和脂溶性维生素。某些萜类及类固醇类物质如维生素A、D、E、K、胆酸及固醇类激素具有营养、代谢及调节功能。脂肪的主要来源是烹调用油脂和食物本身所含的油脂。除食用油脂含约100%的脂肪外，含脂肪丰富的食品为动物性食物和坚果类。果仁脂肪含量最高，各种肉类居中，米、面、蔬菜、水果中含量很少。

4. 维生素 是维持人类机体健康，促进生长发育和调节生理功能所必需的一类营养素。它不能提供热量也不参与机体组织构成，但是却能影响机体的吸收构成机体物质的原料，可以起到类似酶和激素样的作用。它可以调节物质代谢和能量转变，影响氧化还原过程。然而维生素的需求量极微，大多数不能体内合成，需要外源摄入。人体不能合成，需要通过食物补充，能够调节人体新陈代谢或能量转变的维生素，我们通常称为必需维生素。腹腔开放疗法过程中及后期康复阶段，都必须维持维生素的需求量。维生素如果摄入不足，可能会出现临床上维生素缺乏症。维生素可分为脂溶性和水溶性两大类。脂溶性的维生素包括维生素 A、维生素 D、维生素 E、维生素 K；水溶性的维生素包括维生素 B 和维生素 C。B 族维生素较为庞大，包括有维生素 B_1（硫胺素）、维生素 B_2（核黄素）、维生素 PP（尼克酸）、维生素 B_5（泛酸）、维生素 B_6（吡哆醇类）、维生素 B_{12}（氰钴胺素）、生物素、叶酸。除此之外，还有一些被发现的类维生素，如胆碱、肌醇、对氨基苯甲酸、硫辛酸和生物类黄酮等。

5. 无机盐　即无机化合物中的盐类，现在发现的人体所必需的无机盐有 20 余种，占人体重量的 4%～5%。其中含量较多的（>5g）为钙、磷、钾、钠、氯、镁、硫七种。这些无机盐每天膳食需求要 100mg 以上，称为常量元素。还有一些必需的微量元素，每天需要以 μg 或 mg 计算。它们包括铁、碘、铜、锌、锰、钴、钼、硒、铬、镍、硅、氟、钒等元素。一些含有较多无机盐的食物如奶类制品和绿叶类蔬菜含有较多的钙元素，豆类和香蕉含有较多的钾元素，坚果、大豆、食用盐、牛奶、菠菜等含有较多的镁元素。无机盐是人体重要的组分，它在人体内以元素的形式按规律有条不紊地进行一系列的生化反应。许多无机盐以离子的形式协同作用，为生命活动提供稳定的内环境。有些离子是构成金属酶和酶系统不可或缺的活化剂，在调节生理功能及维持正常的代谢方面起到重要的作用。无机盐的正负离子分布于组织中，可以保留水分，保持水盐平衡。其分布于血浆中可以协助维持人体体液渗透压。无机盐还可以维持神经肌肉的应激性，如常量元素钾、钠、钙、镁等。他们还可以维持、保护心血管功能。因此，腹腔开放疗法后的患者无机盐的均衡补充对于疾病的康复有重要的意义。

6. 膳食纤维　人体所需的膳食纤维来源于营养物质被吸收后留下的纤维物质。粗杂粮、水果、蔬菜等食物中含有较多的膳食纤维。膳食纤维虽然不能被人体吸收，但是可以促进肠道蠕动，利于粪便排出，稀释肠内有毒物质的浓度；缩短肠内容物通过肠道的时间；影响肠道内菌群平衡；影响无机盐如钙、镁等的吸收率；影响糖类、脂类的吸收与代谢等。腹腔开放疗法后患者胃肠道功能受到抑制，适当补充膳食纤维有助于其胃肠道功能的恢复。

7. 水　是人类机体赖以维持最基本生命活动的物质，与我们的身体健康息息相关。水具有溶解消化、参与代谢、载体运输、稀释和排毒等功能。它涉及人体生理功能的方方面面。患者更需要注意补水的重要性，需要依据出入量补水。保持水平衡，促进患者康复。

食物除了提供给人体各大生命必需的营养素外，同时还具有很多调节功能。对人体免疫、代谢等方面也起到了很大作用。例如，提供免疫的食物有枸杞、菊花、牛奶、蜂乳、甲鱼等食品，它们含有大量免疫物质，对体弱者及婴幼儿、老年人尤为重要，经常食用能增强人体抵抗力；具有抗菌作用的食物有茶叶、大蒜、洋葱等，它们含有大量抗菌物质，对革兰阳性球菌、阴性杆菌有明显的抗菌作用，对痢疾杆菌、大肠杆菌、金黄色葡萄球菌、沙门氏菌等有明显抑制和杀除作用；具有抗癌作用的食物有豆浆、甲鱼等，经常食用可预防癌症；富含大量维生素、纤维素和微量元素的食物如水果、粗粮等，维生素、纤维素和微量元素都是人体必需的。缺乏维生素 B_1 会引起脚气病，缺乏维生素 C 会引起维生素 C 缺乏症，缺乏微量元素硒可引起癌症，缺锌会引起生长发育迟缓。人体对这些营养素需要量虽然不大，但必须从饮食中得到全面补充，否则会导致疾病。然而，针对腹腔开放疗法后的患者，饮食上还要注意不要进食一些会促进肠道梗阻的食物，如山楂、柿子等。对于一些难以消化的食物最好避免食用，这些食物会加重胃肠道的负担，让刚恢复功能的胃肠道负担过重，影响预后。

（三）腹腔开放疗法后的饮食指导

腹腔开放疗法的实施过程中，患者经历腹部手术及术后双套管的置入等措施。这些有创的操作对患者机体造成破坏，腹腔开放疗法以后，患者的组织器官急需修复。这就要求患者更加科学合理的膳食，使得被摄入的营养物质价值更高，营养成分补给更为合理，吸收更好，促使机体康复。

在腹腔开放疗法实施过程中，患者肠道因麻醉、手术创伤、牵拉等刺激，导致胃肠功能紊乱，主要表现为肠蠕动消失，术后排气功能障碍，因此患者不能进食。腹腔开放以后，患者经肠内或肠外营养维持其每天基本能量需求。伴有消化道瘘、肠道炎性疾病、慢性消耗性疾病的患者常有不同程度的营养不良，因此肠内营养或肠外营养的使用是必需的。其一，肠内或肠外营养的使用使得患者能够足量的摄取营养，帮助患者恢复。其二，肠内营养或肠外营养含有全面的营养素并且能够促进肠道功能的恢复。

在腹腔开放疗法后期，甚至关腹以后，患者仍然可以使用一段时间的肠内营养。当患者病情稳定，疾病控制以后，可以出院，但此时患者依然需要进行肠内营养支持，遵医嘱按时复查。当确定患者不存在消化道瘘、肠道功能恢复正常以后，可逐步恢复正常饮食，制订健康安全的饮食计划，帮助患者尽快恢复正常的饮食与生活。让患者了解一些基本的营养知识，如人体需要的各种营养素，营养支持的目的、原则，如要确定饮食种类、营养素供给量、数量、禁忌等；饮食注意事项，如饮食安排、饮食限制程度等；营养因素与疾病的密切关系；饮食营养有害因素对机体的影响等。

饮食的原则是先进食少量流质，以后渐进半流、软食、普食。以清淡、易消化、高蛋白、高维生素等营养丰富的食物为宜。以保证机体摄入充足的营养，增加机体抵抗力，促进组织生长和伤口愈合。

合理搭配膳食，要满足患者的各种营养需求，要有足够的热能维持其各项生命活动和生理功能。根据患者的年龄、性别、生理状态来决定热能的供给量。要有足够的蛋白质供应其进行组织的修复。蛋白质的补充原则是要在病因治疗的基础上，全面加强营养，提高其营养水平，保证供应优质蛋白质，并同时补充维生素和无机盐。消化功能尚未完全恢复的患者可考虑先用流食，少量多餐，循序渐进，待病情改善、肠道功能完全恢复的时候，再逐步过渡到高热量、高蛋白饮食。如果患者尚不能进食，则可继续使用肠内营养。食物中还需要含有适量的膳食纤维以协助肠道蠕动和正常排泄，减少有害物质在肠内累积。

腹腔开放疗法后需要合理的膳食制度，合理安排一日的餐次、两餐之间的间隔时间及每餐的食物量，使得进餐与日常生活制度和生理状况相适应，并且是进餐和消化过程协调一致、膳食制度安排适当，可以帮助提高患者的康复速度。对于食欲欠佳的患者，很好地编排食谱，尽可能地保证食物的色香味和多样化，提高患者食欲，有利于保证患者足量的营养摄入。同时还要保证食物的安全性，防止食物被污染。要以安全卫生的食物为基础，保证营养素的均衡、足量摄入，这对于患者的预后起到至关重要的作用。

（四）营养状况的评估

营养状况的评估可以从三方面来实现，膳食调查、体格检查、实验室检查。

1. 膳食调查 了解患者每日主副食的摄入量，计算出所摄入的热能和各营养素的量，与供给量标准相比较，评价正常营养需要的满足程度。

2. 体格检查

（1）体重：理想体重（标准体重）主要用于成人。计算公式如下：

理想体重 = 身高（cm）–100（身高为 165cm 以下者为 105）

如实测体重在理想体重 ±10% 内为正常，±（10% ～ 20%）为瘦弱或超重，超过 25% 为肥胖，低于 20% 为严重消瘦。

（2）体重指数（body mass index，BMI）：是评价 18 岁以上成人群体营养状况的常用指标。它不仅对反映体型胖瘦程度较为敏感，而且与皮褶厚度、上臂围等营养状况指标的相关性也较高。体重指数的计算公式为：

$$BMI = 体重（kg）/ [身高（m）]^2$$

BMI<18.5 是体重过低，18.5 ～ 23.9 为体重正常值，24.0 ～ 27.9 为超重，BMI ≥ 28 为肥胖。利用这个指标可以初步估算患者的恢复情况。

（3）体检：营养缺乏或不足时会出现临床症状及体征，通过体检可反应营养是否缺乏。临床检查的部位有眼睛、黏膜、皮肤、头发、口腔、甲状腺等。这些部位的变化可能是一种营养素缺乏，也可能是多种营养素缺乏所致。

3. 实验室检查 可了解调查对象血液和尿中所含营养素及有关成分，以明确营养素在体内的储存和代谢情况，对于营养不足状态的早期发现和及时防治有重要意义。

（1）蛋白质营养状况检查：常用的指标有血清总蛋白、血清白蛋白、血清球蛋白、血清红蛋白、血清铁蛋白、白 / 球蛋白值等。

（2）脂肪营养状况检查：常用的指标有血脂、血清三酰甘油、血清胆固醇、α 脂蛋白、β 脂蛋白等。

（3）铁营养状况检查：常用的指标有血清铁、血液血细胞比容、红细胞游离原卟啉、血清运铁蛋白饱和度、全血血红蛋白浓度等。

（4）钙、磷、维生素 D 营养状况检查：常用的指标有血清钙、血清无机磷、血清碱性磷酸酶、血浆 25-（OH）D_3 等。

（5）维生素 A 营养状况检查：常用的指标有血清视黄醇和血清胡萝卜素。

（6）维生素 B_1、维生素 B_2、维生素 C、烟酸、叶酸营养状况检查：常采用尿负荷试验检测水溶性维生素的营养状况。

单一指标不能全面对患者的营养状况进行准确评价，应结合患者的临床表现、各项检查指标综合进行评价。预后营养指数（PNI）可以评价患者术后发生并发症的危险因素。计算公式为：

$$PNI（\%）= 158-16.6（ALB）-0.78（TSF）-0.20（TFN）-5.8（DHST）$$

PNI：预后营养指数，ALB：血清白蛋白（g/L），TSF：三头肌皮褶厚度（mm），TFN：血清转铁蛋白（mg%），DHST：迟发超敏皮肤试验（硬结直径 > 5mm = 2；< 5mm = 1；无反应者 = 0）。

当 PNI < 30% 时，提示患者术后发生并发症的风险小，预后好；当 PNII ≥ 50% 时，则提示其发生术后并发症的风险大，预后较差。

患者还可以使用主观全面评定（subjective globe assessment，SGA）来自己评估营养状况，从而能够积极调整饮食，促进康复。

第三节　腹腔开放疗法后的并发症及随访

腹腔开放疗法最初是被用来作为严重腹膜炎的一种治疗措施。随着人们对于损伤控制性外科的逐步认识，以及对于腹腔高压、腹腔间隙综合征和严重腹腔脓毒症的逐渐了解，采用腹腔开放处理复杂的腹部疾患已成为损伤控制外科的重要组成部分。现在腹腔开放疗法已经被广泛开展，并且被证实能够有效提高患者的生存率。尤其在一些重症外科患者，如严重腹腔感染、肠瘘、严重腹膜炎等患者中，腹腔开放疗法的运用，使得其死亡率极大下降。虽然腹腔开放疗法解决了腹腔高压和腹腔间室综合征等的主要病理相关难题，但这种治疗措施也伴随着严重的并发症。例如，在腹腔开放疗法的患者中，筋膜的关闭率大大下降，患者常常出现巨大腹壁切口疝。因此患者接下来需要进行植皮及随后的腹壁重建。

（一）腹腔开放疗法后的并发症及处理

腹腔开放疗法虽然解决了与早期关腹相关的严重致死性并发症，但是在腹腔开放的治疗过程中及治疗后常常都伴随着相关的并发症，包括液体和蛋白丢失、高分解代谢状态、出血、肠功能障碍、肠空气瘘、腹壁缺损，以及腹腔关闭以后腹壁切口疝的形成等，并可导致 ICU 和住院时间延长及费用增加。目前来说肠瘘的形成是最严重的并发症，并且难以控制和修复。有研究显示瘘的发生率约 5%，在长期腹腔开放的患者肠空气瘘的发生率可达到 15%。瘘的形成增加了约 3 倍 ICU 住院时间、4 倍住院时间及约 4.5 倍治疗费用。

肠空气瘘是腹腔开放最严重且最具挑战性的并发症。肠瘘的发生常会导致许多相关的并发症的发生，如营养不良、液体丢失、水和电解质的紊乱及复杂的伤口处理等，从而会造成较高的患病率和死亡率。暴露的肠管很容易形成肠瘘，尤其是长期腹腔开放且存在合成网片和感染的病例。

肠空气瘘的形成使肠内容物不断流入腹腔，加重炎性反应，并诱发新瘘口的形成。因缺乏应用于腹腔开放的收集袋，瘘的局部处理相当困难。为了使瘘口最终闭合，处理措施主要为暂时局部控制，以防止肠内容物泄漏腐蚀周围皮肤。放置 Foley 导管控制瘘口没有成功病例的报道，而且通常会导致瘘口变大。缝合瘘口也几乎没有效果，除非修补处有正常皮肤或皮瓣覆盖。

使用真空辅助关闭技术在许多病例中有效，可有效防止瘘口流出的肠内容物腐蚀周围组织。该方法不能与 VAC 和 ABThera™ 同时使用。对较小的肠瘘，使用负压可拉拢瘘的边缘使其自愈；对于较大的肠瘘，使用 NPWT 系统能有效引流瘘出物并保护腹腔开放周围的皮肤等组织。为达到引流效果，可采用多方面技术：用三溴酚铋覆盖除瘘口外的腹腔开放创面；接着用大小合适的聚氨酯海绵覆盖缺损腹壁，挖去瘘口上方海绵，并用带有负压接口垫的 VAC 黏性贴膜封闭。在瘘口上方的贴膜剪一直径 2 cm 的洞后，贴上造口袋收集瘘出物。也可将 1 根红色橡胶管或乳胶管插入瘘口代替造口袋，之后可用皮瓣覆盖瘘口周围肉芽组织。理论上 4～6 个月后再行确定性外科修补术。

关于损伤控制性剖腹手术后肠瘘及腹腔脓毒症腹腔脓肿的相关风险因素的研究显示，大段肠管切除、大量液体复苏及多次剖腹探查都将增加剖腹手术后行腹腔开放疗法治疗患者的肠瘘及腹腔脓毒症和腹腔脓肿发生率的风险。大量的研究显示肠道手术的吻合方法并不会影响吻合后并发症的发生率。一个多中心的前瞻性研究比较了手缝与吻合器两种不同的吻合方法对于克罗恩病患者相关的并发症发生率。结果显示两者发生吻合口瘘的风险没有差异。尽管大量研究显示吻合的方法对于并发症的发生没有影响，但是手术切除的部位确是发生瘘的一个重要风险因素。尽量减少对于肠管的相关操作和减轻肠道水肿能极大降低肠管发生瘘的风险。早期筋膜的关闭能有效减少相关并发症的发生率。有对照研究显示早期筋膜关闭会大大降低肠瘘、腹腔脓毒症、腹腔脓肿等并发症的发生率。

患者在腹腔开放疗法的后期，需行腹壁重建。在重建的过程中，有很多不同的方法。不同的重建方法，后期的各种并发症或相关疾病的发病率会有所不同。当修复材料被用于确定性腹壁重建时，它的主要并发症就是腹壁材料的相关感染和腹壁疝的形成。有研究显示成功进行腹壁重建的患者相比于发生腹壁疝的患者在体重指数、修复材料及患者性别等方面都有差异，并将影响到其预后及随访结果。高体重指数的患者其发生腹壁疝的机会较大。并且腹壁疝在女性患者中有较高的发生率。患者是否存在瘘或采用了造口术与腹壁疝的发生无关。

早期的一些并发症与腹壁疝的发生是相关的，这些并发症常常与腹壁正中切口、腹腔的感染、皮肤坏死及血肿有关。无论是哪种腹壁重建的方法，相比于自体的修复，都将有更高的腹壁疝发生率。事实上，单独使用修复材料或联合其他分离技术都将导致腹壁疝的发生率升高，达到 26%，是自体修复时发生腹壁疝时的 4 倍。但是它的病因学研究尚不明确。因此在进行腹腔开放疗法后，实行腹壁重建，为了降低腹壁疝的发生率，我们可以做出一些相关的努力。

有研究发现，使用修复材料进行腹壁重建的时候，联合结构性分离技术可以相对降低腹壁疝的发生率。无论采取何种腹壁重建方法，使得腹壁无张力关闭是基本的原则，它能极大降低腹壁疝的发生率。在多种影响腹壁疝发生率的因素中，只有女性和体重指数被认为是进行腹壁重建时发生腹壁正中切口疝的孤立因素。随着体重指数的增大，其发生率也相应增加。高体重指数的患者，腹壁缺损相对也较大，用修复材料来实现关腹的同时需要施加张力，这大大增加了腹壁疝的发生率。女性患者更容易发生腹壁疝，其具体原因不清，可能与妊娠有关。妊娠会使得腹壁肌肉系统变得更为脆弱，腹壁肌肉变得相对松弛。当然，女性相对于男性来说，腹壁的解剖结构存在差异，男性腹壁肌肉相对发达，肌肉更为有力。

腹壁切口疝修复后出现的并发症按时间分为早期并发症和远期并发症。早期并发症包括切口感染、切口裂开、血肿等，远期并发症包括肠皮肤瘘、小肠梗阻、腹壁膨隆或松弛，以及腹壁切口疝复发。对于早期并发症的患者，如发生切口感染则需要入院治疗，合理运用抗生素，患者 30 天内可以康复。若患者出现切口裂口，则需要进行手术缝合切口。对于发生血肿的患者，需要医生在手术室行切开引流，术后 30 天内可以康复。远期并发症的患者是指 30 天以后出现相关并发症的患者，并且要求在 3 个月内恢复。当患者出现切口疝复发时，可以行手术再次修补或者旷置该切口疝不予处理。当然，采取再次疝修补的患者一部分会恢复正常但另一部分患者可能会导致另一个疝的发生。这将会牵涉到多次手术，对于患者而言是不利的。

Franklin 等报道了 19 例使用 ABThera™ 处理的非创伤手术患者。ABThera™ 技术能减少肠管与前腹膜的粘连，防止腹壁区域性缺失，促进筋膜缘向中间收紧。对肠缺血合并严重脓毒症猪模型的实验研究表明，与传统的被动引流相比，早期应用负压疗法（negative pressure therapy，NPT）可防止出现腹腔高压和继发的 MODS。血液中细胞因子浓度降低表明 NPT 的作用机制是将含有炎性介质的腹水移除。这些结果尚未在人体研究中得到证实。

许多患者因存在肠道水肿或腹腔感染而无法实现早期筋膜关闭。对于此类患者，应在每次再手术过程中通过在筋膜缺损的上下两端连续缝合数针来尝试渐进式筋膜关闭。渐进式筋膜关闭还可以采用结合负压缝合至筋膜边缘的临时性网片，该网片每隔数日便拉紧一些，直至消除筋膜缺损。至此网片即可移除，且筋膜实现早期关闭。所有渐进式筋膜关闭技术均可能与 NPT 结合应用，包括经尼龙网片或拉链型合成材料（如 Wittmann 关腹法）。这些方法可保护腹壁缺损区域，但不能有效地将腹腔积液引出。此外，另一个主要问题是筋膜缝合处可能缺血坏死从而导致确定性关腹手术更加难以实施。

对于顽固性腹壁大面积缺损的患者，可考虑使用生物材料桥接。生物材料相比于合成材料有众多优势。将假体混入正常组织且血管化后具有更强的抗感染能力，感染后无需更换，且抗张力强度令人满意。目前应用较广泛的是由尸体皮或肠道制备的脱细胞基质材料。此类材料通常需要皮肤覆盖，可切取腹部缺损外侧缘的皮肤来制作皮瓣。由于假体易感染，且暴露之后必须更换，故使用带蒂肠浆肌层补片修补腹壁缺损。一项研究中纳入 41 例顽固性腹壁大面积缺损的患者，平均缺损面积 108 cm^2。所有患者均有不同程度的肠瘘，手术中肠瘘切除吻合后选取带血管小肠纵行剖开并刮除黏膜后缝合至筋膜缘，在肠浆肌层上植皮。此技术可以提高皮肤移植成功率，降低腹壁切口疝、肠梗阻等的发生率。

（二）腹腔开放疗法后随访

腹腔开放疗法能有效解除因腹腔高压引起的器官功能障碍，提高患者的生存率。然而，腹腔开放以后出现的腹壁缺损、腹壁切口疝等会对患者的生理和心理产生影响。因此对于进行过腹腔开放疗法后的患者应该积极随访，评估他们的生活质量。我们可以用到 SF-36 生活质量量表。这个量表可以用来评估患者的生理及精神心理上的健康状况。生活质量是不同文化和价值体系中的个体对于他们的生活目标、期望和所关心事情有关的生活状态的体验，包括个体生理、心理、社会功能和物质状态四方面。生活质量评价量表 SF-36（short form 36 questionnaire），SF-3 健康调查简表（the MOS item short from health survey，SF-36），是在 1988 年 Stewartse 研制的医疗结局研究量表（medical outcomes study-short from，MOS-SF）的基础上，由美国波士顿健康研究发展而来。1991 年浙江大学医学院社会医学教研室翻译了中文版的 SF-36。SF-36 量表的内容：

SF-36 健康状况调查问卷

1. 总体来讲，您的健康状况是：

①非常好   ②很好   ③好

④一般   ⑤差

2. 跟 1 年以前比您觉得自己的健康状况是：

①比 1 年前好多了   ②比 1 年前好一些   ③跟 1 年前差不多

④比 1 年前差一些   ⑤比 1 年前差多了

（权重或得分依次为 1、2、3、4 和 5）

健康和日常活动

3. 以下这些问题都和日常活动有关。请您想一想，您的健康状况是否限制了这些活动？如果有限制，程度如何？

（1）重体力活动。如跑步举重、参加剧烈运动等：

①限制很大   ②有些限制   ③毫无限制

（权重或得分依次为 1、2、3；下同）注意：如果采用汉化版本，则得分为 1、2、3、4，则得分转换时做相应的改变。

（2）适度的活动。如移动一张桌子、扫地、打太极拳、做简单体操等：

①限制很大   ②有些限制   ③毫无限制

（3）手提日用品。如买菜、购物等：

①限制很大   ②有些限制   ③毫无限制

（4）上几层楼梯：

①限制很大   ②有些限制   ③毫无限制

（5）上一层楼梯：

①限制很大   ②有些限制   ③毫无限制

（6）弯腰、屈膝、下蹲：

①限制很大   ②有些限制   ③毫无限制

（7）步行 1500 米以上的路程：

①限制很大   ②有些限制   ③毫无限制

（8）步行 1000 米的路程：

①限制很大   ②有些限制   ③毫无限制

（9）步行 100 米的路程：

①限制很大　　　　　　　　②有些限制　　　　　　　　③毫无限制

（10）自己洗澡、穿衣：

①限制很大　　　　　　　　②有些限制　　　　　　　　③毫无限制

4. 在过去 4 周内，您的工作和日常活动有无因为身体健康的原因而出现以下这些问题？

（1）减少了工作或其他活动时间：

①是　　　　　　　　　　　②不是

（权重或得分依次为 1、2；下同）

（2）本来想要做的事情只能完成一部分：

①是　　　　　　　　　　　②不是

（3）想要干的工作或活动种类受到限制：

①是　　　　　　　　　　　②不是

（4）完成工作或其他活动困难增多（比如需要额外的努力）：

①是　　　　　　　　　　　②不是

5. 在过去 4 周内，您的工作和日常活动有无因为情绪的原因（如压抑或忧虑）而出现以下这些问题？

（1）减少了工作或活动时间：

①是　　　　　　　　　　　②不是

（权重或得分依次为 1、2；下同）

（2）本来想要做的事情只能完成一部分：

①是　　　　　　　　　　　②不是

（3）干事情不如平时仔细：

①是　　　　　　　　　　　②不是

6. 在过去 4 周内，您的健康或情绪不好在多大程度上影响了您与家人、朋友、邻居或集体的正常社会交往？

①完全没有影响　　　　　②有一点影响　　　　　　　③中等影响

④影响很大　　　　　　　⑤影响非常大

（权重或得分依次为 5、4、3、2、1）

7. 在过去 4 周内，您有身体疼痛吗？

①完全没有疼痛　　　　　②有一点疼痛　　　　　　　③中等疼痛

④严重疼痛　　　　　　　⑤很严重疼痛

（权重或得分依次为 6、5.4、4.2、3.1、2.2）

8. 在过去 4 周内，您的身体疼痛影响了您的工作和家务吗？

①完全没有影响　　　　　②有一点影响　　　　　　　③中等影响

④影响很大　　　　　　　⑤影响非常大

（如果 7 无 8 无，权重或得分依次为 6、4.75、3.5、2.25、1.0；如果为 7 有 8 无，则为 5、4、3、2、1）

您的感觉

9. 以下这些问题是关于过去 1 个月里您自己的感觉，对每一条问题所说的事情，您的情况是什么样的?

（1）您觉得生活充实：

①所有的时间   ②大部分时间   ③比较多时间

④一部分时间   ⑤小部分时间   ⑥没有这种感觉

（权重或得分依次为 6、5、4、3、2、1）

（2）您是一个敏感的人：

①所有的时间   ②大部分时间   ③比较多时间

④一部分时间   ⑤小部分时间   ⑥没有这种感觉

（权重或得分依次为 1、2、3、4、5、6）

（3）您的情绪非常不好，什么事都不能使您高兴起来：

①所有的时间   ②大部分时间   ③比较多时间

④一部分时间   ⑤小部分时间   ⑥没有这种感觉

（权重或得分依次为 1、2、3、4、5、6）

（4）您的心里很平静：

①所有的时间   ②大部分时间   ③比较多时间

④一部分时间   ⑤小部分时间   ⑥没有这种感觉

（权重或得分依次为 6、5、4、3、2、1）

（5）您做事精力充沛：

①所有的时间   ②大部分时间   ③比较多时间

④一部分时间   ⑤小部分时间   ⑥没有这种感觉

（权重或得分依次为 6、5、4、3、2、1）

（6）您的情绪低落：

①所有的时间   ②大部分时间   ③比较多时间

④一部分时间   ⑤小部分时间   ⑥没有这种感觉

（权重或得分依次为 1、2、3、4、5、6）

（7）您觉得筋疲力尽：

①所有的时间   ②大部分时间   ③比较多时间

④一部分时间   ⑤小部分时间   ⑥没有这种感觉

（权重或得分依次为 1、2、3、4、5、6）

（8）您是个快乐的人：

①所有的时间   ②大部分时间   ③比较多时间

④一部分时间   ⑤小部分时间   ⑥没有这种感觉

（权重或得分依次为 6、5、4、3、2、1）

（9）您感觉厌烦：

①所有的时间   ②大部分时间   ③比较多时间

④一部分时间   ⑤小部分时间   ⑥没有这种感觉

（权重或得分依次为 1、2、3、4、5、6）

10.不健康影响了您的社会活动（如走亲访友）：

①所有的时间　　　　　　②大部分时间　　　　　　③比较多时间

④一部分时间　　　　　　⑤小部分时间　　　　　　⑥没有这种感觉

（权重或得分依次为1、2、3、4、5）

总体健康情况

11.请看下列每一条问题，哪一种答案最符合您的情况？

（1）我好像比别人容易生病：

①绝对正确　　　　　　　②大部分正确　　　　　　③不能肯定

④大部分错误　　　　　　⑤绝对错误`

（权重或得分依次为1、2、3、4、5）

（2）我跟周围人一样健康：

①绝对正确　　　　　　　②大部分正确　　　　　　③不能肯定

④大部分错误　　　　　　⑤绝对错误

（权重或得分依次为5、4、3、2、1）

（3）我认为我的健康状况在变坏：

①绝对正确　　　　　　　②大部分正确　　　　　　③不能肯定

④大部分错误　　　　　　⑤绝对错误

（权重或得分依次为1、2、3、4、5）

（4）我的健康状况非常好：

①绝对正确　　　　　　　②大部分正确　　　　　　③不能肯定

④大部分错误　　　　　　⑤绝对错误

（权重或得分依次为5、4、3、2、1）

　　尽管传统的预后评估指标如成功的筋膜关闭、感染率、死亡率等对于患者具有很高价值，但腹腔开放疗法的长期干预对于患者的身体、精神、生活质量及再就业潜力的影响显得尤为重要。对于患者而言，外科措施即便解决了患者身体上的疾患，但是如果是以患者以后的生活质量、不能工作等为代价的话，那么这样的治疗并不乐观。

　　有相关的研究，利用SF-36来评估患者，得出的结论是实施腹腔开放疗法后患者出现切口疝会对其身体、社会、情感等方面产生影响，让患者感到身体不适，难以很好地进行社会活动，并且会出现焦虑、悲观的情绪。但是这些患者在行确定性筋膜关闭术后，这些负面的影响都随之消失。腹部的手术会很大程度上限制患者回归正常的工作学习，延长其回归工作岗位的时间甚至有的患者不能再从事以前的工作。这对于患者而言，是一个打击，应该积极给予心理引导，防止负面情绪的影响。除了腹壁切口疝，患者身体上的多处损伤及原有的疾病都是影响患者回归工作岗位的限制因素。

　　因此，腹腔开放疗法对于患者的影响并非一定是长期的，只要通过积极的随访评估，找到影响患者的生理或心理上的因素，并且积极的治疗就能改善患者的预后，提高患者的生活质量。在腹腔开放疗法治疗的患者中，尽早成功地关闭筋膜，防治腹壁切口疝能够有效改善患者的生活质量。一旦发现患者存在心理疾患如悲观、抑郁、焦虑，就要积极进行心理干预治疗。

（邓友铭）

参 考 文 献

司翠权, 李江力, 张永刚. 2012. 腹部外伤手术患者心理分析及对策. 山西医药杂志 (下半月刊), 11: 1180, 1181.

朱新青, 薛焕芬. 2001. 腹部外科手术后的饮食营养指导. 华北煤炭医学院学报, 01: 94.

Bjarnason T, Montgomery A, Ekberg O, et al. 2013. One-Year Follow-up After Open Abdomen Therapy With Vacuum-Assisted Wound Closure and Mesh-Mediated Fascial Traction. World Journal of Surgery, 37: 2031-2038.

Bradley MJ, Dubose JJ, Scalea TM, et al. 2013. Independent predictors of enteric fistula and abdominal sepsis after damage control laparotomy: results from the prospective AAST Open Abdomen registry. JAMA Surgery, 148: 947-954.

Chatterjee A, Krishnan NM, Rosen JM. 2015. Complex ventral hernia repair using components separation with or without biologic mesh: a cost-utility analysis. Annals of plastic surgery, 74: 471-478.

DiCocco JM, Magnotti LJ, Emmett KP, et al. 2010. Long-term follow-up of abdominal wall reconstruction after planned ventral hernia: a 15-year experience. Journal of the American College of Surgeons, 210: 686-695.

Franklin ME, Alvarez A, Russek K. 2012. Negative pressure therapy: a viable option for general surgical management of the open abdomen. Surgical Innovation, 19: 353-363.

Majewski WD. 2005. Long-term outcome, adhesions, and quality of life after laparoscopic and open surgical therapies for acute abdomen: follow-up of a prospective trial. Surgical endoscopy, 19: 81-90.

Wallace S, Mecklenburg B, Hanling S. 2009. Profound reduction in sedation and analgesic requirements using extended dexmedetomidine infusions in a patient with an open abdomen. Military Medicine, 174(11), 1228-1230.

第十九章 典型病例

一、腹主动脉损伤修补术后腹腔开放

张某，女，68 岁，因"腹主动脉损伤修补术后腹腔开放 16 日"入院。

2014 年 5 月患者因"右下肢疼痛 3 年，加重半年余"入某医院骨科，考虑椎管狭窄，硬脊膜受压，骶管内囊肿，在全麻下行"后路椎间腰椎融合术（posterior Lumbar Interbody Fusion，PLIF 术）"。术后患者出现腹胀、左下腹间断疼痛，考虑腹膜后血肿，给予保守治疗。后患者突然出现血氧饱和度下降、意识丧失，经积极抢救后急诊剖腹探查，示腹主动脉损伤，行腹主动脉损伤修补术。术后无法关腹，行腹腔敞开，给予抗感染、补液等对症治疗，症状无明显好转。为进一步治疗转入笔者所在医院。入院查体：神清，精神可，腹部正中可见切口敞开，约 29cm×27cm，聚丙烯网片临时关腹（图 19-1A）。初步诊断：腹腔感染、腹腔开放、腹主动脉损伤修补术后、多脏器功能不全、腰椎管狭窄症术后、骶管囊肿、直肠癌术后。入院后给予切口换药，聚丙烯网片临时关腹，经对症治疗后患者创面新鲜，腹腔感染控制，床旁逐渐收紧患者聚丙烯网片（图 19-1B），经积极术前准备和评估，于 1 个月后在全麻下行"腹腔开放创面清创、skin-only 关腹术"，术后切口一度恢复良好。术后 1 周余患者上段切口再次全层裂开，于当日再次行"腹腔开放创面清创、skin-only 关腹术"（图 19-1C），患者术后恢复可。后患者出院继续疗养等待确定性重建手术。图 19-1D 显示患者于 6 个月后再次至笔者所在医院行腹壁缺损生物补片修补术及部分肠管切除术，术后恢复顺利并出院。

结语：本例为脊柱手术导致腹主动脉损伤并在术后行被动腹腔开放的患者，这种情况在临床中虽然较为少见，但是对脊柱外科医师来说处理起来较为棘手。脊柱手术中意外性伤及腹主动脉，多在后腹膜形成血肿，严重者腹主动脉破裂形成腹腔大出血。在开腹手术后腹腔不能关闭，此时实行腹腔开放是相对适应证。本例患者全身感染症状较轻，感染源能够迅速有效控制，此种患者腹腔开放应该尽早关闭，贯彻损伤控制理念，避免过多的损伤。由于本例患者较为肥胖（BMI：30.2），切口不能一次性拉拢缝合，在床旁采用聚丙烯网片逐渐拉拢缝合，缩小腹腔裸露创面，可达到单纯缝皮关腹。经历后期的康复后，最终再行腹壁重建手术。

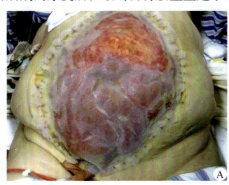
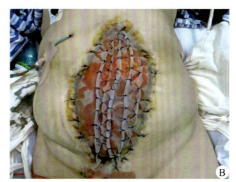

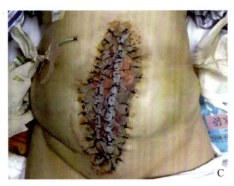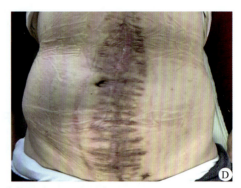

图 19-1　腹主动脉损伤修补术后腹腔开放

二、腹腔开放有效治疗严重腹腔感染合并腹腔高压

任某，女，28 岁，因"剖宫取胎、空肠造瘘腹腔引流术后，腹腔引流出肠液样液休一月余"入院。

2009 年 10 月患者因"突发性左上腹疼痛半天"急诊入住某妇幼保健院，拟诊为急性胃肠炎行输液治疗，症状无明显好转。10 月 30 日晨，患者突发胎心音消失，诊断为"急性胰腺炎、死胎可能"。遂转入当地某医院，诊断为"重症急性胰腺炎、宫内妊娠 9 个月、死胎"，急诊在全麻下行"剖宫取胎＋空肠造瘘腹腔引流术"。术中见腹腔内有大量乳糜样腹水，肠壁明显瘀肿，横结肠系膜根部、小肠系膜根部及腹膜后有明显瘀斑，考虑存在腹膜后间隙坏死出血。术后患者病情无明显好转，为求进一步治疗转入笔者所在医院。入院查体：腹膨隆，腹中线可见一约 20cm×10cm 面积大小的新鲜肉芽组织与四周腹壁皮肤相连，腹部有 4 根腹腔引流管，分别为右上腹 2 根、右下腹 1 根、左上腹 1 根，引流瓶内引流液为暗红色混浊样液体，左上腹可见一空肠造口管，肠鸣音 2～3 次/分，双下肢压陷性水肿（＋）（图 19-2A）。入笔者所在医院后于 11 月 27 日行腹腔坏死组织清除＋腹腔引流术，术后置入 4 根腹腔引流管引流，因腹压较高无法关腹故予开放腹腔（图 19-2B）。后患者在第三次行腹腔坏死组织清除＋引流术后出现腹腔大出血，予行床旁换药并填塞子宫垫于腹腔，出血逐渐好转并停止（图 19-2C）。注入亚甲蓝溶液证实存在十二指肠瘘，再次造影证实出现空肠瘘。3 个月后再次于笔者所在医院进行腹壁重建手术（图 19-2D）。

结语：此例患者为女性宫内妊娠合并重症急性胰腺炎行剖宫探查术后导致的腹腔不能关闭而被动腹腔开放。此类患者处于妊娠阶段，腹腔内容物增多，腹围明显增大，合并的重症急性胰腺炎也导致腹腔高压，此时腹腔打开后关闭的可能性不大；并且患者可能存在肠系膜病变和腹膜后间隙坏死出血，腹腔开放的实施也有利于二次探查术。患者入笔者所在医院后给予腹腔冲洗引流清除坏死组织、限制液体、白蛋白输入、胃肠减压等处理，迅速控制腹腔感染和降低腹内压。腹腔大出血也是此类患者常见并发症，多由于严重感染、肠瘘、机体凝血功能障碍等综合因素导致，此时腹腔填塞止血可达到确切的效果。在这个患者身上出现的重症胰腺炎、严重腹腔感染、腹腔高压、肠缺血坏死、肠瘘、腹腔大出血是一连串的瀑布效应，此类复杂的患者实施多次的开腹手术达不到控制感染源和反复探查的目的，此时腹腔开放疗法就可以较好地连续多次打开腹腔，及时清除引流和观察腹腔内情况，针对腹腔出血的情况也可以在床边经过填塞止血。

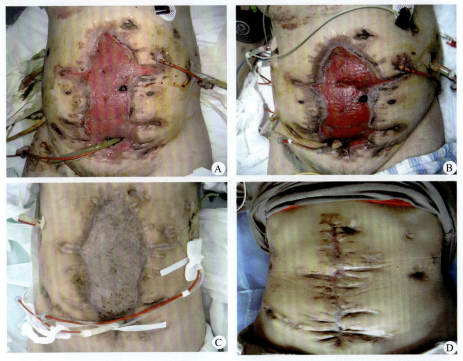

图 19-2　腹腔开放有效治疗急性胰腺炎、宫内死胎术后的严重腹腔感染合并腹腔高压

三、早期肠内营养在腹腔开放的实施

沈某，男，57 岁，因"方向盘伤行剖腹探查术后 13 天"入院。

2011 年 3 月，患者夜间驾车与前方载货卡车侧方相撞，撞击腹部后方向盘翻起，患者当时神志清楚，除感觉腿部疼痛及双手疼痛外未诉其他明显异常。入当地医院查 CT 及相关检查后诊断"肺挫裂伤，右侧第 1 ～ 6 肋骨骨折，气胸，双侧胸腔积液，右桡骨远端骨折，左手多发骨折"。该院考虑除脾周少量积血外未见腹部其他明显异常，给予留院观察。期间患者少量饮水后呕吐出约 200ml 胃内容物，后患者开始感到腹胀、胸闷，行腹部 B 超检查见腹腔内大量积血，诊断性穿刺提示血性液体，遂急诊行剖腹探查术。术中见腹腔积血 2000ml 左右，探查发现肝胰脾多发挫裂伤，术中切除脾脏，肝挫裂伤修补，行胆总管切开减压，置 T 管并造影，提示主胰管断裂，行胰体尾切除，残端间断缝合。术后患者转入当地某医院，给予保守治疗无效，切口裂开，病情无明显好转，为求进一步诊治来笔者所在医院。入院查体：腹腔及全身感染严重，及时床边腹腔开放处理（图 19-3A），并给予营养支持治疗，双套管腹腔冲洗引流，多次更换腹腔双套管并调节双套管位置充分引流，逐步缩拢腹腔开放切口（图 19-3B），肠瘘处放置红色导尿管等各种方式实施肠内营养，腹腔开放处拉拢后愈合良好，右下腹窦道经 502 多次胶堵后仍有少量肠液渗出（图 19-3C）。病情稳定后患者出院继续加强营养支持治疗并加强功能锻炼，3 个月后于笔者所在医院再次进行消化道重建＋腹壁重建手术，术后照片如图 19-3D。

结语：营养支持是腹腔开放的重要议题。肠内营养有着诸多益处，如补充营养、减轻氧化应激等，其中最重要的是保护肠黏膜屏障，避免进一步的肠源性感染，因此腹腔开放的患者应该优先使用肠内营养。但是由于引起腹腔开放的病情复杂，如消化道瘘、胃肠道连续性中断、腹腔高压、腹腔大出血等，给肠内营养的实施带来了巨大的挑战。本例患者存在多处瘘合并感染，肠道的连续性中断，此时机体由于肠源性的严重感染合并有营养供应不足，应该充分利用剩余的肠道，恢复肠屏障，这是控制病情的关键措施。在入院后患者实行多次消化道造影，明确了肠瘘的部位、周围的毗邻关系、瘘口的远端和近端情况，在确认远端肠管无梗阻的情况下从瘘口远端实施肠内营养灌注，利用远端肠管的吸收消化功能，最大程度维护肠道功能，避免了进一步的肠功能恶化。

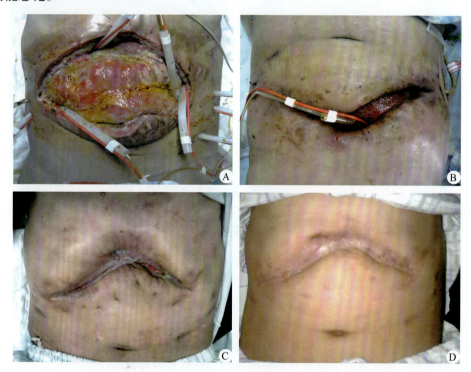

图 19-3　早期肠内营养在腹腔开放治疗方向盘伤术后腹腔感染中的实施

四、腹腔开放的准确指征：严重多发伤合并腹腔出血

刘某，男，30 岁，因"外伤术后行腹壁缺损植皮术后 7 个月"入院。

2011 年 10 月患者因"外伤致胸腹部、臀部疼痛，会阴部出血 2 小时"急诊入当地医院，急诊遂行"剖腹探查术"。术中发现后尿道断裂，膀胱完整，对症行"尿道会师术＋膀胱造瘘术"；探及腹腔有约 500ml 积血，乙状结肠浆膜层广泛挫伤，乙状结肠系膜及部分回肠系膜挫伤，裂开，后腹膜巨大血肿，对症行"会阴部清创压迫止血＋乙状结肠造瘘术"。术后患者会阴部仍有大量渗血，血常规 Hb 持续下降，考虑会阴部及盆腔出血未控制。急诊行 DSA 检查，随后行腹主动脉及盆腔动脉造影术及左髂内动脉分支栓塞术。术后病情进一步恶化，为求进一步诊疗转入笔者所在医院。患者入院后给予呼吸机辅助呼吸，腹腔开放疗法（图 19-4A），抢救脓毒症休克及失血性休克，并行乙状结肠造口切开等处理，后于 2011 年 11 月底行头皮取皮腹壁缺损植皮术（图 19-4B）。术后患者恢复可，并逐步恢复肠内营养支持治疗，2011 年 11 月中旬给予会阴部清创修补术，术后恢复可（图 19-4C），转入康复中心进一步康复治疗等待确定性手术。出院 6 个月后行"乙状结肠造口还纳术，腹壁层次分离＋补片腹壁缺损修补术"，术后恢复良好，伤口已拆线如图 19-4D。

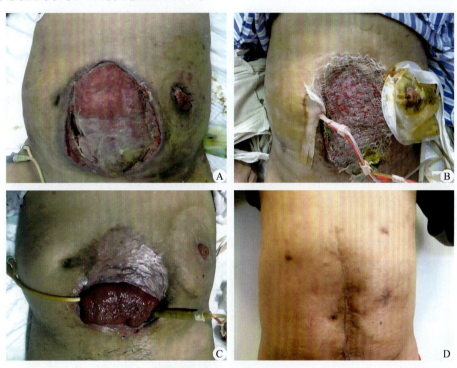

图 19-4　腹腔开放治疗严重多发伤合并腹腔出血

结语：在目前的临床经验和相关文献中，腹腔开放的指征包括严重腹腔感染、严重腹部创伤、腹腔间隙综合征及进展性的腹腔高压等。本例患者由于严重腹部外伤导致全身多发伤，涉及会阴部、后尿道、乙状结肠、回肠等多部位，并发腹腔大出血使病情进一步恶化，出现腹腔感染合并脏器功能障碍，需要人工替代支持治疗。在转入笔者所在医院时给予呼吸机支持、目标性液体复苏、连续性监测腹腔灌注压，在此过程中，腹腔压力没有进一步缓解。我们立即采用腹腔开放疗法，有利于腹腔探查，及时充分地清除感染源，迅速控制出血和感染，降低腹腔压力从而减弱脏器功能的进一步损害。因此应该灵活掌握腹腔开放的适应证，果断及时地进行腹腔开放。本例患者出现了脓毒症休克及失血性休克表现，在外院进行大量的液体复苏，只关注患者全身状况而忽略了腹腔脏器的保护，包括腹内压的升高，只使用抗感染治疗而没有对腹腔感染源进行充分引流控制，只使用血管活性药物升高平均动脉压而没有考虑进行腹内压测量忽略腹腔灌注压的降低，均使得患者病情持续恶化。对于这种严重多发伤导致的休克，笔者的经验是不能忽略腹部症状和体征，存在腹部脏器损伤时贯彻损伤控制理念，必要时腹腔开放；不存在腹部原发性损伤时，应该预防继发性的腹部脏器损伤包括继发性腹腔高压、胃肠道缺血再灌注损伤等。

五、头皮取皮植皮，腹壁后期重建

刘某，男，56岁，因"降结肠穿孔术后肠瘘、腹腔开放12天"入院。

2013年9月患者因"腹痛难忍6小时"急诊入当地医院，经腹部CT及钡剂灌肠等检查诊断为降结肠穿孔。急诊行剖腹探查+降结肠部分切除+结肠造口术，术中见腹腔内较多粪水样液体及大量钡剂，量约500ml，降结肠中上段穿孔，穿孔灶约1.5cm×1.5cm。经抗感染、液体复苏、呼吸机辅助通气等综合治疗，病情仍有反复，转入海南省某医院，给予保守治疗后患者腹部手术切口逐渐裂开，流出淡黄色液体；患者造口袋内持续无大便流出，考虑肠梗阻情况存在，遂给予禁食、胃肠减压；期间患者间断寒战、高热、腹胀、人工肛门无排气排便，于人工肛门近端取出大量固体钡剂，质量硬，不规则。后切口全层裂开，小肠外露，并见一小肠破裂口，有肠液自瘘口外流。现患者为求进一步诊治来笔者所在医院。入院查体：腹部手术切口裂开，肠管外露，腹腔开放下段见一小肠瘘口，持续流出淡黄色肠液样液体，同时左下腹造口接造口袋，同时见造口袋内大量粪渣（图19-5A）。患者入院后经反复换药，改善创面，腹腔开放创面新鲜后在全麻下行头皮取皮、腹壁缺损植皮术（图19-5B），术后植皮区域生长良好（图19-5C），转入疗养中心进行康复治疗。于3个月后在全麻下行小肠瘘切除肠吻合、结肠造口还纳、腹壁层次分离+补片腹壁缺损修补术（图19-5D），术后患者顺利出院。

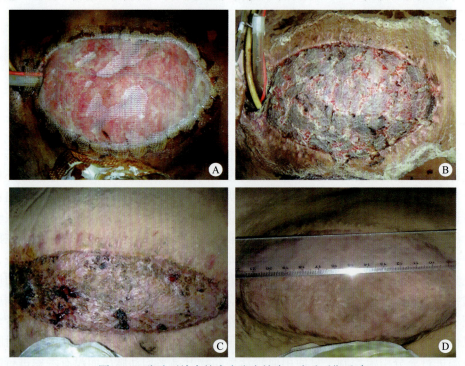

图19-5　腹腔开放中的头皮取皮植皮，腹壁后期重建

结语：腹腔开放后的后期重建，需要对绝对或相对的腹壁缺损进行重塑。一般由

于腹壁缺损面积较大，需要足够的供皮来源，而头部皮肤是较佳的供皮区，其目的是保护裸露创面和皮肤缺损薄弱区域，重塑腹壁功能。无论是在早期的腹腔开放创面保护还是后期的腹壁重建，都应该积极发挥皮肤的生理屏障保护作用。在此病例中，我们采取"邮票状"植皮技术，将皮肤分为小块状移植在腹腔开放的裸露创面，利用创面丰富的血运促进小块皮肤组织之间相互移行连接，最终形成一个整体的类腹壁皮肤。利用头部皮肤种植成的类腹壁皮肤可以保护创面，避免肠道组织继续暴露在外环境空气中，减少创面组织细胞丢失，从而降低肠空气瘘的发生率。目前"邮票状"植皮技术在腹腔开放创面中保护作用确切，但是植皮组织来源有限，不能短时间内多次重复取皮，因此开发创面保护材料的工作有待于进一步研究。

六、多发伤合并腹腔出血的腹腔开放

胡某，男，28 岁，因"腹部外伤行剖腹探查术后出血、肠管外露 4 天"入院。

患者下腹部被重物倾倒撞击，疼痛剧烈难忍，外伤后患者神志清楚，腹部受伤处未见明显出血等情况，急诊送当地医院，测血压低，考虑腹腔出血、失血性休克。腹部 CT 检查提示：膀胱破裂并腹腔渗出，右侧第 12 肋骨骨颈、右侧 $L_1 \sim L_5$ 横突、$L_3 \sim L_4$ 棘突、右侧耻骨下支及左侧耻骨上下支骨折；左侧骶骨骨折，伴有骨性椎管狭窄。行腹腔穿刺抽出不凝血；导尿后可见血性液体流出。考虑患者存在膀胱破裂及腹腔出血，当日行急诊剖腹探查术，术中明确为后腹膜血肿，同时见腹腔内多处小肠及结肠浆肌层损伤，给予损伤处修补，同时积极抢救失血性休克。术后患者腹腔压力大，腹部切口明显渗出，未能缝合关闭腹腔，肠管外露。考虑目前患者病情危重，转入笔者所在医院治疗。入院查体：腹腔开放，呼吸机辅助呼吸，几乎全部肠管外露于腹腔外；3 升袋贴膜覆盖，可见腹腔引流管一根，引流出血性液体；已行膀胱造瘘，造瘘置管后接引流袋，引流出血性液体；阴茎、阴囊高度青紫肿胀（图 19-6A）。患者入院后完善相关检查，明确诊断为：腹腔开放、腹腔感染、肠瘘、全身多发伤、全身多发骨折、呼吸衰竭、肾衰竭、低白蛋白血症、贫血、剖腹探查行肠破裂修补、膀胱破裂修补术后、多脏器功能衰竭。遂给予抗感染、抑酸、抑制消化液分泌、肠外营养支持、双套管冲洗引流等治疗，加强创面换药（图 19-6B）。经过积极的抗感染、腹腔开放肠管保护、腹腔引流、生长抑素、抑酸、营养支持等治疗后患者病情逐步好转（图 19-6C，图 19-6D）。目前进一步治疗中。

结语：多发伤是创伤中最危重的类型，常引起全身多器官功能障碍。腹腔大出血是腹腔开放中重要的挑战。本例患者即是多发伤早期存在严重腹腔感染、多器官功能障碍等，虽然在外院给予早期及时治疗措施，但是后继发生的骨盆粉碎性骨折导致左侧髂内动脉破裂引起了盆腔大出血。之后给予 DSA 检查明确，并进行栓塞治疗，患者大出血得到控制，但是带来的多次打击已经导致机体免疫力明显下降而致全身严重脓毒症，最终导致患者出现多脏器功能衰竭，病情逐渐恶化，生命体征不能维持。因此在全身严重多发伤患者中，应避免发生再次打击乃至多次打击事件从而提高患者预后。一旦发生感染并发症应行及时有效的感染源控制措施，如腹腔穿刺引流、胸腔穿刺引流；对非感染并发症，实行对症性处理，如出血部位的纱布填压止血和血管栓塞；对脏器功能障碍者采取脏器支持治疗，如对肾功能障碍及时行连续性血液静脉静脉滤过治疗，

对呼吸功能障碍行呼吸机辅助呼吸等。

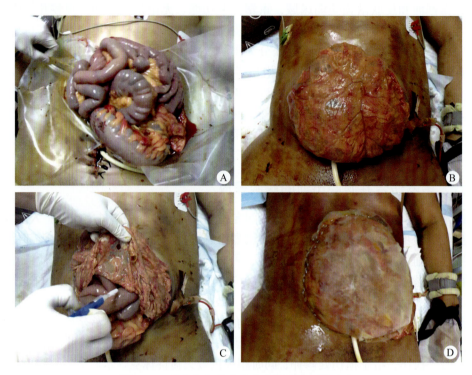

图 19-6 多发伤合并腹腔出血的腹腔开放治疗

七、腹腔开放后创面保护，冰冻腹形成

许某，男，26 岁，因"癫痫合并腹腔出血多次术后腹腔开放伴肠瘘 1 个月"入院。

2014 年 9 月患者运动时突发抽搐，经 120 送至某中医院 ICU，予以气管插管机械通气、冰毯冰帽降温、抗癫痫、脱水降颅压、抗生素抗感染等治疗，患者抽搐缓解，但神志昏迷状态无好转，并出现进行性脏器功能衰竭，遂予以成分输血、脱水降颅压、血浆置换治疗等治疗，患者凝血功能改善，休克纠正；但肝肾功能及神志无明显好转。于 2014 年 10 月转至某医院行进一步治疗。患者病情逐步好转，但入院后第 3 周突发意识淡漠、伴有腹胀（腹腔大出血），失血性休克，腹部 CT 提示：急性胰腺炎伴胰周、腹腔包裹性积液 / 血可能，给予抗休克、输血等治疗。急诊 DSA 未发现出血灶，遂急诊剖腹探查，行胰尾伴部分胰体切除术 + 脾切除术 + 空肠造口 + 胃造口术 + 腹腔冲洗。术中诊断：急性出血坏死性胰腺炎伴腹腔内出血，失血性休克。术后患者病情反复恶化，治疗效果不佳，为求进一步治疗转入笔者所在医院。入院时查体：腹腔呈局部"冰冻腹"状态，裸露创面 30cm×20cm，裸露创面覆有大量脓性液及肠液，左上腹胃造口管，右上腹胆囊穿刺管（图 19-7A）。入院后考虑腹腔感染严重，行紧急腹腔全层开放，发现腹腔开放创面肠管损伤明显，近乎破裂，给予纤维蛋白胶喷涂保护裸露创面（图 19-7B）。腹腔开放创面冰冻腹逐步形成，创面新鲜，污染逐步减轻（图 19-7C）。后给予两次头皮取皮腹壁缺损植皮术（图 19-7D，图 19-7E），但患者肺功能差，咳痰明显，致腹腔开放创面与腹壁粘连差，经医护人员的细心照护后腹腔开放肠壁表面保护尚可（图 19-7F）。

结语：腹腔开放的创面分类方法为四类九分法，其分类的依据包括腹腔粘连形成的程度，腹腔污染程度和有无合并肠管破裂与肠瘘。腹腔粘连的程度包括腹腔游离（no fixation，Ⅰ型）、向粘连方向发展（developing fixation，Ⅱ型）和形成冰冻腹（frozen abdomen，Ⅲ型）3 种类型。腹腔污染程度分为清洁（A 类）、污染（B 类）和合并肠管破裂（最重的污染或感染程度，C 类）。据此 3 种粘连类型与 3 种污染程度组合，可有 9 种创面类型。因为冰冻腹合并肠瘘在目前被公认为最难处理，故将其单列为第四类型腹腔开放创面（Ⅳ型）。本例患者在入院时就处在冰冻腹形成阶段，此时患者腹腔粘连严重，不适宜再次进行胃肠道手术。同时该患者还存在严重腹腔感染，原有的腹腔开放部位引流不畅，可实行扩大的主动性开放手术，清除坏死组织以有效控制感染源，保护裸露创面不受消化液的持续污染。患者创面在扩大性开放术后，加以生物蛋白胶使创面得到有效保护，肉芽组织保持新鲜，保证后继的头部植皮生长良好。在冰冻腹合并肠瘘阶段，最重要的就是有效处理感染源、充分引流，同时不骚扰腹腔，尽量避免胃肠道手术操作。

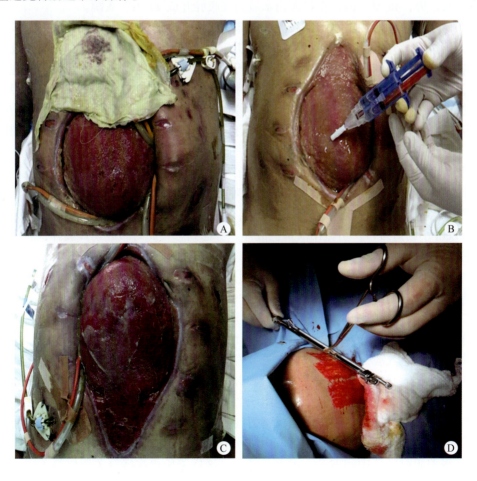

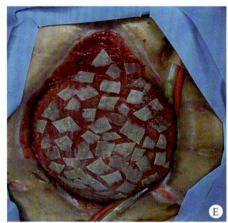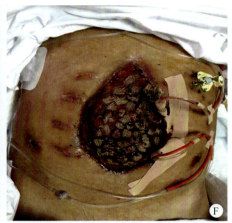

图 19-7　腹腔开放后创面保护，冰冻腹形成

八、腹腔开放合并肠空气瘘，临时关腹

李某，男，46 岁，因"重物砸伤术后肠瘘腹腔开放 23 天"入院。

2014 年 7 月患者因重物砸伤右侧腰背部入江西省某医院，摄片及胸腹部 CT 提示：腰椎骨折，耻骨骨折，髋臼骨折、骶椎骨折。入该院骨科予保守治疗，但治疗效果不佳，患者症状逐渐加重，后于当日晚急诊行剖腹探查。术中见腹腔内有大量血性浑浊渗液，伴粪水及小肠内容物，遂行"小肠穿孔修补、小肠造口、乙状结肠部分切除、近端造口术"，因无法关腹，行 3L 袋临时关腹，肠管外置。术后给予对症支持治疗，但患者瘘口仍有肠液样液体流出。期间患者体温正常，但多次查血示白细胞比例偏高，曾予美罗培南及替加环素治疗，效果不佳，肠瘘长期不愈合，为求进一步诊治转诊至笔者所在医院。入院查体：腹部正中见一长约 25cm 手术切口，切口敞开，可见小肠外露，体积约 7cm×7cm×8cm 大小，肠管水肿，血运正常，肠管表面覆有黄绿色污秽脓苔（图 19-8A）。切口处置有 2 根引流管，引流出黄绿色肠液样液体。左下腹见一约 2cm×2cm 小肠造瘘口，引流出淡黄色液体。考虑到患者此时腹腔切口裂开，表现为腹腔开放创面的肠空气瘘，且创面感染严重，遂行聚丙烯网片保护腹腔开放创面，间断牵拉缩小聚丙烯网片面积，缩小创面边缘（图 19-8B）。患者一般情况改善后在全麻下行腹壁切口清创缝合、腹腔开放创面关闭（skin-only）术，术后患者病情恢复顺利（图 19-8C）。6 个月后患者在全麻下行腹腔粘连松解、肠瘘切除肠吻合、乙状结肠造口还纳、腹壁缺损修补术（图 19-8D）。术后患者病情恢复顺利，给予出院随访。

结语：肠空气瘘是腹腔开放的常见并发症之一，是一种新型的瘘，不同于管状瘘与肠皮肤瘘（唇状瘘），其表现为肠管破裂，肠瘘口直接暴露于空气中，周围没有皮肤、皮下组织、大网膜和肠管等其他组织的覆盖，这样肠液由瘘口流出会直接污染腹腔开放创面。聚丙烯网筋膜关闭法指将暂时性关腹材料与腹壁筋膜层缝合，依靠关腹材料的张力限制腹壁筋膜回缩。随着内脏水肿的消退，腹腔内容物逐渐回缩至腹腔，此时可将关腹材料从中间剪开，再重叠缝合，这样避免再次缝合关腹材料于腹壁筋膜层，同时也能维持其一定的张力，达到逐渐拉拢腹壁筋膜的效果，为后期确定性腹腔关闭创造条件。本例患者使用聚丙烯网为编织材料，网孔较多，引流腹腔的效果满意，而且网片下方的肉芽组织能够透过网片生长，易于后期在其表面直接植皮，修复创面，其缺点是不能保留水分，容易造成肠管浆肌层干燥，而且肠管与网片直接接触，也容易导致肠管浆肌层损伤，所以肠瘘的发生率较高。我们利用大网膜组织，将其铺在肠管与网片之间，能够减少肠管损伤，避免了肠空气瘘的发生。

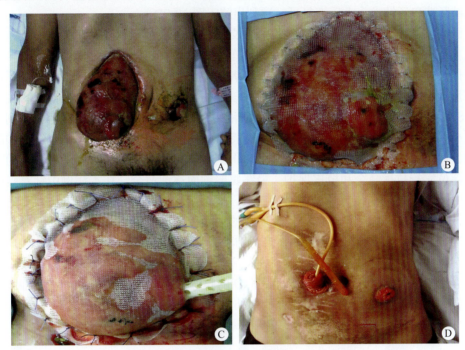

图 19-8　腹腔开放合并肠空气瘘，临时关腹

九、交通事故伤行腹腔开放、临时关腹术

于某，男，22 岁，因"车祸外伤术后发热 10 天，腹腔开放 2 天"入院。

2014 年 7 月患者发生车祸，当时神志清，自觉胸腹部疼痛，入当地医院就诊，考虑胸腹部闭合伤，查肺部 CT 示：双肺下叶密度增高，考虑肺挫伤。腹部 CT 示：脂肪肝、腹腔内少量游离气体，前下腹壁肌肉不连续，腹腔内肠管及系膜疝入皮下脂肪。急诊行剖腹探查术，行坏死小肠、回盲部、部分升结肠、部分乙状结肠切除，回肠造口，乙状结肠造口，小肠系膜修补、腹壁修补、腹腔引流术，强行关闭腹腔。患者术后持续腹胀、间断发热，给予对症治疗后无明显好转，期间患者血压升高至 180/100mmHg，创面渗血，给予控制液体量、利尿脱水等治疗后血压逐渐下降。患者为进一步治疗，于 2014 年 8 月转入某院 ICU，给予对症支持治疗后脱机成功，同时敞开腹腔，行负压封闭引流（vacuum sealing drainage，VSD），持续引流出脓性渗液，但患者仍持续发热，今为进一步治疗转入笔者所在医院。入院查体：神清，右前胸见一斜条形损伤，局部红肿，腹部左右侧各见一造口，外敷造口袋，腹部正中可见一手术切口，上段缝线在位，下段裂开，外敷 VSD 敷料，引流出脓性液体，左右侧各可见两根引流管，下腹部两侧腹股沟区可见一横行条带状皮肤损伤（图 19-9A）。入院后排除手术禁忌，行"腹腔冲洗引流、腹壁切口清创、腹腔开放临时关腹术"（图 19-9B）。术后给予肠外营养支持治疗，生长抑素抑制肠液分泌，双套管冲洗引流，患者一般情况恢复可，后逐步恢复肠内营养，因腹壁创面存在皮肤缺损，进一步至康复中心行营养支持、创面植皮治疗，腹壁创面逐渐愈合（图 19-9C）。4 个月后患者为求回纳结肠及回肠造口再次来院，完善术前检查后在全麻下行腹腔粘连松解、回肠造口还纳、乙状结肠造口还纳术，术后恢复可，顺利出院（图 19-9D）。

结语：随着我国经济和工业的发展，交通工具也从自行车向汽车为主转变，交通事故伤从以往多见的自行车车把伤变为汽车撞击的多发伤，病情损伤更加严重。本例患者即是典型交通事故中安全带损伤，患者从左上胸部到右下胸部斜形损伤、下腹部一字形损伤都是安全带损伤留下的痕迹，该损伤会导致下腹壁皮肤坏死缺损。在外院行 VSD 引流，对表面坏死组织和溢出的肠液引流较好，但是对于腹腔内容物起到的作用很小。入笔者所在医院后给予更换双套管，引流出腹腔深部间隙的坏死组织和肠内容物，对腹壁坏死组织及时清创，感染源得到有效控制。在后期对患者下腹部的创面缺损部位实行拉拢缝合和植皮保护，最终腹壁创面逐渐愈合。在本病例中针对腹腔感染源的处理，VSD 引流较适合于表面感染，而组织深处的感染应该行黎氏双套管主动引流，才能解决深部感染源问题，为后续的创面清创修复创造条件。在临床中也应该重视交通事故安全带损伤，此类创伤多为胸腹联合伤，创面较大，损伤痕迹比较典型。一旦有腹壁的毁损合并肠道的严重损伤，应该及时的敞开腹腔，实行腹腔开放疗法，主动引流腹腔内容物，早期控制感染源。后期的腹壁重建应该兼顾功能学和美观两方面，对于腹壁缺损薄弱的部位实行生物补片修补。

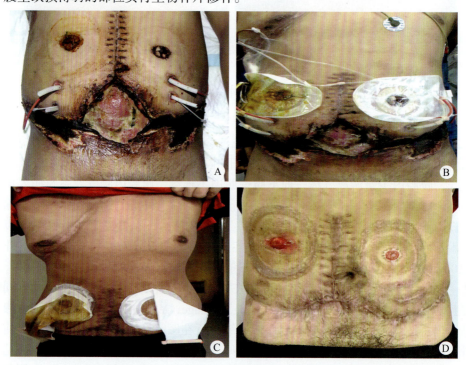

图 19-9　交通事故伤行腹腔开放、临时关腹术

十、腹部强酸烧伤后腹腔开放合并肠外瘘的处理

方某，男，51岁，因"腹部强酸烧伤半个月，剖腹探查后腹腔出血2天"入院。

2015年1月患者于安哥拉工作时被人劫持，并于左侧腹部强迫注射电池电解质溶液（硫酸液），量约30ml，当时感腹部剧烈胀痛，在安哥拉当地医院保守治疗，症状无缓解。1月25日转回国后患者转至安徽医科大学第一附属医院，予以保守对症处理，患者腹痛、腹胀症状稍有缓解。随后患者开始出现反复发热，最高38.8℃，并解出鲜红色便，约500ml，伴口渴明显，复查血常规血红蛋白明显下降，遂急诊行剖腹探查，予以清除腹腔及腹壁坏死组织，腹腔留置三根三腔引流管，切口覆盖三L袋与皮肤缝合固定。术后予以对症治疗，但引流管持续有暗红色及粪便样液体引流出，为求进一步治疗转诊笔者所在医院。入院查体：左侧中腹部见一约15cm×10cm腹腔开放创面，开放创面内见大量暗红色血凝块，三根腹腔引流管在位，引流液为暗红色血性液体（图19-10A）。清除创面内血凝块后，未见明显搏动性出血点，创面内可见多处小肠破裂，部分接近断裂，肠黏膜外翻，创面多处渗血。入院后清洗腹腔开放创面，止血纱布压迫开放创面渗血部位，腹腔引流管更换为双套管冲洗引流，聚丙烯网片临时关闭腹腔（图19-10B）。病情稳定后多次造影检查，明确小肠最近端瘘口距离屈氏韧带约20cm，最远端瘘口距离回盲部有1m余，结肠造影证实横结肠及结肠脾曲各一处瘘口，在近端瘘口放置双套管冲洗引流，远端瘘口置入气囊导尿管（图19-10C）。病情稳定后转康复中心行肠内营养、肠液收集回输。患者于6月行腹腔粘连松解、多处肠外瘘肠切除肠吻合、腹壁层次分离＋补片腹壁缺损修补术（图19-10D、图19-10E）。术后患者病情恢复顺利出院，门诊3个月后随访腹部切口愈合良好（图19-10F）。

结语：化学物质导致的腹壁损伤并不常见，但是一旦发生将带来灾难性的后果，尤其是强酸强碱导致的不可逆性毁损。本例患者最初出现的症状并不明显，但是在保守治疗期间症状进行性恶化，急诊开腹后才发现腹腔存在严重化学损伤，虽然行腹腔开放疗法，但是肠液引流不畅腐蚀创面导致出血。入笔者所在医院后在清除创面时发现多处小肠破裂，部分接近断裂，遂给予清洗创面、止血、更换双套管主动引流等处理，采用聚丙烯网片临时关闭腹腔。化学性物质腐蚀腹部可造成不可逆的损伤，一旦处理不及时多合并感染、出血的问题，判断肠道损伤和清除坏死组织非常关键。本例患者剖腹探查予以清除腹腔及腹壁坏死组织后，采用腹腔开放疗法是较为妥当的，但是也存在肠液引流不畅导致创面持续性受到腐蚀、创面失血、肠瘘的发展不能进一步控制等问题。笔者所在医院则采取了积极的主动引流、创面止血、临时的腹腔关闭等处理，严密观察肠管有无继续性坏死，并行消化道造影明确肠瘘部位和评估远近端情况。明确瘘口近远端后遂在近端双套管行冲洗引流，在远端瘘口置入气囊导尿管避免肠液继续溢出腹腔，明显改善了患者的症状。化学性肠损伤患者进行确定性手术的时间应该较长，需等待肠组织完全的损伤修复。本例患者在经历过6个月的康复恢复期后，最终实行肠瘘的确定性手术。

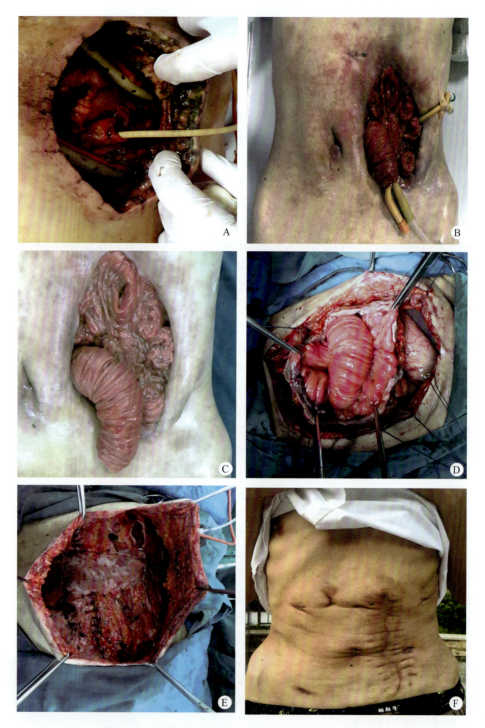

图 19-10　腹部强酸烧伤后腹腔开放合并肠外瘘的处理

十一、腹腔开放中营养支持手段的建立：肠液收集回输

韩某，男，67 岁，因"乙状结肠穿孔术后腹腔开放伴肠空气瘘 4 月余"入院。

2014 年 9 月患者因持续性肠梗阻发生消化道穿孔，在当地医院急诊行剖腹探查术，术中发现腹腔内 500ml 左右脓性液，探查发现乙状结肠穿孔，行乙状结肠部分切除、乙状结肠造口，远端缝合关闭，术后病理提示：结肠溃疡穿孔继发腹膜炎。后因小肠肠管明显扩张水肿，患者腹内压高，关腹困难，予以距回盲部 100cm 处纵行切开减压，术后第 7 天腹部手术切口见肠液样液体流出，怀疑腹腔内肠瘘存在。后转入某医院拆除手术切口缝线，见大量肠液样液体流出，同时见小肠断端，并见肠黏膜外翻，遂于肠液丢失部位留置冲洗引流管。后病情反复、肠瘘一直不愈合，为求进一步治疗来笔者所在医院。入院查体：腹部平坦，腹腔开放创面见小肠断端近远端，同时见肠黏膜外翻，肠瘘近端留置引流管冲洗引流（图 19-11A）。入院后予患者静脉补液，抑酸、抑制消化液分泌等治疗，维持内稳态，保护创面（图 19-11B）。经反复调查明确患者肠空气瘘近远端，给予近端小肠瘘收集肠液、远端小肠瘘回输肠液（图 19-11C）。因患者胃排空功能差，再次给予留置鼻肠管实施肠内营养，并行肠液收集回输，后进入康复中心继续恢复治疗。5 个月后给予腹壁重建手术，术后病情稳定顺利出院（图 19-11D）。

结语：肠空气瘘是腹腔开放的严重并发症，多处的肠瘘和消化道连续性中断，肠内营养支持途径的建立面临着诸多挑战。肠液的大量丢失，可导致严重的水电解质紊乱和能量障碍，而消化液的收集回输是最符合生理的支持模式。一般在十二指肠和小肠处的瘘口实行收集回输，也有胆汁收集回输，主要利用的是十二指肠液、小肠液和胆汁中含有的各种极为丰富的消化酶和电解质，促进营养的消化吸收和利用。消化液能加强自身利胆的作用，胆汁酸被肠道吸收，经血液运输至肝脏，促进肝细胞分泌胆汁，维持正常的肠肝循环。消化液回输能够防止小肠萎缩，增加小肠蛋白质、DNA 含量，促进细胞分裂增殖。肠内营养联合消化液回输能够增加胃肠道的血液供应，刺激内脏神经支配消化道和消化道激素分泌，并保护胃肠道正常菌群和免疫系统，对维持胃肠道的正常结构和肠黏膜屏障及生理功能、减少细菌移位均具有重要意义，减少消化液污染的机会。而由于胃瘘位置较高含消化酶较少，结肠瘘中肠液的作用效能也降低，多不采用收集回输。值得注意的是，当引流出的消化液含有絮状物等杂质时，均不可直接回输，必须先用无菌纱布过滤后，装入无菌空瓶中再回输。当引流物过于黏稠时，也不能直接回输，应加以稀释后，方可与营养液共同输注，以免堵塞输液管。

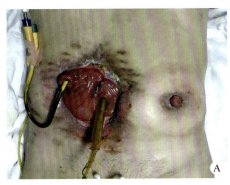
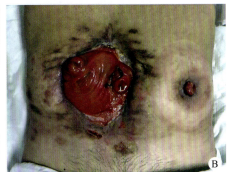

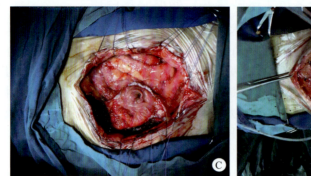
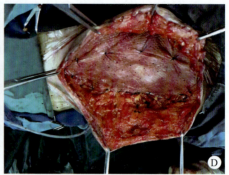

图 19-11　通过肠液收集回输建立腹腔开放的营养支持

十二、刀刺伤致肠管损伤、腹腔高压行预防性腹腔开放治疗

郭某，男，25 岁，因"腹部刀伤术后 1 月余，切口流出肠液 20 余天"入院。

2011 年 10 月 21 日患者被人用刀正面刺伤腹部，转入某医院救治。完善检查后于当晚急诊行"剖腹探查术"。术中探查见腹腔积血约 1000ml，空肠系膜处肠系膜上动脉旁可见一大小约 1.0cm 的破裂口，有鲜红色血液不断流出；后腹膜可见一大小约 0.8cm 的破裂口，紧邻腹主动脉，胰腺被膜处可见破损，进一步探查十二指肠未见肠液流出。后行空肠系膜破损处缝合修补，后腹膜破损处修补，确切止血，胰腺被膜亦予以修补；文氏孔、盆腔、脾窝各置一引流管。术中予以输血，术后病情逐步好转。但术后 1 周患者出现发热，最高可达 39.0℃，白细胞计数升至 12.54×10^9 个 /L。后因 3 根腹腔引流管无明显液体流出，当地医院医生将其分次拔除，后患者感觉腹胀，肛门不排气排便。行腹部 CT 检查显示：腹腔包裹性积液；胆囊炎。未行其他特殊治疗，患者腹胀逐日加重，当地医院建议转入笔者所在医院治疗。入笔者所在医院后患者腹内压进行性增高，消化道造影提示小肠瘘，给予腹腔主动开放，使用聚丙烯网片逐日收紧腹部切口缘皮肤，多处双套管冲洗引流（图 19-12A、图 19-12B），同时使用改良负压吸引治疗，清除腹腔感染，保护创面（图 19-12C）。于 2011 年 12 月 13 日关腹，逐渐拔除双套管，仅剩左上腹瘘口一根（图 19-12D）。病情稳定，转入康复中心继续治疗。

结语：刀刺伤导致的腹部外伤，损伤部位较深，受损较隐蔽，处理较为棘手。本例患者刀刺伤伤及空肠系膜、后腹膜部位，位置较深，术后出现腹腔包裹性积液、腹胀进行性加重，腹腔压力进行性发展。入笔者所在医院后考虑同时合并小肠瘘，腹胀情况经非手术治疗无缓解，腹腔压力持续性升高，为了避免进一步的腹腔脏器损害，遂给予预防性的腹腔开放。在腹腔开放后患者腹腔压力迅速降低，增加腹腔脏器灌注；建立主动引流，将小肠瘘的肠液充分引流，避免感染的进一步恶化。在使用网片临时关腹阶段，进行负压冲洗保护创面。在临床实践中，预防性腹腔开放主要适用于以下情况：①腹腔高压经非手术治疗无缓解；②关腹后可能发生腹腔高压持续升高、腹腔间隙综合征。对于出现以上情况者应该及时果断打开腹腔，避免病情的进一步恶化，如果畏手畏脚导致患者进入多器官功能衰竭阶段，患者的死亡率必将显著升高。

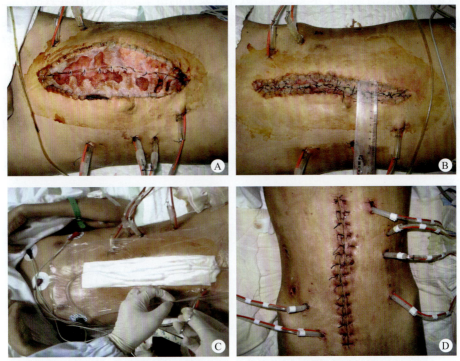

图 19-12 刀刺伤致肠管损伤、腹腔高压行预防性腹腔开放治疗

十三、肠瘘合并腹腔开放营养支持手段的建立：结合内镜、收集－回输肠液等手段

史某，女，47 岁，因"小肠广泛坏死行肠切除术后伴肠瘘 9 个月"入院。

2009 年 9 月患者出现上腹部持续性疼痛，入某医院急诊行"剖腹探查术"，术中见腹腔黄色清亮液体 1300ml，有腐败气味，上腹部广泛粘连，小肠上段部分形成闭袢型内疝，肠管发黑，长约 40cm，系膜血管无搏动，切除坏死肠袢，小肠减压，行消化道重建：空肠－空肠、空肠－十二指肠吻合，腹腔冲洗放置腹腔引流管四根。术后第二天开始床旁血滤，持续 9 天，随后腹腔引流出大量粪样液体，遂再次行"剖腹探查术"，腹腔腐败气味，大量黄色浑浊液体，上腹部广泛粘连，小肠广泛坏死发黑，血管搏动消失，坏死灶达 40 余处，部分融合。术中诊断"坏疽性肠坏死"，切除坏死肠袢，肠管减压，空肠造瘘，腹腔开放，并放置引流管 6 根。但患者病情仍持续恶化，为求进一步治疗转入笔者所在医院。入院查体：腹腔创面污秽，多发性肠瘘（图 19-13A）。后局麻下行头皮取皮腹壁缺损植皮术（图 19-13B）。病情稳定后转入康复中心继续治疗，患者康复情况较好，体能锻炼充分（图 19-13C）。4 个月后再次入院拟行消化道重建术，行肠外瘘肠切除肠吻合术，腹壁层次分离腹壁重建术（component separation），术后恢复顺利出院（图 19-13D）。

结语：腹部手术后可导致腹腔的粘连，手术的方式、术中损伤程度、手术时间等都是影响腹腔粘连的重要因素。一旦腹腔粘连广泛形成，在进食不易消化饮食、长期便秘、腹内压增加等诱因下，可形成闭袢型内疝累及肠道，造成小肠广泛缺血坏死。

本例即是患者既往有腹部手术史，术后数年才发生的由于腹腔内粘连导致的广泛肠坏死，后行广泛肠切除术，由于肠坏死灶较多，不能判断剩余肠管的坏死情况，实行腹腔开放后患者发生肠瘘合并严重腹腔感染、多器官功能衰竭。在转入笔者所在医院后，诊断患者为多发肠瘘，腹腔开放创面受到肠液腐蚀严重，创面缺乏良好的保护措施。笔者采用头皮取皮腹壁缺损植皮术，使裸露创面得到覆盖保护，加上良好的护理措施，患者的创建生长良好。本例肠瘘合并腹腔开放患者的营养支持手段，结合内镜下放置鼻肠管、肠液收集回输等手段，使营养得到极大改善。感染源控制、创面保护和营养支持是腹腔开放合并肠瘘患者的三大法宝，其中早期腹腔开放达到感染源控制，开放后创面喷涂生物蛋白胶保护创面，利用内镜放置鼻肠管结合肠液收集回输提供患者营养保障。

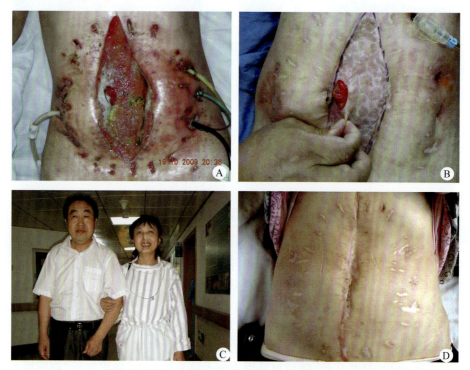

图 19-13　肠瘘合并腹腔开放的腹壁缺损植皮、腹壁层次分离腹壁重建术

十四、腹腔开放治疗门静脉系统血栓术后继发的腹腔间隙综合征

刘某，男，42岁，因"门静脉系统血栓形成多次腹部手术后伴肠液流出14天"入院。

2010年4日患者因"门静脉系统广泛静脉血栓形成及肠系膜上静脉血栓形成、腹腔筋膜室高压"在某医院行"剖腹探查＋腹腔筋膜室高压减压＋肠管外置＋引流术"，术中见腹腔广泛水肿、粘连，小肠高度水肿，肠壁菲薄，多处已破裂。后再次行"腹腔清创冲洗引流术"，术中见左中下腹腔及盆腔较多脓液及黄绿色肠液，左侧腹腔见部分黑色坏死肠管，肠管之间粘连紧密，仍较水肿且易出血。术后继续予呼吸机辅助呼吸及抗感染、补液支持等处理，效果不佳。后第三次行"腹腔清创脓肿引流术＋胃造瘘术＋小肠造瘘术"。后患者生命体征逐步平稳，但是腹腔创面修复存在极大困难，肠管外露可能并发肠空气瘘，为进一步诊治转入笔者所在医院。入院查体：正中腹壁缺损切口约 25cm×22cm，腹腔敞开见补片覆盖，见肠管高度水肿、粘连成团，膨出腹壁并下坠，肠管表面脓苔形成（图 19-14A）。左右两侧腹壁及皮肤组织明显充血水肿。小肠造瘘管及胃造瘘管在位，左侧腹壁纵行约 8cm 切口及右侧腹壁约 6cm 切口，引流管在位引流（图 19-14B）。入院 2 周后于笔者所在医院行腹腔临时关闭术（skin only）（图 19-14C、图 19-14D），术后病情恢复顺利。现转入康复中心继续康复锻炼，进一步等待确定性手术。

结语：门静脉血栓合并肠系膜血栓形成导致的肠缺血坏死是高致死率的急腹症。广泛的肠缺血坏死可导致严重肠功能障碍，肠管运行障碍发生肠梗阻，进而导致腹腔及肠腔内容物增加，液体积聚在第三间隙，进一步发展将导致腹腔间隙综合征。实行剖腹探查时，应当清除坏死组织，进行腹腔减压，但是在后续的处理程序中，大多数医生倾向于关闭腹腔，此时这种做法是不可取的，应该首选腹腔开放、临时性腹腔关闭技术，其原因如下：首先，肠管可能还存在可疑的坏死部分，关腹后不利于肠管观察和二次探查；其次，不能有效引流腹水和清除坏死组织，炎症水肿也需要一定时间消除，腹腔高压可能还会再次发生；最后，采用腹腔开放有利于提高腹腔灌注压，减轻腹腔张力，缓解对腹腔内脏器的压迫，维持脏器功能。本例患者在入笔者所在医院后由于原先腹壁实行减压缝合，对腹腔减压效果不明显，感染控制也较差。因此笔者将切口减张缝合线全部打开，将腹腔敞开并更换双套管主动引流。在此过程中，感染源控制是第一位的，虽然存在腹壁缺损、腹腔暴露，但是可以采取生物敷料、水凝胶对其保护。针对感染合并的腹腔高压，感染源控制是基石，而腹腔压力在感染源控制、限制液体输入、肾替代治疗清除过多的水和炎症介质后很快降低。

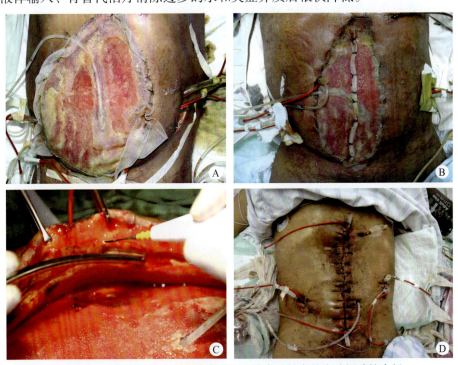

图 19-14 腹腔开放治疗门静脉系统血栓术后继发的腹腔间隙综合征

十五、腹腔开放合并瘘，营养支持建立，临时关腹，后期重建

蒋某，女，55岁，主诉"乙状结肠癌术后7年、肝及腹腔转移术后2年、肠瘘引流腹壁植皮术后10个月"。

2006年6月患者因乙状结肠癌于当地医院行"乙状结肠癌根治术"，术后全身化疗6周期。2008年7月患者因"大便变细"，发现吻合口近侧肿瘤复发，再行手术切除肿瘤，术后4次全身化疗，后因不良反应改为口服化疗药。2010年底患者无明显诱因出现右上腹胀痛，入某肿瘤医院行CT及PET/CT扫描后提示腹腔转移。遂予以化疗并于2011年3月再次行手术治疗，术前诊断为结肠癌术后肝转移，腹腔转移，切口疝。行开腹探查，粘连松解，胆管探查，胆囊切除，右半肝切除，膈肌部分切除，膈肌修补，左上腹部物切除，空肠部分切除吻合，左侧腰大肌前方肿物切除，输尿管部分切除吻合，留置D-J管，结肠部分切除吻合术。术后1周左右切口感染严重。2011年4月行腹部感染切口清创，腹腔探查，腹腔冲洗，置管引流，空肠造瘘，腹壁补片修补，减张缝合术。后再次行开腹探查，行腹腔止血，空肠造口，腹腔引流，腹壁裂补片修补术。后患者于2012年6月因剧烈呕吐致腹壁破裂、肠破裂，为求进一步治疗转入笔者所在医院。入院后给予肠外营养支持治疗、腹腔创面多次更换敷料、肠瘘引流等处理（图19-15A）。患者病情逐渐稳定，创面合适后于6月19日在局麻下给予头皮取皮腹壁缺损植皮术（图19-15B），病情恢复，并逐渐恢复肠内营养，同时肠液近端收集远端回输，腹腔开放创面修复较好（图19-15C），转入康复中心继续康复治疗。7个月后行"肠外瘘肠切除肠吻合术，腹壁层次分离＋补片腹壁缺损修补术（component separation）"（图19-15D）。术后恢复顺利，出院，保持随访。

结语：胃肠肿瘤手术是外科手术中的常见类型，术后发生的医源性损伤也不少见。本例患者在第三次手术时进行广泛的肿瘤转移切除和器官修补术，损伤较大，由于过分追求手术的完美，没有贯彻损伤控制性外科理念，而给患者带来巨大的创伤。在患者发生腹腔出血、腹壁薄弱缺损的情况下，强行关腹后可能导致腹壁裂开，而选择首先肠造口以后再二期造口还纳将是较为妥当的措施。本例患者就是在腹腔关闭后发生腹壁破裂、肠破裂，肠瘘并发严重腹腔感染。在转入笔者所在医院后，首先控制感染源，抑制消化液分泌、实施肠外营养。在腹腔感染源得到控制，患者病情逐渐稳定后，逐步恢复肠内营养并配合肠液收集回输，明显改善了患者的营养状况，而营养支持的改善也促进了腹腔开放创面的修复愈合。

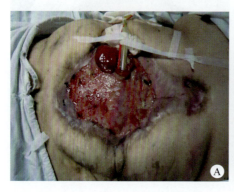
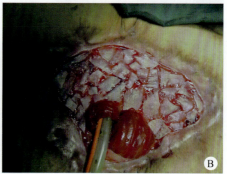

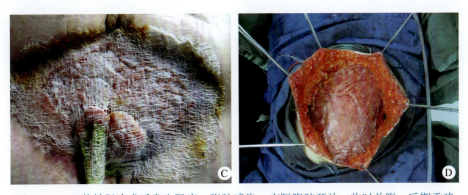

图 19-15　乙状结肠癌术后发生肠瘘、腹腔感染，实际腹腔开放，临时关腹，后期重建

（王革非　郭　坤）